疾病與權力

診斷百年來各國領袖的疾病、抑鬱與狂妄

In Sickness and in Power

Illness in Heads of Government During the Last 100 Years

大衛・歐文（David Owen） 著

區立遠　譯

目錄

各國領袖患病列表

第一章

美國　老羅斯福　躁鬱症
英國　亨利．甘貝爾—班納曼　心肌梗塞
美國　伍德羅．威爾遜　中風
英國　赫伯特．阿斯奎斯　酗酒
英國　大衛．勞合．喬治　狂妄症候群患者
法國　保羅．德沙內爾　額顳葉失智症
美國　沃倫．哈定　心血管疾病
美國　卡爾文．柯立芝　憂鬱症
英國　安卓．波那爾．拉奧　咽喉癌
英國　史丹利．鮑德溫　聽覺障礙
英國　詹姆士．蘭姆塞．麥克當諾　失智症
英國　張伯倫　癌症
德國　希特勒　帕金森氏症

英國　邱吉爾　躁鬱症　心臟病
美國　小羅斯福　高血壓，腦溢血
蘇聯　史達林　妄想症
義大利　墨索里尼　憂鬱症

第二章

美國　艾森豪　迴腸炎　腦溢血
美國　詹森　憂鬱症
英國　哈洛德・麥克米蘭　前列腺肥大
法國　戴高樂　前列腺肥大　憂鬱症
法國　龐畢度　骨髓性白血病
德國　威利・勃朗特　憂鬱症
美國　尼克森　酗酒
中國　毛澤東　躁鬱症
英國　哈羅德・威爾遜　阿茲海默症
英國　愛德華・希思　甲狀腺機能減退症
美國　雷根　阿茲海默症
英國　柴契爾　狂妄症候群

狂妄症候群檢查表（若符合三項症狀以上，請及早下台）

一、自戀的傾向，把世界當作在其中施展權力與尋求榮耀的場域。
二、天性喜歡採取行動，以提升他們的形象。
三、對於自己的形象與外表有超乎比例的關心。
四、習慣以救世主的口吻談到自己的所作所為。
五、把自己跟國家等同起來，認為這兩者的形貌與利益是完全一致的。
六、傾向用第三人稱來稱呼自己，或者使用舊日國王的口氣說話。
七、對自己的判斷有過度的信心，對他人的建議或批評有過度的鄙視。
八、對自己所能達成的事情具有誇張的自信心，接近一種無所不能的感覺。
九、相信自己真正要面對不是人民，而是歷史或上帝。
十、相信在歷史上他們將會得到勝利。
十一、不知休息、輕率魯莽以及容易衝動。
十二、失去與現實的連繫，常常伴隨著日漸惡化的孤立狀態。
十三、傾向於因為他們的「宏觀視野」，堅信他們行動的道德正確性。
十四、毫無能力執行政策，可以稱之為狂妄的無能。

謝詞

獻給梅姬·史馬爾特（Maggie Smart）
她跟我一起工作了三十年
再多的言詞也無法表達我的感謝

在撰寫這本書的過程裡，有許多人跟我討論，給我提供了協助。對他們所有人，我表達我個人的感謝。

約翰·威克費爾德（John Wakefield），一位我從一九七〇年代晚期起就認識的、而且跟我一起在歐元事務上進行了政治活動的朋友，我必須在這裡特別提到他。他用外科手術般的精準眼光把這本書的手稿刪去了五分之一，而他這麼做反而強化了書中的論述，大大地改善了這本書。

倫敦國王學院（King's College London）精神醫療研究所（Institute of Psychiatry）的醫學博士們，包括我的兒子嘉瑞特（Gareth），給我提供了很大的幫助；同樣在精神醫療研究所任職的阿爾居里歐斯·斯純嘉理斯（Argyrios Stringaris）也幫了很大的忙。我很幸運能得到劍橋大學代謝科醫生保羅·福林（Paul Flynn）給我提供的建議，還有熱帶醫學專科教授、紐約國際健康與合作中心（Centre for International Health and Cooperation in New York）主任凱文·卡希爾（Kevin Cahill）博士；墨爾本大學（University of Melbourne）退休外科教授嘉布里爾·秋尼（Gabriel Kune）；倫敦聖喬治醫院（St. George's Hospital, London）的心臟科顧問醫師大衛・瓦爾德（David Ward）；以及耶魯大學的安娜・庫爾提斯（Anne Curtis）教授。我也很幸運地能夠訪問克勞德・古博勒（Claude Gubler）博士、法蘭索瓦・密特朗（François Mitterrand）總統的私人醫生，以及喬治・福蘭德林（Georges Flandrin）博士與阿巴斯・薩發衛楊（Abbas Safavian）博士，他們治療了伊朗尊王穆罕默德・禮薩・巴勒維（Shah Mohammad Reza Pahlavi）。

許多作家與記者也提供了協助：他們是羅文斯・阿爾特曼（Lawence Altman），《紐約時報》醫學版編輯；已故的《紐約時報》的亞博（R. W. Apple）；倫敦《泰晤士報》的丹尼爾・芬克爾斯坦（Daniel Finkelstein）；《每日鏡報》（Daily Mirror）的凱文・馬蓋爾（Kevin Maguire），以及曾經協助過我前一本書《巴爾幹的奧德賽》（*Balkan Odyssey*）的諾爾博特・波特（Norbert Both）。李查・李維斯（Richard Reeves），為甘迺迪、詹森與雷根寫過傳記的總統傳記作家，也給了我寶貴的意見；他的助理彼得・齊廷（Peter Keating）；安東尼・艾登（Anthony Eden）的傳記作者梭爾普（R. D. Thorpe）；以及威利・勃朗特（Willy Brandt）的傳記作者彼得・梅瑟布爾格（Peter Merseburger）。也需要感謝的是德賽爵士（Lord Desai）、尚・羅森塔（Jean Rosenthal）以及巴黎的西蒙・歐利（Simon O'Li）。

對以下圖書館我表示感激。他們的館員提供了超乎一般範圍的協助。首先最感激的是上議院圖書館（House of Lords Library）；然後是伯明罕大學圖書館（University of Birmingham Library），安東尼・艾登的《亞芬檔案》（Avon Papers）收藏於此處；大英圖書館；約翰甘迺迪總統圖書館；波士頓的麻薩諸塞歷史學會（Massachusetts Historical Society）；以及利物浦大學圖書館（University of Liverpool Library），我個人所有的檔案都收藏在這裡。

我還要特別感謝黛博絲（Debs），我的妻子與出版經紀人。也感謝梅敦（Methuen）出版社的亞倫・戈登・沃爾克（Alan Gordon Walker）與約那珊・瓦德曼（Jonathan Wadman）。

在這本書首次出版之後，我與約那珊・大衛森教授（Jonathan Davidson）於二〇〇九年在《腦》（*Brain*）發表了一篇期刊文章，標題是：〈狂妄症候群：這個人格疾病是後天的嗎？〉（'Hubris Syndrome: An Acquired Personality Disorder?'）這篇文章相較於先前我在本書中針對狂妄症候群所提出的論據作了更多的補充；我也必須感謝本文的共同作者，杜克大學退休的著名精神醫學教授；他為此文做出了非常寶貴的貢獻。本書所引用的一篇討論美國總統精神疾病的文章（見導論第十一個注腳），就是由他擔任主要作者。這篇發表在《腦》的文章的部分內容，特別是跟神經科學相關之處，收錄在本書第九章。至於本書其他部分，當有新的資料加進來時，會附上二〇〇八或二〇〇九的年份參照，以顯示那材料是新的。

章節內的注腳牽涉許多細節。這些是為了給非醫學專業的讀者提供背景資訊，以及為非政治背景的讀者詳細解釋國際與國內政治。醫學專有名詞是依照《布萊克醫學辭典》（*Black's Medical Dictionary, 41st edition, edited by Harvey Marcovitch* (London: A. & C. Black, 2005)）與《牛津簡明彩色醫學辭典》（*Oxford Concise Colour Medical Dictionary, 3rd editoin* (Oxford: Oxford University Press 2004)）。

對所有弄錯的事實或錯誤的詮釋我負完全的責任。

導論

有時我們不知適時收手以致壞事，有時我們太過熱切求新因而鄙視老舊，有時我們讓知識先於智慧，讓科學先於藝術，讓聰明先於常識，有時我們把病人當作病歷，使病人忍受治療比忍受疾病本身更爲痛苦，主啊，請拯救我們，讓我們免於這些錯誤。

——羅伯特．赫欽森爵士（Sir Robert Hutchinson, 1871-1960），〈醫生的祈禱〉。

我一直覺得這個醫生的祈禱，如果把「病人」換成「選民」的話，同樣可以作為一個〈政治家的祈禱〉。因為政治家同樣把人民的性命握在手裡。當他們在戰爭期間統治國家時，特別是如此，但在非戰爭期間，這句話也還是有效。政治人物，特別是政府領袖人物所做的許多決定，對他們所統治的人民之性命具有深遠的影響，甚至在最極端的情況下，會決定他們活著還是死去。赫欽森祈禱文的主旨，在於醫生應該牢記他們的首要任務是不要讓病痛更為嚴重，這在一個由於醫療錯誤而引起的疾病如此普遍的時代裡，是很重要的事。而政治家的職責，是只在可望改善現況的前提下才介入，並且能夠抵擋民眾為行動而行動的大聲要求。俾斯麥著名的評論：「政治是可能性的藝術。」這句話同樣表達出一種洞察：「在企圖心裡要有謙虛。」對政治家與醫生來說，有無才幹與能力讓他做出符合實際的判斷——什麼可以達成、什麼不可能——是關鍵的問題。任何事如果妨礙到這種判斷力，就能造成可觀的傷害。

我成年以來，對於在政治家與醫生、政治與醫學兩者間的關聯性，一直感到著迷。無疑地，我自己同時是醫生又是政治家，這樣的背景給我的興趣提供了動力，也影響了我觀察的角度。我特別感到興趣的是，國家元首們所患的疾病，對於歷史的發展造成哪些影響。這樣的疾病拋出了許多重要的議題：對做決策的影響；疾病潛在的危險性被視為機密而未能公開；換掉生病的元首有其難度，不管是在民主體制還是獨裁國家；以及最有意思的，國家元首的疾病讓他們的醫生扛上了怎樣的責任。他們應該完全只為病人著想，像一般的情形那樣，還是他們也有義務把國家的政治健全納入考量？

世代以來，我的家族有許多成員都是醫生，或者從事跟醫學有關的職業。從事政治的成員也不少，主要是在地方的層級，當中有些試著同時涉足醫界與政界[1]。也許這就是為什麼我會覺得，醫學與政治在我的人生中扮演兩個自然的伙伴是很正常的事情。雖然某些時期太多的政治活動把醫學擠出我的生活之外，但是我對醫學的喜愛從來不曾稍減。即便當我擔任外相一職時，我也還是帶點學究氣息地在官方文件上自稱是一位醫學執業者，好像從某種角度來說我一直把政治生涯看成某種暫時性的狀態。確實，我從來沒把政治當成一種職業。我從一次大選走向另一次大選，從來不確定自己能夠一再連任重新選上，贏得我在普利茅斯（Plymouth）選區高度競爭的國會席位。儘管如此，最後我還是成了這個城市服務最久的國會議員，在任職了二十六年之後，於一九九二年從下議院離開政壇。

我這樣結合著醫學與政治的人生是從一九六二年開始的。那時我還只是倫敦的聖托馬斯醫院（St Thomas's Hospital）——這間醫院座落在泰晤士河畔，正好跟國會大廈西敏宮（Palace of Westminster）隔岸對望——一位資淺的醫生，就被挑選為國會議員候選人。某種角度來說，是醫學把我帶進政治的。一九五九年還是醫學系學生時，我就加入了工黨，因為我看到聖托馬斯醫院所服務的倫敦南區裡的貧困以及貧窮的居住環境。我們為病人治病，但是他們還是回到一樣潮溼與擁擠的公寓，於是很快他們又回醫院來報到。就在一九六二年通過醫師資格考試之後，黨裡問我是否願意擔任工黨在一個相當大的鄉下選區的候選人。那不是一個工黨能選贏的選區。為什麼我會走上這一步，至今我還弄不清楚原因何在。但是我相信這是為了讓自己不至於變成我口中常說的那種「醫學麻瓜」，就是那種只著迷於鑽研醫學的人。我看到許多跟我時代相近的人，一通過醫生資格考試，就完全投入醫學的事務裡，因而妨礙了生活的許多其他面向。他們不再讀報紙新聞，也沒時間聽廣播或看電視。

當一九六四年大選選戰的時間到來，我請了三個星期的無薪假期。我試著爭取到足夠多的選票，保證金才不至被沒收。當我回到醫院，政治又變成次要的事情，而我專注在醫學的工作上。在聖托馬斯醫院我專攻的是神經科，這個科別也牽涉到一點精神治療。這裡的環境充滿著工作的刺激，很快地我就投入了對於腦化學的純粹研究。〔我在聖托馬斯醫院醫學部的研究伙伴是一位傑出的神經科學家馬爾士登（C. D. Marsden），他後來成爲倫敦市中心國家神經學與神經外科醫院的神經學教授。我們對腎上腺素對於生理顫抖所產生的影響的研究發表在《生理學期刊》（*Journal of Physiology*）上，對於周邊的、與顫抖相關的乙型腎上腺素受體的研究發表在《臨床科學》（*Clinical Science*），以及對情緒變化的底層機轉的研究發表在《神經學裡的帕金森顫抖》（*Parkinsonian Tremor in Neurology*）。乙型腎上腺素阻斷對於焦慮與甲狀腺毒症病患的手指顫抖以及阿基里斯腱反射時間的影響，則發表在《內分泌學報告》（*Acta Endocrinologica*）。腎上腺素 是由位於腎臟頂端腎上腺體的髓質所分泌出來的一種對維持生命非常重要的荷爾蒙。這種激素讓身體進入「戰鬥，戰鬥，再戰鬥」的狀態。它也對血液循環、肌肉與糖代謝有廣泛的影響。心臟的動作會加快，呼吸的頻率與深度會增加，基本的代謝速率也會升高。由於過敏反應造成的過敏性休克（常見的例子是被蜜蜂或胡蜂螫咬），可以注射腎上腺素來處裡。心跳停止時也可以使用。）

然後，一九六五年夏天，很令我意外地，普利茅斯一位資深的工黨市議員問我，他可不可以提名我參選普利茅斯蘇呑（Plymouth Sutton）的席位，這幾乎是我家鄉的選區。當時一般廣泛相信一九六六年一定會有一次大選，而這會是個勝負差距非常小的席位。事後看來，當他們挑選我成為候選人時，我應該了解到我的選擇很可能會改變我的人生。你們也許很難相信，我當時還沒有了解到我可能就此成為一位國會議員。儘管如此，我做了一個半調子的選擇——我想要有機會在一塊更寬廣的帆布上塗抹揮灑。我也許並非真正做出了選擇政治的最終決定，但是選民或許會幫我選擇政治這條路，對這個可能性我保持開放的態度。即便心態如此，在一九六六年投票日的次日，我發現自己突然成了下議院的議員時，還是感到十分意外。

往後的兩年裡，我來回於西敏橋上，繼續在聖托馬斯醫院的實驗室從事腦化學研究，同時在河的另外一邊參加國會議事。這樣的生活在一九六八年時忽然宣告結束，因為我被任命為海軍大臣，根據悠久的傳統，王國的大臣不得從事其他工作。一九七〇年，在工黨政府輸掉大選之後，我仍然是國會議員，也兼職從事商業活動，其業務牽涉到以電腦模擬大公司的決策過程；有些是製藥業裡的公司。從一九五五年起，我擔任美國大型健康醫療公司亞培（Abbott Laboratories）的董事。

一九七四年的兩次大選工黨獲勝，醫學與政治再度並駕同行，不過這次模式大不相同，因為我當上衛生大臣，為時兩年半[2]。在那以後再沒有一份工作，不管是一九七七到一九七九年的外交大臣，或者一九八三到一九八七年與一九八八到一九九〇年的社會民主黨黨魁，還是一九九二到一九九五年前南斯拉夫國際會議的副主席，給我個人帶來過同樣的滿足感。

整體來說，我當職業醫生有六年的時間，從這令人著迷的工作經驗中我有很多的收獲。所有這些都體現在本書裡，但是有個面向特別重要。我在聖托馬斯醫院時為一些顧問醫師、神經科醫師與精神科醫師工作，他們常常為為數不少的知名政治人物看診，在這種相互信賴的醫病關係裡，我看到了政治生涯的摧折與壓力。我協助治療過一位年長的政治人物，他的問題是酒精成癮；另外一位則有嚴重的沮喪症。我看到他們在何等的壓力下生活，開始好奇壓力在他們的疾病裡到底扮演了多大的角色。我治療過其他藥物成癮的病人有的是海洛因，有的是安非他命，也有鎮定劑。全國各個地方都有病人轉診過來，以尋求第二個診療意見，這些病人常常是在罕見的條件下得病，每個個案都提供獨特的深度省察。我在那個時期就變得十分專業，常常開玩笑說我是一位只管轄「頭部以上」的醫生，也就是完全只專注在腦部的問題。即使是為期六個月的強制性外科服務，我擔任的也是眼部外科醫生，這在今天已經不能符合一般外科的駐院要求。如果我一直留在醫界裡，我應該會努力成為神經精神醫療的教授。

在這幾年醫生生涯裡，我終身的興趣開始成形，我關注政府的決策是如何做成的，尤其是在最高層裡。一九六二年古巴飛彈危機期間，我像是中了符咒一樣密切觀察，三年後，當越戰爆發時，也是一樣。進入國防部工作之後，一九七二年我寫了一本書談國防決策，以及其缺失、複雜度與危險[3]。

許多人知道的名言：「權力帶來腐敗，絕對的權力帶來絕對的腐敗」[4]。但是艾克頓在這句話之前有一個請求，相較於評判無權力者，他要大家用更高的標準來評斷那些握有權力的人。他說：「我不能接受你們的標準，你們認為教宗與國王應該跟一般人分開來看待，偏袒地預設他們不會做錯事。如果真要偏袒的話，也要偏坦那些對抗權力擁有者的人。」普立茲獎得主，歷史學家芭芭拉．塔克曼（Barbara Tuchman）寫道：

> 我們比較不常注意到權力會孕育愚昧；發號司令的權力常常阻礙正常思考的能力；權力的施展日增，則其負責程度常常日減。權力整體來說所要負起的責任，是爲了國家及其公民的利益，儘可能合理地遂行統治。在這過程裡有個要遵守的義務，就是要掌握周全的訊息，關注訊息，心智與判斷要保持開放，以免中了陰險的魔咒，腦袋逐漸僵化。如果領導者的心智開放，不侷限於維護自身利益，而是能察覺某既定的政策實際上造成損害，還具有足夠的自信來承認這一點，明智地撤回政策，那這就是統治之道的最高境界。[5]

疾病在多大程度上能夠影響政府施政的過程以及政府首腦的決策，導致他們犯下愚行，使他們變得愚昧、低能或魯莽？成為外交大臣之後，我在好幾個場合上直接地觀察到這些情況；從那以後，我就非常關心這個問題。還有一類領導人讓我感到著迷：他們並未生病，認知能力也運作完好，但是他們發展出一種我漸漸稱之為狂妄症候群的毛病來。狂妄症的行為在政府首腦身上出現的情況，不管是民主政府還是其他，遠比一般所了解的要常見的多。塔克曼對愚行所給出的定義是：「即使是一個被證明不可行的或者會產生反效果的政策，還是變態地堅持到底。」而狂妄正是構成愚行的主要因素之一。她接著說：「腦袋僵化是自我蒙蔽的源頭，在政府運作裡扮演可觀而重大的角色。它的成立要素，就是用預先設定的僵固概念來評估情況，同時又忽略或者排除任何不利於其構想的訊息……拒絕從經驗中擷取教益。」[6] 狂妄症的特徵之一，就是無法改變方針，因為這樣就等同承認自己犯下了錯誤。

哲學家羅素曾經寫道：「『真理』這個概念，有賴於不受人類控制的事實才能成立，所以哲學主要都是以此灌輸人類謙卑這個必要的元素。如果把這個能夠抑制傲慢的東西拿掉，人就走上通往某種特定瘋狂的道路——就是權力中毒。」[7]。中了傲慢與權力之毒的政治領袖，常常被圈外人形容為「錯亂」、「番顛」、甚至「捉狂」，雖然醫學專業人員不會用這些辭彙來描述他們。許多民主社會，特別是那些從極權君主政體裡轉型出來的，也發展出特定的權力制約與平衡的系統，來保護自己免於選中這類領導者。但是這些機制，我是指內閣、國會與媒體，並不是永遠有效。當專制領導者掌權，沒有民主控制他們，又缺少足夠的內部機制與政變機會來去除這些領導人，那麼這時候你常常什麼辦法也沒有。外界譴責與國際制裁效果十分有限，而外來的軍事干預就算成功也是問題重重。

我有幸在兩位英國首相的內閣裡工作過，哈羅德．威爾遜（Harold Wilson）與詹姆斯．卡拉漢（James Callaghan），兩位都沒有權力中毒的問題，也都高度地適任職位。我跟他們一起分別在一九七〇年與一九七九年被選民踢下台。在當時，敗選下台並不好受，但是這是一種十分有益的經驗，它強調了一件事：在民主政治裡，政治人物是人民的僕人，政治權力是借來的，也可以被收回去。

在一九六四到一九七〇年第一次擔任英國首相的期間，威爾遜的健康狀況十分良好，但在一九七〇年早期在野期間，他漸漸有了心血管的毛病，使得他不願意繼續從政太久。當他一九七四年再次回到唐寧街十號——多少在他的意料之外，他卻感到苦惱，因為自己原本如照相般的記憶力開始衰退。再加上陳年不變的政治與經濟問題不斷重演，他失去了原先的精力與活力了。一九七六年當威爾遜自願下台時，所有人都嚇了一跳。退下政壇短短數年之後，他就出現明顯的阿茲海默症，腦部功能陷入嚴重的、持續性的退化之中。

繼任威爾遜的是卡拉漢，儘管他比威爾遜還年長了幾歲。卡拉漢在一九七二年在野期間做過前列腺切除手術，但是恢復狀況良好，並在一九七四年成為英國外相。他擔任首相期間健康狀況良好，在不得不與國際貨幣基金會（International Monetary fund）打交道的過程裡展現了氣勢與政治手腕。在一九七九年的大選裡他輸給了瑪格麗特・柴契爾（Margaret Thatcher），但是離職之際表現了尊嚴與優雅。他後來成為活的最久的英國前首相；二〇〇四年夏天我與他做過一次很長的交談，我發現他對人名與事件的記憶令人印象深刻。卡拉漢死於二〇〇五年，在他九十三歲生日之前不久。

我也曾經能從很近的距離觀察過另外四位英國首相，分別是愛德華・希思（Edward Heath）、柴契爾、約翰・梅傑（John Major）與東尼・布萊爾（Tony Blair）。我是以自己這四十年涉入醫學與政治的不尋常經驗為背景，來檢視過去世界上政府首腦的疾病，把他們的疾病拿來跟當時的政治事件放在一起，好讓讀者們可以自己判斷這當中有怎樣的關聯。

公共討論政治領袖的疾病，如果是身體方面的，還算是直接了當。但如果是精神方面的，就不全是這麼回事。這是因為當牽涉到精神疾病，一般大眾跟專業人士使用的語言不同，不像關涉到身體疾病時那樣可溝通。而且，媒體與大眾輿論所說的精神疾病，跟醫學專業上願意認定的精神疾病，兩者之間也不是全都對的起來。當媒體與大眾使用像是「發瘋」、「古怪」、「神經病」、「誇大狂」或「狂妄症」這類辭彙——當中有些字眼曾經被用在各式各樣的專制統治者身上，比如希特勒、伊迪・阿敏（Idi Amin）、毛澤東、米洛塞維奇（Slobodan Milošević）、羅伯特・穆加貝（Robert Mugabe）與海珊（Saddam Hussein），在另一方面又用在各式各樣的民主政體領導人身上比如老羅斯福、詹森（Lyndon Johnson）、尼克森、柴契爾、布萊爾與小布希——他們所使用的這些辭彙醫學專業人員早就捨棄不用，或者已重新定義，嚴格限定了使用範圍。精神科醫生已經完全不使用發瘋或古怪這樣的字眼，他們只看是否存在定義過的精神失常。神經病的行為已經被限定在特定的人格失序裡，而誇大狂則是限定在對巨大的幻覺裡。通常情況下，政府首長被大眾冠以或多或少不正常時，並不會被醫學專業認為是真的有任何精神疾病。

抑鬱（Depression）跟精神疾病是很常見的事情，並不能據此認為一個人就此失去擔任公職的資格。亞伯拉罕·林肯是一個非常有趣的案例，我們在其中看見領導者的特質如何透過他的抑鬱被塑造。很少有政府領導者像林肯遭受抑鬱症這樣長的時間，但是他拒絕對這個問題彎腰。從年輕時期起他有情緒動盪的問題，多是向下，但也有向上，他甚至寫過一篇談自殺的散文：「當我跟伙伴在一起，我看起來像是享受生命到了貪求的地步，但是當我獨自一人，我時常地被心裡的抑鬱打倒，以至於我連一把切蛋糕的刀子都不敢帶在身上。」一八三八年八月二十五日的《散加蒙周刊報》（*Sangamo Journal*）上刊載了一首沒有署名的詩〈自殺的獨語〉，許多跡象都指出這是林肯所寫。林肯被公認為美國最偉大的總統之一，在整個南北戰爭期間不管承受怎樣的壓力「他對他國家的使命總維持著毫不動搖的信心」。[8] 很有可能這個克服或者學習與抑鬱症共處的過程，成就了林肯作為美國總統的人格。他經歷過兩次重大的崩潰，他二十來歲時的抑鬱症狀到了三十多歲時更為持久不退，但是一位寫了專書討論這個主題的作者認為並沒證據顯示林肯有躁狂症（Mania），不過他覺得林肯可能有輕度的躁狂（Hypomania），特徵是升高的精力。[9] 我們在第一章以羅斯福為例討論輕度躁狂，赫魯雪夫同樣也被診斷為有輕度躁狂，見第四章。當專業者診斷政治領袖患有精神疾病時，民眾常常不甚願意接受，特別是當這些領導人成為民族英雄時。躁鬱症（Bipolar

Disorder）是一個中肯的例子。（躁鬱症過去被稱爲「躁性的鬱症」〔Manic Depression〕。躁症影響約人口中的百分之一，而以抑鬱爲主訴的輕微躁症則影響百分之四到五的總人口。見P. Thomas, 'The Many Forms of Bipolar Disorder: A Modern Look at an Old Illness', *Journal of Affective Disorders*, 2004, vol. 79, suppplement 1, pp. 3-8。其症狀與精神分裂〔Schizophrenia〕，注意力缺損症與人格障礙〔Personality Disorder〕有部分重疊。躁鬱症是幾種對藥物治療反應良好的精神疾病之一。一開始使用鋰鹽，但是現在越來越常用丙戊酸鈉〔Valproate Sodium〕，一種也用來治療癲癇的藥物。奧博雷・路易士爵士〔Sir Aubrey Lewis〕，英國最偉大的精神科醫生之一，很多年以前曾經指出，在美國，重複發作的抑鬱跟躁鬱症在診斷上沒有得到應有的注意，多被診斷爲精神分裂，而且成爲一般的趨勢。不過七十幾年下來，逐漸地，這個診斷缺口已經被補起來了，現在美國的執業醫生可能甚至比英國的醫生更願意做出躁鬱症的診斷結果。精神分裂是一個總稱，裡面包括了一整組的精神疾病，其核心的爲思維、行爲與情緒反應的錯亂。一般人常以爲精神分裂代表「人格分裂」，但並非如此。）要被診斷為罹患躁鬱症，病患的病史必須要有至少一次清楚的躁症發作以及至少一次情感性疾病（Affective Disorder）發作，通常表現為抑鬱症狀，但也可以以焦慮的型式出現。在從前，躁症發作期常常必須非常鮮明，醫生才會做出躁鬱症的診斷，他們之所以不太情願下這種診斷，部分的原因是無藥可醫。但是當鋰鹽被發現可以成功地治療躁鬱症之後，醫生們就比較願意做出這種診斷了。（鋰是一種鹼性金屬，由一位瑞典的化學系學生約翰・亞福魏德松〔Johan Arfvedson〕發現。他用希臘文的「石頭」〔Lithos〕，來命名，因爲是在石頭裡發現的。在希臘與羅馬的時代，礦泉水〔今天我們知道當中含有鋰〕是一種藥方；一位艾符索斯〔Ephesus〕的醫生索拉諾斯〔Soranus〕用礦泉水來治療躁性的精神失常以及憂鬱症〔Melancholia〕。美國總統格羅弗・克里夫蘭〔Grover

Cleveland〕與威廉·麥金萊〔William McKinley〕在喬治亞州一處名爲「鋰泉」〔Lithia Springs〕的溫泉浴場接受治療，而鋰泉的瓶裝水今天仍在銷售中。澳洲精神科醫生約翰·卡德〔John F. Cade〕於一九四九年用鋰炭酸鹽〔Lithium Carbonate〕治療十位躁症病人，獲得了戲劇性的成效，而這種療效在丹麥人摩根·朱〔Mogens Schou〕首次進行的雙盲檢測法得到驗證。直到一九七〇年代初期，鋰才被廣泛接受，成爲躁鬱症的治療的選擇。見 Ronald R. Fieve, 'The Lithium Breakthrough', in *Moodswing: Dr. Fieve on Depression*, rev. ed., New York: William Morrow, 1989。）

在診斷躁鬱症的躁症階段時，醫生會看病患是否出現幾種訊號或症狀，這些觀察累加起來就可以確定診斷。對精神科醫生來說，躁症的早期稱為輕微躁症，有些人用陷入愛情來比較。那是一種興高采烈的狀態，患者變得精神亢奮，充滿能量，自信十足。輕微躁症會導向躁鬱症第二型，比躁鬱症第一型的抑鬱與躁症來得溫和，這兩型從前是被合起來當作一種躁鬱症來看的。根據不同的估計，美國有超過一千四百萬人罹患情感性疾病、抑鬱症或者焦慮，而這些人當中超過兩百萬人罹患的可能就是躁鬱症，以便跟只罹患單極精神疾病（Unipolar Disorder）的抑鬱症患者有所區隔。關於躁鬱症目前已經有許多從基因與生物化學角度的研究，但是這種病在生物學的根本機轉仍然不明確。

醫生在診斷躁症階段時，會檢查是否具有下列這些訊號或症狀，加總起來就可以進行確診：

一、升高的精力、活動以及不休息狀態。

二、過度的「嗨」，超乎尋常的好心情。

三、極端容易被惹怒。

四、思緒奔馳，說話非常快速，從一個念頭跳躍到另一個念頭。
五、容易分心，無法集中在一件事情上。
六、只需要很少的睡眠。
七、對自己的能力跟能量有不現實的想法。
八、判斷力薄弱。
九、異於平常的行爲持續一段時間。
十、性衝動增加。
十一、有藥物濫用，特別是古柯鹼，酒精與安眠藥。
十二、有挑釁的、侵入性或攻擊性的行爲。
十三、否認有任何問題。
十四、大手筆的花錢作樂。[10]

美國最近有三位精神科醫生寫了一篇論文，稱羅斯福與詹森在當總統的期間患有躁鬱症。[11]他們兩人都有憂鬱症，這一點毋庸置疑。但是有人質疑上述的診斷，認為需要更多特定躁症發作的證據。當有人對政治領袖回顧性地做出躁鬱症的診斷時，有趣的地方在於，一般大眾似乎很可以接受他們的英雄們忍受著憂鬱症的襲擊，但是卻不太能接受他們有作為精神疾病的典型症狀躁症的行為。比如說，有人指出過溫斯頓·邱吉爾罹患躁鬱症。沒有人否認他確實常常跌入抑鬱的深深泥沼裡，邱吉爾自己稱這種狀態為他的「黑狗」心情。但是若說邱吉爾有躁症階段，就會遇到可觀的反對。也許一方面是因為大家覺得他從來不曾有過明顯的臨床發作，又或者是因為，即便有過這樣的事，那也還不到病態的程度，大家比較希望把邱吉爾看成一個獨一無二的形象。羅斯福總統的情況也在部分美國人之間引起了多少與此類似的反應。

人們期待甚至要求他們的領導者是超乎常規的人物，要能展現出更多能量，工作更長的時間，在進行他們的工作時顯現出愉快的心情而且充滿自信——簡短的說，那是一種如果超過特定程度，就會被專業的醫生標定屬於躁症的樣貌。只要領導者們繼續試著達成一般大眾希望他們達成的事情，大眾們並不想要被告知他們的領導者其實精神已經生病了。但是當領導者失去了大眾的支持，情況就變得完全不一樣。這時候民眾們就會使用醫學專業早已淘汰的字眼來描述領導者的精神病態，作為一種表達的手段，來抗議他們的領導者的行為方式。

或許就是在這些點上，事情變得最為有趣，不僅直接關涉到領導者的健康自身，也牽涉到國家健全的層面。社會大眾不只是單純地不予認同政治領袖的行事方式，而是直覺地將之詮釋為領袖精神狀態的轉變。他們認為領袖如此行事，是因為領袖「失去方寸」，變成「不平衡的」、「錯亂的」或「失控了」。即便從他的行為裡還看不出足夠明顯的徵兆，任何精神疾病的專業診斷因此都還談不上，但是大眾卻很確信領導者並不只是單純地做錯事情，而是有了某種精神的問題，不再能做出理性的決策。在這裡，醫學的語言沒有太大的用處。我們不得不用更傳統的辭彙來談這些事，直到我們可能從醫學的角度來解釋為何政治領袖會喪失能力。

這種傳統辭彙之一就是「誇大狂」（Megalomania）。這已經不再是醫學辭典的一部分，但是照我看來，輿論大眾使用這個詞是完全合理的。我本人在一九八七年夏天就被一位記者朋友指控為「表現出誇大狂」。他用這個字眼時，並非單純地認為我所做的事情是錯誤的（我反對社會民主黨跟工黨進行合併），而是認為，我的作為是我的精神狀態所產生的結果；那是在我辭去社民黨黨主席之後，社民黨解散之時，他認為我是在這個時候把自己搞成一個誇大狂的。[12] 醫學專業也許不會使用誇大狂這個詞，但這不代表別人都不應該使用。誇大妄想有可能是政治人物的職業風險，發展後表現為狂妄，它被醫學專業當成一個研究的主題也是合理的。

「狂妄」還不是一個醫學名詞。這個詞最基本的意思是在古希臘文化裡開展的，簡單地說，是用來描述狂妄的行為，就是一個有權勢的人物整個人被過度的驕傲跟自信灌飽了，用傲慢與蔑視的態度對待他人。他靠著權力如此對待他人，似乎從中得到很大的樂趣，但是這類損害他人尊嚴的行為在古希臘是受到嚴重譴責的。柏拉圖的《斐多篇》（*Phaedrus*）裡有個著名的段落，定義了天生狂妄的性情：「但是當慾望捉住我們，讓我們非理性地朝享樂去，而且在我們裡面稱王作主，這樣的宰制就叫作過度（hubris）。」[13] 柏拉圖把這個「慾望的宰制」看作某種非理性的東西，它會讓人透過狂妄的行為做出錯誤的事情。在《修辭學》（*Rhetorics*）一書裡亞里斯多德提到柏拉圖認定的狂妄裡的慾望元素，並且論證人從狂妄行為中尋求的樂趣是將自己展現為佔上風的優越者。「這就是為何年輕人跟富有者選擇狂妄；因為他們相信，當他們做出狂妄行為時，他們顯現了自己的優越地位。」[14]

但是這個概念是在戲劇裡而不是在哲學裡得到進一步的發展，以探討狂妄行為的模式、原因與結果。狂妄的人生過程概略是依照如下所述的路線進行的：一位英雄不畏逆境取得了非比尋常的成功，因此贏得了榮耀與喝彩。這個經驗讓他得意忘形，他開始把其他人當成普通的凡人，以輕蔑的態度對待他們，不屑他們，而且對自己的能力產生了如此的信心，以至於他開始認為自己什麼事情都辦得到。這種過度的自信使他錯誤地掌握環繞在他身邊的現實，使他犯下錯誤。最終他得到應得的結果，遭到天罰（nemesis），因而被毀滅。Nemesis 是復仇女神的名字，在希臘悲劇裡，神明常常安排天罰，因為在狂妄行為裡，作惡者被認為是試著挑戰神明所規定的現實秩序。做出狂妄行為的英雄，尋求跨越框限人類的條件，想像自己是個優越者，並且擁有的能力並非凡人的而更像是神才具有的。但是神明不會容忍這樣的踰越，所以就把他毀掉。這件事的教益是，我們應該慎防權力與成功讓我們得意忘形，使我們膨脹過大，以至於穿不下自己的鞋子。

狂妄的主題讓劇作家感到著迷，無疑因為這個主題提供他們在高度戲劇性的劇情裡檢視人類性格的機會。莎士比亞的《科利奧蘭納斯》（*Coriolanus*）就是探索此一主題的作品。但是誰要是研究過政治領袖的歷史，這狂妄生涯的模式一定會讓他立刻覺得心頭一緊。哲學家大衛．庫柏（David E. Cooper）曾經這樣描述狂妄的姿態：「過度地信任自己，對權威採取『去你的吧』的態度，對他人的警告與勸告做預先的排斥，把自己當成模範。」[15]另一位哲學家漢娜．鄂蘭（Hannah Arendt），一位古代雅典的崇尚者，曾經書寫過雅典統治者伯利克里（Pericles）的缺點，說他被「權力的狂妄」所佔據，把他當作負面的對照組來跟雅典的立法者索倫（Solon）作比較。[16]歷史學家伊楊．克爾蕭（Ian Kershaw）為他的兩卷希特勒傳加上了恰當的標題：上卷是「狂妄」，下卷是「天罰」。[17]

當我觀察政治領袖時，狂妄之所以引起我的興趣，是在於它描述了一種能力的喪失。這種狂妄模式在一些政治領袖的生涯裡非常常見。成功使得他們對自己產生過度的信賴，輕視那些與自己信念不合的建議，有時候甚至任何建議都不放在眼裡，所採取的行動像是要挑戰現實本身。通常隨之而來的就是天罰，雖然有時也有例外。

我想要探索的是，在政治領導人之間的狂妄行為，能不能關聯到某些特定的人格類型之上，而其實是這些類型預先決定了他們會做出狂妄的行為？以及，這類人格類型是否在這些人身上造成一種傾向，使他們容易進入像政治這樣的生涯？更有趣的問題是，部分不具有這類型人格的政治領袖，會不會僅僅因為他掌握了權力，就造成行為狂妄的結果？換句話說，大權在握的經驗本身能不能帶來心智狀態的改變，然後表現為狂妄的行為？我相信把這件會影響到掌權者的事情稱為狂妄症候群是有意義的。一個症候群會出現在某人身上，這是自然發生的；症候群是許多特徵的集合，不管那是訊號或者症狀，它們集體同時出現的機率是大於個別獨立地出現的。

在典型的情況下，一個政府領袖在位越久，那些可能導致他被診斷為狂妄症候群的諸般行為症狀也會越來越顯著。依我的建議，領導者出現下列這個嘗試性症狀表的三到四種症狀，再考慮進行這類的診斷：

一、自戀的傾向，把世界當作他們可以在其中施展權力與尋求榮耀的場域，而不是當作有許多問題的地方，需要用務實的、非自我中心的方式來處理。
二、天性喜歡採取行動，如果這行動貌似能讓他們正面地曝光，也就是能提升他們的形象。
三、對於自己的形象與呈現有超乎比例的關心。
四、習慣以救世主的口吻談到自己的所作所爲，很容易就意氣昂揚。
五、把自己跟國家等同起來，認爲這兩者的形貌與利益是完全一致的。
六、傾向用第三人稱來稱呼他們自己，或者使用舊日國王的口氣說話。
七、對自己的判斷有過度的信心，對他人的建議或批評有過度的鄙視。
八、對自己所能達成的事情具有誇張的自信心，接近一種無所不能的感覺。
九、相信他們要面對與負責的不是由同僚與公眾輿論所構成的世俗法庭，而認爲自己眞正要面對的法庭是更偉大的：即歷史或上帝。

十、不可搖撼地相信在那個眞正的法庭上他們將會得到勝利。

十一、不知休息，輕率魯莽以及容易衝動。

十二、失去與現實的連繫，常常伴隨著日漸惡化的孤立狀態。

十三、傾向於因爲他們的「宏觀視野」，特別是他們對自己預計採取的行動路線的道德正確性的堅定信念，而排除對其他面向做考量的必要。比如路線的可行性，成本以及有無可能產生不該有的結果。這就是一個拒絕改變路線的僵化腦袋。

十四、結果成爲執行政策的無能，我們可以稱之爲狂妄的無能。問題出在領導者恰恰由於過度的自信，因此不覺得需要關心該政策的基本要點，而使整件事情砸鍋。這種對細節的不注意也可以關聯到不愛追根究底的本性。但這必須跟一般的能力不足區別開來——在後面這種情況裡，即便對所牽涉到的複雜議題進行了必要與仔細的準備工作，但是在決策過程裡仍會犯下了錯誤。

一個人的人格徵候絕大部分都是在十八歲前後顯現出來的，這些徵候會伴隨他們一直到老。狂妄的徵候則不同，它不應該被當成人格徵候，而是只有在政治領袖身上才會顯現出來的東西，只在他們握有權力之時，通常是已經掌權相當的時日之後，才會表現出來，而一旦他們失去了權力，這徵候很可能也會隨之消退。在這個意義上，狂妄既是一個職業病，也是個人的病症。而且，一個領導人在何種情境下站上領導的位置，很明顯地影響到該領導者陷入狂妄症的機率。關鍵性的外在因子看起來是下列這些：在絕對壓倒性的優勢下取得大權、當時的政治環境對於領導人如何運用個人權威只有微不足道的限制、領導人握有大權的時間長短。

上述這種造成損害的、狂妄的行為被一般大眾直覺地——也許不太準確地——稱之為古怪、不正常與發瘋，不過醫學專業還並不準備將這種行為稱為病態。然而，儘管專業的學科希望對所使用的語言有高度的限定與控制（這很正確），但是這並不排除這些問題同樣的也亟需哲學家們、律師們以及醫學專家來提出。在這本書裡，我並不假裝能夠決定性地回答這些問題。在第七章裡我使用了我二〇〇七年在英國出版的平裝本著作《狂妄症候群》（*The Hubris Syndrome*），只在伊拉克戰爭議題上略去一些論證細節。[18]當中許多論證是我二〇〇六年在《英國皇家藥學會期刊》（*Journal of the Royal Society of Medicine*）的一篇論文裡開始發展的，我希望能引發熱烈討論。[19]

本書回顧二十世紀政府首腦罹患的疾病，準確來說是介於一九〇一與二〇〇七年之間。第一章與第二章考察了上述期間許多政府首腦患病的案例。接下來的五章則涵蓋了特定的個案紀錄：第三章檢視了英國首相艾登爵士在一九五六年蘇伊士運河危機期間的疾病；第四章比較了美國總統甘迺迪在一九六一年的豬灣挫敗事件、赫魯雪夫會面、以及次年的古巴飛彈危機等三項事件期間的行為，以便連結他在這段時間的健康狀態與接受治療的情形。第五章關注的是伊朗國王巴勒維在他在位最後五年的病情；第六章考察法國總密特朗的案例，他在位十四年，這期間幾乎都受攝護腺癌所苦，當中有十一年大眾全不知情。第七章討論的狂妄行為則與美國小布希總統與英國首相布萊爾在伊拉克戰爭問題上的表現有關。最後，在第八章我考慮了社會需要因應的一些防護措施，以面對政府首腦患病。

1 一九〇一至一九五三年

調停者必須處理的是現實，而非「本來可以變成怎樣」。他們試圖解決巨大而困難的問題。民族主義或宗教的非理性激情要如何抑制，以免產生更多危害？我們怎樣才能防止戰爭？對這些問題，我們現在仍然沒有答案。

——瑪格蕾特・麥克米蘭（Margaret MacMillan）1

這一章將檢視的，是從一九〇一年到一九五三年之間握有真實權力或影響力的政治領導人物所患的疾病，而下一章則涵蓋一九五三年到二〇〇七年這段期間。在這個略長於一百年的時期裡，國際政治與醫藥科學經歷了巨大的改變。一九一八年美利堅合眾國以世界強權的姿態興起；一九四五年它成為世界實力最強的國家。在第二章裡我們將看到，在一九八九年時，儘管在越南吃過敗仗，美國還是成為世界唯一的超級強權，因為蘇維埃帝國崩解了。儘管如此，在二〇〇六年時美國的力量在伊拉克與阿富汗受到了挑戰，而且中國正在轉變為一個新的世界強權。

英國在二十世紀上半葉裡的經濟榮景，經過了兩個源起於歐洲的毀滅性戰爭後，喪失了不少元氣。第二次世界大戰之後，英國一點一點地失去了她的帝國統治，其中最劇烈最重大的，就是一九四七年准許印度獨立。由於經濟衰弱，英國不得不退出蘇伊士運河以東地區，差不多在一九六七年就完全退出。一九七三年大英國協加入了歐洲經濟共同體（European Economic Community），當時原先只有創立會員國六國，此次連同英國，加上丹麥與愛爾蘭，變成有九個會員國。今天的歐洲聯盟由二十七個國家組成，雖然是個獨一無二的嘗試，但風險與成敗仍未定數。

二十世紀也是一個醫療技術取得巨大進展的時期。羅納德・羅（Ronald Ross）與阿方斯・拉豐朗（Alphonse Laveran）這兩位科學家幫助科學界證明瘧疾（當時世界上危害最大的傳染病）是經由蚊子傳染的，為此分別在一九〇二與一九〇七年獲得諾貝爾醫學獎。當邱吉爾一九四三年因為肺炎，醫生開盤尼西林給他服用時，這種藥才剛開始生產不久。醫學診斷在整個世紀裡不斷地進步，微生物技術、血液化學、X光、心電圖與超音波等，使醫學診斷不斷翻新。較晚近的突破，是來自分子生物學與DNA的發現，以及核磁共振成像（MRI）與正電子發射計算機斷層（PET）掃描等技術所提供的知識。可供採用的療法與用藥的選擇範圍非常大，政治領袖的健康問題有了根本的改變，疾病對決策的影響便也跟著不一樣了。人們活的比以前久，可工作的年歲也變長了。

提到這些進步，並不是要暗示，疾病及其對政府首腦的影響等等本書所探討的議題，是在一九〇一年忽然間從石頭裡蹦出來的。美國總統格羅弗・克里夫蘭（Grover Cleveland）的口腔癌是政府首腦疾病事件裡最怪異的插曲之一。一八九三年七月一日克里夫蘭因為他的下顎癌症，在極端保密的狀況下接受手術，地點是在紐約港裡的一艘遊艇上。他被用皮帶直立地綁在一張椅子上，固定在這艘歐內達號的桅杆上，先用笑氣麻醉，然後再用乙醚。他的下巴有一大部分被切除。媒體被告知，總統只是有牙痛的困擾。費城一家報紙刊出了船上手術的事情，但是遭到官方否認。克里夫蘭是到目前為止唯一一位先當了一任，然後敗選一次，之後又重新選上當了第二任的美國總統。他於一九〇八年過世，享年七十一歲，死因跟他的口腔癌沒有關聯[2]。

直到一九一七年真相才公諸於世。一九二八年，治療團隊裡的一位醫生披露了那場手術的細節，而他的腫瘤的性質，在一九八〇年三月才揭曉[3]。克里夫蘭的故事，特別是嚴格保密這個環節，本來是可以跟本書的幾個例子互相呼應。但是十九世紀跟二十世紀的醫學是很不一樣的兩回事，因此從這段歷史所得到的教益並不大，所以本書才把焦點聚集在最近的一百年左右裡。

我接下來會提到，在這段期間裡政府首長的病歷（他們有的是真的病了，有的是被認為曾生過病）各不相同，醫學上並沒有連貫的線索可以把這些病歷連結起來，我也不嘗試用自創的方式把他們分門別類；讓他們能夠按照年代順序，在各自的時代背景裡被評估，我就很滿意了。這些領導人當中有些是民主人士，有些則是獨裁者或暴君。某種角度看來，這些病歷只是個別病患的簡短醫療紀錄而已。但是以這些病歷資料為基礎，我們可以得出某些醫學知識，在第八章裡我將試著把這些知識做個總結，並且為未來做出建議。

西奧多・羅斯福

西奧多・羅斯福（Theodore Roosevelt）是一個擁有非比尋常精力的人。他是威廉・麥金萊（William McKinley）當總統時的副總統，麥金萊於一九〇一年九月十四日遭到暗殺。當羅斯福接任總統職位時，時年四十三歲。一九〇四年他再度被選為總統，然後於一九〇九年時下台，時年五十一歲。對很多美國人來說，他的總統表現可以拿來跟林肯與華盛頓的偉大政績相提並論。愛德蒙・摩利斯（Edmund Morris，他為羅斯福所寫的傳記贏得普立茲獎）與法國作家李昂・巴扎傑特（Leon Bazalgette）發表過一篇篇幅不長但是觀察敏銳的散論，當中解釋羅斯福發熱一般的性格：「他那些顯然具有攻擊性的言行像洪水一樣一波衝過又是一波，一半相當猛烈，一半帶點幽默，這更多顯示出來的是他精力旺盛，而不是嚴肅地思考。這些是羅斯福本性的一部分：他性格裡具有某種飽滿與充盈到自己不能容納的東西。攔水壩必須時常讓一些水溢出來，才能夠讓水壩後方的深水區保持平靜與清澈。」[4] 像誇大狂與狂妄症這樣的語詞如果拿來套在羅斯福頭上，非醫學專業的外行人並不會覺得不貼切。作為一個精力旺盛過人、又患有週期性憂鬱症的人，羅斯福在政壇階梯的攀升過程是非比尋常的。

在為自己進行一些遊說之後，他於一八八七年四月十九日被任命為美國海軍助理次長（assistant secretary of the Navy）。他很快就闖出了名聲，幾乎為海軍完成了作戰準備。整整一年之後美國國會表決通過支持古巴獨立，次日麥金萊總統簽署國會決議，決議中做出承諾：一旦解放完成，就把政府組織與統治權力留給古巴人民。四月二十三日，總統號召十二萬五千人志願從軍，因為正規軍的兵力當時只有二萬八千人。幾天之內，羅斯福的由拓荒者組成的義勇騎兵團（Rough Riders）就成軍了，而這位「牙齒多」（Teethadore）——當時紐約時報這麼稱呼他，因為他的門牙向前突出——也就此踏上了成為美國知名度最高的人的旅程。在這場美西戰爭裡，一八八年七月一日的聖黃安山（San Juan Hill）戰役中，羅斯福領導他的部下在騎兵團攻擊中取得勝利時，他的身分是泰迪．羅斯福上校。之後他以旋風之勢當上了紐約州州長，接著又被提名為共和黨的副總統候選人。

二〇〇六年，三位美國頂尖的精神科醫師發表一篇論文，宣稱羅斯福在總統任內極可能患有躁鬱症第一型（bipolar-I disorder）[5]，有些人對此感到驚訝。不過這些醫師的結論是，他的症狀並沒有干擾到他執行總統職務時的效率跟表現。曾經有人認為，羅斯福是住過白宮的總統裡最快樂的一位，其他人則相信他已有幻覺而且心神喪失。一九〇八年羅斯福給國會寫了一份特別的訊息，內容大膽且引發爭議，而且把自己劃為與進步左派同一陣線。《紐約時報》的報導稱他有幻覺的傾向，特別是羅斯福相信有人在密謀推翻他。《紐約太陽報》（*New York Sun*）則稱這是一個「用意浮誇的低級表演」，他最好看看心理醫生。

羅斯福從幼年起就有氣喘與週期性腹瀉的毛病，他的家族稱之為「假性霍亂」（Cholera Morbus）。在哈佛的時候一位醫生警告過他，他的心臟機能已經受到他的氣喘以及健美鍛鍊的影響[6]。醫生建議他降低鍛鍊的強度，不然壽命可能減短，但是他拒絕聽從。一八八三年七月，時任擔任紐約州議員，他有過一次嚴重的氣喘發作併發腹瀉，事後他說那是一場噩夢。一八八四年二月十四日他的母親死於傷寒；十一個小時之後他的妻子愛麗絲・李（Alice Lee），在生下他們第一個孩子後，死於腎衰竭，當時稱為布萊德氏病（Bright's disease）。羅斯福徹底崩潰了。他的日記裡有一段黑暗、巨大又痛苦萬分的文字：「我生命中的光消失了。」當時他二十五歲[7]。羅斯福藉由鍛鍊身體的方式尋求逃避，也為了克服那種他稱為「黑色憂慮」的悲傷；他的解釋是，這種黑色憂慮「很少坐在一個騎的夠快的騎士背後」。[8] 他在牧場裡度過了一段騎馬與鍛鍊身體的日子，三月底四月初時他的氣喘又發作了兩個星期。然而透過騎馬他獲得了力量；威廉・羅斯可・泰爾（William Roscoe Thayer），一位在哈佛時期就認識他的傳記作家，便預言過：這位令人印象深刻、表彰男性勇氣的奇人「具有如泰坦巨人般的頸子，寬闊的肩膀與鐵打的胸膛」，他的強大的心靈以及同樣強大的身體對他發出了彼此衝突的召喚，終其一生他都將為了調解這樣的衝突而掙扎不已[9]。然而一八八七年九月當他的新任妻子艾笛絲即將臨盆之際，他又經歷一次氣喘的發作。因此，毋庸置疑地，引發他氣喘與腹瀉的原因之一，是他的焦慮。焦慮是一種情感性精神病，在診斷上可以跟躁鬱症裡的鬱症一樣的嚴重。

西奧多的弟弟艾略特是一個嚴重的酒精依賴患者，最終在一次癲癇發作中死去。一八九一年年末時，艾略特對一份宣稱他精神不正常的報紙提出法律訴訟，並且發表了一份聲明，否認有任何精神問題。那次事件後西奧多在床上躺了八天，也許是因為應付他弟弟的事情給他帶來壓力。一八九九年春天，還在紐約州州長任內，西奧多公開承認他「有一點點沮喪」，愛德蒙．摩利斯寫道：「這是一個羅斯福風格的委婉用詞，實際上他是掉進了絕望的深淵裡。」[10]因此這裡顯示出了一個清楚的證據，他有臨床意義上的焦慮症以及憂鬱症，這些都影響著他的健康——這個人在四十二歲的時候當上了美國副總統一職，在其他方面被各方認為是精力充沛、健康強壯的。

當羅斯福從一位騎警處獲知前總統麥金萊被射殺的消息時，他正在攀登紐約州境內阿第倫達克山脈（Adirondacks）的最高峰。此時他已經擔任美國總統七年之久；他的焦慮症與氣喘病在這段期間似乎消失了，似乎不影響他作為總統進行決策。「少年時期裡他的攻擊衝動是佔主導地位的，但是成年後，他使自己更為堅強，足以克制這些衝動，像是硬化了的岩漿把火山包夾起來，」在他就任總統一職之前：「三年之久，這道防護都沒有出現過嚴重的裂縫。」[11]在白宮裡，也許是為了擺脫他的攻擊性，他規律地練習拳擊。在一次練習賽裡他的左眼被打瞎了，也無法醫治，但是大眾從來沒有被告知這件事[12]。

羅斯福一生中都沒有清楚無誤的、無可爭辯的躁狂症發作紀錄。但還是有些證據指出他有躁狂症的傾向。羅斯福的睡眠非常混亂，但是在一天工作十八小時之後他的短暫睡眠是深沉並且恢復精神的——這是輕度躁狂症的先決條件。[13]然而，外行人描述羅斯福顯現出誇大狂的徵兆，專業醫師則診斷他罹患輕度躁狂症，這兩者間只有細小的區別。一九〇四年選戰勝利後，在亢奮的情緒裡，羅斯福宣布他將追隨華盛頓的典範，一九〇八年將不再競選連任。一九〇八年，他攻擊《紐約世界報》（*New York World*）跟《印地安那波里斯新聞報》（*Indianapolis News*），他認為這兩家報紙誹謗他，這時有人說他是處在一種躁狂的暴怒狀態裡；同年十二月十五日在一份送給國會的非常火爆的信函裡（美國政府剛從法國巴拿馬運河公司手中取得巴拿馬運河的所有權，國會中有人聲稱美國政府在交易中有貪污腐敗的行徑，羅斯福的信函是在回應這些說法），他說：「這些說法根本就是粗鄙下流與誹謗，在每一個核心的具體細節上都不符事實。」不止於此，他還攻擊《紐約世界報》的老闆約瑟夫·普立茲（Joseph Pulitzer），因為後者投書給《紐約時報》說：

我非常反對羅斯福的霸權領導、主戰心態以及軍國主義；反對他全面漠視法律與獨斷性格，他對國會的輕蔑，以及他浮濫地訴諸法庭。我很遺憾他會如此生氣，但是我們的《世界報》會繼續批判他，絲毫不畏懼，就算他強迫我到監獄裡編輯我的報紙也一樣。14

撇開脾氣問題，羅斯福在總統任內的政績是十分可觀的。他注意到戰略上在大西洋與太平洋之間需要有個捷徑，因而確保了巴拿馬運河的建造。他對門羅主義的詮釋，阻止了外國在加勒比海地區建立基地，並且把介入拉丁美洲事務的獨家權利握在美國手裡。古巴得到解放，美國境內的軍事力量也強化了。他於一九〇五年讓日本與俄國和談，為此獲得諾貝爾和平獎。在國內，他一方面整頓政治，伴隨而來的是殺人事件減少。他的反壟斷法為市場經濟建立了遊戲規則。一九〇六年八月發生布朗斯維爾事件（Brownsville incident），羅斯福在處理黑人士兵的問題上犯下了嚴重的錯誤，但他也承認犯錯。（譯按：布朗斯維爾位於美國南部德克薩斯州。一九〇六年八月有黑人部隊與白人部隊在附近駐紮。此時有白人士兵遭來福槍射擊，一死一傷。白人士兵以及布朗斯維爾的市長指控是黑人士兵所爲，然而儘管黑人部隊的白人長官指證他的黑人士兵都未外出，調查單位仍然只聽取白人士兵的一面之詞。總統羅斯福勒令一百六十七名黑人士兵退伍，損害了他們的尊嚴。此案於一九七二年才經由國會調查團平反）。羅斯福在環境政治上也功績顯著。到卸任時為止，他已經創建了五個國家公園，十八個國家紀念建築。他完成這些事情，一半是以哄騙的方式讓國會的威望為他背書，一半則是簽發執行命令。他脾氣火爆，行事帶威權霸氣，沒有耐性，有時甚至好與人爭，但是他也獲得很多的敬愛。

作為一位廣受尊敬但也樹敵甚多的人物，羅斯福卸任後沒辦法安置自己過平靜的生活。他很快就懊悔選擇了霍華德．塔虎脫（Howard Taft）當他的繼任者。塔虎脫政績不彰，而且患有呼吸中止症，這是一種與呼吸問題相關的睡眠障礙。（阻塞性睡眠呼吸中止症直到二十世紀下半葉才被確定爲病症。呼吸中止症指的是睡眠時發生的呼吸中斷，鼻腔流入的空氣量低於正常時的百分之三十以下且持續十秒鐘。此一症狀的判準是，在睡眠中的任何一小時，都發生五次以上這樣的呼吸中斷，因而導致白天嗜睡。治療方式是在夜晚使用連續正壓呼吸輔助器材，而且如果咽喉構造不正常的話，再加上下顎前移止鼾器。打鼾是這種病的特色之一，併發症狀可能導致心臟衰竭與高血壓。）

連同他肥胖的毛病，使他成為一個遲緩的人，無法勝任他的工作。於是羅斯福做了一個極不明智的決定，作為第三方，出來與塔虎脫跟民主黨提名人伍德羅．威爾遜（Woodrow Wilson）同台競選。在選戰過程中他遭到槍擊，但是放在胸前口袋裡的鋼製眼鏡盒救了他一命。儘管襯衫染血，子彈固著在他的胸口上，他還是繼續演講，大聲地說：「要殺死一個進步黨黨員（Bull Moose，譯按：羅斯福爲了這次選舉脫離共和黨，自己組了一個政黨，叫作進步黨），一顆子彈還不夠！」一九一二年十一月，因為共和黨分裂，威爾遜贏得了大選。泰爾寫到這場注定不幸的選舉挑戰：「如果他不能執政，就會崩潰。從前指稱他已經瘋掉的傳言，現在當然又流行起來了。」[15]羅斯福打完選戰敗選之後，儘管他的票數還高過現任總統塔虎脫，他陷入一種「被碰撞過的心情」——他的家人很小心地如此形容。他們擔心他的精神狀況，祕密地問他的醫生亞歷山大・藍博特（Alexander Lambert）能不能過來看看他。羅斯福此時已成為政治上的賤民階級，他向藍博特坦白地說：「我的寂寞簡直無法形容。一個被同類排斥的人會寂寞到什麼地步，你根本不知道。」[16]

羅斯福再次試著用冒險與鍛鍊身體來克服他的憂鬱症。他於一九一三年十月踏上探險之途，去巴西探勘杜伯河（The River of Doubt）。這條河（今天已經冠上他的名字叫作羅斯福河）是亞馬遜河的一條支流，蜿蜒地流過巴西的熱帶雨林，河道長達一千英哩。羅斯福在這裡重獲新生，再度恢復了活力，在探險中還差點喪失了性命。在性命危急之時，他叫他的兒子克爾米特領導探險隊繼續前進，留下他重病的父親跟一小瓶嗎啡；這嗎啡是羅斯福特別為了這樣的狀況而帶上旅程的。克爾米特拒絕了，大腿感染又發著高燒的羅斯福很幸運地存活了下來。一九一四年五月回到紐約港時，他受到英雄式的歡迎。幾年以後，羅斯福又有點像從前的自己，決定去法國參加第一次世界大戰，但是被威爾遜總統否決。羅斯福的兒子昆丁去了，並戰死在那兒。

西奧多・羅斯福於一九一九年一月六日過世，享年六十歲。他的朋友自然學者約翰・波羅夫（John Burroughs）如此描述這位患有週期性憂鬱症與焦慮症、並且可能一生都與躁鬱症奮戰的出類拔萃人物：「他一離開，這世界就更蒼白、更冷清了。我們將再看不到一個像他這樣的人。」[17]

亨利・甘貝爾—班納曼

當亨利・甘貝爾—班納曼（Henry Campbell-Bannerman）於一九〇五年於英國就職時（他的前任貝爾福〔A. J. Balfour〕辭職下台），他是史上第一位被官方授予首相頭銜的人，他的前任其頭銜是第一大臣或者財政部第一大臣。他的政府包括了三位未來的首相：赫伯特・阿斯奎斯（Herbert Asquith）、大衛・勞合・喬治（David Lloyd George），以及溫斯頓・邱吉爾。當甘貝爾—班納曼一九〇六年宣布進行大選時，自由黨獲得壓倒性的勝利。他自己從一八九八年起就是自由黨黨魁，在波爾戰爭期間在國會中領導自由黨反對此一戰爭；這個立場引發爭議，招致了言詞辱罵的書信，例如其某位教士寫道：「您是一個無賴、懦夫跟殺人兇手，我希望您遭到背叛者跟殺人兇手應有的報應。」他並沒有遭到那麼大的報應，但是隨著他在唐寧街時期的進展，甘貝爾-班納曼生病越來越嚴重。一九〇七年六月，他第二次心肌梗塞，只好讓財政大臣阿斯奎斯漸漸接手他各項職務、最後成為他的幕僚長，才使得政府的運作不至崩解。一年以前他摯愛的妻子逝世，他已經深受打擊。他的健康狀況每況愈下，心肌梗塞反覆發作了幾次。「他從來不肯自願辭職，臨死前在床上也還堅持自己首相的身分。」[18] 直到他的醫生團隊幫他料理一切事情時，他才終於被迫辭去職務。之後他也還是留在首相官邸，三星期後，於一九〇八年四月二十二日過世。

甘貝爾—班納曼最主要的政治遺產是南非和解。他為偉大的自由黨改革鋪好了道路，在英國婦女選舉權運動最盛時支持婦女享有投票權。[19] 就此而言，雖然他長期生病，他還是成功的首相。

於是在這本編年史的開頭處，本書的許多主題已經都呈現了：一個政府首腦——英國首相，因為心臟的問題在任內生病，接著需要其他人替他執行任務，以使得政府施政的崩解程度降到最低，但是同時不讓外界得知問題真正的嚴重程度；另一位政府首腦——美國總統，雖然有精神疾病的病史，卻仍然積極地也成功地統治著國家。甘貝爾－班納曼的個案有一個有趣的地方，就是醫生團隊很不尋常地，展現了力量並要求首相辭去職務，相對於此，本書所敘述的幾乎所有其他個案裡，為政府首腦提供意見的醫療諮詢者從沒有發揮過任何類似此案的權威力量。

甘貝爾－班納曼獨特之處，在於他是史上唯一一位在唐寧街十號官邸裡過世的首相；他曾經形容這座官邸為「一間腐爛又老舊的兵營房舍」。然而他不是這一百零六年期間最糟糕的失能者案例。這項殊榮屬於美國總統伍德羅．威爾遜；他雖然沒有死在白宮裡，但是所患的疾病使他失能的程度，是所有就任過的總統中最嚴重的。

伍德羅．威爾遜

伍德羅．威爾遜在一九一三年成為美國總統之前的許多年，一直患有高血壓；從一八八九年起就有過多次突發神經疾病，可能是由於血管組織方面的問題所引起的。一個正常人的血壓，收縮壓約在一百二十釐米水銀柱，舒張壓則在八十釐米水銀柱，可表達為一二〇／八〇。（收縮指的是心搏週期裡心臟收縮的期間。它通常指的是心室的收縮，持續的時間爲零點三秒。舒張壓比較低，因爲心室在放鬆當中，並且讓血液重新流入。）

在高血壓的情形下，動脈裡的收縮壓很高，而舒張壓通常也會上升，反映出心臟的搏動以及被施加在動脈裡的力道。長期的高血壓會改變動脈血管的管壁，使其容易形成凝結或者血管栓塞。在威爾遜的案例裡，早在一九〇六年就有視網膜動脈病變的紀錄。一九一九年，當他參加巴黎和約的會議時，威爾遜不只判斷力已有損害，而且還很容易做出對他來說非常「不自然」的事情。其他人說他已經發展出一種只有單一軌道的心智[20]。到了當年五月時，他無法通過思索來調整他的政治立場，於是變得充滿預設立場、無法達成協議。[21]很顯然他的無法有效溝通是腦部病變，而且他表現出失智的徵兆，這是多次輕微中風的結果。（失智是指心智功能的惡化；六十五歲以上的人約有百分之十，七十五歲以上的人約有百分之二十會發生失智現象。失智是由進行性的腦部病變所造成，可能是血管問題、退化問題或者通常由惡性腫瘤引起。腦的額葉包含了運動皮層以及與行爲、人格與學習相關的部分。）人們描述他「越來越自我中心、多疑以及喜歡保密，但是跟人相關的事情卻又比以前更不謹慎」。[22]

歐洲方面對威爾遜表現的回應，是後來小布希所引發的文化衝突的一個早期徵兆。（這種衝突給歐洲人帶來了美國恐懼症〔Americophobia〕，小布希所引起的，比威爾遜的規模要大的多）。人們耳語傳著，威爾遜在巴黎和會上說起話來像是耶穌基督，而法國總理喬治．克里蒙梭（Georges Clemenceau）稱他心智受損，患了「宗教精神官能症」。[23]

一九一九年九月最後一個星期裡，威爾遜右半腦的一條主要動脈上發生栓塞，換言之，他中風了。[24]十月二日他的意識受到影響，這時候他的腦裡已經形成大面積的傷害，左半邊身體完全癱瘓，左半邊視覺也完全喪失。他說話變得虛弱而含糊。威爾遜的病情也發展出一種所謂的「忽略症候群」（Neglect Syndrome），使他忽略整個半邊的身體。（在威爾遜的案例裡，他忽略了左半邊的身體，而且他自稱是個「瘸子」，用來辯解他左邊身體並未眞正癱瘓。這種對於癱瘓事實的不注意與不在乎常常發生在右半腦重度中風的病人身上，他們甚至因此完全注意不到疾病，或說喪失病識感。結果病人可能用非常古怪的說法來否認疾病或者合理化自己的狀況。）總統否認自己的狀態是病理現象，他的妻子與私人醫生卡瑞・格雷松上校（Admiral Cary Grayson）也否認總統病情，卻沒有醫學上的理由可以解釋。他們對他身體的狀況完全就是在撒謊。格雷松在一九一三年時還只是一個下級軍官；當時他偶然地有機會替總統的姊姊縫合傷口，就因此被任命為威爾遜的醫生。他們自此成了朋友，格雷松在對病人的照料上失去了一切的客觀性。

十月六日，內閣第一次在威爾遜缺席下進行會議，國務卿羅伯特・藍新（Robert Lansing）請格雷松向內閣報告總統的病情。格雷松告訴他們，威爾遜只是因為神經衰弱，消化不良以及神經系統耗弱而身體不適。藍新提到憲法裡規定總統在不能視事的期間可讓副總統擔任職務，格雷松清楚表示他不會簽署任何失能證明，事後還數次強調總統的智能沒有受到損害。實際上威爾遜既不能讀也不能口述；他躺在一個遮住光線的房間裡，一連好幾個星期什麼國事都沒處理。直到一九二〇年四月十三日，他才能再次主持內閣會議，而這幾乎是他中風後七個月的事情。在這段期間裡，他顯然沒能力做重要決定，他雖然與格雷松討論過辭職的事，但是兩人誰也沒有在積極進行。

從那以後，許多國家政府首腦的醫療顧問也經常矇騙或誤導大眾，隱瞞其所照顧的病人的健康問題，把病人的利益置於國家的利益之上。在威爾遜的案例裡，撒謊並不困難，因為格雷松是服役中的海軍軍官，他所照料的病人是他的統帥，他是在順從上級的願望。

威爾遜本來毫無疑問地應該於一九一九年下台，或者至少暫時解除職務，以確定他是否能夠恢復健康。他沒能做到這一點，其實這會產生後續政治效應。比如說，如果威爾遜下台了，職務由副總統湯馬士・馬歇爾（Thomas Marshall）接手擔任，他也許可以說服國會正式批准創建國際聯盟的條約。當時所需要做的事，是協助國聯問題爭論中的兩位核心人物達成共識，反對國聯的是參議員亨利・卡博特・羅哲（Henry Cabot Lodge），支持國聯的是參議員吉爾博特・希區考克（Gilbert M. Hitchcock）。如果當時雙方能妥協，那麼國美國就可以在國際聯盟擔任領導角色，使其成為更為有影響力的組織，也就有可能阻止第二次世界大戰發生。

為了向眾人否認身體出問題，同時也為了展示誰才是大局的掌控者，威爾遜暴躁地撤換了國務卿藍新。威爾遜非常不滿，在他缺席的情況下，內閣會議未經他的批准而自行召開。在此期間，威爾遜的夫人艾笛絲開始著手處理他的工作。一連好幾個月，艾迪絲跟醫生製造出總統仍然在處理事情的假象，她後來因此還被稱為美國的第一位女總統。威爾遜這時候已經不再考慮辭職的事情了。事實上在一九二〇年夏天裡他思考的是出馬競選第三任總統。有人將一些誤導真相的訊息與照片送去給位在舊金山的民主黨黨代表那裡去，希望影響黨代表的投票。所幸他們對同黨總統的支持只是情感上的，在政治卻沒有支持他，而是選出了俄亥俄州州長詹姆士・考克斯（James M. Cox）作為民主黨總統候選人，富蘭克林・羅斯福（Franklin D. Roosevelt）為副總統候選人。這兩位民主黨的候選人意外地被共和黨的候選人華倫・哈爾丁（Warren Harding）徹底擊敗。威爾遜在一九二一年三月主持了最後一次內閣會議，在一九二四年二月三日過世。

赫伯特・阿斯奎斯

阿斯奎斯在首相任內的健康狀況相當不錯，但是他曾於一九一一年四月二日瀕臨暈倒。當時他抱怨三個星期以來都感到暈眩，整個人看上去精疲力竭，因為他當時花了許多冗長的辦公時間處理第一次全國煤礦罷工。他的醫生診斷出他有高血壓，警告他必須大幅降低他的飲酒量（阿斯奎斯主要是在晚餐時間喝葡萄酒與白蘭地）。據稱從那時開始「他似乎牢牢控制住他的喝酒習慣」。[25]但是在為二〇〇九年《腦》期刊的論文做研究時，我們發現了更多的資訊，足以指出阿斯奎斯在擔任首相期間，從現代的診斷標準看來，已是一個酗酒者。一九一一年十月，在與阿斯奎斯共進午餐之後，他的一位老友康斯坦絲．巴特希（Constance Battersea）在給她的姊妹的信上說：「首相很親切，極其地熱情，但是他的改變真是大呀！滿臉通紅，身材臃腫，跟他過去的樣子非常不同了。他讓我感到震驚。他們全都提到他吃得太多，又飲酒過量。我怕這些說法無疑都是真的。」一九一六年九月，在阿斯奎斯訪問過英軍在法國的指揮總部之後，陸軍元帥道格拉斯．海格（Douglas Haig）寫信給他的妻子說：

首相似乎很喜歡我們的老白蘭地。我在九點半離開餐桌之前，他就喝了好幾杯（那可是大葡萄酒杯！）等我再次看到他時，他顯然又灌下許多杯。這時候他的兩腿已經站不穩，不過他的腦袋還是相當清楚，能夠閱讀地圖，也能跟我討論當前局勢。

大衛．勞合．喬治

一九一六年十二月六日，威爾斯人大衛．勞合．喬治成為英國首相。透過複雜的運作，他跟戰時聯合執政內閣裡的保守黨多數成員給阿斯奎斯施加壓力，讓他接受討論過的戰時內閣組織；阿斯奎斯於十二月三日接受了，但是四日就又予以否決，這給自由黨內部造成裂痕，其餘緒到今天也仍然存在。

要把勞合・喬治與阿斯奎斯兩人拿來比較是出了名的困難事。羅依・詹金斯（Roy Jenkins）在一九八七年談到阿斯奎斯時提到，一九六四年他為他編寫傳記時，努力地保持客觀：「他有知識、判斷、洞察力與寬容的心……即便如此，我覺得他在位太久了，他的領導風格無法適應作戰期間對領導人的要求。」[26]

在第一次大戰裡非常嚴苛的時刻，勞合・喬治爬升到政府首腦的位置，大眾輿論感到歡欣鼓舞。德國的潛水艇開始威脅到民船的航運以及英國最要緊的補給航線。戰爭的勝利似乎遙不可及，戰敗的結局卻十分可能。這是個烏雲罩頂的局面，阿斯奎斯的支持者中沒有人願意為勞合・喬治的內閣效力，多數的保守黨人對言詞便給、反應靈活的新首相的穩定性（以及其他許多方面）懷抱疑慮。一九四〇年邱吉爾也是聯合執政內閣，但是不一樣的是，邱吉爾自己是保守黨的一員，他享有黨內國會議員的多數支持，而勞合・喬治的聯合政府得倚賴保守黨國會議員的支持，因為他自己所屬的自由黨，其國會議員中支持他的連一半都不到，愛爾蘭國民黨（Irish National Party）議員支持他的更少。然而勞合・喬治嘗試把這個弱勢轉變成對自己有利：他創立了保守黨議員所希望的東西：一個小單位，一個由五名成員組成的戰時內閣。勞合・喬治在裡面是唯一的自由黨人。另外四人分別是保守黨黨魁安卓・波那爾・拉奧（Andrew Bonar Law），擔任財政大臣與議會議長；工黨領袖亞瑟・漢德森（Arthur Henderson），原本就在內閣裡；以及兩位保守黨的上議院議員，庫爾叢伯爵（Earl George Curzon）與麥訥爾子爵（Viscount Alfred Milner），他們都擔任過殖民地總督，是經驗豐富的帝國管理者，因此被找進來擔任不管部部長（Ministers without Portfolio）。實際上在這種人事組合裡，首相相當自我克制。這個組合之所以能夠運作，是因為勞合・喬治每天在早餐之後，就會走室內通道從唐寧街十號走到十一號，花一個小時跟拉奧一起商討當天該做的事項，也提出他富有想像力的構想，請拉奧以實際與具批判的眼光檢視一番。[27]以這樣的方式，這位可能是上世紀最為膽大妄為的英國首相把他充滿魅力與創造力的性格收斂了起來。他接下來兩年的成功，最大的助力是來自這個內閣的組成結構。勞合・喬治的傳記作者約翰・格利格（John Grigg）寫道，他之所以能夠領導這個戰時內閣，「靠的不是首相一職所賦予他的權力，而是靠他的才幹與人格所顯現出來的力量」；而且雖然他是個大膽、正面思考與有決斷力的人，卻沒有獨斷的毛病，「經由調解給其他人極大的尊重，喜歡與人並肩共事」。勞合・喬治兩次重要的調解：一九一六年強力說服海軍部成立護航艦隊；一九一八年堅持從英國新派部隊，以回應魯登道夫（Erich Ludendorff）的攻擊行動，並說服美國人同意派兵。[28]

勞合・喬治住在唐寧街十號期間健康狀況維持地很好；他沒有憂鬱症的紀錄，只有週期性的喉嚨感染，這似乎跟工作壓力大有關。一九一八年九月他得了嚴重的流行感冒達九天之久，之後恢復的過程也十分辛苦。一九一八年十一月十一日十一時一次大戰結束，參戰國公布停戰協定，勞合・喬治恰如其份地被稱為「贏得戰爭的人」。

一九一八年十一月十四日這一天公告了大選將在一個月後舉行，十二月二十八日聖誕節之後才開票。聯合內閣打算繼續留在原職位上，推出勞合・喬治與波那爾・拉奧共同來打這場選戰。婦女在這次選舉中首度可以投票，聯合政府在下議院的七百零七席中贏得了四百七十三席。

馬克思・艾特肯（Max Aitken，他後來成為報社老闆比佛布魯克勛爵〔Lord Beaverbrook〕時較為人知）從一九一〇年到一九一六年是艾敘頓—昂德—萊恩鎮（Ashton-under-Lyne）政治聯合派（Unionist）的議員。他曾隨加拿大部隊在法國作戰，之後加入勞合・喬治的政府，於一九一八年擔任蘭徹斯特公爵領地大臣（Chancellor of the Duchy of Lancaster）。一九六三年他出書談勞合・喬治失敗與垮台的過程，但是書中寫到他在戰爭期間擔任首相的表現時不吝溢美之詞：

他完成了戰爭任務，領導他的國家與前所未有的可怕敵人作戰。偉大的艦隊與浩盪的部隊隨他的命令前進。最極端的危險不能使他氣餒，他的思考總是富饒著靈感與素材。他不只降服了國外的敵人，也令國內的敵人稱臣。他必須與不服從的同事、冥頑不靈的海軍將領、不可靠的陸軍將帥爭執，而這些人不只準備在他背後密謀反對他，甚至打算將國王本人牽扯進他們的詭計裡。他放眼向風暴看去，並且毫不動搖。29

一九二一年開始時，很少人會反對拉奧的看法：「勞合．喬治如果願意，可以一輩子都當首相。」但是根據比佛布魯克的說法：「一九二一這一年開啟了一段為期兩年的殘酷時光，把所有金色的錦緞與亮片通通撕碎。」儘管比佛布魯克不是最冷靜客觀的，但是當他下筆分析勞合．喬治的時候，他十分了解擁有權力是怎麼回事，他在邱吉爾座下擔任過空軍生產部長（Minister for Air Production）、後勤部長（Minister of Supply）以及掌璽大臣（Lord Privy Seal）。他十分稱讚勞合．喬治戰爭期間的表現，相對於此，他對他戰後首相任期的表現做了沉痛的批判，他意識到勞合．喬治的問題的根源就在於傲慢自大：

希臘人描述過一種人：他位高權重，充滿自信，他如此成功，以至於太過強勢讓所有人難以忍受。然後他的德性開始轉變，轉向了衰敗。他犯了傲慢的罪惡。他的自信與成功所建立起來的一切開始傾倒與挫敗。他對抗命運奮力掙扎，但是他的劫數已經注定。這就是勞合．喬治一九二一到一九二二年裡的情況。之後，一切都結束了。他所有的計畫，不管好壞，都成落空。他倒下了，之後也沒再站起來。

戰爭期間他憑藉絕妙的謀略與計策拯救英國，他的才智勝過眾位將領、政治人物、上議院貴族、大主教國王與其他人。他現在大膽又技巧地用其才智來挽救自己，免於被下議院議員擊敗。他信心十足，認爲自己從前的成就，現在也能再次辦到。爲了保住權力的位子，保住施惠恩主的角色，他願意挺身信奉帝國思想，擔任那些人的領袖；或者表現像是開明的宣道者，支持自由貿易與歐洲和平；或者作爲俄國布爾什維克黨人的粉碎者，主張對土耳其與法國宣戰；或者作爲英國勞工階級的護民官，爲他們擔任崇高的說項人；或者爲保守黨的大地主當鬥士來對抗工黨；或者成爲愛爾蘭堅決的敵人；或者成爲愛爾蘭溫柔的朋友，在鎮壓者的鐵蹄下，伸出保護的羽翼到另外一塊塞爾提克族的土地。這些是勞合·喬治在那悲劇性的一九二一與一九二二年裡先後採取過的政治立場，有時候他甚至在同一時間內採取自相矛盾的主張。他什麼都敢衝，看上去令人驚嘆。但是對那些一直記得他在巔峰時期偉大身影的人來說，這些鬧劇越來越顯無趣，而且不久就形同慘劇。30

對於勞合·喬治在戰後的任期表現，歷史家肯尼特·摩爾根（Kenneth O. Morgan）有個比較平衡的看法，把他無疑應該被視為成就的部分也紀錄了下來：「儘管有很多失敗之處，勞合·喬治在一九一八到一九二二年間的聯合內閣試著建立政治共識以達到最好的結果，這在和平期間的所有英國政府當中是僅見的。」31 跟比佛布魯克相反，摩爾根肯定勞合·喬治的社會改革，認為遠遠勝過了一九〇九至一九一三年的那些措施；他設置了全面性的國家失業保險，籌畫新預算給退休基金與社會安全機制，設立了衛生部，並且給農業勞動者以及教育改革應有的支持。由於財政部要求節約開支，這些措施因此停滯不前。不過在勞合・喬治的領導風格裡，已經可以察覺出有毀滅的因子：「有傾向專制統治的危險……全憑直覺又反覆無常的外交手腕，會面前欠缺事前準備。」[32] 摩爾根接著描述一九二一年六月勞合・喬治似乎已經放棄希望，這構成了他身體健康的暫時危機。「由於內閣政府所有計畫都強調他個人權威的印記，媒體也就自然地把首相當成他們最重要的靶心。」[33] 對此，一個象徵性的事件是：他把內閣召喚到印佛內斯（Inverness，他在離此不遠處療養身體），這突顯了「單人樂團」的形象，「樂團的指揮瘋狂又不依常軌，演奏出違反自然的合音」。

正當勞合・喬治在販賣官職、擺布朋友與敵人、縱橫於世界舞台上的時候，復仇女神找上門了：在一場著名的保守黨國會議員會談中——一九二二年十月十九日於保守黨總部（Carlton Club）——他失勢了，並被迫於當天辭去首相的職務。如果他能認識並接受政治現實的話，事情本來可以完全不是這樣。早在一九二〇年六月下旬的時候，在邱吉爾與查爾斯・馬科迪（Charles McCurdy）的支持之下，他向國會介紹自由黨在政府裡任職的同事，並提出一個計畫，讓聯合內閣的自由與保守兩黨結合起來。當時勞合・喬治正處於政治聲望的顛峰，但是多少有點意外地，這個計畫沒能成功。在那之後他就成為一位沒有政黨的英國首相。當時他本來應該辭去首相一職，改為接受保守黨領袖的領導，或者也可以退居後座議員（backbench，譯按：即下議院中沒有在內閣擔任部長或在政黨裡擔任官職的議員，國會開會時他們坐在後排座位上）。勞合・喬治遺憾他的自由黨同僚拒絕合併，但是他那對保守黨從來沒有好感的太太，對此卻感到十分高興，與她的先生形成了有趣的對比。

雖然勞合・喬治下台的話就沒辦法讓自由黨內部的分裂在下次大選之前癒合，但是下台仍然是他原本比較好的選擇；他可以在阿斯奎斯一九二八年過世後找個機會回來當首相，屆時他至少領導著下議院中單一最大的政黨。然而他沒有這麼做，而是以首相的身分奮戰下去；掌握權力的慾望把他整個攫住了，他不準備讓他自己從權力的羅網中解脫出來。他這麼做，招來了保守黨的史丹利・鮑德溫（Stanley Baldwin）與工黨的蘭姆塞・麥克當諾（Ramsay MacDonald）的敵意，他們準備政治合作，不管付出任何代價，只要能讓勞合・喬治不再掌握大權。

審視勞合・喬治垮台的過程，我們可以看到，他所犯的過錯與失誤，都是來自狂妄的行動。首先，他為世界舞台完全著迷了。一九一九年六月二十八日簽下凡爾賽合約之後——簽約之前他已經在巴黎協商了好幾個月——他繼續參加合約相關的各項特殊會議，過度耗費時間為種種困難的議題敲定決策。在一九一九與一九二二年之間他參與了這類的會議不下三十三次[34]。幽默嘲諷雜誌《潘趣》（*Punch*）曾用漫畫把一語道盡他參加會議的這個習慣。第二，他漸漸相信自己是無法取代的。一九二〇年邱吉爾當戰爭部長時曾經抱怨，首相幾乎完全接手了外交部的運作，而歷史家則寫道，英國某種型式的總統制政府是從這幾年開始的。[35]他們本來是友好的，在英國對愛爾蘭的條約問題上曾同心協力，但現在他們漸行漸遠，比他們長期連繫裡的任何時期都更為疏遠。勞合・喬治甚至到了有點鄙視邱吉爾判斷的地步：

> 溫斯頓的問題是他老是在採取行動。他會堅持掏出他的地圖來。一九一四年時他掏出達達尼爾海峽的地圖來，思考那會把我們帶到哪裡去。在戰後，我還得考慮該怎麼處理他。我要他留在我的內閣，這是一定的，但是在戰爭結束以後，對一個會掏出一堆地圖來的人而言，什麼位子才是最安全的？戰爭部，理所當然。我想，在那邊他會是安全的。但是他以前當戰爭部長安全嗎？我頭還沒回過來，他已經掏出一堆俄羅斯的地圖，然後我們就在內戰裡面扮演一堆傻瓜。[36]

邱吉爾也相信英國在中東以及其他地方沒有足夠的地面部隊。對勞合．喬治來說，邱吉爾「腦袋裡有布爾什維克主義」。

在聯合內閣裡，勞合．喬治不只跟自由黨的同事如邱吉爾意見相左，他跟保守黨的下院議員與上院議員也不一致，這使得狀況相當複雜。外交部長庫爾叢勛爵在一九二一年四月二十一日一封寫給妻子的信上說：「他要他的外長當個隨侍的男僕，甚至是個奴工，日常的禮貌禮儀他棄之不顧。」一九二二年三月勞合．喬治開除了他的印度事務大臣愛爾文．蒙特古（Erwin Montagu）；在劍橋自由黨黨部發言時，蒙特古說：「我們的政府首腦是一位偉大、但也古怪的首相。他要求我們付出的代價——這是每個傑出人物在他權力範圍內會做的要求——是內閣共同責任的政治倫理完全消失。他是一位偉大的天才，但也是一個獨裁者。」[37]勞合．喬治現在是個獨裁領導人，而不是民主政治人物了。

在此期間，英國在巴勒斯坦、土耳其與美索不達米亞（今天我們稱為伊拉克）的軍事介入造成了嚴重的傷亡，許多下院議員開始在選民之間感覺到一種不安。美國總統威爾遜沒能成功地阻止國會否決凡爾賽條約的第十條——「對聯盟內所有會員國的領土完整及其既存的政治獨立予以尊重，並保護其免於外來的侵略」——這導致美國沒有加入國際聯盟。所有這些都影響了勞合．喬治在國內作為成功的和平奠定者的威望。

到了上述保守黨總部會議時，這些因素都成為討論的素材，鮑德溫也警告，勞合．喬治「精力充沛的力量」已經分裂了自由黨，也很有可能會分裂保守黨。勞合．喬治具有魅力但又喜歡反對的人格特質，在一封一九二三年九月（已經辭去首相職務）他寫給波那爾．拉奧的信上鮮明地表露出來。他跟拉奧共事的五年合作無間。後來拉奧生了重病，並於一九二一年三月辭去內閣職務，勞合．喬治總統式的領導風格就此失去了最後一道阻礙。他們後來一直維持好朋友的關係，也許是因為當勞合．喬治深陷野心之中的時候，拉奧幾乎已經無法認知野心為何物。這封信如下：

我親愛的波那爾，

馬克思（艾特肯）昨天晚上告訴我，如果你回到下議院，你打算有餘之年都支持當今政府，無論它遇到任何困難。我回答他，這完全就是我對我自己的未來規畫，但是每次當我把這個想法透露給你，我這些愛國的表白總是遭到懷疑。你是對的。我覺得要寬容地評判我的繼任者是最困難的事情！公平而不偏頗，這種美德損耗的非常快，我的已經消耗殆盡了。我剛剛給一本書寫了序言，文章裡我對每一個人的批評都是完全公平的。我很高興再次見到你，也很高興見到你看起來狀況相當好，比我經歷類似經驗的時候要好上許多。

我們一定要在馬克思家裡再來一次聚餐。他昨天晚上興致高昂，講了不少有色笑話。

你永遠誠摯的朋友 勞合．喬治[38]

勞合．喬治，有些人稱他「威爾斯巫師」、「森林中的大野獸」或「山羊」，是二十世紀裡最具有多方才能的政治家。他的演說口才罕有匹敵，他協調事務的出色天分是罕見的。他是最激進的財政大臣，而且在開頭三年的任期裡，他是最好的英國首相。然而他也是第一位在發展出狂妄症狀之後被推翻的英國首相。從一九二〇年開始，他對總統制的政府很快地興起了毫無保留的欽羨心情，先是對老羅斯福政府，然後是對小羅斯福政府。後來他甚至對希特勒也讚美過度，為了對自己有利。他狂妄的性情一直都是有的，但是在一九二一年之前都在民主體制的制約之下。在那以後他對每個人的尊敬越來越少，甚至失去了對國會的尊重。他死於一九四五年三月二十六日。兩日後在下議院一場極為引人矚目的葬禮演講上，邱吉爾說：「作為一位有行動力、豐富見識跟創造能量的人，在他巔峰的時期裡，再沒有第二人能趕上他。」

保羅．德沙內爾

極其特別地，在美國總統伍德羅．威爾遜生病的時候，在法國也發生著非常相像的情況。法國總統保羅．德沙內爾（Paul Deschanel）的太太替她的先生簽署官方文件，因為她先生的行為變得非常怪異。德沙內爾是他時代裡最出色的文人以及政治家之一，年輕時就被選入法蘭西學院。他在一九二〇年一月十七日被選為法國總統，國會議員全體八百八十八票裡佔絕大多數的七百三十四票支持他。然而在他獲選之後，關於他誇張行為的謠言就開始流傳。例如，有一次他當眾狂熱地親吻一位參加過一次大戰士兵的嘴，而那位士兵的臉有著嚴重的傷殘，把群眾嚇了一跳。然後，在五月二十三日晚間，德沙內爾在從巴黎出發的行程中從他的總統專屬火車消失。他可能是從打開的火車窗戶跌了出來，這樣可以解釋他為何腳上受了輕傷，或者他可能在火車故障問題停靠時走下了火車。他最後是穿著睡衣，臉上有血，到了在平交道附近平交道看守人的家裡。他聲稱他是法國總統，剛才從火車上掉了下來，收容他的人只是好笑，並不相信，直到一位被召來的醫生認出他的身分。德沙內爾表面的說詞是：「我的記憶有一道完整的缺口，從打開我的車廂門一直到在這裡醒來，中間的事情我全不記得。」有人主張德沙內爾所患的是艾爾比諾症候群（Elpenor Syndrome），主訴是「一種意識半醒的狀態，伴隨空間迷向以及半自主地行走。發生此症狀之前，患者會飲酒過量或者服用過量安眠藥，接著在不尋常或不習慣的地方入睡，不久就『醒來』進入這種症狀。這種狀態會導致跌倒或者行為不端」。[39]據稱德沙內爾當時服用了五十公毫的安眠藥甲基索佛拿（Trional）。

也有人宣稱——也許不太可能是真的——德沙內爾在接見英國大使德爾比伯爵時幾乎什麼也沒穿，除了他的徽章以外。我向英國外交部查詢過，對於這件傳說，他們沒有任何紀錄。還有一次有人發現德沙內爾衣著整齊地在杭布葉（Rambouillet）的淺水湖中散步。一九二〇年九月十五日，多家報紙打出「總統的健康崩盤」這樣的標題，報導了總統在諮詢總理的意見之後決定辭職。德沙內爾在同月二十一日自願地執行了他的決定，在位僅七個月。

現在一般認為德沙內爾除了艾爾比諾症候群之外，還患有額顳葉失智症（Frontotemporal Dementia）。[40]這是一種退化性的腦病變，一開始常常出現無法控制的行為。他於一九二二年四月二十二日過世，享年六十七歲，相關人士沒有提到任何腦部病變，也沒有死後的身體檢查。

沃倫・哈定

美國總統伍德羅・威爾遜的繼任者，沃倫・哈定（Warren Harding），是一位英俊、看起來非常健康的人，當上總統時才五十五歲。但是實際上好幾年來他已經有心臟方面的問題，還伴隨著呼吸短促的症狀，後來他比失能的威爾遜還早過世。哈定沒有頂尖的形象。他推行的「前廊競選運動」（Front Porch Campaign）無甚成效，他本人也缺少鮮明的特色。參議員威廉・麥克阿杜（William McAdoo）用令人印象深刻的語言，描述哈定的演說像是「一支由語詞組成的大軍在地平線移動著，找尋一個理念。有時這些散漫的文字部隊還真的找到七零八落的思想，就會像凱旋儀式那樣把它扛起來，作為隊伍中的俘虜，一直到這名俘虜因遭受奴役與過度勞動而死亡為止」。哈定的外表讓人對他的健康與能力產生錯誤的印象。他患上憂鬱症，多年來都有心臟的病症，一九一八年他由於心臟問題而無法在台上完成演說。當上總統後，他從一九二二年開始抱怨胸腔疼痛，而他的血壓上升，看上去也顯得精疲力竭。一九二三年八月二日哈定死去。他的妻子拒絕做解剖檢查，但是儘管關於他死前的情況有幾種不同的說法，他死於心血管方面的毛病所引起的腦溢血這一點是毫無疑問的。

卡爾文・柯立芝

哈定總統死亡的次日，副總統卡爾文・柯立芝（Calvin Coolidge）在家族位於佛蒙特州普利茅斯諾奇村（Plymouth Notch）的農場裡，在深夜一盞煤油燈的燈光下，由他擔任州公證人的父親見證，宣誓就職美國總統。他於一九二四年連任成功，擊潰民主黨的總統候選人約翰・達維斯（John Davis），在總統選舉團選舉中以三百八十二票對一百三十六票贏得壓倒性勝利，代表進步黨的羅伯特・拉・佛葉特（Robert La Follette）只有十三票。一九二七年八月二十七日，柯立芝宣布他選擇一九二八年不競選連任，所有人都無法置信。有可能他是受到妻子格蕾斯（Grace Coolidge）健康狀況的影響。她「缺少活力，體重在下降當中」[41]；跟柯立芝一樣，她也為了小兒子死於腳趾的敗血而悲傷，同時還為她母親的病情操心。一九二八年夏天格蕾斯被診斷出有腎臟腫瘤。不過實際上她比先生還活的久。柯立芝是因為自己在兒子死去後開始有的喪親憂鬱症而自願離開白宮。一九二五年他在白宮裡有可能發生過一次心臟痲痺[42]，如果為真，那這更增強了他做出如此決定的理由。

二〇〇六年相關專家確診柯立芝在白宮任內曾經患有憂鬱症。[43]雖然許多人認為憂鬱症的表現型式是絕望，但是焦慮同樣也是憂鬱症的重要表現特徵，柯立芝的例子就是這樣。在孩童時期他很害羞而敏感，有導致氣喘的過敏症狀；鼻通道的阻塞讓他的聲音有一種獨特的「像鴨子叫的音質」。他使用某種喉嚨噴劑，但是對外從不明說。他終其一生對於鼻子與喉嚨給他帶來的困擾，以及對他的慢性消化不良，都非常敏感。很多人形容他是一位枯燥的律師，「城裡一位古怪的無聊傢伙」，所以每個人都感到不可置信，他娶的新娘是一位活潑、幽默、外向又充滿吸引力的小學老師，這位女孩喜歡他枯燥的機智，忍受他脾氣的發作，能接受他事事不愛明說的保密性格以及他在孤立中的自得其樂。他一天最多可以睡上十一個小時。一位記者曾經寫道：「他所謂的理想的一天，就是在那天裡什麼事情都沒有發生。」

令人驚訝的是，一個帶有憂鬱症焦慮性格、喜好沒有任何事件發生的日子的人，本來應該跟美國總統這個位置八竿子打不著關係才是。確實，某位報導美國總統的頂尖作家給了柯立芝一個標籤，稱他為一個「大謎團」。[44]在他的家裡有一塊刺繡寫成的引言，展示在顯著的地方：

一隻明智又年老的貓頭鷹棲在一棵橡樹上。
牠見過的愈多，說的就愈少；
牠說的愈少，聽的就愈多；
爲何我們不能學學那隻老貓頭鷹？

他開始涉入政治是參加學生會。一九〇六年他勝選進入麻薩諸塞的州議會，並依照當地慣例，一年一任的任期連任兩次後退休。之後他當上諾桑普頓（Northampton）市市長，做了兩任，在那以後擔任公職二十年之久，歷任麻州參議員、麻州州長，之後是美國副總統。在這些時期裡，他一直是個誠實、勝任但也單調無聊的選舉公職人員。然而他始終存在的焦慮讓他對總統一職無法感到興趣。一九二四年他在給父親的一封信上說：「我希望這是最後一次我不得不被推出來當候選人。」

並沒有多少證據顯示他的心智狀態損害了他擔任總統的表現。他的評論「處理美國國務就像做生意一樣」（The business of America is business）總結了他的態度——政府要精簡，債務要削減。他的憂鬱症焦慮可能是他個人問題，但是如同他的傳記作者所寫：「他跟胡佛、羅斯福、杜魯門甚至跟在他之後的艾森豪一樣，得了波多馬克熱病（譯按：波多馬克河流經華府附近，所謂波多馬克熱病並非真正的病，而是指政治人物或華府相關人士在華府待久了之後，對自己的重要性過度高估的心理毛病）最罕見的一型——那種只有總統才會染上的類型；這注定了他無法持平地看待任何有潛力繼任總統的人。」[45]他的憂鬱症在他退休以後以及在他的書信裡表現的更為明顯。柯立芝死於一九三三年一月五日，死因是冠狀動脈栓塞。

英國首相波那・拉奧、鮑德溫、麥克當諾與張伯倫

在推翻大衛・勞合・喬治這位具有強壯形象的首相之後，繼任的幾位英國首相都受到健康問題的困擾，這有可能也是姑息政策得以盛行的原因。在一九二二年十月，安卓・波那爾・拉奧（Andrew Bonar Law）從勞合・喬治手上接下首相的職務，當時他已知道自己得了咽喉癌。到了

一九二三年四月，他已經無法在下議院發言。同年五月辭職，十月他就過世了。我們不知道他的醫生，湯馬士・霍爾德爵士（Sir Thomas Horder，後來升為勳爵），是否在第一時間勸阻他不要擔任首相[46]，或者，如果醫生確有勸阻，為什麼拉奧忽略這樣的勸告而且還對他的同僚隱瞞自己真正的健康狀況。史丹利・鮑德溫在拉奧辭職後成為首相；職業生涯中他兩次因先前在位者的健康狀況不佳而升任首相一職，這是件古怪的事。第二次時，那位生病的首相是詹姆士・蘭姆塞・麥克當諾。

麥克當諾是英國第一位工黨首相，在那之前他沒有任何內閣的經驗。那是一九二四年一月的大選，沒有黨派過半，但是工黨獲得最多席次。他擔任這個職務只有九個月之久，然後第二次大選就把鮑德溫送回大位上。麥克當諾在一九二九年第二次當上首相，這次任職到一九三一年。當國民經濟危機發生時，他要命地拒絕了經濟學家凱因斯的建議並且拒絕讓英鎊貶值。經濟危機使得國家必須採取一些艱鉅的經濟措施，但是他的內閣卻扛不起來。麥克當諾在國王喬治五世的施壓之下留在位子上，但是他決定他有義務組一個聯合執政的國民政府。保守黨的貢獻是如此巨大，以至於麥克當諾沒有選擇地成了他們的政治囚犯。

一開始麥克當諾由於身居首相要職以及他頗受各方矚目的政治形象與地位，是還有一點施展空間的。[47]然而在內閣大臣中只有三位前工黨閣員（譯按：麥克當諾籌組跨黨派的國民政府，其政策受保守黨指揮，原本支持他當上首相的工黨視之爲背叛，因此他本人以及留在內閣的工黨大臣都被開除黨籍），下議院中只剩下十三位工黨議員支持他，他開始感覺到孤立無援，因為工黨裡幾乎所有的老同事都跟他劃清界線。如果他還年輕，他的妻子還在世的話，這一切可能比較容易承受。慢慢地，他的健康問題開始損害他的聲望。麥克當諾患了青光眼，接受過一連串的眼部手術，而且到了一九三三年時，更令人憂慮地，他的心智功能開始惡化，他極可能得了輕度的失智症。到了一九三四年、他六十八歲時，他對英國政策的影響變得微乎其微，他差不多已經成了傀儡領袖。國民政府裡的關鍵人物是鮑德溫，重要的決定是由他拍板的。

在一九三五年三月四日這一天，麥克當諾簽署的國防政策白皮書發表，其中主張英國的防衛能力有嚴重的缺失，必須增加額外的軍事預算才能夠補救起來。在多大程度上麥克當諾真的相信這本白皮書的說法，並不明朗。他從前反對過波爾戰爭與一次世界大戰，因為他覺得英國本身並未陷入危險。在那之後他盡一切努力擁護裁減軍備的政策，所以現在要他相信重新增加軍備的關鍵性與重要性，是很困難的事。如果在一九三三年希特勒掌權的時候他還年輕、狀況也好的話，有可能他會做出重整軍備確有必要這樣的結論。但是麥克當諾在裁減軍備這個議題上一直是個理想主義者，只有在不得已的狀況下才會面對現實。

一九三五年六月七日，麥克當諾下台，離開了首相的職務，由鮑德溫第三度接任。但他的麻煩不止於此：在一九三五年十一月的大選裡他失去了自己的席次。次年二月，他利用蘇格蘭大學一個非正規的位置返回下議院，並且在內閣裡擔任樞密院議長。一九三七年五月當鮑德溫退休時，他也跟著離開政府職務，同年十一月七日他便死於心臟衰竭。從前的那個麥克當諾，從各方面來看，至此可說都所剩無幾。

鮑德溫多年來都沒有得過任何嚴重的疾病，偶爾有人會說他是英國首相當中唯一下台時是完全出於自願的。我認為這並不符合真相。他的聽力逐漸退化，幾近耳聾，某些靠近他的人士認為他之所以願意下台並把權位交給納維爾．張伯倫（Neville Chamberlain），這是一個主要原因。一九三六年張伯倫時任財政大臣：

他主要的煩惱來源都跟鮑德溫首相的健康與精神狀況有關。首相情緒低落，明顯地越來越聾，無法入睡，「神經過於緊繃」。夏天裡他發生了一次徹底崩潰，情況如此嚴重，以至於他的醫生宣布，首相要恢復體力，最少需要三個月的完全休息才有可能。[48]

當一九三七年五月二十八日張伯倫接替鮑德溫時，英國輿論大眾的反應非常熱烈。他初任首相時活力十足，十分積極，雖然已經是六十八歲的老人。事實上在那之前，他已經做首相的工作很長一段時間了。現在他把握這個機會跳上世界舞台。一九三八年九月他在慕尼黑親自協商外交事務兩星期，結果是災難性的。慕尼黑將會以世界史上第一個巨頭會議的地點流傳史冊（會議在該月二十九與三十日），而且將對以後所有的巨頭會議永遠發出一個警告：相信元首間的私人交涉可以解決所有問題，是非常危險的事情。「但是更危險的，是一個政治家的理想主義（與狂妄心態），相信他一人可以給歐洲帶來和平。」[49] 很多人都忘記，張伯倫對和平的追求在當時是受到廣大支持的，反對者稱此政策為「姑息政策」。邱吉爾是重建軍備的擁護者，此時被輿論打成不實際的先知，許多評論家認為他已經不再值得重視，其中有一位描述他為「沙灘上擱淺的鯨魚」。但是儘管邱吉爾不同意張伯倫的作法，他一開始並沒有對張伯倫開砲。（當一九三八年二月二十日安東尼・艾登勇敢地辭去外交大臣時，即便這種透過姑息來求取和平的政策被許多人視爲已經失敗，邱吉爾仍然很快地在下議院裡支持張伯倫的圓形簽名請願書上簽下自己的名字。他在三月十七日上對黨鞭大衛・馬爾格松〔David Margesson〕表示，他跟首相的觀點並沒有出入。見 David Dutton, *Neville Chamberlain*, London: Arnold, 2001, p. 112。艾登的辭職之舉從來沒有發展成讓張伯倫倒台的關鍵因素。）直到十月五日在下議院會議上邱吉爾才讓他的批判充分地傾洩出來，稱慕尼黑協議是一個

「徹底而沒有藥救的敗舉」。

分析張伯倫在慕尼黑時的心智狀態是一件有趣的事情。當時他已精疲力竭，他飄飄然回到赫斯頓機場（Heston Airport），史無前例地與國王一同在白金漢宮的露台上露面。次日，他對妹妹承認「我這輩子從來沒有比現在更接近精神崩潰」。[50]他的心情是雀躍的，看起來成功地化解了人民對戰爭爆發的擔憂。在整個過程裡他跟內閣裡的一個小內閣一起行動，邊緣化他的對手。今天為張伯倫辯護的人主張，他為英國的軍備重整爭取了時間。然而這並非他的目標。他應該知道希特勒的承諾不可信賴與他的邪惡野心，他只是在自欺欺人。

一九三八年從事前準備一直到前往慕尼黑會見希特勒的這段期間，張伯倫並沒有找霍爾德勛爵（波那爾．拉奧與張伯倫兩人的醫生）看病的紀錄，也沒有其他跡象顯示張伯倫在這期間內有任何嚴重的疾病。即便一九三九年九月張伯倫對德國宣戰之後的幾個月裡，看起來也沒有任何病狀。他一九四〇年五月十日辭去首相，表面看來健康並非原因之一。但是在這之後很快地，在七月二十四日，張伯倫被診斷出罹患癌症末期，X光照片顯示他的腸道有部分窄化。在邱吉爾的堅持之下，他仍然留在戰時內閣裡。但是他的病變得很嚴重，一次探查性質的手術顯示出他的癌症已經無法手術也無從治療。同年十月三日他辭去內閣職務，十一月九日就過世了。

這未被診斷出的癌症對張伯倫作為首相進行決策有沒有任何嚴重的影響，我們沒有明確的證據。但是在一九三九年時，若說這癌症對他毫無影響，那會令人十分驚訝。雖然我們對於癌症早期對人的影響所知還太少，但是有證據指出（部分還未發表），癌症會引發老化的過程，有相當機率會伴隨著情緒低落，以及常常伴隨著腦與身體機能運作速度的減緩。（癌症意指惡性的腫瘤，不論這腫瘤是從什麼組織生長出來或者它位於身體內的哪個部位。癌細胞可以在身體裡潛伏很多年。

例如有人統計過，直徑約二至三公分的小腸癌在被診斷出來之前，癌細胞平均已經在身體裡存在五年之久。流行病學上有爲數不少的證據顯示，在重大的持續性工作壓力與之後被診斷出患有癌症之間，統計上有顯著的正相關。也有一些證據——雖然並非決定性的——顯示了生活壓力如何可能成爲引發癌症的因素，這是說壓力使免疫力降低，間接讓潛伏的癌細胞能夠快速增生。見 R. Kune and G. Kune, Proof of Cancer Causation and Expert Evidence: Bringing Science to the Law and the Law to Science, *Journal of Law and Medicine*, 2003,vol.2, 1,pp.113,120-1。）在一九三八年時，體力耗竭與壓力兩個因素對張伯倫造成損害。一九三九年三月，當時的外交大臣巴特勒（R. A. Butler，一般稱他「Rab」）描述過，當他得知義大利入侵阿爾巴尼亞的消息，他就到唐寧街十號去，告知首相發生了什麼事。張伯倫在他的書房裡，站在打開的窗前餵鳥兒吃穀子。他對巴特勒的來訪頗為惱怒，還表現出一臉驚訝的模樣，不明白巴特勒為何煩惱：「我很確定墨索里尼已經決定不來攻打我們。」當巴特勒再談到這對巴爾幹半島地區的威脅，張伯倫不讓他說下去，說：「別傻了。回家吧，上床睡覺。」然後繼續餵他的鳥兒吃穀子。[51] 這件插曲最讓人擔心的一點是他自我欺瞞的能耐。而這件事的紀錄者是巴特勒，一位支持慕尼黑會議以及綏靖政策的政治人物，這使得這項證詞具有更高的可信度。張伯倫在他的首相任期裡有可能很早就患上了狂妄症。

在慕尼黑巨頭會議後，由於逐漸迫近的癌症以及陳年的痛風，張伯倫的表現遠遠及不上應有的水平。（痛風的發生，是血漿裡與身體一些部分中尿酸濃度過高而引起的。尿酸以尿酸結晶體的型式貯存在組織裡，濃度過高會導致關節的腫脹與疼痛。病因仍然未知，但是遺傳扮演了一個角色。四十歲之前很少發病，可能的伴隨症狀是尿結石，尿結石是由尿酸鹽所組成。如果有腎臟疾病的話，長期的預防性治療可以投以安樂普利諾，這會降低血液裡尿酸鹽的濃度。非類固醇的抗發炎藥對疼痛有療效。使痛風惡化的因素是喝酒跟富含動物性成分的食物。）外交部裡傳著的一首五行打油詩，總結了一九三九年時白廳（Whitehall）裡人們對他懷抱的觀感：

一個有痛風的老政治家，
你問他這戰爭爲了什麼，
他就書面回答你説：
我所有同事跟我本人
正在竭盡所能找尋答案。

一件比較能為張伯倫辯護的事實是，到了一九三九年他對希特勒的看法轉趨實際，也試著爭取時間讓軍備重整計畫能順利推進，因為他知道英國必須作戰了。不過即便如此，讓新的也較適任的首相入主唐寧街十號，在一九三九年關鍵的那幾個月裡，可能會使局面很不一樣，有可能阻止希特勒擴張領土。但是在那個階段，如果真的要把張伯倫換下來的話，新任人選可能不會是邱吉爾，而幾乎一定會是哈理法克斯勳爵（Edward Frederick Lindley Wood, Lord Halifax）。雖然他聰明過人也深具愛國情操——他的外號叫作「聖狐」（Holy Fox）——但是他並沒有完全認清，在一九四〇年敦克爾克大撤退以及法國淪陷以後，英國還必須竭力度過許多危難，才能打敗希特勒。

阿道夫・希特勒

有一種流行的說法認為阿道夫．希特勒是個瘋子；這有一部分是由於他的滔天罪行，但這個印象也有可能是得自他的行事風格，或者至少是來自他的演講方式，如同新聞影片中他多次在紐倫堡黨大會演說時所顯示的那樣。他看起來就像個瘋子在那裡嘶吼咆嘯。不過這新聞影片給人的印象是不正確的。事實上他演說的能耐非常可觀，他能夠發表非常平靜、甚至措詞柔軟的演說。希特勒也能十分禮貌，並展現良好的教養。他懂得掩蓋他的暴怒。二〇〇五年在英國上映的《帝國毀滅》（*Downfall*）是一部由德國拍攝非常寫實的電影，片中描寫了希特勒在柏林地下碉堡裡最後的日子，許多英國人看到電影裡呈現的不是一個怪物，都非常地驚訝。

當然，希特勒有時候確實像一個發作中的瘋子，但是從醫學的角度來看，只有當一個人的精神狀況讓他在某些方面失能時，醫生才可以做出患有精神疾病的診斷。而在希特勒的案例上，不管他整體的精神況狀究竟是怎麼回事，都不可能主張他因此失能，甚至完全相反，他從崛起、掌權、將絕對的權力鞏固於自己一人手上，其政治計算與自我紀律是極其出色與周詳的。

世界經濟大蕭條於一九二九年從美國開始，紐約證券市場突然崩潰，德國也受到嚴重的打擊，一九三一年時特別嚴重。在這段經濟艱困的時期裡，盟國仍然愚蠢地堅持德國應該繳付戰敗國賠款，讓希特勒看到這當中的政治機會。他的每一步都以非常高明的技巧來利用這個局勢。艾倫．卜洛克（Alan Bullock）在他一本希特勒傳記中寫道：「一九三〇年時，德國民意間有一大塊是彌漫著怨恨的情緒。希特勒呢，他本人的性格就貯存了幾乎取之不盡的怨恨，因此他給怨恨的民眾找出一系列的標的，讓他們為自身不幸的遭遇傾洩心中的不平。」[52] 這些標的的名單很長，主要集中在聯軍身上（特別是法國），還有戰敗賠款、積弱的威瑪共和、炒作金融的商人、大企業、共產黨人，以及——最重要地——猶太人。德國境內彌漫著對凡爾賽條約的憎恨，由於條約的限制，三百萬德國人仍然居住在波蘭、捷克斯洛伐克與奧地利，同時奧地利無法與德國統一。

希特勒的算盤是，他通往權力最佳的路徑是讓這個國家年邁又衰弱的總統興登堡留在位子上。興登堡原是陸軍元帥，他在一次世界大戰中成為戰爭英雄，雖然戰敗但還是獲得晉升。後來他於一九二五年當上德國總統，即便當時他已經年老力衰，對民主共和的政體甚至懷抱疑慮。希特勒看到，他可以利用憲法賦予興登堡的重大權力，來驅使武裝部隊取締反對黨派，並且架空憲法本身。希特勒的策略是利用興登堡對德國陸軍的影響力，讓體力衰老的興登堡在通過合法程序將政權轉移給自己的時候，使軍方也站在支持的一方。

一九三二年年底，興登堡受到工業界與銀行界大老的壓力，他們希望希特勒能擔任總理。興登堡的兒子奧斯卡與希特勒會面，希特勒爭取到他的支持。然後是一九三三年一月四日，前總理法蘭茲·馮·帕本（Franz von Papen）與希特勒會面，兩人達成一項協定，帕本並且讓興登堡相信應該支持此一協定：讓希特勒當總理，帕本任副總理，布隆柏格將軍（Werner von Blomberg）當國防部長。一九三三年一月三十日，星期一，興登堡邀請希特勒出面組成新政府。希特勒的盤算十分精明，新政府裡他只安排了三個納粹黨的部長。之後，帝國議會解散，重新舉辦大選，這時納粹的衝鋒隊以前所未有的排場走上街頭。共產黨分裂了社會民主黨的票倉，納粹黨贏得總投票裡百分之四十三點九的支持，這使他們在帝國議會中取得勉強多數席次。之後共產黨議員被剝奪公權，一項授予希特勒不受制衡的政治大權的授權法案，因而得到必要的三分之二多數的同意。（譯按：即便在三月五日的國會選舉之後，納粹黨的國會席次也還不到一半。希特勒的目標是在新國會裡通過這裡所說的授權法案，其正式名稱爲「解決人民和國家危難法案」〔Gesetz zur Behebung der Not von Volk und Reich〕，以便擺脫國會制約，可以任意頒定法律。然而此項法案需國會三分之二同意，納粹黨本身還不具備這樣的實力，因此藉由查禁共產黨，以及威脅利誘其他政黨議員，來達成目的。帝國議會於三月二十三日針對這項法案進行投票，六百四十七席代表裡有四百四十四票投下贊成票，同意比率爲百分之六十九。唯一反對的是社會民主黨，九十四席出席全數投下反對票。這項法案實質上終結了德國的民主體制，希特勒以合法的途徑掌握獨裁的權力。）

國會投票之前，在三月二十一日上，波茨坦兵營教堂（Potsdam Garrison Church）裡舉行了一個意象強烈的官方儀式，作為帝國議會新會期的開幕儀式，納粹黨與陸軍齊聚一堂。老態龍鍾的總統興登堡與年輕的總理希特勒並肩走下教堂的中央走道。希特勒在演說中大力推崇陸軍元帥總統，演說完畢後走到總統身前，彎下上身，握住老人的手。以這樣的姿勢，希特勒演出了超乎事實的恭順：事實是他已經確保了軍隊的效忠，合法地成為政府首腦，踏上了通往絕對權力的道路。

一九三三年四月起，政府機關裡的猶太人被剝奪了職位，司法機構裡以及大學裡的猶太人也遭開除。一九三四年六月二十一日這一天，希特勒前去探視已經非常衰老與病弱的興登堡，因為有個危機正在發生：布隆柏格將軍告訴希特勒，有兩百萬兵力的納粹衝鋒隊必須得到控制，如果再沒有其他有效行動的話，那麼總統就準備宣布戒嚴令，讓軍隊來接手政府的統治權。六月二十九日，費迪南·紹爾布齊（Ferdinand Sauerbruch）這位聞名的德國醫生被請來探視興登堡。也就在這一天——這兩件事或許有所關聯——戈林（Hermann Goering）與希特勒很快地採取了行動，他們擔心興登堡即便病倒在床上也可能宣布戒嚴令。當天晚上他們逮捕了衝鋒隊領袖恩斯特·羅姆（Ernst Röhm）以及其他許多人，並予以處決。興登堡感到欣慰——他沒能了解到事情的全部，他在陸軍裡的支持者更是高興。（譯按：希特勒想讓陸軍與衝鋒隊和解並同時掌握兩者，羅姆則想將衝鋒隊打造成與陸軍對抗的軍事實力以便擁兵自重。這引起興登堡總統的疑慮，間接給希特勒帶來執政危機，因此希特勒與戈林藉口羅姆企圖暴力政變〔Röhm-Putsch〕，逮捕並處決了羅姆及其黨人。）

興登堡於八月二日逝世，政府立即通過一道法律，宣布總統與總理兩個職位將合而為一，希特勒將成為國家元首以及帝國武裝部隊的最高統帥。這道法律由帕本與布隆柏格以及其他許多人簽署。同一天，德國國防軍全體官兵宣誓效忠，對象不是國家或政府體制，而是德國帝國與人民領袖阿道夫．希特勒。針對這項領袖與帝國總理的職位變更，於八月十九日舉行了一場公民投票，希特勒獲得壓倒性的多數的認可，投票率達百分之九十五點七，其中百分之八十九點九三投下贊成票，也就是總投票人口中百分之八十六點零六贊成希特勒的變革。這支持率如此之高，與興登堡政治遺囑的公布很有關聯——興登堡在遺囑中表達了對希特勒的支持，不過當局沒有公布遺願中興登堡提到他個人希望德國恢復君主體制。即便如此希特勒仍然等了很長的時間，直到一九三八年二月四日，才把這項法律付諸實行。這時，在第三帝國最後一次的內閣會議上，他冠上最高統帥的頭銜，此外還授予布隆柏格國防軍統帥的頭銜與職務，並廢除戰爭部長一職。曾經所向無敵的德國國防軍便完全地臣服在希特勒的意志之下，無論是形式上還是實質上。沒有任何因精神疾病而失能的人能夠以如此高超的技巧來行動。

在興登堡總統逝世之後，希特勒就開始慢慢地但毫不留情地拆除內閣政府；在一九三八年十月他成功佔領蘇台德地區之後，內閣就完全消失了。國內政治變成希特勒閒暇為之的小娛樂，他的思考與計算專注於對外政策以及抵觸凡爾賽合約，企圖全面重建軍隊，擴張德國邊界——最後這件事他從一九三六年三月佔領萊茵河地區中連接法國邊境的非軍事區域時便已開始。希特勒長期對抗布爾什維克主義，自從一九三六年七月爆發了西班牙內戰後，在他的構想裡，與蘇維埃政權的戰爭無法避免。他宣稱自己的行動是防衛性質的，他的意向是和平的，但他是一個慣性的撒謊者。

希特勒正確地估算，佔領捷克斯洛伐克（於一九三九年三月）不會導致英國與法國宣戰，但是他知道入侵波蘭則會。一九三九年六月十四日，在德軍開進巴黎之後，希特勒在當天清晨巡視巴黎時，他相信自己已經沒有敵手。他無戰不勝，他初期的自大妄想進展到一個新的階段[53]。一九四〇年七月二十九日在與國防軍參謀總長阿弗瑞德．約德爾將軍（Alfred Jodl）開會時，他決定在一年以內，也就是在一九四一年五月裡，要入侵俄羅斯。兩天以後，他將這個決定告知他的資深軍事將領。到了一九四〇年年底，希特勒認為美國將在一九四二年因為支持英國而加入戰爭[54]。然而他還是十足謹慎地給德國軍方發布了一個特殊的命令，要求他們在那之前避免採取任何會導致美國加入戰爭的行動。戈培爾（Joseph Goebbels）的說法確認了希特勒遲至一九四一年九月十四日也還沒改變看法：「美國正式宣戰拖延的愈晚，對我們就更有利。」[55]九月十七日羅斯福總統發表了「格殺勿論」（shoot on sight）的演說，德國海軍上將艾力希．雷德爾（Erich Raeder）在與希特勒討論過後，下達命令：「領袖要求，在十月中旬以前，攻擊運輸船時要小心避免引發支節。」這顯示了希特勒此時仍然維持這個看法[56]。十二月四日義大利外長加勒阿索．齊亞諾（Galeazzo Ciano）指出把美國捲入是「德軍越來越不樂見」的事。但是他的德國窗口里賓特洛甫（Joachim von Ribbentrop）稍後不久在給他的電話裡對日本攻擊美國（十二月七日，珍珠港）表示高興。

到了一九四一年年底，希特勒滿足了狂妄症候群的所有重要特徵。但是在生命的這個時期裡他並未患有任何醫學上認可的疾病。特別是多到數不清的人試著證明他已有精神疾病，但沒有人找到任何可信的根據。他沒有躁鬱症引起的躁狂現象，也從來沒有十分明顯的憂鬱症或者躁症的發作。

如果要找出一個關鍵時刻，希特勒的狂妄終於使他遭受天罰，我認為這個轉捩點應該是俄羅斯軍隊在莫斯科周遭對德軍展開反擊，也就是從一九四一年十二月五日星期五的清晨開始[57]，一直到十二月十一日的下午，當希特勒宣布，根據三國同盟條約（德義日三國於一九四〇年九月二十七日簽訂），德國與義大利不得不聯合日本「一齊為防衛進行奮鬥，從而維護自身民族與國家的自由與獨立，以免於受到美利堅合眾國與英國的侵害」。

一九四一年十二月裡這六天對德國的命運關係之重大，就像一九四〇年五月裡的那五天之於英國人民與世界一樣。在這幾天裡，希特勒所做出的重大決定，不可避免也無法扼抑地導致了他一九四五年在柏林的自殺。他在奪取莫斯科失敗的當下，完全沒有必要地向美國發出挑戰。雖然德國外交部給他指出了清晰的法律見解，三國同盟條約裡並沒有任何條款約束德國必須向美國宣戰，因為日本並沒有被美國攻擊；日本在十二月七日對美國珍珠港內的艦隊所發動的是偷襲攻擊，這確保了德國與義大利（對於正式宣戰並不陌生）的人民大眾並不感覺到非得協助日本進行防禦不可，然而希特勒還是做出了對美宣戰的決定。根據某位當事人日記，日本發動偷襲的消息傳來，希特勒第一個反應是「我們絕對輸不起這場仗……我們現在多了一個三千年來沒有被征服過的盟友」。[58] 此時德國士兵正在莫斯科周邊遭受到嚴厲的攻勢，十二月八日由康士坦丁·羅科索沃斯基（Konstantin Rokossovsky）指揮的蘇維埃第十六軍團從德軍手上奪回了克留果沃（Kryukovo），這是俄國軍團指揮部原先所在地，先前十一月時被德軍攻下。

羅斯福並沒有受到國會或輿論的壓力要求對德國宣戰。然而希特勒此時的心態是與美國一戰終不可免，從一項措施就可以看出：他放手行動，於十二月八日到九日之間取消了德國潛水艇不得攻擊美國海運船隻的禁令，用意顯然是在挑釁美國的輿論。希特勒選擇對美國宣戰的當日，十二月九日，蘇維埃軍隊重新奪回了伊斯塔拉（Istra）。希特勒不可能不知道莫斯科周邊的戰況如何。蘇維埃新聞社並未報導十二月五日的反擊行動，但是到了十二月十三日，就努力讓所有報紙都刊出「德軍包圍與攻奪莫斯科的計畫被瓦解」、「德國部隊前進莫斯科途中被擊退」[59]這樣的頭條新聞。十二月十四日史達林下令拆除莫斯科工廠、橋樑與公共建築上所裝置的炸藥藥包。

希特勒於戰爭全程對軍事動態都有相當仔細的掌握，但是他似乎把俄軍於十二月五日到八日所發動的攻勢從腦裡一筆勾消。這種等級的軍事考驗會讓所有政治領袖——只除了最狂妄者——重新評估並考量替代選項，以及聽取專家的建議。這些希特勒通通不做。相反地他違反專業的建議，開啟了新的政治與軍事戰線，來對抗世界上力量最強的國家。當然，有人可以說，從他先前的策略看來，他這個決定是無可避免、是有內在邏輯的。但是他本來有另一條路可走。

當日本極力要求希特勒宣戰時，希特勒要跟日本訂定一個新的協議，而這件事本可以推遲到充分評估俄羅斯反攻的戰況之後。這個新的協定在十二月十一日簽署完成，協定中禁止日本與美國單獨進行和平協議。伊楊·克爾蕭思索著，這宣戰的決定，是否是「一個謎團，一個誇大妄想瘋狂的華麗瞬間」？他給自己的回答是：「並沒有什麼謎團。從希特勒的視角來看，這只不過是把反正避不掉的事情提前進行而已。這完全不是不可解釋或令人困惑……如果把他潛藏的價值觀考慮進來，他的決定是相當遵循理性的。」[60]然而這「潛藏的價值觀」的黑暗面馬上就顯現出來了：宣戰後第二天，當希特勒在柏林的帝國總理廳裡對納粹黨首長們進行講話時，就指示他們開始著手將歐洲納粹佔領區內的猶太人予以毀滅。希特勒宣稱他在一九三九年一月三十日在帝國議會上的演說裡就已經預先提示過可能會需要這麼做。

在希特勒的理性表象之上，卻可以看見狂妄症候群大部分的元素。希特勒掌握的權力已經來到一個層級，他的判斷、洞察與認知成了唯一的決策因素。其他人的意見幾乎已經完全無法左右他，而他持續地犯下錯誤，巨大又狂妄的錯誤。希特勒的心智框架在一九三〇年代早期在追求權力的過程中是理性的；即便大權在握以後，直到一九四〇年夏天為止，如果沒有這層狂妄症狀的蒙蔽，他應該會充分考慮莫斯科周邊戰事有全盤翻轉的可能，也應該會了解，先前避免在軍事上挑釁美國的策略有必要維持下去。到了一九四一年年底希特勒對軍事與政治現實採取忽視的態度，因為他完全知道美國輿論界多麼深切地希望能夠避免戰爭。在十二月裡他本來可以返回他先前的願望，向英國提議進行政治談判，以避免美國加入戰爭。如果他能先單方面停止轟炸並且表明與邱吉爾會談的意願，而且如果他能請求羅斯福出面居中斡旋以使他們達成協議，同時公開地與日本可恥的偷襲行動劃清界線，那麼，也許羅斯福就不會對德國宣戰。就算希特勒與美國一戰終不可免，他也可以爭取到幾個月的時間，讓在柏林的每個人都可以專注在他們當時手頭上的任務——如何扭轉德軍在莫斯科周邊的軍事挫敗。

這種較為寬廣的思考方式——即調整先前的假設或從根本上重新評估策略——已經不再可能，而這正是狂妄症候群的指標特徵。領導者被他的確信與極度自信綁架了，而確信與極度自信最後總是讓人無可挽回地遭受天譴。

關於希特勒心智的健康狀況學者們進行過冗長的爭論。一九四三年時，中情局的前身策略研究辦公室（Office of Strategic Studies），曾經兩度委任專家做過希特勒的心理檔案。第一份是由哈佛大學的人格心理學專家亨利．莫瑞（Henry Murray）博士撰寫，但是直到二〇〇五年才公諸於世[61]；第二份是由頗有聲望的精神分析專家瓦爾特．朗格（Walter Langer）博士完成，但是這份報告也是機密文件，直到一九六〇年代晚期才被解密，並被移交給美國國家檔案館。一本於一九七二年出版的專書即以這份檔案為基礎。[62]

莫瑞報告的診斷結果是希特勒患有歇斯底里、妄想、精神分裂、戀母傾向、自我曲辱（self-abasement），以及「梅毒恐懼症」（syphilophobia）——定義為害怕自己的血液在與女性的接觸中遭到污染。朗格的報告，用歷史學者羅伯特．偉特（Robert Waite）的話來形容：「提供了一個意含豐富、充滿暗示性的詮釋，任何認真研究希特勒的人都不會忽略。」報告中使用了精神分析的辭彙，朗格跟他的協同研究者在那時候大致上同意希特勒頗有可能是個有精神官能症的精神病患，距精神分裂只剩一步之遙。今天醫生已經很少使用「有精神官能症的」一詞，而「精神官能症」並不是一種疾病。精神分裂是當時診斷時常使用的病名，而且常常跟有躁狂症狀的憂鬱症混淆（後者今天稱為躁鬱症）。朗格報告作者群的論點是，希特勒的瘋狂，並非一般認知意義下的瘋狂，而是「缺乏適當抑制作用的精神官能症者」。[63]

希特勒在一次世界大戰中曾短暫曝露在芥子氣中，有一段時間他似乎變得目盲也不能說話。朗格報告集中討論了這一事件。藉由其他類似案例的引申，朗格推測這可能是童年的精神創傷所造成的，希特勒小時候可能撞見過雙親的性交過程，不過朗格無法提出任何特定事件的紀錄或者事實根據，來證明希特勒小時候真有發生這件事。但是無論如何，在較新的討論裡，哥倫比亞大學精神科學者麥可．史東（Michael Stone）寫道：「希特勒幼年時期曾撞見父母親性行為，當時的學界把這種經驗視為造成心理混亂的重要來源。但這種說法沒有討論價值了，因為心理混亂的因果關係這個理論本身，已經被認為不可信。」[64]他認為，過去五十年裡討論希特勒心理健康的滔滔不絕的論文，當中絕大部分都只是精神囈語而已。

朗格報告裡對希特勒性變態的界定，是來自潔莉．勞博（Geli Raubal，譯按：潔莉．勞博是安潔拉．希特勒〔Angela Hitler〕的女兒，安潔拉是希特勒同父異母的姊姊，長希特勒六歲，與希特勒親。潔莉也就是他的外甥女）的敘述，內容講述了她在自殺之前跟希特勒的性經驗。[65]我們不知道希特勒與艾娃・布朗（Eva Braun）——希特勒跟她在地下碉堡裡結婚，之後兩人自殺——的關係裡有沒有性變態的成分。不過不管怎麼說，性變態不是一種疾病。心理學家佛洛姆為希特勒下的總結是最持平的：「我們最多可以說，他的性慾主要是窺淫式的，跟比他低下的女人時他是肛門性虐待者，跟他所崇拜的女人時他則是受虐狂。」[66]

另外一個用以解釋希特勒人格與決策的推想來源，是他的單睪症——他只有一顆睪丸。這件事情流傳很廣，甚至是二戰期間一首嘲諷歌曲的主題，戰後也還有人唱。蘇維埃部隊取得他燒毀的屍體進行解剖時，證實了這一點。單睪症跟隱睪症的區別在於，單睪症只有一顆睪丸，隱睪症則是睪丸沒有從腹腔降入陰囊。希特勒並沒有任何睪丸激素分泌不足的問題。他的私人醫生，提奧多・莫瑞爾（Theodor Morell），在他生命晚期給他的處方是含有公牛睪丸成分的葡萄糖注射液，但這治療的目的並非替代缺失的睪丸。莫瑞爾開立的藥方組合非常古怪：大劑量的中樞神經興奮劑，甲基安非他命，咖啡因，古柯鹼，巨量的柯斯特醫生抗毒氣藥丸——內含小劑量的番木鼈鹼（strychnine）與顛茄鹼（atropine）毒素。[67]這個藥物組合或許讓希特勒變得比無藥物狀態更為緊繃，但是這是在戰爭大勢已去之後才服用的。他的決策能力可能受這藥物的損害，但是這時戰敗已經無可迴避，他所做的決定也比較不重要。

先前在一九四一年八月時，一份心電圖顯示希特勒的冠狀動脈在窄化當中，他顯出衰老的跡象；在這之前除了疑病症與失眠以外，他的健康狀況一直都很好。慢慢地希特勒出現帕金森氏症的症狀，他的左手開始顫抖，演說時變得遲疑——這一點在一九四三年二月二十日有紀錄可證。（帕金森氏症是一種與老年相關的退化性疾病，通常在人生命的後半段出現。他的典型病變是基底神經節〔basal ganglia〕——位於腦半球的基底部位，與運動的控制有關——的退化，通常情況下沒有其他的腦部損害。男性發病比女性常見。病症與多巴胺分泌不足有關，病症初期對抑制副交感神經生理作用的藥物如左旋多巴〔levodopa〕反應良好。典型症狀是顫抖與僵硬。顫抖在手或腳靜止時較為明顯，僵硬會使走路變成拖行，使臉部表情喪失變化，以及聲音變得平板。）到了一九四四年時他左腿的顫抖變得非常明顯。後來的許多心電圖顯示他心臟的狀況日漸惡化。在一九四〇年代初期帕金森氏症並沒有任何有效療法，但是這個病大概並不怎麼影響希特勒最主要的決策，因為他野心過大的戰略目標早就決定好了。很奇怪地，希特勒的顫抖在一九四四年七月二十日的史陶芬貝格暗殺事件（史陶芬貝格是德國軍官，暗殺計畫的主要人物）後停止了一段時間。當時在希特勒在他的「狼穴」指揮部裡，一個離他不遠的手提公文箱內的炸彈被引爆；這爆炸震破了他的耳鼓，他的平衡感受到損害，但是最重大的影響是心理層面的，希特勒的妄想變得嚴重的多。不過他仍有能力施展他的權威；到了十月底，他全力投入亞耳丁戰役的準備工作，也仍然控制著軍隊。

一九四四年七月的炸彈事件發生之後，希特勒開始習慣性地使用古柯鹼。有兩種方式，一種是時常用棉花棒將百分之十濃度的古柯鹼塗到鼻孔裡，另一種是每日兩次的吸入食用。再加上莫瑞爾醫生開立的藥方，他原先的行為模式更為劇烈了：他比原先更容易暴怒，做決定也更為突然與衝動。一九四五年時，他所做的決定無論在哪裡效力都大不如前，但是這並不等於喪失心智能力。他晚期所做的這些決定，模式跟早在他健康惡化以前是一樣的。這些晚期的決定仍然都是他的責任。

並沒有可信的證據足以讓我們認為希特勒心智失常。相反地，我們應該描述他為「政治的惡」的化身；確實這也是最大多數人的看法。關於他的健康的所有文獻探討，你很難找到真正跟他的決策相關之處，也跟他的仇猶心態沒有關係。他之所以仇猶，跟他在維也納度過貧困的少年時期似乎更有關係，那時候的維也納仇猶情緒相當盛行。後來他在第一次大戰打過仗後，住在慕尼黑，這時他才發展出對蘇維埃共產主義的仇恨，以及把德國視為世界強權的憧憬。不管怎麼樣，想把納粹統治所釀的罪惡完全地歸諸於一個領導者的人格之上，這種作法本身是極度錯誤的。在十二年的暴君統治期間裡，希特勒的吸引力並不是僅僅在納粹支持者圈內才存在，而是廣布於一般大眾之間。希特勒的個人魅力與高超的政治宣傳技巧帶給他的權力，不足以讓他把自己的意志凌駕於敵對的、抗拒的人民大眾之上；他所做的是去培養他們的熱情，操作他們的支持，以達成他自己所想要的目的。希特勒從全體德國人民——數以百萬計個別的人——獲得可觀的效力與鼓舞。有些分析因為把焦點完全放在他的人格特質上，常常忽略了這一切。希特勒跟希姆萊（Heinrich Himmler）如何創造出猶太人的「終極解決」？探討這個問題可以讓我們得知許多事。「並沒有一個由上級頒布的犯罪藍圖，也沒有由基層設計出來、層峰只需點頭認可的計畫。一個個的納粹黨人執行著謀殺，並非因為受到粗暴的威脅所強迫。」[68]這是一個集體的事業，業主是成千上萬的德國人；希特勒在開啟俄羅斯戰線的時候，給了這事業一個推動的力量。幸運地，德國也有許多勇敢的男性與女性從第三帝國的內部抵抗納粹主義；他們當中許多人的名字與事蹟，可能永遠也無法完全為世人所知。

如果希特勒沒有在地下碉堡舉槍自殺，而是被盟軍捕獲、被送到紐倫堡國際軍事法庭上受審，他應該會得到危害人類罪的判決並且以吊刑處決。就算辯護方主張他精神失常以及心智不健全，出庭作證的醫學專家也不會予以採信。希特勒是一個極端人格，這一點毋庸置疑，跟他出身於功能失常的家庭一樣屬於事實。至於他是否有精神官能症，是不是性變態，或者是否有精神病的傾向——這些主張為真，都不足以在醫學上把他診斷為病患。

對希特勒精神狀態的研究，只要人們仍然對歷史懷抱興趣，就毫無疑問地會有人繼續下去。

但是這類研究如果要免除他邪惡罪行的可問責性，則機率並不大。希特勒傳記作者伊楊・克爾蕭的看法是，一九三六年萊茵河地區的重新佔領讓德國人高興的不能自己，也給希特勒帶來了重要的影響。接近他的人士所看到的改變是：「他比從前任何時候都更相信自己絕不可能犯錯。他的修辭裡染上了類宗教的象徵色彩……以彌賽亞的模式，他看到神祕的命運把他自己跟德國人民結合在一起。『你們在數以百萬計的人裡找到了我，這是我們時代的奇蹟！而我找到了你們，這是德意志的幸運！』」[69]希特勒成為他自己領袖崇拜的頭號信徒。他的狂妄無法阻擋，而過度的傲慢會招來災難。天譴追上他的時間點，就在一九三六年。[70]

希特勒是二次大戰的主要設計師，對猶太人進行的種族屠殺也是在他的號召下進行的。德國製造出希特勒，讓他在展望裡看見自己未來。全國如此欣然地伺候著他，不只分享了他的狂妄，也一起分擔他所遭受的天譴。[71]

溫斯頓・邱吉爾

一九四〇年五月十日，溫斯頓・邱吉爾以六十五歲之年成為英國首相。希特勒終於遇到一位國家元首有決心來對抗他。在這個月的最後五天——同時間敦克爾克大撤退正在進行之中而且成功救援的勝算並不高——邱吉爾所做的正確判斷把全世界從希特勒的手中救了出來。在當時，只有少數幾個人了解那五天發生的事代表了什麼；約翰・魯卡斯（John Lukacs）的描述很出色地重溫了這段關鍵的時光。[72]在五月二十五日這一天，邱吉爾用盡他腦袋裡所有的政治手腕，阻止了外交大臣哈理法克斯回應一份由義大利大使遞交給他的和談倡議。哈理法克斯當時已經確定地站到了綏靖主義的那一邊。支持哈理法克斯接受談判倡議的，還有法國總理保羅．雷諾（Paul Reynaud），當時人也在倫敦。這使得哈理法克斯在白廳裡有點不太誠實地把這份談判倡議稱為「雷諾先生的計畫」。他們兩人都沒能了解到，班尼多．墨索里尼（Benito Mussolini）興戰的決心已經到了什麼程度。墨索里尼在五月十三日告訴他的外長齊亞諾：「在一個月之內我就會宣戰。我將攻擊法國跟英國，從空中以及海上。」二十九日他告知他的軍事將領，在六月五日之後，義大利隨時都可能加入戰爭。[73]

當內閣開始討論這個議案時，哈理法克斯背後有強大的支持；他退下首相的位子讓邱吉爾來當，不過是十六天之前的事。他對和談有一個底線，就是和平的條件不能「危及英國的獨立」。哈理法克斯打算在任何談判狀況下都不放棄艦隊或皇家空軍，但是他準備犧牲帝國的某些部分，比如馬爾他、直布羅陀或某些非洲殖民地，「好讓國家免於一場可以避免的災難」。[74]作為外交大臣，他的職責是尋找和平的適當時機，但是他的外交技巧並沒有被政治現實粹鍊過，和平的時機根本不存在。

邱吉爾直覺地也很正確地了解到，在這個局面下的任何談判裡，墨索里尼只是一個門面，英國真正的對手是希特勒。在當前戰爭的階段裡，和談的協商一旦開始，第一個議題一定是立即停火，而且英國將無法拒絕。他擔心一旦英國同意停火之後，那麼當希特勒提出令英國曲辱的停戰條件時，他——邱吉爾——就再也沒辦法重起戰火。

在五月二十六日，二十七日與二十八日三天裡開了九次困難的會議之後，戰爭內閣終於接受了邱吉爾的看法。（戰爭內閣原本只由五名成員組成，當中三位是保守黨人：首相與他的副手、工黨領袖克理門特．阿特烈〔Clement Attlee〕、前首相張伯倫、外交大臣哈理法克斯勛爵以及工黨副主席亞瑟．格林伍德〔Arthur Greenwood〕。在五月二十六日星期天的內閣會議後，邱吉爾又讓自由黨議員亞齊鮑德・辛克萊〔Archibald Sinclair〕加入接下來的戰爭內閣會議。辛克萊是邱吉爾可靠的盟友，因爲他從來就反對綏靖主義。敦克爾克大撤退是從五月二十七日開始，而一直要到戰爭內閣完成了反對和談的方針之後，這場撤退的奇蹟之處才顯現出來：五月二十七日當天七千人離岸，二十八日一萬七千人，從二十九日到六月一日每天五萬人。敦克爾克撤退跟戰爭內閣會議同時進行的過程，瑟巴—蒙特費悠〔Hugh Sebag-Montefiore〕的《敦克爾克：戰至最後一人》〔*Dunkirk: Fight to the Last Man, London:* Viking 2006〕書裡有很好的敘述，書中大量引用了戰爭內閣會議裡的發言。對邱吉爾來說，戰後如果他揭露哈理法克斯願意和談的立場，會給自己造成政治問題，因爲哈理法克斯是上議院裡保守黨的領袖。而邱吉爾也寧願保持一種從未考慮過任何和談〔雖然這並不正確〕的厲害形象。）值得大加讚賞地，張伯倫在一開始的兩面觀望之後，支持了邱吉爾而反對哈理法克斯。在此一關鍵的行動上，張伯倫挺身反對自己的老友，因而完全證明了邱吉爾決定，把他留在戰爭內閣裡面是正確的。這也是張伯倫向邱吉爾表達感謝的一種方式，因為先前張伯倫擔任首相時，邱吉爾懂得兩面做人，很少直接而不掩飾地反對他。哈理法克斯與邱吉爾在首相官邸的花園裡一起散步之後——邱吉爾盡力修好與他的關係——也轉而接受了戰爭內閣的多數意見。在戰爭內閣之外，邱吉爾以一場令人振奮的演說，贏得了二十五位有部長大臣職務的同事的支持。戰爭內閣的決議是，在英國贏得戰爭之前，都不可以再提起任何和談的問題。但是對邱吉爾來說，所謂贏得戰爭，指的不只是空戰，最起碼也要包括大西洋的海戰。

耐人尋味的是，邱吉爾在所有戰後書寫、出版的書籍裡，從來不強調讓戰爭內閣拒絕與義大利談判是什麼了不起的功績。在戰爭回憶錄第二冊《最光輝的時刻》（*Their Finest Hour*）裡邱吉爾寫道：「未來的世代可能會認為這是一件值得記上一筆的事情，那就是，我們在戰爭內閣的議程上從來不曾討論過那個最終極的問題：英國應不應該單獨作戰下去？」[75]這些戰爭內閣的討論彰顯出一個絕佳的範例：在國家遭遇危難時，一個民主的內閣政府如何運作；邱吉爾真正的性格也在其中顯露出來。在這個時點上，他沒有任何沮喪、輕度躁症、狂妄或躁狂行為的跡象。在閱讀這些會議細節時，最令人高興之處，是看到一位完整的政治家，他藉由思路清晰的論據以及一切政治技巧的能耐，在與同僚的公開辯論上，贏得了一場至關重要的政治爭論。

在日本攻擊珍珠港之後不久，邱吉爾動身從倫敦前往美國。他於一九四一年十二月十二日首先搭乘夜班火車到蘇格蘭，次日早晨從古洛克（Gourock）搭乘「約克公爵號」戰艦，於十二月二十二日抵達乞沙比克灣（Chesapeake Bay），再飛到華盛頓跟羅斯福總統共進晚餐；他抵達時一副精疲力竭的模樣可想而知。當晚午夜過後，他召來他的私人醫生查爾斯．威爾遜爵士（Sir Charles Wilson，後來成為默蘭勛爵〔Lord Moran〕），看看是否可以服用助眠的藥物。邱吉爾太過興奮了，以致無法成眠。威爾遜給了他兩顆紅色的巴比妥酸鹽鎮定劑。[76]

十二月二十六日晚上，邱吉爾下榻白宮，他在床上輕微地心臟病發作。日後在一本書裡，威爾遜自豪地講述——而且稍嫌過度自誇了點——他如何為了國家而善盡自己的職責：「在這當口，美國正要介入戰爭，而除了溫斯頓以外，沒有第二人能夠給它提供引導。我感覺到，如果貿然宣布我們的首相心臟病發作，這一定會產生災難性的影響。」[77]十二月二十七日早晨邱吉爾告訴威爾遜，他拉起窗戶時扭傷了胸口一條肌肉。威爾遜很明智地沒讓他明白，他所描述的疼痛——從胸口擴散到手臂——正是心絞痛或者冠狀動脈循環不足的典型症狀。相反地，他讓邱吉爾繼續以為那是拉起窗戶不慎造成的，讓他的身體以自然的方式自己修復這個問題。為了避免驚動任何人，威爾遜故意不找來心電圖的機器。於是邱吉爾在當日早上——人躺在床上，還抽著雪茄——就跟喬治．馬歇爾將軍（George Marshall）就軍事指揮權統一的關鍵問題來了一場猛烈的討論。往後幾天裡行程緊密，邱吉爾也都能跟上。十二月二十八日他搭火車前往加拿大，然後返回華盛頓。最後他於一月五日飛往佛羅里達度個假期，在那兒他每天都在海裡游泳；一月十一日他搭火車返回華盛頓。之後，一月十六日，他堅持乘坐水上飛機從百慕達返回英國，在普利茅斯・紹恩德灣（Plymouth Sound）降落。首相出國總共一個多月之久，當中十四天在白宮裡，與美國總統進行過十三次晚餐，與各方幕僚有過八次重要會議。這對任何人都是艱鉅的工作，更不用說是對一位有心絞痛的人而言。

在戰爭全程裡邱吉爾的健康狀況都維持的相當不錯。他一直都吃大份量的餐點，抽的雪茄不計其數，飲酒的數量也相當可觀。喝酒似乎從來不曾給邱吉爾造成任何問題，雖然如果晚餐的時間太晚，晚餐之後他又繼續工作到次日清晨的話，則酒精常常使他的注意力鬆散。這時他的思路遊移，他的狀況讓戰時的參謀長們失去耐心。比如國防部的參謀長，陸軍元帥亞蘭・布魯克爵士（Sir Alan Brooke，後來成為亞蘭布魯克勛爵〔Lord Alanbrooke〕）未經刪節的日記裡有一段話說：「這些夜間會議讓我『氣到快死掉』……而且前次會議的臭味還留在我的鼻孔裡還沒散掉！」（一九四三年十一月）。

邱吉爾在一九四三年十二月得了肺炎，當時他正在北非進行拜訪行程。一九四四年三月布魯克的日記上如此記載邱吉爾：「我們覺得他情緒上極端的疲倦，我擔心他會很快地敗下陣來。」[78]真實地寫下日記，布魯克傾吐了他累積的挫折感，也做了過早的判斷。為此布魯克受到了批評。但這些批評是不公平的。日記的重要之處在於——如果是誠實地寫下來的——可以提供我們重要的洞察。布魯克與其他許多戰時日記向我們展示一件事：在重大決策的過程中，疲倦可以成為一個無比關鍵的因素；而在這段期間內，對那些跟他一起工作的人來說，邱吉爾有時候是多麼地讓人無法忍受。布魯克日記在其他方面也揭露了不少事情。一個精彩的例子是：一九四五年三月當邱吉爾訪察英國部隊時，像一個搞笑的男孩一樣，決定要在一次大戰的齊格飛防線上小便。

邱吉爾終其一生，都有短期但反覆發作的重度抑鬱問題，這我們在導論中已經提到過。[79]他父系的家族裡有這樣的病史。威爾遜描述邱吉爾跟他討論他黑色的抑鬱，這問題從他少年時便固定出現，當他結婚之後，在下議院時也持續著；威爾遜也描述了邱吉爾提起他過去的自殺念頭。邱吉爾告訴他，當一列快車穿越車站時，他不喜歡站得太靠近月台的邊緣。如果可能的話，他會選擇讓自己與火車中間隔著一根柱子，否則只要一秒鐘的行動就能結束這一切。他形容這些感覺像是幾個丁點的絕望。

邱吉爾當上首相之後，他少年時期情緒起伏帶來的猛烈衝擊已經得到平息，跟老羅斯福很像。他的女兒描寫邱吉爾抑鬱與深陷挫折感的狀況時，認為：「這抑鬱之感早年太過頻繁地造訪他，以至於他現在不可能不知道這種感覺具有何等力量。但是現在對他來說，穩固的地位與婚姻帶來的幸福已經把那隻『黑狗』關進狗籠裡。」她還說，寫作與繪畫是「對抗他性情中抑鬱成分的絕佳抗體」。[80]但是不管那隻「黑狗」能不能說是被關進了狗籠，邱吉爾還是會陷入憂鬱。他的私人祕書約翰．柯爾維爾（John Colville）一九四四年二月如此描述邱吉爾：「首相看起來衰老、疲倦，而且非常抑鬱。」[81]

圍繞在邱吉爾身上的醫學議題是，他是單純只有憂鬱的困擾，還是他的情況其實是帶躁症的憂鬱症，也就是今天所說的躁鬱症？反對者認為，他畢生都沒有無可爭辯的躁症發作病史。他無疑有許多非常古怪的行為，但他們懷疑這是否能夠被歸因於躁症。例如，邱吉爾喜歡在泡在澡缸裡口述指示給祕書，而且他沒意識到自己是裸體的，有人將此事診斷為躁症的表現。但是這種作法在他的社會階層頗為常見，並不能證明什麼。

儘管如此，有些在他身邊工作的人留下的證言，確實略微透露了他不只有憂鬱面，而且還有躁狂的一面。外交大臣安東尼．艾登的私人祕書奧利維．哈維（Oliver Harvey）在一九四三年七月十三日的日記中有這樣的紀錄：「首相（即邱吉爾）處在瘋狂的雀躍狀態裡。這戰爭已經鑽進了老先生的腦袋裡。他喝酒的數量之大——香檳、白蘭地、威士忌——真叫人難以置信。」[82]有意思的是，哈維說那鑽進邱吉爾腦袋的，不是酒精，而是戰爭。同樣有意思的是他使用「瘋狂的雀躍狀態」這樣的形容。精神科醫師在診斷躁鬱症時，一定會把這個症狀考慮在內。

然而，邱吉爾的軍事參謀長哈斯亭．愛斯梅（Hastings Ismay）將軍在一封信上所描繪的人格形象，更大幅度地揭露他非比尋常的性格。一九四二年四月三日，愛斯梅寫給在北非沙漠的克勞德．奧辛列克（Claude Auchinleck）將軍。愛斯梅外號「奧克」（Auk），最近經常成為邱吉爾情緒的出氣筒。信上稱：

你不能用一般的標準來判斷首相：他跟你或我曾經遇過的任何人沒有一點相像之處。他是一大群衝突的集合。他不是處在浪峰上，就是在波谷底；不是對人倍加讚譽，就是酸苦而多責難；不是脾氣好的像天使，就是像地獄般暴怒；如果沒有很快睡著的話，就會變成一座火山。在他的性格組成裡，沒有折衷這回事。他是一個渾然天成的小孩，情緒像四月天一樣的多變。有時他對一位朋友說了殘酷刻薄的話，但一個小時還沒過，因爲聽了友好的解釋就忘了這回事，而同樣這些殘酷刻薄的話他在傳電報給遠在數千里之外的朋友時也會說，只是這時一點緩和補救的機會都沒有。對他來說，這兩個情況好像全無差別……。

> 我想我可以宣稱，在過去六個月中，首相用了太陽底下一切的名字來說我，也許唯一還沒用的是「膽小鬼」。但是處在這些語言風暴當中，我非常清楚這些難聽的話準確來說並不表達任何意義，而且，在太陽下山之前，首相又會找我進行一次親近、愉快又友善的談話，來把關係補救一下。[83]

羅依．詹金斯如此描述邱吉爾：

> 在一九四四年春天將盡時，他表現出劇烈的情緒動盪，有時展現出爆衝的能量與光彩四射的演出，但全面來說他的情緒是倦怠與憂鬱的。這很大成分是因爲他意識到他的對話者——史達林、羅斯福、戴高樂——當中沒有一人會眞正去做他想做的事，他心中的無力感日漸擴大，感到無法貫徹他的意志。他走向戰爭勝利時情緒如此低落，遠遠比不上四年前他面對戰敗威脅時的樂觀。[84]

究竟上列這些陳述——「瘋狂的雀躍狀態」、「不是處在浪峰上，就是在波谷底」、「在他的性格組成裡，沒有折衷這回事」以及「展現出爆衝的能量與光彩四射的演出」與「倦怠與憂鬱」的並存——是否提供了足夠的躁鬱症證據，將是精神醫學專家會討論的題目。但是如果邱吉爾真的罹患躁鬱症，也並沒有證據指出這疾病導致戰爭內閣做出非理性的決策。我們甚至可以說這疾病給了他一種激勵人心的特質來領導國家；這在一九四〇年是一件多麼重要的事情。

無論如何，如詹金斯上面的敘述所點明，在戰爭最後的階段，邱吉爾所做的決定都已不再牽動大局。邱吉爾有時給人一種印象，好像他希望聯軍能夠早蘇聯部隊一步攻下柏林。但是這樣傷亡將會非常巨大，我相信他應該會明理地對這個展望感到猶豫。他也一定知道，首當其衝的美國並不覺得在戰略上有必要這麼做。

對邱吉爾在二次大戰期間的如實描述，解釋了很多東西。這些被凸顯出來的議題，將成為本書反覆出現的主題，那就是：大多數政府首腦都有超乎常人、甚至不正常的人格型態。他們面對巨大壓力的辦法，就是把部分壓力轉嫁到他們圈子內部的人身上，無論是同僚或者顧問。而且，他們所展現的力量，常常是他們與疾病對抗的副產品。

富蘭克林·德拉諾·羅斯福

在二戰期間，或甚至可說是整個二十世紀最具影響力的政治領袖，是美國總統富蘭克林·德拉諾·羅斯福（Franklin Delano Roosevelt）。但是羅斯福的政治生涯對本書特別重要的原因，是他在政府頂層職位上的全部時間——四年任紐約州州長，十二年擔任美國總統——都是在輪椅上度過的；他在年輕的時候，在三十九歲上，感染到了小兒麻痺。他的兩腿從臀部以下全部癱瘓。當他在一九三二年十一月八日擊敗赫爾伯特·胡佛（Herbert Hoover，此時已經罹患憂鬱症）當選總統時，已經習慣於向大眾隱藏他雙腿的狀況。作為總統，在重要的場合，他努力傳達一種他可以站起來的印象；他甚至設想出一種辦法讓他可以走上幾步，以便向外界暗示只要一點小小的協助他就能夠走路，協助的人通常是他的兒子，或者他的護衛。羅斯福所有這些措施都是合理的行為，因為他並不覺得自己失能，也決心不要以殘障的形象出現在大眾前。羅斯福實質上從來不曾在輪椅上拍過照片。在羅斯福總統紀念館裡三萬五千張他的照片裡，只有兩張他是坐在輪椅上的。

在他擔任總統的初期，他的健康狀況似乎是極好的。他從來不是一個有官場排頭的政治家；在充滿香菸煙霧的房間裡談事情是他風格之一。一九三六年在總統選戰的後期，在紐約的麥迪遜花園廣場（Madison Square Garden），他發表一個典型的、自信的、火力十足跟黨性堅強的演說來嘲弄共和黨人：

> 十二年以來這個政府的施政有個困擾，就是它聽不到、看不見也不辦事……他們唯一全體一致的，就是對我的憎恨——而且我歡迎他們的憎恨……我高興聽到人們說在我第一任期內，自私的力量與對權力的慾望遇到了好對手。我高興聽到人們說在我第二任期內，這些力量遇到了它們的主人。

到了他第三次總統選舉，一九四〇年十一月五日時，歐洲正在戰爭中。亟需援助的邱吉爾希望羅斯福能讓美國投入戰爭，以對抗德國。人們很容易認為美國跟德國的戰爭終不可免，但是在美國民意的深處總是不願意在歐洲打一場戰爭。在選戰過程中，羅斯福感到有必要對選民做承諾，他在十月三十日說：「不會把你們的兒子們送去打任何外國戰爭。」羅斯福沒有提供邱吉爾兵力，而是透過租借計畫（Lend-lease scheme）提供資金。一九四〇年十二月十七日的記者會上，他用一個簡單但是多少有點誤導的類比來描述這個租借計畫：就好像把你的花園工作褲借給鄰居，讓他去撲滅他家的失火。同年早些時候，在六月二十二日，德國進攻俄羅斯。在八月的九到十二日之間，羅斯福與邱吉爾在紐芬蘭島的普拉根提亞灣（Placentia Bay, Newfoundland），分別在英國皇家海軍的威爾斯王子號與美國現役軍艦奧古斯塔號上，共同簽署了大西洋憲章。就算在那個時候，邱吉爾還是得等待羅斯福是否表現任何意願來加入戰爭。羅斯福事後給美國媒體做簡報時表示，他們彼此交換了意見，就只是這樣。他還讓媒體間接引述一句話：「沒有更接近戰爭。」

三個月之前，在五月裡，醫生診斷羅斯福血壓過高，而且嚴重的缺鐵，情況壞到他接受了兩次輸血，而且該月的上半月他完全沒辦法離開臥房。但是並非是總統的健康，而是政治使得美國對戰爭保持距離。希特勒充分地了解這一點。

改變這個局勢的，是日本在一九四一年十二月七日攻擊美國的珍珠港基地。羅斯福形容「將永遠不忘記這可恥的惡行」，並對日本宣戰。十二月十一日希特勒對美國宣戰。這給邱吉爾減去了心中極大的重擔。他比任何人都知道，德國最終將被美國與蘇聯的力量擊敗。邱吉爾個人對戰爭勝利的貢獻，將不會再如此刻這般關鍵。

羅斯福的健康狀況在一九四二至一九四四年之間日漸惡化，雖然他的私人醫生海軍上將羅斯・麥金泰爾（Ross McIntire）大多都不予承認。只有一九四四年三月二十八日在美國海軍醫學中心（Bethesda Hospital），三十九歲的海軍心臟科醫師霍華・布魯恩（Howard Bruenn）才為羅斯福做了一次完整的全身健康檢查，這是他擔任總統十一年以來的第一次。這是在羅斯福的女兒安娜堅持下進行的，雖然麥金泰爾表示反對。麥金泰爾根本不應該擔任羅斯福的私人醫生。他不具有醫療專業，此外他身為現役的海軍軍官，他的病人同時是他的上級指揮官，這個角色組合持續地帶來壞處。布魯恩發現羅斯福的血壓是一八六／一〇八，胸部的X光照片顯示心臟肥大。布魯恩直截了當地診斷羅斯福患有高血壓、高血壓性心臟病、左心室心臟衰竭以及急性支氣管炎。（在一九四一年二月二十七日羅斯福總統有過兩次血壓紀錄，分別是一八八／一〇五與一七八／一〇二，兩者都清楚顯示出高血壓，但是麥金泰爾〔醫學專業是耳鼻喉科〕當時說「總統的心血管各項指數都維持在一個良好的水平」〔Ross T. McIntire, *White House Physcian*, G. P. Putnam's Sons, 1946, p. 139〕。羅斯福在一九四一年五月量的血壓指數有可能是良好的，但是麥金泰爾應該定期測量，並且至少設法降低總統血壓，雖然當時可用的治療方式效果都頗有疑問。並沒有紀錄顯示麥金泰爾做了兩件事中的任何一項。）支氣管炎是麥金泰爾唯一正確診斷的病情。布魯恩事後形容總統當時的狀況「真是太嚇人了」」。

麥金泰爾作風還是一樣，甚至不願意接受布魯恩的判斷，不讓總統服用強心劑。等到麥金泰爾於五月三十、三十一日與四月一日跟三個部門的醫療顧問團開會之後，才不情願地同意施打。這是因為布魯恩揚言，如果不讓總統打強心針的話，他將不再過問此案。對一位年輕的海軍軍官來說，這是非常勇敢的行為。[85]

雖然布魯恩繼續治療總統，設法給他導入了低鹽餐飲與減重計畫，讓他服用苯巴比妥，但是他從未獲得麥金泰爾或總統本人——後者透露更多訊息——的徵詢，總統是否應該在十一月繼續參選。有時候會有一種說法，認為羅斯福不應該「被允許」參加競選，但是誰有這個權力來不允許呢？於是總統決定要繼續參選。（根據布魯恩的紀錄，到了一九四四年八月時，羅斯福已經有了典型的心絞痛。這證實了他先前的診斷，總統的確患有冠狀動脈疾病。麥金泰爾認爲這疼痛是「肌肉引起的」。羅斯福本人則是否認他病情的嚴重性，雖然他知道布魯恩是心臟醫師而且他當時血壓非常高。在九月十一日至十六日在魁北克跟邱吉爾舉行會議時，總統的血壓來到了他所有紀錄的最高點，二四〇／一三〇。疾病可能可以解釋羅斯福一次罕見的判斷閃失：羅斯福支持所謂的摩根陶計畫〔Morgenthau，按照羅斯福的財政部長漢斯．摩根陶而命名〕，內容是將戰後的德國去工業化。這個「計畫的構想是把德國送回一八七〇年之前的農牧水平，把所有可拆卸的機器都運到俄羅斯作爲戰爭賠償，以便讓德國工業完全消失」。〔(Roy Jenkins, Franklin Delano Roosevelt, London: Pan, 2005, p. 160〕。由於許多顧問的指責，羅斯福撤回了他的支持。這顯示他仍有能力聽從好的建言。）一九四四年七月十一日，在晨間的記者招待會上，羅斯福朗讀一封他寫給鮑伯・杭涅剛（Bob Hannegan）的信，後者是民主黨全國委員會（Democratic National Committee）主席。信中表明他將繼續參選總統：「我滿腔的內心都呼喊著要回到我在哈德遜河畔的家，卸下公共的責任……這本來是我的選擇。」但是他聲稱，還有一場戰爭必須打贏，必須確保和平的局勢，國民的經濟必須架構在堅實的基礎上。「因此，雖然心中無奈，但是作為一名勇敢的士兵，我重申一次：如果我們的總司令——美國崇高的人民——的命令是如此的話，那我將接受，並且在職位上繼續服務。」

中午時羅斯福與他的副總統亨利・華萊仕（Henry Wallace）會餐，確定他們昨天討論過的聲明，內容主要是讓羅斯福推薦華萊仕。這時總統有點閃躲，並且向華萊仕提到，許多人認為他是共產黨人，甚至比此更差勁。[86]也許羅斯福了解到，由於他的健康狀況，副總統的人選比以前更為重要。當天晚上羅斯福與幾位反對華萊仕再度被提名為副總統的民主黨領袖會餐。他們討論了兩個人選：一個是羅斯福評價很高的最高法院法官威廉・道格拉斯（William O. Douglas），一個是杭涅剛提議的參議員哈利・杜魯門（Harry Truman）。羅斯福於是在信封上寫著，他很樂意跟這兩人的任何一位一起競選。但是他沒辦法下定決心正式拋棄華萊仕。到了七月二十一日在芝加哥的民主黨代表大會發言台上，杭涅剛與其他民主黨大老才把選票推向杜魯門；前一天晚上大會還因為受到支持華萊仕的基層車隊威脅而暫時休會。幸運地，杜魯門作為總統，是一個非常出色的普通人。華萊仕是個夢想家，而美國需要的是一個現實主義者，也在杜魯門身上找到了。

雖然就健康狀況來說，羅斯福不應該於一九四四年再度參選，但是就算換一個新總統來，美國在這短短幾個月裡——從羅斯福的就職典禮一九四五年一月二十日到他逝世的四月十二日，享年六十三歲——的實際作戰行動也很難說會有太大的改變。在歐洲，從一九四四年年初開始，馬歇爾將軍與其他美國的參謀長，以及由馬歇爾指定擔任盟軍最高統帥的德維特・艾森豪（Dwight D. Eisenhower）將軍等人就已經負責做出關鍵的軍事決策。實際上掌控攻擊發起日（D-Day）及其事前準備與後續發展的人是馬歇爾——重要的事情已經過羅斯福的同意。在一九四五年初期，馬歇爾與美國軍方毫無意願跟蘇維埃軍隊競爭趕赴柏林。當時，在三月中，艾森豪將此立場以電報告知蘇維埃部隊統帥史達林，保證在他指揮下盟軍將不會試著奪取柏林。英國陸軍元帥亞蘭・布魯克在日記裡透露當時的反應，他對英國的參謀長們說，艾森豪不應該直接跟史達林連絡，應該要透過盟軍聯合參謀本部轉達，「那封電報隱含的訊息完全脫離假定，所有先前的協議似乎將有變數」。[87]部分看來，美國人此舉是想要減少盟軍士兵的傷亡，因為他們判斷希特勒會堅持戰鬥至最後一人，而且史達林已經準備不計任何代價拿下柏林；這想法本身是值得稱讚的。不過即便如此，艾森豪直接與史達林通電，不事先諮詢倫敦方面的軍事與政治當局，仍是令人訝異的事情。也許他之所以不事先諮詢，是因為他已經知道羅斯福與邱吉爾在這問題上看法相左。一九四四年七月二十七日在檀香一場兩個半小時之久的會議上，正式批准羅斯福與馬歇爾先前在華盛頓商定的重大決策。羅斯福堅持要參加這個會議，即便他必須耗費幾個禮拜的緩慢旅程才能抵達。

然後羅斯福於一九四五年二月赴雅爾達與史達林和邱吉爾會談。羅斯福的健康狀況是否成為左右會議結果的重要因素，仍然是個高度爭議性的議題。這次會議決定了東歐未來的面貌，而波蘭議題是特別難解。

親近羅斯福總統的圈子很清楚，總統已經無法再應付公務的重擔多久時光。二月八日，會議將要結束時，羅斯福開始有交替脈，也就是一強一弱的脈搏交替出現。這代表心臟有十分危急的狀況——左心室衰竭。幸運地，幾天之後，他的脈搏恢復正常了。就在這個突發事件之前，總統的女兒（當時也在雅爾達）首度被告知關於她父親心臟的狀況。消息來源不是海軍上將麥金泰爾，而是布魯恩大夫，那位年輕的海軍心臟醫師。她於二月五日寫信給丈夫：

這個「滴答鐘」的情況比我過去所知都更嚴重的多。而且處理這個狀況最難的地方，就是我們不能跟任何人說到這個「滴答鐘」的問題。這實在太令人擔心了，任誰都沒有多少能耐來做點什麼。（你最好把這一段撕下來然後把它毀掉。）[88]

邱吉爾的醫生查爾斯．威爾遜觀察到羅斯福的狀況，而且以他豐富的經驗，幾乎不可能看錯那是怎麼回事。二月七日他在日記上寫道：「在一個醫生的眼裡，羅斯福總統像是個病的非常嚴重的人。他有腦部動脈硬化症晚期病人的一切病癥，所以，我推測他最多只能再活幾個月」[89]。

羅斯福在一九四五年的雅爾達會議期間健康有嚴重問題，這一點無可懷疑。亞倫．撒勒里昂（Alen Salerian），美國ＦＢＩ前任精神科首席顧問，也表示羅斯福在那時候已經罹患醫學意義上的憂鬱症；但是從醫療病歷裡做出這類診斷並不容易。一份於二〇〇五年發表的回溯性的神經心理學研究，透露了他惡化的速度有多快。這份報告主要是研究了羅斯福一九四五年三月一日在國會發表的最後一場演說。羅斯福坐著發表演講，這在他是很少見的。在許多地方上他失去注意力，跟隨準備好的講稿也有困難，他把雅爾達（Yalta）誤拼為「馬爾他」（Malta），言詞表達頗有瑕疵，而且當他脫稿說話時，所使用的辭彙很貧乏。[90]

然而根據那些親身於一九四五年二月裡在雅爾達的人的說法，羅斯福進行談判時並不像有過度嚴重的失能，雖然他的健康確實很糟糕。許多當時在場的資深外交官與政治家——當中有些全程密切參與三巨頭全部出席的七次會議——提到羅斯福的表現不差，為他的心智能力辯護。查爾斯・波倫（Charles E. Bohlen）是當時美國國務院對白宮的連絡主任，在會議中擔任羅斯福的口譯員。他絕非逢迎奉承的人，然而在一九六九年他如此描述羅斯福在雅爾達的表現：「我不知道總統曾因為健康狀況而對蘇聯方面做過任何讓步。」他還說：「他似乎由他的顧問團緊密地引導著，不曾照自己的意思採取任何一步。」[91]因為口譯員獨特的工作性質，所以也具有諮詢人員的功能，為了協助他們準備、讓他們先知道會哪些主題，為政府領導準備說話材料的官員會事先拿一份副本給口譯員。美國歷史學者亞瑟・史列辛格（Arthur M. Schlesinger Jr.）曾寫信給史達林的口譯員瓦倫廷・貝瑞茲科夫（Valentin Berezhkov），詢問從蘇維埃方面看來，羅斯福總統在雅爾達會議上的健康狀況如何，特別是相較於先前一九四三年十一月在德黑蘭會議上的表現。貝瑞茲科夫覆信說：「毫無疑問比在德黑蘭差，但是任何看過他談判的人都說，即便他病容滿面，他的心智能力仍然強大。在感到疲倦之前，他是十分清醒的，反應快速，論述也非常有力。」[92]他還提到「史達林對羅斯福非常的尊敬」。

一個比羅斯福更健康的總統可能會主導更多的決策，且更積極地涉入討論。不過羅斯福事實上已取得了他以及美國所想要的東西，最主要的，就是讓史達林承諾，在歐陸的戰鬥結束後二到三個月之內，加入對抗日本的戰爭。這在當時被認為是關鍵的。人們容易忘記美國在太平洋地區的作戰犧牲了多少美國士兵的生命。邱吉爾關注的焦點是歐洲，這是可以理解的。但是對羅斯福而言，由於日本的因素，史達林也很重要。蘇聯跟中國接壤，而且在海參威有一支艦隊。後來的發展是，在八月裡，史達林在日本投降的前幾天才決定加入對日戰爭。

透過通信，羅斯福跟史達林建立了一個很有意思的關係；這些信件現在收錄在《我親愛的史達林》（*My Dear Mr. Stalin*）一書裡。[93] 美國大使阿維瑞爾・哈利曼（Averell Harriman）在戰爭最後數年出使蘇聯，他覺得羅斯福故意培養一種能夠影響史達林的能力。波蘭問題的決議被留到雅爾達會議，因為邱吉爾與羅斯福都知道在德黑蘭會議上——當波蘭邊界被用火柴棒劃定的時候——不可能解決這些問題。對波蘭未來的意見衝突，早在一九四一年十二月當安東尼・艾登到莫斯科見史達林時就浮上檯面。更甚者，羅斯福與邱吉爾兩人在內心深處一定很清楚，在邊界變更之後，波蘭是否能有自由與公平的選舉還是個問題。無論史達林在雅爾達簽署了任何協議，事後都很難或根本不可能強制他實現。羅斯福也知道，邱吉爾在一九四四年十月九日在莫斯科跟史達林進行的雙邊會談上，首次做出了戰後歐洲的「強權政治」勢力範圍瓜分圖，目的在於把蘇聯排除在地中海周邊之外。今天再看當年邱吉爾在克里姆林宮裡潦草畫下的那半張紙，當中羅馬尼亞上方巃罩著史達林表示同意所打的巨大的勾——在圖上這個國家百分之九十被劃分給俄國，百分之十留給其他國家——就可以了解領導人的個人權力能決定什麼。難怪邱吉爾會表示他當時對史達林說：「我們看起來像是用漫不經心的方式，來處置這些重大的議題，這可關係到數百萬人的身家性命，難道不會有人認為這樣太背德又不管他人死活嗎？讓我們燒掉這張紙吧！」史達林回答他：「不，你留著吧。」[94]

在後續對雅爾達協議的批評裡，越來越多人忘記蘇聯艱苦對德軍作戰，並且征服了納粹的東歐佔領區，他們付出的傷亡代價非常高，所以想在談判桌上得到回報。有一份研究宣稱英國或美國每死一人，日本人損失七人，德國損失二十人，蘇聯則死八十五人。各方的數字差別很大，但是另外一項統計稱蘇維埃軍民死亡人數是二千七百萬，相較之下美國人只有四十萬五千。俄國人今天仍然認為，為了推翻納粹政權，他們的犧牲是最大的。這是有道理的。

羅斯福從來不是一個對於談判對手的力量與弱點會產生幻覺的人。如他對海軍上將威廉・勒希（William Leahy）說，他知道「此時此刻我為波蘭只能做到這麼多」[95]。他的病痛並沒有使他變成一個容易上當、讓史達林擺布的美國總統。這一點，從羅斯福在三月十三日的一場對話可以清楚看出。從雅爾達回來兩個星期之後，羅斯福把里昂・漢德森（Leon Henderson）找來辦公室談話，他是羅斯福新政的經濟顧問，羅斯福打算讓他到德國擔任美國經濟首長。羅斯福警告他不要做太多超前計畫的事情，也提醒他一方面法國、德國與美國都將遵守協議，但是蘇聯人會照自己的意思去做。商定的條款他們雖會遵守，可能敗露的地方他們不會亂來，但是只要可以躲過監督的地方，他們就會自己行動。

波倫描述了一九四五年三月末羅斯福總統與歷史家李查・紐時達（Richard Neustadt）進行的一次對話；根據此一描述，總統的思考仍是清晰與專注的。[96]波倫說，總統非常清楚，雅爾達協議是對蘇聯的一個測驗，看蘇聯究竟有多大意願在戰後仍保存三巨頭間的尊重與合作；而且總統感覺到，照當前情況的發展，莫斯科這個測驗是不會通過的了。波倫還相信，如果羅斯福在四月回到華盛頓，他一定會跟邱吉爾聯手拒絕從易北河撤退，絕不回到先前協議好的佔領區裡。而且，既然羅斯福預定在五月前往倫敦，波倫相信，因為這時德國剛投降，一定會召開一個三方的緊急會議，這可以替代後來的波茨坦會議。新受命職掌國務院的是愛德華・史特提尼伍（Edward Stettinius），他遠比前任國務卿科戴爾・霍爾（Cordell Hull）容易操控，這清楚表示羅斯福的構想是要扮演更突出的角色，而不是要淡出。再者，他任命波倫出任私人幕僚，以協助自己鞏固權力，這真的不是一個準備好在幾星期後死去的人會採取的行動。羅斯福的一生，從他患了小兒麻痺以來，就一直是個努力戰勝病痛的人生；就算他的醫生們知道他已經來日無多，在性格上他也還是忽略他的健康問題，繼續往前計畫。有不少有力的理由指出羅斯福不應該在十一月出來再度參選，但是雅爾達會議不是其中之一。

羅斯福在世的時候，關於他的健康狀況一直就有很多的傳言。甚至他的逝世也成為爭議。有些人宣稱他是死於胃癌，另外有些人說他是死於惡性的黑色素瘤。（關於羅斯福所謂的胃病，黛西．薩克萊〔Daisy Suckley〕提出了解釋。她在一九四四年裡與總統見面頻繁；在五月二十六日這天在貝特斯達醫院，她記得總統做了一次X光照相，顯示出膽囊中有結石。這些膽結石很可能是羅斯福在一九四三年十一月二十八日在德黑蘭會議當天晚上不適的眞正原因，當時以爲是急性的消化不良；一九四四年四月二十八日以及五月一日的兩次急症也很可能是膽結石的問題，當時布魯恩醫師在場，他給的治療是注射可待因。黑色素瘤說法的由來，似乎是總統曾開刀移除背上一處尺寸如小雞蛋大的皮脂囊腫〔sebaceous cyst〕，當時的稱呼是「疣」。這個皮脂囊腫在他背上已經二十年了，手術是在局部麻醉下進行的。這次手術同時也移除了他眉毛上一處有色素沉澱的傷疤，有些人相信這是一個黑色素瘤。）然而自從一九九五年，羅斯福未婚的表妹黛西．薩克萊的日記公諸於世之後，關於他的死因（由心臟衰竭引起的腦溢血或者腦血管病變）就應該沒有多少懷疑的空間了；日記釐清了他所有戰爭期間的疾病狀況。[97] 總統信任黛西的謹慎與保密，並且請她負責整理他私人文件，以便交由他自己的紀念圖書館收藏。羅斯福原有一位暱稱「小姑娘」的超級祕書瑪格麗特．勒罕（Marguerite Le Hand），但是在她的健康崩潰之後，黛西以及羅斯福長年的貼身顧問哈利．霍普金斯（Harry Hopkins）試著填補她留下的無底空缺。「小姑娘」給羅斯福的生活帶來色彩與歡樂，那是他備受尊敬的妻子艾倫娜永遠無法給他的。[98]

一九四五年四月十二日羅斯福死於沃姆斯普林斯（Warm Springs），黛西是他死去之前最後談話的人。跟黛西在一起的還有露西・魯瑟福特（Lucy Rutherford），她曾跟羅斯福有婚外情，但是一九一八年被艾倫娜發現後就已中止。霍華・布魯恩就在不遠處，總統死後不久便前來看他。他擔任羅斯福的醫生，在任內的行為都無懈可擊。他等到一九七〇年才發表了他對羅斯福疾病的解釋，而且選擇的是《內科醫學年報》（*Annals of Internal Medicine*），而不是試著利用他病人的病歷來撈錢。布魯恩於一九九五年過世的時候，他的遺孀把他的文件，裡面包括他的醫療日誌，存放到位於紐約海德公園的羅斯福紀念圖書館裡。

約瑟夫・史達林

常常有人拿希特勒跟約瑟夫・史達林（Joseph Stalin）做比較，有時是為了判定誰是更大的壞蛋。如果評量的標準是誰造成的無辜死亡人數更大，那麼史達林就脫穎而出，成為比希特勒更黑暗的角色。跟希特勒不同，史達林的罪行數十年來都不為人知。一九九〇年四月十三日米哈伊爾・戈巴契夫（Mikhail Gorbachev）透過蘇維埃的新聞機構TASS，承認在卡廷森林發生的波蘭軍官大屠殺是蘇聯所為。一九九二年十月葉爾欽公布了一份由史達林以及拉夫連季・貝利亞（Lavrenty Beria）簽署的政治局決議，批准射殺一萬四千七百名波蘭軍官以及一萬一千名其他被囚的波蘭人。這場大屠殺在當時被錯誤地算在希特勒頭上，因為蘇維埃當局提供了一份假情報。

然而若比較犯行的性質而非數量，那麼希特勒是兩人中更邪惡的，因為，如同有人說過的，希特勒的敗壞是「在於目的」，而史達林是「在於手段」。[99]希特勒與史達林都使用大量屠殺、流放、勞動改造營以及可怕的剝奪與匱乏，來當作鎮壓的武器。為了在蘇維埃境內維持他的權威，史達林會釋放上述所有力量來對付大批的民族團體，比如一九四四年在格洛茲尼（Grozny）。不過史達林並不是個種族主義者，像下決心根除猶太人的希特勒那樣。蘇維埃的古拉格（Gulag）無疑也是對人權極惡窮兇的攻擊，但是這跟納粹的集中營並無法等同，因為後者的目標是要致人於死。

病痛或心智失能都不能作為這兩人減輕罪責的藉口。史達林的健康基本上良好。他能與朋友喝酒喝到半夜，工作時間也很長。在二次世界大戰全程裡他的身體一直都很強壯，而且在德黑蘭、雅爾達與波茨坦三次與盟國進行的關鍵戰時會議上，他都能挺的過來。然而在一九四一年夏天，他見到德軍推進到蘇維埃的心臟地帶，也了解到，他忽視了那些警告他德軍攻擊近在眼前的聲音，這時他似乎精神崩潰而整個人垮掉了。但是他恢復了勇氣，當德軍跨入莫斯科的防衛圈時，他還大膽留在城裡反抗。

然而史達林的心智人格組成裡很特出的一點，是他極度的妄想症。關於他妄想的故事多到數不清，一般人聽到還以為他精神失常。在一九三四年十二月謝爾蓋・基洛夫（Serjei Kirov）遇刺之後，史達林的妄想症變得嚴重了。有一天在克里姆林宮裡，史達林與一位海軍軍官走路經過安全衛兵旁邊；這些衛兵沿著迴廊每隔十碼就設一哨。「你注意到他們是怎樣的嗎？」史達林問這位軍官。「你順著迴廊走下去，想著『會是哪一個呢？』如果是這一個，他會等你轉身時從背後開槍；如果是那一個，他會開槍打你的臉。」[100]另外一個詭異而且令人毛骨悚然的故事：史達林有一個近身侍衛，長筒靴長期以來都發出吱吱嘎嘎的聲音；有一天他很不明智地把問題給修理好了，史達林因為沒注意到他靠近被嚇了一跳，就把他槍斃了。

一九五〇年十一月十八日史達林批准逮捕猶太醫生雅可夫．艾廷格（Yakov Etinger）教授。這是一連串逮捕行動的第一個，整件事情後來成為所謂的「醫生密謀」事件。艾廷格的電話遭到監聽，他在電話中對史達林的批評被錄了下來。他死於刑求偵訊之中。一九五一年二月史達林下令逮捕更多醫生，而在那時候，他的高血壓與動脈硬化造成他數次輕微的中風。他的老醫生弗拉基米爾．維諾格拉多夫（Vladimir Vinogradov）成了敵人，而這個所謂的「密謀」變成了打擊貝利亞跟維亞切斯拉夫．莫洛托夫（Vyacheslav Molotov）的工具。「細節上聽起來也許很荒謬，但是『醫生密謀』在史達林的眾多妄想中堪稱經典，而且跟萬靈藥一樣有副作用，能救命也會致命。」[101] 副作用之一就是，當史達林發生那次致命的中風，圍在他身邊的資深政治局成員非常害怕，足足等了十二個小時之久才叫醫生過來救治。

我們所有人在性格組合裡都有許多人格特點，無論是偏執、衝動、憂鬱、戲劇化或者猜疑妄想。但是只有當其中任何一種或多種佔據了主要地位，而且還頻繁地表現出來，這個人的行為才算是成為異常，像史達林的例子一樣。而且猜疑妄想本身並不構成疾病。只有當伴隨其他精神疾病如精神分裂或狂躁症，或者當這猜疑妄想變得嚴重，損害到病人的其他能力，這時才算是病理症狀。在極端的例子裡，猜疑妄想本身就是一種重症精神病。猜疑妄想作為人格特質的一種，不必然會使人失能。在史達林的例子裡，他猜疑妄想症狀並未滲透到思考、精神生活或決策能力等其他面向。然而無處不在的猜忌、經久不消的不信任，是史達林終其一生所擁有的關鍵特質。如果他能控制與收斂這項特質，他可能會是一個更好的領導人；但也有人主張，是他的猜疑妄想才使他得以存活。

大多數的政治人物都表現出某種型式的猜疑妄想，只是程度不同。跟醫學臨床上的妄想症不同，政治的猜疑妄想「開始時只是適當的政治反應，但經過變形扭曲，遠遠大過了原有的用意……

這個人終會成為失利者，成為猜忌的受害者」。[102]但是政治猜疑是只標籤，它不是一個臨床的診斷。有猜疑妄想的領導人，無論在專制國家還是民主體制，都把自己視為中心，把一切事物都關聯到自己身上。他會容易過度敏感，常常專注於自己而不管他人，還容易嫉妒。

史達林的猜疑妄想，可能是源自於他喬治亞共和國的出身。他許多冷酷與殘暴的特質，用「高加索酋長」的形象比較容易解釋，而不像是得自於教條式的馬克思主義。在任何正常的民主社會，史達林最後的下場很可能會是在監獄裡。「史達林全無情感的個人磁力，在他生命的每個時期，都會吸引背德者、無節制者以及精神病態者。」[103]他是一九〇七年六月十三日發生在第比利斯(Tbilisi)一樁銀行搶劫案背後的主謀，時年二十九歲。他在蘇維埃共產主義固有的保密氣氛與威權主義裡特別如魚得水；列寧於一九二四年死去之後，他在殘酷無情的鬥爭中爭奪權力，使他的猜忌妄想日漸增長。列寧時代便已開始有系統地謀殺，到了史達林時代獲得了更大力的推動。一九三七年政治局下令實行「紅色恐怖」，各單位有系統地編列配額，逮捕與處決被指認為對蘇維埃領導最有敵意的分子。儘管如此，史達林仍鼓勵各區域的積極分子交出超過配額的成績。在一九四一年到一九四五年，俄國稱之為「偉大的愛國戰爭」，在那期間以及之後，無差別處決都持續進行。戰爭期間的慘酷是巨大的：至少二十萬名紅軍士兵遭到俄國人自己槍決。戰鬥間任何膽怯的表現會當場處決，存活歸來的戰俘也常遭槍殺。一九四五年六月二十四日，蘇聯在紅場上舉行慶祝戰勝德國的凱旋遊行；在這之前早些時間，史達林發作過一次心臟病，照他女兒的描述，是一次「小中風」。他得到的診斷是動脈硬化症，並且得到了治療。但在那時候，史達林對醫療專業感到厭惡；在「醫生密謀」之後，他讓曾經當過護佐的亞歷山大・波舍克雷比雪夫（Aleksandr Poskrebyshev）擔任非正式的私人醫生，替他管理各種藥片與藥水。他的脾氣越來越壞，猜忌妄想也日漸嚴重。

史達林的猜忌妄想是起於合理的懷疑，而且他確實有很多值得他懷疑的事情。猜忌妄想也不必然讓一位領導者無法順利工作、理性決策與有效率地行事。史達林能擊敗他的敵人，是由於他沒有善惡之感同時又極其狡猾精明。與希特勒相反，史達林的決策能力在戰爭的過程中不斷改進，到最後他讓將領更自由地指揮戰事。戰爭剛開始的時候，他試著透過共黨書記來控制前線上的大小事務。這種作法帶來了災難性的後果，因為德軍差一點就奪下了莫斯科。幸運地，史達林有足夠清醒的神智，他改變了想法，讓他的指揮官們享有更多的主導權。在這件事以及其他特點上，他證明了他並沒有狂妄症候群。

他性格的複雜面貌在一本十分出色的書裡有鮮活的描述：《史達林：紅色沙皇的法庭》（*Stalin: The Court of the Red Tsar*）。透過信件與回憶錄，這本書對史達林的性格有深刻的洞察，也向讀者展示了何以他既受到崇拜也使人恐懼。到今天許多俄國人仍認為他是他們最偉大的領袖之一。

班尼多．墨索里尼

二十世紀中葉歐洲獨裁者的罪孽如此深重，以至於許多人會輕易地認定犯行者一定多多少少都瘋了。但事實上，這些罪犯裡最無足輕重的一個，義大利獨裁者——領袖（Il Duce）——班尼多．墨索里尼才算是患了嚴重的精神疾病。一九二五年時他的健康曾崩潰一次，咳出血來；X光照片顯示他有嚴重的十二指腸潰瘍。從那以後，潰瘍造成的疼痛就沒有消失過。他越來越失去安全感；最後則喪失了現實感。他可能得了重症躁鬱症。

憂鬱的症狀並沒有阻礙墨索里尼在一九二二年以三十九歲之齡掌握大權；儘管有些時期他有神

經過敏的問題，但他還是統治了二十年之久。墨索里尼一開始統治的基礎，是建立在法西斯黨、教會、商業團體、軍方以及官僚精英所共同達成的協議。他逐步建立起一種領袖崇拜；在一九三五至一九三六年的衣索比亞戰爭勝利之後，這領袖崇拜使他站穩了主導國家大事的位置。許多人將戰爭視為墨索里尼個人不顧冒險的後果，但他從未鼓動國王維克多·伊曼努爾三世（Victor Emmanuel III）於一九四〇年投入戰爭，而且許多有力人士都表示反對。然而一九四〇年時義大利確實在墨索里尼一人的掌握之下。他採取的每一個行動都帶有明顯的狂妄症。「法西斯大議會」、「元老院」、「法西斯與工商立法院」以及「部長議會」都是妝點門面的設置，實際上全無份量。

墨索里尼決定入侵希臘之後遭到天罰。一九四〇年他在佛羅倫斯與希特勒會面時告訴他，義大利的部隊已經在十月二十八日越過了阿爾巴尼亞的邊境。納粹頭子在先前的入侵行動沒有先知會他，現在這位法西斯頭子也回敬一招。（譯按：希特勒一九三九年五月十五日入侵捷克時事先沒有知會墨索里尼，所以墨索里尼利用這次佛羅倫斯會面的機會，想用入侵希臘的消息嚇希特勒一跳，以扳回面子。）然而這行動看起來貌似獨裁者絕決的壯舉，實際上只是虛有其表的花拳繡腿而已，背後都是一些不成熟的假想、膚淺的觀察、外行的判斷與全無批判能力的評估。[104]這場希臘戰爭成為義大利無以復加的災難，只有靠德軍的救援才得到解脫。

到了一九四二年後期時，墨索里尼的精神問題把他困住了。他的體重在數月內減輕了四分之一；這並非全由於他長年的胃潰瘍毛病所致，也因為他憂鬱的症狀已經根深蒂固。所有豪氣干雲的修辭都消失了，他的勇氣或力量已經用盡。一九四二年十二月他的沮喪非常嚴重，原本與希特勒約定的會面，只好請女婿齊亞諾代替他出席；在聖誕與新年期間他大都躺在床上。一九四三年四月，在前往德國的旅程中，他又遭遇一次緊急狀況——胃痛不止，也無法成眠；這些問題無疑都因為義大利此時明顯將要輸掉戰爭而更加惡化。他開始顯得精神緊張，說話急促，也漸漸失去號令的權威。到了一九四三年七月，他實質上已經被身邊的人囚禁在龐查島（Ponza），之後被轉往薩丁尼亞島（Sardinia）的海軍基地，八月時再送到一個滑雪休憩地。九月義大利投降以後，墨索里尼被一個德國的黨衛隊小組救出，並且用飛機送到慕尼黑。然後德國人把他送回義大利，讓他擔任殘餘的義大利社會共和國（Italian Social Republic）的傀儡獨裁者。義大利共產黨的游擊隊在柯莫（Como）附近逮到了他，並將他射殺。他的屍體在被扔進一輛卡車的車斗後被運回米蘭；一九四五年四月二十九日，他與情婦兩人的屍體被並排倒吊在米蘭的羅雷托廣場（Piazzale Loreto）上；一九四四年八月時十五名共產黨游擊隊員曾在同一地點被槍決。墨索里尼此前已深受死亡恐懼的困擾，然而他害怕的死法與此相去甚遠，而是一種夢幻華麗的死法。他擔心如果被美軍活逮，他應該會被送到美國，在紐約的麥迪遜廣場受審，「彷彿我是一頭被囚禁在籠子的野獸」。[105] 他對現實的逃避在當時已經完全成功了。

＊

一九四五年時，英國不但債台高築，也因為兩次世界大戰而疲憊不堪。選民對邱吉爾的健康沒有多少疑慮，但是對他能否在住房與就業等議題上實現競選承諾則相當懷疑。不過英國在對日戰爭結束之前就選出工黨政府，這還是出乎各國意料之外。新政府的領導者是缺乏領袖魅力但有決斷力的克理門特．阿特烈。英國選民已經看到阿特烈在戰時聯合內閣裡擔任首相副手時表現良好；他們是為未來而投票，認為工黨比保守黨更能夠解決和平時期的問題。當時波茨坦會議才進行到一半，邱吉爾就由阿特烈替換下來。這更加深了史達林根深蒂固的信念：如果選舉的結果不能事先確保就允許進行，就太危險了。[106]蘇維埃帝國裡也舉行選舉，但在高層操弄之下結果總是壓倒性勝利。

大多數人都認為阿特烈是英國承平時期最優秀的首相之一。他的健康狀況一向良好。只有在一九五一年三月二十一日因為十二指腸潰瘍而不得不進聖瑪莉醫院（位於倫敦西區）住了一點時間。這使得阿特烈錯過了健康大臣阿紐林．貝凡（Aneurin Bevan）與財政大臣修斯．蓋茲克爾（Hugh Gaitskell）發生衝突的那次關鍵內閣會議。貝凡與其他揚言辭職的閣員到醫院探訪阿特烈，他們帶來的壓力自然無助於他的潰瘍。四月二十三日貝凡辭去了職務，因而導致了工黨在該年十月敗選，邱吉爾於是重返首相的位置。

邱吉爾的下坡路

邱吉爾的私人醫生默蘭勛爵（即查爾斯．威爾遜爵士），宣稱從一九五一年起，他的主要職責就是讓邱吉爾能夠以首相身分繼續工作。邱吉爾在一九四九年裡有過兩次腦溢血。後來在一九五三年六月二十三日又來一次，這次非常嚴重。邱吉爾的私人祕書約翰．柯爾維爾（John Colville）被告知，首相可能週末就會過世。[107]邱吉爾當時說話還沒有困難；他給柯爾維爾下了嚴格的指示，不能讓外界知道他已經失能。默蘭與神經科醫師羅素．布萊恩（Russell Brain）起草了一份病情報告，裡面有提到「腦部血液循環障礙」的字句，但在與兩名保守黨大老，拉博．巴特勒（Rab Butler）與沙里斯布里侯爵（Marquess of Salisbury）討論過後被刪掉了。柯爾維爾還詢問了邱吉爾三位新聞界朋友的意見，分別是約翰．貝瑞（John Berry，後來成為康羅斯子爵〔Viscount Camrose〕），比佛布魯克勛爵（柯爾維爾以舊名馬克思稱呼他），以及布拉肯子爵（Viscount Bracken）；他們一起約定嚴守祕密，並且說服了他們在艦隊街（Fleet Street，倫敦著名街道，傳統上英國媒體總部都在此處，現多已搬離）的同事門隻字別提邱吉爾的病情有多嚴重。[108]不過，邱吉爾活下來了，雖然他有幾個星期之久無法正常視事。邱吉爾的女婿克里斯多福・索姆斯（Christopher Soames），一位保守黨下議院議員，代替首相行事甚至多次偽冒他的簽名。[109]反倒是邱吉爾自己在一年之後在下議院裡不經意地才說出他曾經有過一次「中風」。

在邱吉爾生病的所有期間裡，默蘭相都當稱職地把病人的最高利益當作最優先的考量。一九四一年時他對邱吉爾心臟病所做的處置，是對病人最好的作法，也是國家的最大利益。但在一九五三年，他所做判斷對國家是否也同樣最好，就不那麼顯而易見。默蘭提到他在七月六日測試邱吉爾的記憶力，這是腦溢血後的第十四日。他讓邱吉爾背朗費羅（Henry Wadsworth Longfellow）的詩〈西西里的羅伯特國王〉（King Robert of Sicily），並對著書本檢查。詩有三百五十字，只有六個字記錯了。然而這不是測試大腦是否還能應付新資訊的最好方式。默蘭引述了一九五五年四月四日他與邱吉爾的對話，這是首相離開唐寧街之前兩天：

邱吉爾：身爲我的醫生，你會不會覺得我之前就應該辭掉首相？

默蘭：我有時候眞不知道五十年後人們會給我什麼評價。

邱：你沒回答我的問題。

默：好吧，去年當你剛中風時，馬克思跟康羅斯到查特威爾（Chartwell）來，問我再來會怎麼樣。我告訴他們，這只能用猜的。

邱：你說用猜的是什麼意思？

默：就是不知道到你下次中風之前還有多少時間。他們兩個都說，你再也不會出現在下議院了。我告訴他們，我看過比你癱的更厲害的病人，後來也都過的相當好。我們只能等待，看情況如何。

邱：撐過兩次中風還不死的人，多不多？

墨：他們認爲你的政治生涯毫無疑問已經結束了。但我從你第一次中風就覺得，你如果退休，撐不下去的可能性還更大。[110]

後來，默蘭失去了邱吉爾家人的敬重，特別是他的夫人克莉曼（Clementine Churchill）。她在一九六四年七月時聽到他正在寫一本關於她先生疾病的書，就給他去了一封措詞憤怒的信：「我一直以為一位醫生跟他病人之間的關係應該是要完全守密的……我看不出來你如何能合理解釋你現在所做的事。」[111]（默蘭好一段時間都沒有回信。然後在一九六六年，邱吉爾過世後一年，當他正爲書的出版準備時，他寫信給邱吉爾夫人，詢問是否可以允許他在書裡使用一張照片。她回信說：「我非常遺憾你打算寫書談邱吉爾。」這次默蘭立刻就回信了，信中援引了著名歷史學家屈維林〔G. M. Trevelyan〕對於醫病關係的看法；屈維林認爲，一切事情到最後都會爲人所知，也認可並鼓勵他出這本書〔譯按：屈維林死於一九六二年，邱吉爾一九五五年辭首相，一九六五年過世，所以默蘭勛爵寫此書的構想，應在邱吉爾卸任首相後至一九六二年之間成型，此時邱吉爾仍在世〕。陸軍元帥伊楊．史莫茨〔Jan Smuts〕以及布拉肯勛爵也同樣表示支持。邱吉爾夫人讀過默蘭的書後〔書於一九六六年出版〕，對女兒瑪莉．索姆斯〔Mary Soames〕說：「這本書看待邱吉爾的觀點是完全錯誤的。」索姆斯用一句簡單的話總結了家族對此事的看法：「不論是王子還是窮人，首相或者農夫，每個人都應該能夠在完全信賴他的神父、律師與醫生下安息。」〔Mary Soames, *Clementine Churchill by Her Daughter*, London: Cassell, 1979, p. 253〕。）

邱吉爾的病情鮮明地點出了一個問題，就是在位或即將上任的國家領導人其健康對於大眾的透明度應該怎麼拿捏，特別是必須考慮到維持民眾的信心士氣。如果英國內閣得知邱吉爾在一九四一年十二月末有心臟病的話，他們可能會十分擔心萬一民眾廣泛知道的話，對大家的士氣會有負面的影響，也可能會造成一些政治揣測，認為邱吉爾可能會因此不得不下台。內閣可能會希望外界知道此事的人愈少愈好，也會籲請邱吉爾悄悄地去休個長假，讓克理門特・阿特烈代為操刀。事實上，後來事態的進展也是如此：當邱吉爾在一九四三年十二月在迦太基（Carthage）生了肺炎與肋膜炎時，內閣請他在馬拉克須（Marrakesh）休養身體，不要急著回來。美國當時已經加入戰爭，而且對戰況有巨大的貢獻，這緩解了任何政治危機或民眾信心危機的發生。如果邱吉爾在一九四三年死去，會是一個打擊；如果在一九四一年十二月死去，會有相當損害；但如果在更早死去，就會是個大災難。

歷史家安德羅・羅伯茲（Andrew Roberts）於二〇〇八年出版的《大師與指揮官》（*Masters and Commanders*）是一本深具說服力的書，書中引用了將近七十位與邱吉爾同時代人物的私人文件，以及此前從未公開過的邱吉爾戰爭內閣會議的逐字紀錄。針對擘畫西方陣線主要戰略的四位關鍵人物，他在書中做出非常重要的結論，也陳述了他們如何在二次大戰期間與史達林過招。書名所指的政治大師是羅斯福總統與邱吉爾，軍事指揮官則是馬歇爾將軍與亞蘭・布魯克爵士。這四位當中，羅斯福自承對軍事戰略所知最少，然而他卻是「影響戰爭進展最大的人」。

三叉戟會議（Trident）在一九四三年五月十二日於華盛頓召開。聯合參謀長團一共進行了十五次會議，此外還有六次在白宮與邱吉爾與羅斯福進行全員會議。羅伯茲的結論是，從珍珠港事變到三叉戟會議這段期間，羅斯福、邱吉爾與布魯克都各行其是，但是從三叉戟會議之後，羅斯福與馬歇爾「就佔據了支配決策的地位」。他帶著確信如此論述：

關於歐洲戰場該如何落幕的大戰略在雅爾達會議就已經決定了。馬歇爾認可這個戰略，布魯克也盡力執行，數量龐大的紅軍此刻正在波蘭與東普魯士展開，其前鋒距離柏林只有四十哩，面對這個嚴酷的事實，邱吉爾與羅斯福也找不到理由來反對。

儘管書中也對邱吉爾有許多批評，羅伯茲還是持平地寫道（對照現今內閣政府的名存實亡，這些話頗具現代意義）：

浮現出來的明顯事實是，邱吉爾是戰略天才。雖然他偶爾也會端出魯莽的策略，但那不過是他偉大的揮灑當中，無可避免會夾帶的一小部分閃失。如果英國是獨裁體制，那些魯莽策略一定會被付諸實行（希特勒政府就是這個情況），但是因為英國是民主體制，所以這些都被擋了下來、最終歸檔了事，出手把關的通常都是亞蘭．布魯克爵士。

當邱吉爾最後以八十高齡離開職務時，他的女兒瑪莉．索姆斯說，這是她父親的「第一個死亡」，顯見他非常的在意。他的辭職是一拖再拖，而他的繼任者安東尼．艾登爵士已經掩不住遲遲不能就任首相的不耐煩。像要揭發什麼一樣，邱吉爾在離開唐寧街前的最後一個晚上，對他的私人祕書用略帶激憤的口氣說：「我不相信安東尼做的來。」[112]這話讓他說中了。

2 一九五三至二〇〇七年

我對我們自己的力量以及企圖心感到不安。我對我們過度讓別人不安感到不安……我們宣稱不會濫用這駭人的、從所未聞的力量。但是其他每個國家都會認為我們會濫用。這是不可能避免的，或早或晚，當前的局勢一定會產生出一種組合來對抗我們，結局則是我們的毀滅。

——愛德蒙．柏克（Edmund Burke, 1729-1797）

德懷特．艾森豪

美利堅合眾國與蘇維埃社會主義共和國在一九五三年時是世界上兩個力量最強大的核子武器國家。在往後的四十年時間裡，美國逐漸成為唯一的超級強權；但是在美國國內，一些有見識的評論家開始擔憂美國自己的力量與企圖心。艾森豪總統從一九五三到一九六一年在位的期間，成為美國國力興旺及保守主義的象徵。在他卸任前的某次演說中，艾森豪警告了美國人民，軍火工業集團的強大力量可能構成危險。後來的越戰以及新近的伊拉克與阿富汗戰爭證明，艾森豪的警告是意義重大的。

艾森豪的總統任期讓兩個與政府首腦疾病相關的核心議題成為矚目的焦點。一個是要公開還是保密，另外一個是：當政府首腦已經病到失能時，這個狀況該如何處理。在第一個問題上，艾森豪的案例提供了一個非常有趣的例子：關於總統的病況如果少一點機密、多一點公開，反而能保有公眾的信心。

然而，艾森豪並非一直對他的身體狀況都如此公開。他距離百分百的健康非常遙遠。一九四三年八月，當他在歐洲擔任聯軍最高統帥時，軍醫發現他血壓過高，而且他從成年以來就一直有腸胃方面的病症，胃部有週期性的痙攣，以及急遽的腹瀉。[1]艾森豪在一九四九年六月四日的日記上寫著：

> 這個春天我有嚴重的消化不良，三月二十一日我終於倒在床上。到了週末我覺得舒服了，可以旅行，而且杜魯門總統邀請我去使用他在基偉斯特島（Key West）上的別館。我跟史耐德將軍一起南下，在那兒停留到四月十二日。當天他帶我到奧古思塔國家高爾夫俱樂部（Augusta National Golf Club）去，我在那邊一直住到五月十二日。

艾森豪的私人醫生霍華德．史耐德（Howard Snyder）稱這次發作是與腸胃有關，而非心血管方面的。後來的診斷結果是迴腸炎，或稱克羅恩氏病。（克羅恩氏病〔Crohn's disease〕是小腸、大腸或所有腸胃道的慢性發炎，最常見於迴腸。這是一種自體免疫性的病症，可能持續數年之久，不斷的復發與緩和。常跟潰瘍性結腸炎混淆，但是結腸炎只影響結腸，而克羅恩氏病可以在腸胃道的任何段落發生。受到影響的腸道會變厚，並且潰瘍，但其他部分維持正常。盛行率有上升趨勢，目前每十萬人裡七人有此病症。表現症狀是腹部疼痛、帶血的腹瀉以及體重下降。近年用抑制免疫力藥物治療法頗有成效。如果患病部位太廣，可能會需要以外科手術切除一部分患病的腸子。嚴重的併發症是腸穿孔，比較常見的併發症是腸阻塞；兩種情況都需要緊急施以手術。）艾森豪在軍中的心臟科醫師托馬斯．馬汀利（Tomas Mattingly）後來成為他白宮的醫療顧問，但這時候並未治療艾森豪。馬汀利相信他在一九四九年遇到的是一次輕微的心臟病發作，而史耐德掩蓋了實情。馬汀利喜歡艾森豪，也很尊重他，但仍認為史耐德的欺瞞是在他的許可與配合下進行的。不管真正的診斷為何，當艾森豪在一九五二年十一月擊敗阿德萊．史帝文森（Adlai Stevenson）當選總統時，美國選民以為他的身體並無病痛。

一九五五年九月二十四日，當老菸槍艾森豪在丹佛打高爾夫球時，腹部疼痛起來；他以為是消化不良引起的。史耐德當時也在旁邊；他當時已經七十四歲，是艾森豪家庭長年的朋友，多年來也一直治療艾森豪夫人瑪密的心臟瓣膜問題。他像一個家庭醫生那樣，在一間鄉下小診所裡為艾森豪做診療。當二十五日凌晨二點四十五分史耐德又被召喚，因為艾森豪的胸口疼痛，史耐德判斷總統是心臟病發作，但卻沒有將他立刻送進醫院，而是讓他聞硝酸戊酯讓他的冠狀動脈得以擴張，給他注射抗凝血劑以阻止血液凝結，還打嗎啡讓他平靜下來、減緩疼痛。（硝酸戊酯是用來治療由於血液供應不足而導致心臟肌肉局部缺血所引起的心絞痛或心臟疼痛。它是一種揮發性的液體，由一氧化氮對戊醇的作用而形成。藥物濫用者用它來取得一種「嗨」的感覺，並且用黑話稱之爲「啪」（popper）。現在的首要療法是用三硝酸甘油酯，方法是把含有三硝酸甘油酯的藥丸置於患者的舌頭下方。）早上七點時他告訴總統的發言人，總統因消化不良而感到不適；用意在讓發言人以及廣大的民眾感到安心。艾森豪一直到上午十一點才醒來，而史耐德等到過了中午才去電軍方醫院要求送一台心電圖機器過來。檢查結果顯示總統發作過心臟病，冠狀動脈有血栓塞。[2]下午二點，艾森豪才被送進醫院。[3]有人可能會說這種冷淡的處理方式近乎愚蠢也太冒險；也有人認為家庭醫生做到最好也就是這樣而已。再另外一種解釋則可以支持對史耐德先前隱瞞過病情的指控：史耐德在一九四九年就照顧艾森豪捱過一次心臟病發作，因此他無疑地知道這次也是，他不讓艾森豪立刻進醫院或者不立即要求心電圖檢查，為的是希望能把這次心臟病發作再度掩蓋起來。

九月二十六日早晨，當艾森豪的病情為大眾所知悉，道瓊股票指數掉了六個百分點，換算帳面的財富損失是一百四十億美金；這是一九二九年大崩盤以來最大的跌幅，幅度甚至超過市場對甘迺迪總統遭到暗殺或者雷根總統遇刺的反應。[4]恐慌只持續了很短的時間；艾森豪的健康表現有很大的幫助。幾個星期後他在醫院的頂樓上拍了一張照片，人坐在輪椅上，襯衫上繡了「好多了，謝謝你」幾個大字。

艾森豪是第一位對健康問題不再遮遮掩掩的政府領導。在覺得已經強壯到能走進橢圓型辦公室並處理公務之前，他堅定地拒絕了先返回華盛頓的建議：「沒有人要一個失能的總統。」他的白宮幕僚長雪曼．亞當斯（Sherman Adams）讓行政部門維持運作，而副總統尼克森很明智地也沒有對掌握權力表現出任何心癢難搔的模樣。[5]十一月十一日上退伍軍人節當天，艾森豪返回華盛頓。他對等待的群眾說：「就算醫生們還沒有完全赦免我，至少也讓我假釋出院了。」而大眾因為他的誠實對他敬愛有加。他先到自己位於蓋茨堡（Gettysburg）的農場，然後再往南到基偉斯特島，從十二月二十八日到一月八日在那兒住了十二天。他停留期間的詳細紀錄，顯示了他一面休息養病，同時也處理政府事務。

一九五六年二月二十九日，在醫生告訴他身體已經完全恢復後，艾森豪決定競選連任總統。然而在六月六日，他又遇到一次迴腸炎，這次患部在小腸，伴隨著非常疼痛的痙攣。他住進美國陸軍醫學中心（Walter Reed Army Medical Center），外科醫師起先有點猶豫，但終究成功地開刀治好他的腸阻塞（克羅恩氏病的併發症）。到八月二十一日時，艾森豪的身體狀況良好，還能搭飛機到舊金山渡個假。儘管他已經六十五歲，但看上去他再度顯出健康的樣子。他先前讓大眾充分掌握他的健康訊息，而且他的醫生所說的也都符合實況，這使他現在很吃香，美國選民從不覺得被欺騙，還要他出來再選一次。

在第二任期間，在一九五七年十一月二十五日，當艾森豪坐在桌前工作時，遭遇到他總統任內第三次重大疾病。開始先是暈眩，他的右臂與右手在幾個片刻裡感到虛弱；然後他說話有困難，也找不到正確的字。相關人士一開始以為他的情況是左半腦有暫時性的血液循環不足，但是他的語言能力輕微受損，而且再也沒有恢復，這項事實指出他實際上是腦溢血。（腦溢血，也稱爲腦血管病變，關涉到的是腦部突發性的損害，原因是腦部血液的供應由於血栓塞而中斷，或者是腦血管壁破裂後，血液流入腦組織中。後者通常與動脈硬化症——動脈壁被他物覆蓋——有關。）關於這次病情，媒體被告知的訊息要少的多。有一度艾森豪告訴貼身的醫護人員，說他在思考辭職的事。[6] 然而他最終還是做滿了任期，擔任總統直到一九六一年一月，之後又活了將近十年。一九六五年夏天他又發生一次嚴重的心臟病，陷入了憂鬱。其他發作接踵而至，在一九六九年三月艾森豪因心臟衰竭過世，得年七十八歲，離他在丹佛心臟病發作隔了幾乎有十四年之久。

艾森豪有好一段時間煩惱一個問題：如果總統病的太重，沒辦法正確決策的時候，該怎麼辦？在一九五七年二月裡的一次閣員會議上，他提議成立一個特殊的委員會，由該委員會來決定權力移轉的程序問題。同年四月，他的司法部長向參議院提出一個憲法修正案，規定副總統在取得行政權之前必須獲得國會的多數同意。這就是憲法第二十五條修正案的先聲。一九五八年三月三日，在修正案尚未通過之前，艾森豪與尼克森兩人協議達成了一份備忘錄，允許總統可以宣布在某段期間內將大將轉移給副總統，而總統事後亦得中止這期間。備忘錄也允許副總統在經過適當的諮商會議後宣布總統失能。這項協議沒有法律效力，但是它凝聚了國會的向心力，讓國會知道有些事非做不可了。[7]甘迺迪政府並不熱衷提高這個議題的優先性，也不想在憲法裡明訂相關程序，而是傾向由參議院提案讓國會決定必要措施，依此來建立這個程序。也許甘迺迪希望讓大眾儘量不要討論總統的健康，因為他自己也在遮掩。

艾森豪在他兩任總統期間內表現相當好。當他卸任總統時，一開始的評價是被低估的。但在那以後他得到越來越高的認可，因為他在任內不讓美國公然涉入任何海外的軍事行動，這一點把他幾位繼任者給比下去了。在總統健康這個議題上，他了解到過去遮掩保密的慣例必須停止；總統若要贏得選民的支持，不一定需要隱瞞健康問題。

林登·詹森

艾森豪的繼任者甘迺迪，的疾病問題我們將在第四章中詳細檢視。當他在一九六三年被暗殺身亡時，接替他位置的是副總統林登·詹森，一位充滿爭議性、性格強烈的德州人，其總統任期從一九六三到一九六九年。詹森的健康問題在他當副總統之前就已經引人關注，在他總統任期裡一直都是話題。一九五五年七月二日星期五，詹森開車前往布朗與魯特建設公司位於維吉尼亞的土地，他跟布朗魯特建設公司有長久的關係[8]；但在路上他忽然心臟病嚴重發作。詹森當時是參議院多數黨的領袖，近來都以狂亂的速度工作著。在那之前已經有過一些預警的訊號，但他忽略了。他一輩子都害怕心臟病發作，但也許正是因為害怕才忽略警訊。他被送往貝特斯達海軍醫院（Bethesda Naval Hospital），手術中麻醉了四十八小時，存活機率只有一半。醫生囑咐他必須中止一切工作。於是在四十六歲上，他被剔除於挑戰總統大位的名單之外。不少人甚至懷疑他能不能保住參議院領袖的位置。詹森墜入了深深的憂鬱，這是心臟病發後常見的伴隨症狀。詹森性格裡本來一直就有強烈的情緒波動，包括截然發作的憂鬱在內。八月七日他出院了，依照醫生的指示，他必須停止抽煙，也不能喝咖啡，還必須減輕體重。沒有尼古丁、咖啡因、性生活或參議院，他沒有任何能滿足自己的事情可做。忽然間他開始讀書，也開始告訴別人——說服力多少有點不足——「有時間能夠就只是坐著與思索，真是美好的事情」。根據他的傳記作者羅伯特．卡羅（Robert A. Caro）的敘述，當詹森回到他在德州的農場，「他掉進了絕望之中，甚至比在醫院裡還要嚴重」，幾個小時坐在那裡，「眼睛望向空處，什麼話也不說」。[9] 關於詹森的憂鬱症在當時以及在擔任總統期間可能是用什麼藥物來治療，最後我們會提到更多一些。

詹森的企圖心極其強烈而且不拘手段。克拉克．克利福特（Clark Clifford）認識從杜魯門到卡特每一位美國總統，他形容詹森「是我見過性格最複雜的人；也可能是我遇過最難纏的」。他有時可以「極度的陰險」，是個「駭人的惡棍」。[10] 但是他深諳政治權力是怎麼回事。杜魯門總統的國務卿狄恩．阿契森（Dean Acheson）在給克利福特的信上說，詹森身上「有一種叫人難以相信的組合：他既有敏銳的感受，又極其粗俗，既有良好的理解力，但有些事他又完全遲鈍」。然而克利福特相信，如果不是因為打了越戰的話，詹森「本來可以納入我們最耀眼的總統之列」。

一九六〇年七月的民主黨大會期間，詹森試著阻止參議員甘迺迪的氣勢；他向《芝加哥每日新聞報》說甘迺迪「是一個生了佝僂病的瘦皮猴」。印地亞．愛德華（India Edwards，她與詹森在政治上關係緊密）在黨大會的一場記者招待會上，宣稱甘迺迪得了愛迪生氏病（Addison's disease，見第四章）。顯然她有「可靠」的消息來源。此人曾經在一棟政府大樓裡遇到甘迺迪的選戰隊伍，而甘迺迪因為忘記隨身攜帶可體松（Cortisone）陷入了昏迷，當天半夜一位州警才弄了一些送到他的床邊。[11]這個消息普遍被視為詹森陣營發動的選舉奧步，不過根據愛德華的說法，詹森本人為了愛德華的指控把他牽連進來而對她大吼大叫。雖然甘迺迪看起來並不把這項對他健康的攻擊算在詹森頭上，但是他的弟弟羅伯特．甘迺迪（Robert Kennedy）則認為是詹森策畫的，後來也一直不原諒他。羅伯特從一開始就怨恨他的哥哥把副總統的位子交給詹森；後來哥哥約翰遇刺後，詹森繼任總統，他也感到難以接受。[12]

關於詹森生平的兩本書裡，《孤星升起》（*Lone Star Rising*）與《不完美的巨人》（*Flawed Giant*）有很多的故事，但我覺得最能顯露出詹森那種善於算計與權謀本性的，是跟甘迺迪的父親喬伊一段談話。喬伊對詹森說，如果詹森能讓他的兒子傑克（甘迺迪的暱稱）主掌外交關係委員會（Foreign Affairs Committee），他這輩子將不會忘記詹森的恩惠。詹森事後回憶對此事的反應：

我知道克發維（Estes Kefauver，一位田納西州的參議員）想這個位子想的要死，而且他比甘迺迪還年長四歲。此外我也寧願更照顧田納西州而不是麻薩諸塞州。但我老是想到一個景象：老喬伊坐在那邊，手握如此的權勢跟財富，卻一輩子覺得要報答我——我多麼喜歡這個景象啊。[13]

詹森是不是因為要求兌現這個承諾而當上副總統，我們永遠無從得知。喬伊對甘迺迪有很大的影響力，遠比對羅伯特要大的多。喬伊可能會覺得把詹森放上候選人名單很值得考慮，因為他估計要打贏選戰一定得拿下德州，而他也不怕得罪民主黨裡那些討厭詹森的人。

甘迺迪總統遇刺重新燃起了大家對總統患病憲法修正案的興趣：甘迺迪有可能存活下來但是重傷失能，而詹森的健康一向有許多疑慮，既然八年前他有過嚴重的心臟病發作。第二十五條憲法修正案在一九六五年七月獲得共識，並在一九六七年二月十日由三十八州參議員正式通過。

有意思的是，一九六五年詹森得了急性膽囊炎，他向艾森豪請教該怎麼做。艾森豪建議他開誠布公，點出坦誠會給他帶來好處。本來詹森是執著於保密的人，這次卻接受了艾森豪的建議。他先將此事告知副總統，接著又告訴他的內閣，之後便前往貝特斯達海軍醫院接受外科手術，移除了膽結石與膽囊。他的輸尿管裡也有結石，這次也除去了。手術完成後十二天，一九六五年十月二十日，他向媒體公布了一張有名的照片，照片裡顯示了他肚皮上一條長長的手術傷疤。

手術後詹森罹患了術後憂鬱症，嚴重到他想要寫辭呈辭去總統的職務。[14]這件事外間很少人知道，但消息來源是非常接近詹森家庭的人。少數知道此事者說服了詹森打消此意；即便在四十年之後，這件戲劇性的插曲也仍被遮掩在神祕之中。詹森還有其他由於妄想症而導致的不穩定與不理性，但這是他終於在一九六八年決定下台之前唯一一次嘗試辭職。詹森的家族也有酗酒、債務、過度性行為的紀錄，這更能證明他的躁鬱症病史，因為躁鬱症是可能會遺傳的。照詹森剩餘任期的表現來看，很難否認一件事：如果他在一九六五年就辭職並且讓副總統胡伯特．杭福瑞（Hubert Humphrey）來接手，對於他自己跟對越南問題都會是更好的選擇。

早在一九六五年的春天稍晚，李查．古德溫（Richard Goodwin）——詹森總統主要的演說撰稿人，此時已經跟總統保持密切連繫長達三年——觀察到總統「日漸非理性的行為」[15]；他感到憂慮，就開始研究醫學教科書，也跟專業的精神醫學家祕密的討論。他的朋友比爾・莫耶（Bill Moyers）是詹森總統最信賴的年輕心腹，莫耶在古德溫不知情的狀況下採取了相同的行動，分別與兩位精神科醫師做了討論：

無論從哪裡看，診斷結果都是相同的：妄想症引發的人格解離（Paranoid Disintegration），也就是長期壓抑的非理性力量爆發。未來的發展是不確定的。人格解離的程度可能繼續進展、維持穩定或者消退，端賴詹森抗拒解離的力量，更重要地，要看幾件外在事態的發展：越戰與崩潰中的公眾支持度。這些壓力裂解了詹森的信心，使他懷疑自己還有能力控制這些事態的發展；然而詹森需要這信心，才能抵禦深藏於內心的非理性懷疑與恐懼；他深怕孤單無助地留在一個充滿敵意的世界裡。16

二〇〇六年有一份關於美國歷任總統生平的研究，指出老羅斯福總統罹患躁鬱症第一型，判定詹森在任期內罹患了同一病症，此診斷幾乎確定無誤。如果考量詹森多疑的性格，我們找不到任何關於他心智狀態的訊息也就不令人驚訝。他可能指示他的醫生們不要留下任何紙本紀錄，既然有妄想症，他當然害怕自己的健康有任何揭露。詹森在一生中有過臨床上顯著的憂鬱症狀，這一點殆無疑問。在對可取得的文獻進行回顧後，這些精神醫學專家把詹森粗魯與容易反覆的行為詮釋為與憂鬱症狀對反的另外一極——躁狂症狀。詹森習慣把「我的空軍」掛在嘴邊，也不可動搖地相信身為總統他有撒謊的權利。

詹森總統在白宮裡最早時期，在社會改革方面的立法，特別是在公民權利方面，表現相當傑出。他把長期在國會裡鍛鍊出來的一切令人敬畏的手腕用來凝聚多數意見，在他之前與之後沒有任何總統達到跟他一樣的號召力。然而隨著他任期的進展，越戰越來越成為主宰性的元素，甚至成為一個揮之不去的夢魘。古德溫解釋：

這個焦點窄化帶來的結果是災難性的。在政府內部，理性的論據、相左意見的交換、對根本政策的批判性評估，全都停頓下來了……只有權力才能制衡權力；如果制度的（而非人的）牽制力量被剝除了，那麼民主政治就有滅亡的危險。我跟許多握有大權的人一起工作過。他們無一例外都相信他們的目的是正當的、他們唯一的目標就是公共的福祉；而且他們全都憎恨會阻礙他們意志遂行的人與事。17

美國社會為越戰陷入拉扯與痛苦，這意味著詹森承受了長期的壓力，而且在一九六五到六七年期間，他的舉止明顯地變了。他最好的一位傳記作者羅伯特．達列克（Robert Dallek）寫道：「詹森的妄想症讓人質疑：他的判斷與能力是否仍能理性地做出極重大的決策？」但他也承認：「決定一個人是否達到心理失能恐怕並不容易。」。他接著提出疑問：「那麼誰能夠宣布一個總統已經跨出了理性正常心智的邊界？」雖然如此，達列克的結論是：「在詹森的案例裡，儘管他對他的敵人採取的言行十分荒唐，但他絕大多數情形下都能掌控他的能力，非常能夠適任總統職權。」18確實，越南戰爭對任何總統都是極端棘手的挑戰。他必須具備的能力至少包括能夠理性與平靜地考慮撤回美國部隊；詹森沒能辦到這一點，他對自己充滿疑惑與猜疑。他選擇逐步提升兵力與加強轟炸，但執行不夠徹底，達不到他將領們的要求，不過卻超過他的批評者所能接受的範圍。

一九六七年詹森接受了一場極度保密的手術，以治療他左腳踝上出現的皮膚癌。海軍上將喬治．柏克萊（George Burkley）曾是白宮裡處理甘迺迪總統疾病問題的主要角色，現在是詹森的醫生，他反駁了一切猜測。一九七七年這場手術才得到證實，那是在詹森於一九七三年死於冠狀動脈栓塞（或心臟病發作）之後好幾年。一九六七年十月時，威理斯．胡斯特（Willis Hurst）醫生對詹森的妻子博德夫人（Lady Bird）做出警示，他極度擔心她先生的健康狀況；雖然她很想告訴他，總統方面已經做成決定，總統將不會再度競選，但她覺得說不出口。[19]這隱含了一點：她覺得有人已經讓她先生下定決心在一九六八年之前辭職。德州選出的國會議員是詹森的好友亨利．剛查列（Henry Gonzales），他說：「他當面告訴我，他不再競選連任的原因是：許多醫生已經告訴他，他不會活過下一任任期結束。」

在一九六八年總統選舉之前一段時間，民主黨參議員基尼．麥卡錫（Gene McCarthy）在新罕布夏州初選裡獲得令人矚目的高票，這妨礙了詹森再選一次的機會。四天之後羅伯特．甘迺迪宣布參選，給詹森帶來一個甚至更大的挑戰。數星期後，總統便在電視上宣布他放棄再度競選了。

關於越戰，關於詹森，各家觀點之多是數不清的。總統喜愛社交、表現強烈的人格，似乎使得美國國內對他的意見分歧變得更大，而非更小。在一些政治人物的圈子裡有人對他敲定交換條件的能力讚賞有加；在另一些圈子對此則憎恨溢於言表。有人甚至能夠同時又愛又恨。幸運地，詹森最後還是擁有足夠的洞察力，了解到如果他離開這舞台，或可讓他所助長的這個分裂得到癒合。

杜勒斯（John Foster Dulles）、甘迺迪、魯斯克（Dean Rusk）、詹森、麥克納瑪拉（Robert MacNamara），尼克森，季辛吉與福特（Gerald Ford），所有這些政治人物，以各自不同的方式，都對美國的重要價值做出貢獻，而這價值卻在越南戰爭中喪失了——芭芭拉．塔克曼用一個字來描述它：美德。美國打越戰的第一個愚昧是「不斷地過度反應：掌權者發明了『危及國家安全』、『核心利益』、『承諾』等話語，不斷在其中過度反應，這些語詞於是有了自己的生命，回過頭來把發明者釘死在符咒裡」；第二個愚昧是「幻想自己無所不能」；第三個愚昧是「打死不轉的木頭腦袋」以及『別拿事實來迷惑我』的習慣。「美國政府最大的過錯在於低估了北越達成其目標的能力……同時高估了南越……最後一個愚昧是缺少反省的思考。」[20]所有這些愚昧在攻打伊拉克時通通都表現出來了。詹森常常在公開場合為了與越戰相關的抉擇問題表露出痛苦的神情，這是他的風格。不過在他的個人判斷裡，並不存在那種至高無上的信心——患狂妄症的領導者才有的特徵。

哈洛德·麥克米蘭

一九六三年，幾乎在林詹森成為美國總統的同時，英國的首相哈洛德·麥克米蘭（Harold Macmillan）由於健康問題辭去首相一職。麥克米蘭的前任首相是安東尼·艾登，他於一九五七年辭職，表面上也是因為健康問題，不過另一方面也因為他必須為蘇伊士運河事件負責。麥克米蘭擔任首相期間，英國經濟呈現一片榮景。然而在一九六三年十月裡的一次內閣會議中，他突然發生尿瀦留（Urinary Retention，尿液在膀胱中無法排出）的症狀。這是一種極為疼痛的情況，通常由前列腺增生形成的阻礙導致。外科醫生建議他立即接受手術。

麥克米蘭似乎已經了解他可能患有前列腺癌，也因此他開始思考辭職的問題。他對自己的健康總是傾向做最壞的打算。他的疑病症有長年的病史，這也許跟他在第一次世界大戰裡受過嚴重的傷有關。但是他的醫生約翰·李查森爵士（Sir John Richardson，後來的李查森勛爵，他是我在聖托馬斯醫院的老師，是一位令病人安心、有良心的醫生）一直認為，如果當時他沒有遠行，而是能在那些外科醫生之前先去看首相的話，他應該會給出更樂觀的病情預測，那麼麥克米蘭也許就不會覺得有需要辭職。事實上他並未得到癌症，只是良性的前列腺肥大。完成手術數月之後，他的健康就恢復了。戴高樂比他晚不到一年接受了一樣的手術，也還是留在位子上。

麥克米蘭起初表示，他對辭職感到後悔。但是在他的回憶錄裡，他承認那是應該離去的時候了。事實上他已經失去了政治的觸感，從該年稍早的普羅夫莫醜聞案打擊到他的內閣時就已經十分明顯（譯按：這是指一九六三年時內閣的戰爭大臣約翰・普羅夫莫〔John Profumo〕的醜聞。他與一位俄國間諜的情婦有染，在國會中被質詢此事時又撒謊遮掩，被揭穿後只得辭職。此事對麥克米蘭內閣打擊甚大），而且麥克米蘭異於平常地在下議院的表現不佳。雖然他有優異的頭腦，但他屬於典型的演員政治家；他有時被稱為「專擺姿態的老頭」並非毫無原因。當他施政順利時，左翼雜誌《*New Statesman*》（新政治家）在一幅嘲諷漫畫裡把他畫成「超級麥克」（Supermac）。之後他一直沒能擺脫這個外號。

麥克米蘭拒絕接受女王授予貴族的爵位或騎士的身分。但是在他九十歲生日時，他同意接受了一個世襲的頭銜，成為史托克頓伯爵（Earl of Stockton）；他還做了一場滑稽而幽默的演說，控訴當時的首相柴契爾夫人，說她推行的私有化計畫等於是賤賣家傳的白銀。他死於一九八六年。

查爾斯・戴高樂

戴高樂將軍（Charles de Gaulle）於一九四〇年從倫敦向法國人民廣播他著名的「六月十八日的

呼籲」（L' Appel du 18 juin，譯按：當時法國剛被德軍佔領，戴高樂在演說中聲明戰爭並未結束，呼籲法國人民團結抵抗。是法國史上最重要的政治演說），此時他已經把自己當成法蘭西共和國的政府領導人。次日當他再度廣播時，他稱自己是以法國之名而發言。戰爭開始的前幾年裡，每當他承受重大壓力，就會出現嚴重的憂鬱症狀。在他廣播演說之後才兩星期，英國皇家海軍在墨塞爾克比（Mers-el-Kébir）擊沉了數艘法國船艦，事件中一千二百九十七名法國海軍隨之喪生（譯按：法國在一九四〇年遭德軍佔領後，與德國簽訂了停戰協議，中止了對德的作戰。英國方面擔心法國軍艦可能落入德國手中，因此對位於北非阿爾及利亞墨塞爾克比的法國海軍主力下最後通牒，要求將法艦納入英方掌控。談判未成，英方展現了決心，將法方軍艦盡數破壞或擊沉）；在此重大壓力下，戴高樂就出現了一次憂鬱症狀。另外一次憂鬱症發作是在達喀爾（Dakar）大潰敗之後，當時戴高樂無法說服那些效忠於維琪政府的法軍向自由法國投誠（譯按：法國分裂後，法國屬地方向不一，有的認同自由法國，有的留在維琪政府這一邊。戴高樂誤判形勢，以爲維琪政府所掌控的法屬西非達喀爾可以在他的號召之下向自由法國投誠。盟軍在此構想下派艦隊前往收復，遭維琪法軍擊退，損失慘重。戴高樂在盟軍之中因此事聲望受損）。戴高樂事後表示，他甚至考慮過自殺。海軍上將愛彌爾．謬瑟里爾（Emile Muselier）明目張膽地挑戰他的權威，英國方面又拒絕將謬瑟里爾祕密逮捕，這些造成他又一次的發作。另外戴高樂也因罹患惡性瘧疾而病情嚴重，但是這消息並未公開，包括自由法國的將領與政治人物以及英國方面都未被告知。他後來在倫敦的郊區，在妻子的照料之下才恢復了健康。[21]

當勝利的展望越來越樂觀，戴高樂對自己的信心也就隨之增長；然而他總愛擺出戲劇性的姿態。他第一次的辭職是在一九四六年一月十九日，因為制憲會議剝除了他的個人權力。制憲會議於前一年十一月才把他選為總統，但是戴高樂認為若要復興法國，那些權力是必不可少的。他自願退隱的期間住在科龍貝雙教堂（Colombey-les-Deux-Églises），後來於一九五八年六月一日以六十七歲之年重新出任法國總統，國會中的票數是三百二十比二百二十日。他仲裁了阿爾及爾的和平，建立了第五共和，不讓法國被納入北約的軍事整合架構，否決了英國加入歐盟的申請。在所有這些事件期間，他的健康狀況都被認為良好。

戴高樂從一九六四年年初開始罹患前列腺肥大，但試著將手術往後拖延。一位同時是他好友的外科醫生幫他裝了導尿管，並跟他一起對外守密，甚至三月裡前往墨西哥的參訪行程也不受影響。四月十五日，在極少人知情的狀況下，他住進了巴黎的克杭醫院（Hôpital Cochin），住院次日接受了一項手術，割除了前列腺腺瘤，一種前列腺腺體的良性增生。他住院的消息傳了出去，於是戴高樂把住院前一天親筆寫下的一份聲明交給了媒體。他事先把這同一份聲明放在密封的信封裡寄給了艾麗榭宮（Elysée Palace）一位資深官員，並且交代他：「只有在我死後才可以打開。但是，如果後天一切都像我預期的那樣順利的話，你要把這信封交還給我。」[22]

一九六四年十一月四日，戴高樂的健康復原的很好，於是宣布他將繼續競選總統一職。十二月五日日他被法蘭索瓦·密特朗（François Mitterrand）逼到第二回合投票。在些許的遲疑之後，出於受傷與憤怒，他繼續奮戰，並於十二月十九日贏得百分之五十四點六的選票，擊敗密特朗的百分之四十五點四。

在手術後十個月，一九六五年二月四日的一場新聞發表會上，一位記者問戴高樂：「親愛的將軍，您的身體如何？」戴高樂的回答是：「相當不錯。但是別擔心，有一天我一定死的成。」戴高樂在此以七十五歲高齡選擇繼續競選第二任任期為七年的總統職務，這是不明智的。一九六七年三月他的首相喬治・龐畢度（Georges Pombidou）在國會選舉裡只以毫釐之差贏得多數票，預示了政治的亂局在前方等待。一九六八年五月，學生運動在法國引發了嚴重的政治危機，年邁的戴高樂已經不太能理解學生們釋放出來的是什麼力量。五月二十五日，他覺得自己已經無法控制局勢，於是對他的青少年與體育部長說：「一切都完了。」他的心情處於一種「深沉的黯淡」之中；五月二十七日在主持一次部長會議時「他的心與思維都在別的地方」[23]。他似乎對周遭正在發生的事情已經完全無動於衷，會議上的對話他幾乎都沒聽到。他從前的憂鬱心情回來找他了。

之後在五月二十九日，戴高樂踏上了一個奇怪的行程。他決定當天晚上跟他的妻子、兒子、媳婦連同他們的三個小孩搭飛機前往法國在德國的軍事佔領區巴登巴登（Baden-Baden）。對於戴高樂此一古怪的舉動，評論界的意見分歧，有人認為他面對危機方寸已亂，有人則以為這是他應對策略上的一步好棋。最有資格評判這件事的兩個人，龐畢度與法國在德國駐軍的統帥賈克・馬敘將軍（Jacques Massu）相信他是心神混亂了。在動盪的政治局勢中，總統睡眠一直很少，而且，用他的傳記作者瓊安・拉古圖赫（Jean Lacouture）的話來說，他正在經歷一種老年人的「喪膽失志」[24]。當危機結束，戴高樂從德國返回巴黎，也確知軍方對他的擁戴，他給自己的行為提出的解釋是：「在過去的二十四小時裡，我考慮到了一切的突發狀況。」但是在六月一日他對龐畢度私下卻說：「有生以來第一次，我完全喪失勇氣了。我真沒辦法為自己感到驕傲。」[25]

戴高樂跟納維爾・張伯倫一樣，直到走下政治舞台後病情才變得十分嚴重。但是我們可以合理地懷疑，他的年紀是否在某些時點上對他的決策判斷構成影響。當罷工與學潮在蘊釀與發展中時，是龐畢度採取了果決的行動，灑錢平撫了罷工者。即便如此，在危機平息之後，戴高樂贏得了六月三十日的國會選舉，他仍然樂於見到龐畢度辭職，並且指派德慕爾維爾（Maurice Couve de

Murville）擔任總理。不過這場與戴高樂的決裂如果有任何效果，一定也只會提高龐畢度的聲望，也讓他能夠清楚地表態，只要時機成熟，他就會競選法國總統。從這時起，戴高樂首度有了一個明顯在等待位置上的接班人。戴高樂接著又做了一個錯誤的判斷，為了地區改革與國會重組的議題在一九六九年四月二十七日舉辦公投。投票的結果以很小的差距失敗了，支持者佔百分之四十七，反對陣營則為百分之五十三。四月二十八日中午過後不久，發言人代表總統發表了一份簡短的正式宣告：「我將停止行使共和國總統的職權。此一決定自今天中午起生效。」

兩天之前，戴高樂在全國電視演說裡說，他把法國的命運交付在人民的手裡。然而兩天之後，法國人民不再追隨他了，戴高樂證明了他不是戀佔權位的人。他退隱到位於科龍貝雙教堂的家裡。一九七〇年十一月九日，正在玩單人紙牌算命時，他感覺到背部一陣突然的疼痛，整個人就倒下了；他的妻子當時陪著他坐在桌旁。他發生的是腹部動脈破裂，可能與動脈粥樣硬化相關。（動脈硬化一詞用於指稱動脈病變的許多狀況，最常見的情況下與動脈粥樣硬化一詞可以互換，指動脈內壁有脂肪斑的形成。當人的身體老化，動脈管壁以及形成管壁的肌肉也隨之衰老，因之有可能在此過程中變得脆弱，發生斷裂或破口。這種狀況會造成生命危險，有時候緊急的外科手術可以挽回性命。）戴高樂的喪禮在當地的教堂舉行，並且按照他明白表示的願望，不邀請共和國總統或其他外國元首出席，也沒有演說、音樂或喧鬧的典禮。如安德烈．馬爾羅（André Malraux，譯按：法國作家，曾任他的文化部長）所說：「那是一個英勇騎士的喪禮。」不過，跟在他之前的許多騎士一樣，戴高樂最後多打了一場不該打的仗。他在一九六四年年底如果宣布下台，並且以年齡的理由避免再度競選，會是比較明智的選擇。如此一來，他作為法國史上最偉大領導者的歷史地位就不會受到損害。

喬治・龐畢度

龐畢度是在一九六九年六月十五日獲選為總統，接替戴高樂的位置。在任期開始的階段，他是一位非常有效率的總統。他其中一項成就就是撤回戴高樂對於英國加入歐盟成員的否決案，並且與荷蘭首相以及英國首相愛德華・希思（Edward Heath）攜手合作，在一九七三年讓英國加入了歐盟。一九七二年八月時，龐畢度感覺身體衰弱，缺乏精力。他的醫生讓他做了一連串的檢查，包括骨髓檢查與X光照相。檢驗結果證實了他得了與骨髓相關的癌症，而且在惡化當中。這病情的真相，在他死前從未對外界公開過，即便當他因為接受高劑量的類固醇治療而成為月亮臉時——這在一九七四年年初時特別明顯——也沒有絲毫透露。他於同年四月二日死於骨髓性白血病，死前數月都在嚴重的疼痛下度過，尤其是走路時。（骨髓性白血病是一種骨髓的惡性疾病，具有兩種以上下列症狀中：一、骨髓中有過多的與不正常的血漿細胞；二、骨頭在X光照片上顯現有洞；三、血清中有異常的丙種球蛋白，這可能是骨髓瘤球蛋白，班斯・瓊斯蛋白質〔Bence Jones protein〕或者巨球蛋白。漿細胞瘤〔plasmacytotoma〕是骨髓中的單一腫瘤。如果出現一個以上的腫瘤，就稱爲多重漿細胞瘤。療程中會運用放射線治療與化學治療，預後的差異相當大，端視哪，一類細胞受到腫瘤侵害。）在巴黎，儘管各方也有些猜想，但是只有極少數的官員在艾麗榭宮裡知道龐畢度的狀況。甚至連自己的妻子，也是直到一九七三年走訪中國的行程結束後才被告知。密特朗之所以在競選總統的過程中決定對自己的健康狀況做最大程度的資訊公開，就是受到龐畢度在任期上死亡的影響。但是當後來密特朗總統自己生病的時候，他所做的卻跟此決定完全相反。

威利・勃朗特

喬治・龐畢度擔任總統的期間，幾乎跟威利・勃朗特（Willy Brandt）擔任德意志聯邦共和國（即西德）總理的時間完全重疊。二戰期間勃朗特是在挪威度過的。他與納粹之間沒有最絲毫的關聯，形象從未受到沾染。在一九六一年的柏林危機當中——冷戰的緊張氣氛在柏林是最為強烈的——他作為市長頑強不屈的表現，為他贏得了巨大的個人聲望。在一九六〇年代晚期，勃朗特擔任社會民主黨黨魁，他的政黨與基督民主黨組成聯合政府，總理是基民黨的庫爾特・基辛格（Kurt Kiesinger），布朗特則擔任外交部長達三年之久。布朗特此時了解到，西德必須改變戰後的長年總理康拉德・阿登納（Konrad Adenauer）的政策，不能繼續在一切形式上都拒絕承認共產主義的德意志民主共和國（即東德）。

在一九六〇年代末期，不管共產主義在西歐民眾的眼中有過多少號召力，都因為蘇維埃於一九五六年入侵匈牙利、一九六八年入侵捷克以及東西歐之間（特別是東西德間）的交流日漸頻繁，因而大為失色了。布朗特了解到一件事，這也是他於一九六九年到一九七四年間擔任總理時極為倡議的，這就是：為了要終結歐洲的分裂狀態，西德不能完全仰賴美國、英國與法國的推動，而必須發展出一套自己的策略來。這個在布朗特手中成型的策略，一般稱為東進政策（Ostpolitik），其主要內容，就是勃朗特的首席顧問伊耿・巴爾（Egon Bahr）所說的，「用友好關係來推動改變」，也就是緩慢但持續地將關係正常化。例如在一九六九年，東西德之間電話通訊僅有五十萬通，二十年之後，這個數字變成四千萬。在一九七〇年代，東柏林與西柏林之間電話通話的次數少到可以忽略，但是到一九八八年就達到一千萬通。[26]西德與蘇聯以及對其他東歐國家的關係，也在「東進政策」之下穩定地進步。

在德國以外的人或許沒有充分地認識到，勃朗特個人善感的性情，是推動這「東進政策」重要的助力。這一點，在他以總理身分拜訪華沙時，有清楚的表現。在正式地將花圈放在波蘭無名戰士的墳墓上之後，勃朗特走到猶太紀念碑前，這是紀念華沙猶太隔離區及其死者的。在自傳裡勃朗特描寫了他當時煎熬的情感：

> 我所做的，只是一個人類當語言不能表達時，所做的事情。即使二十年過去了，今天我也無法說的比當時一位記者描述的更好；他寫道：「然後他，一位不需要下跪的人，跪了下來，代替那些需要下跪，卻沒有下跪的人——因爲那些人或者不敢，或者不能，或者不能也不敢跪。」[27]（譯按：當年勃朗特以德國總理之尊在紀念碑前下跪。）

勃朗特情感豐富的性格，毫無疑問地，在某些時候會使他無法抵抗抑鬱的情緒。他的憂鬱症狀是週期性的，大約一年兩次，大多出現在秋天，一天中日照開始變短的時節；他會在床上一連躺上兩到三天，任何人都不准連絡他，包括他的妻子。他的貼身幕僚稱這樣的發作為「流行性感冒」。當他返回日常的工作，他並不為自己的缺席表示抱歉，而似乎認為這是十分正常的事。沒有證據顯示他這些「流感」在擔任公職期間對他處理政務有太大的損害。勃朗特著名的傳記作者，彼得·梅瑟布爾格（Peter Mersebuger）[28]寫信告訴我，他懷疑勃朗特的憂鬱症可能根本沒有接受治療。

一九七四年四月二十四日，勃朗特結束在開羅與埃及總統安華·沙達特（Anwar Sadat）的會面，飛返德國；在機場迎接他的內政部長漢斯迪特烈希．甘攝爾（Hans-Dietrich Genscher，當時擔任內政部長）告訴他，總理辦公室裡的一位顧問古恩特．桂勞姆（Gunther Guillaume）已經被逮捕，並且已經承認為東德從事間諜工作。勃朗特在政治上的罩門是顯而易見的。很快地，各種關於他沾染女色的故事就開始出現，雖然這件事情對於在柏林以及波昂時期認識他的人來說並不是新聞。聯邦刑事調查署的一份報告指出，他們擔憂桂勞姆在即將進行的審判過程中，可能會提及一些——報告中婉婉地稱之為——「令人痛苦的細節」。這造成了一個兩難：如果桂勞姆真提到這些細節，將會使聯邦政府出醜，但是如果沒提到，則東德政府就得到一個把柄，以後可以羞辱勃朗特的內閣與社會民主黨。29

五月六日，勃朗特決定辭職，承認他「有所疏忽」。在自傳裡他寫道：

我非辭職不可嗎？不，並不是非如此不可的，即使當時我感覺這一步無可避免。我嚴肅地擔起了政治責任，而且或許也太不知變通了點……我承認，有個密謀對我造成打擊，而且我的家人因此陷入了失望與痛苦，這如果還不能使我困擾，是非常奇怪的事。

他還提到在埃及得了胃痛，回來一直沒好，不得不躺在床上；以及在他辭職的前一個星期，牙醫幫他拔掉兩個臼齒，他感覺疼痛，整個人「暈眩而虛弱」。自傳中勃朗特寫道：「有人謠傳我有自殺的念頭，但這是過度的誇大，事實只是我感到非常的抑鬱。」在寫完被他稱為間諜醜聞的事件之後，勃朗特如此總結：「如果當時我的身體與精神狀況不是處於低潮的話，我是不會辭職的；相反地，我會盡我一切所能地把這整件事情清理乾淨。」

麥可・富萊恩（Michael Frayn）有一部出色的戲劇作品「民主」，描述的是勃朗特擔任總理最後數星期的日子，他把勃朗特呈現為猶豫不決的樣子；不過梅瑟布爾格相信他在重要的政治問題上一般而言都具有決斷力。很有可能勃朗特自己承認的憂鬱症狀影響了他做出辭職的決定。但是在這個時點，他政治生涯的重大挑戰都已經完成，要主張他的辭職對德國的政治發展造成損害是很難成立的。他的繼任者赫爾默特・施密特（Helmut Schmidt）——當時是反對勃朗特辭職的——比勃朗特更有能力處理一九七三年石油危機所造成的經濟問題，而且他在外交政策上大多追隨了勃朗特的路線，只有國防例外。在退休生涯裡，勃朗特繼續對德國與第三世界政治做出了顯著的貢獻。因此，有憂鬱症病史並不立刻代表一個人不適合擔任政府首腦，勃朗特就是一個例子。

李查・尼克森

在龐畢度與勃朗特掌握大權的同一年，李查・尼克森宣誓就職美國總統。有人描述他是一個「有病態氣質、獨來獨往的傢伙」。沒有人可以確定尼克森在白宮時期裡是否患有重型精神病（Psychotic），但是他顯然非常接近這個狀態。（重症精神病是一個疾病的通稱，包括幾種使患者喪失現實感的疾病，患者可能深陷其中以至於無法意識到自己生病。憂鬱、妄想與酗酒——這些問題尼克森都有——本身並不是重型精神病的構成條件，雖然這些也都可以發展成重症精神病。）[30]早在入侵柬埔寨一事上，尼克森就有明顯的異常行為表現，這比水門事件爆發、他面臨彈劾的威脅時要早的多。比如說，知名的記者詹姆斯・雷斯頓（James Reston）報導過：

一九七〇年五月，在八日晚間九點二十二分與九日凌晨四點二十二分之間，尼克森打了五十一通電話給他的閣員、幕僚、雜誌編輯、外交部官員與新聞記者，當中還重複撥打給某些人。他在電話中述說他的家庭、祖父母、內戰等等，聽起來像是失眠、做了惡夢後的語言。電話打完，他做了一件讓幕僚驚恐萬分的事：他在清晨跳進座車，開往林肯紀念碑，去跟那些到華盛頓來舉行示威、抗議他入侵柬埔寨的年輕人爭論。年輕人們看到總統來了都嚇一大跳。[31]

阿諾德．胡屈內克（Arnold Hutschnecker）完成的一份尼克森研究報告十分有趣。他從一九五一年在紐約當一般內科醫生時起就開始治療尼克森，一九五二年尼克森當上副總統後，胡屈內克也繼續治療他。但是在一九五五年時，胡屈內克對他的處置逐漸集中在精神治療方面，而尼克森很擔心影響到大眾形象。在那之後，兩人有過相當次數的祕密會面，但是尼克森在白宮中只見過他兩次。其中一次就在尼克森決定宣布進軍柬埔寨之後。胡屈內克進白宮時由專人帶路，沒有在大門內的訪客登記簿上簽名，過去見尼克森時的熟悉與方便都不復見。兩天之後，季辛吉相信，尼克森事實上「已經在精神崩潰的邊緣」。[32]

尼克森與胡屈內克最後一次見面在一九九三年，場合是在尼克森夫人的葬禮，尼克森請胡屈內克跟他的家庭坐在一起。胡屈內克後來公開主張政治參選人應該要做精神病篩選，不過他也表明他是以一般醫生而非精神科醫生的身分治療尼克森的。他在一九六九年七月十五日的《查看》（*Look*）雜誌寫了一篇文章討論領導類型，文章裡提出了一個具體的觀察，讓我們看到尼克森人格的複雜性。胡屈內克提到，尼克森在一九六二年輸掉加州州長選舉之後，說了一句很有名的話：「你們不會再有尼克森可以讓你們隨便踢來踢去了！」這個尼克森應該被歸類於易受刺激的領導人類型。但是在一九六九年四月時那位宣稱已經冷靜地掌握了北韓飛機事件的尼克森，可能「已經變成一個能自我控制、調整過的人格，能夠憑藉力量在協商交涉裡向和平前進」。然而關於尼克森對這次事件的反應——四月十四日一架美國的偵察機被北韓擊落，機上三十一名組員全數喪生——有另外一種說法。根據尼克森主要助理郝德曼（H. R. Haldeman）的日記，尼克森一開始要的是做出「強硬的回應」，當他的助手們建議他審慎從事時，才被擋下來。照季辛吉的說法：「把他想要回以致命一擊的本能衝動給強壓了下來。」季辛吉的助理勞倫斯·伊果伯格（Laurence Eagleburger）對尼克森的描述是「咆嘯與抓狂，在危機事件當中爛醉如泥」。另外有一次，據說尼克森喝醉了酒，對季辛吉說：「亨利，我們得給他們來顆原子彈。」33

胡屈內克相信領導人都可以改變，亞伯拉罕·林肯就是一個有所轉變的例子。另一方面，耶魯大學教授巴爾拔（James David Barber）在一九六九年九月三日美國政治學會第六十五次大會上主張，年過五十歲的美國總統都不再改變。我不相信巴爾拔這個說法。詹姆斯·卡拉漢在一九七六年當上首相時改變就很大，拋棄了性格中的「小家子氣」，成為一個更洪大的人格以及明智的領袖。戈登·布朗（Gordon Brown）作為首相會不會改變，這一點我們現在還不知道（譯按：布朗已於二〇一〇年五月下台，現任首相是大衛·卡梅倫〔David Cameron〕）。然而巴爾拔對尼克森的觀察還是敏銳的：「尼克森的人際關係裡有一點是突出的，就是他有意識地孤立自己，跟他人隔絕開來，獨自做出決策。」他還把尼克森歸類為「積極但負面類型」的總統，而杜魯門是「積極而正面的類型」，艾森豪則是「消極而正面的類型」。美國學界許多年來都在研究政治領袖的人格，使用的研究方法包括對他們的演說、訪談與文章進行內容分析。大衛·溫特（David Winter）是這個領域中的頂尖學者，他在一篇有意思的回顧研究裡有這樣的結語：在這類研究裡，「一定程度的謙卑是必要的，也是應該的」。34

把尼克森趕下台的是水門案醜聞。這個事件非常有名，所以我們只做很簡短的陳述。在一九七二年六月十七日，有五個人因為試圖闖入位於水門大廈裡的民主黨競選總部行竊而遭到逮捕。我們現在知道，尼克森在六月二十日就已經開始討論他們的逮捕問題，而他們第一次在橢圓型辦公室（Oval Office）討論的錄音帶裡有一個十八分鐘的缺口。要命的是，尼克森開始密切地涉入此案，成為庇護此事的同謀者。一九七四年三月一日，華盛頓的聯邦大陪審團（Federal Grand Jury）對七個人提出控告，當中四人與總統關係緊密，郝德曼與約翰・艾力希曼（John Ehrlichman）更是與總統完全無法切割。約翰・米謝爾（John Mitchell）是總統的老友，曾經出任他的司法部長；查爾斯・柯爾森（Charles Colson）是尼克森重要的白宮助理。最後在一九七四年六月十五日，一則消息曝光，指出「有適切理由相信尼克森（連同其他多人）參與了蒙騙美國與阻礙司法的密謀」。彈劾程序於七月展開，尼克森在八月辭職。早先在一九七一年時，由於五角大廈文件外洩，尼克森曾批准了闖入布魯金斯研究所（Brookings Institute）以及精神醫師丹尼爾・艾爾伯格（Daniel Ellberg）的辦公室（因為艾爾伯格被認為是文件洩密的主謀）。

尼克森究竟有沒有授意共和黨總統競選連任委員會（Rebublican Committee to Re-Elect the President）跑去民主黨競選總部裝竊聽器，仍然是個未解的謎團。共和黨的競選委員會一定知道尼克森要取得決定性的勝選不成問題（後來一九七二年十一月七日尼克森在全美五十州裡有四十九州獲勝）。更令人難以了解的是尼克森為什麼要涉入遮掩與庇護。尼克森對此事最終的意見，遲至一九七七年四月十三日才說出來；在一場電視訪問裡，他回答大衛・弗洛斯特（David Frost）說：「我讓美國人民失望了，在我有生之年，身上都將掛著這個重擔。」

劇作家彼得・摩爾根（Peter Morgan）以上述訪談為基礎寫了電影《請問總統先生》（Frost/Nixon）的劇本，在裡面他讓自由派文人詹姆斯・雷斯頓（James Reston）說：

> 艾斯屈羅（Aeschylus）跟他同時代的希臘人都相信，神明們吝於讓人類獲得成功，而且會在一個人處於權力頂峰之時給他派來一個「狂妄」的詛咒，讓他失去健全的心智，最終導致他走向毀滅。今天我們不覺得神明們有那麼大的功勞了，我們比較喜歡說這叫自我毀滅。[35]

尼克森垮台的原因究竟是什麼？是心智失常，飲酒過量，還是狂妄症？毫無疑問地，在連任成功之後，他顯現出許多狂妄症的特徵。也一定有人懷疑尼克森在位的最後十八個月裡，當司法的羅網越來越逼近、他親信的圈子日漸縮小、而他比從前更顯獨行獨斷時，他的心智是否仍然健全。白宮發言人提普・歐尼爾（Tip O'Neill）在一九七三年十月裡的贖罪日戰爭（Yom Kippur War）期間見過尼克森，後來他寫道：「總統的行為十分怪異。」十二月時，參議員巴瑞・郭德瓦特（Barry Goldwater）寫道：「我有十足的理由懷疑白宮裡面有人可能精神不正常。這將是我對此事的唯一紀錄，我會把這份紀錄鎖在我的保險箱裡。」國防部長詹姆斯・史列辛格（James Schlesinger）是一位知識豐富的政治家，他在參謀長聯席會議（Joint Chiefs of Staff）上說，不要執行總統對軍事方面所做的任何決策，除非他們五人全數同意（譯按：指參謀長聯席會議的五名成員：陸軍參謀總長、海軍作戰部長、空軍參謀總長、海軍陸戰隊總指揮以及國防部長本人。）。而且他們應該首先跟他進行確認。史列辛格對總統精神狀況感到極度的憂慮，他甚至援引《國家安全法案》（National Security Act），要求所有從總統發出的軍事命令，都必須經過他——國防部長——來傳遞。

部分報告指出，尼克森已瀕臨精神崩潰，並且時常酒醉。他喝酒並不只是由於社交需求；後來有資深的精神醫師把他的狀況判定為酒精中毒[36]。海軍作戰部長艾爾模．祖文德（Elmo Zumwalt）上將於一九七三年十二月二十二日在白宮裡會見尼克森總統：

雖然說不上『爛醉已極』……但是他的樣子的確讓我覺得不安，像一個腎上腺素衝到了頂、情緒處在崩潰邊緣的人。我感覺他沒有進行理性對話的能力，更遠遠談不上能夠理性領導這個國家——而這個國家正涉入許多複雜的處境，剛開始進行一系列高危險性的行動！[37]

尼克森的妄想症狀、他對猶太人的厭惡以及口出穢言，在橢圓形辦公室的錄音帶裡有許多紀錄。他喜歡用錢打通關節、用賄賂干預選舉過程，在錄音帶紀錄裡同樣得到證實。國內稅務署開始調查尼克森從一九六九到一九七二年的所得稅申報單。之後一九七三年在佛羅里達與美聯社編輯的一次會談上，尼克森對他們說：「總統到底是不是個騙徒，這一點是一定要讓大家了解。」毫無疑問，他當然是。他的總統任期雖有腐敗，但又奇怪地混合著不少傑出之處。我們似乎可以感覺，儘管有妄想的性情、焦慮性沮喪以及酒精中毒，這個內心有重重衝突的人其實是費了所有力氣來維持他的心智完整。尼克森的私人醫生是瓦爾特．查克（Walter Tkach），他的兒子約翰．查克（John Tkach）博士於二〇〇五年十二月寫信告知羅伯特．達列克（Robert Dallek），他父親的診療紀錄必須在尼克森紀念圖書館裡封存七十五年之後才能公開，又說：「關於尼克森有些事情太過機密了，我永遠也不會揭露。」[38]

尼克森在任內的最後幾個月裡，確實試著繼續當好他總統的角色，不過在一次半夜的危機時刻中，令人錯愕地，他卻沒有現身，可能是因為他醉的不省人事。這是指一九七三年蘇聯介入中東戰爭，在十月二十四日晚上，李奧尼德．布里茲涅夫（Leonid Brezhnev）幾乎要派出蘇維埃的空降部隊到戰區了，美軍因此進入升高的緊急狀態。這次在總統缺席下的危機處理之所以能夠完成，全靠支持尼克森最力的亞歷山大．海格將軍（Alexander Haig）——他返回白宮擔任辦公室主任——以及擔任國務卿的季辛吉；他們給國際媒體製造出一種白宮運作如常的印象。海格稱尼克森任期的最後階段是「美國歷史上最危險的時期之一」，並且說，領導權能不能合法移轉「在那個時候還是一個未知數。」[39]他擔心的不是軍方干政，而是國會可能有不當的行動。

美國核心的國家利益在任何方面並沒有因為尼克森的身心狀況而受過損害。但有些事情確實被損害了，即民眾對政治家與政治的信賴與信念，而且不只在美國國內，而是全世界的民主國家都受了影響。如果沒有一套彈劾的機制來迫使總統接受審判，尼克森永遠也不會辭職，他對總統權力一貫的濫用也永遠不會被揭穿。危險的地方在於，人們不再記得這些負面事件，相反地，在多位繼任總統的襯托之下，尼克森的名譽反而恢復了，而且被認為是在外交政策上大有創建的總統。特別是關係到重啟美中關係一事，尼克森飛到北京與毛澤東會面，中止了一九四九年到一九七一年的外交中斷。然而我們不該忘記尼克森的權力濫用。酒精中毒對政治領袖也是非常嚴重的健康問題；我們將在第七章談到小布希時討論這個問題。

毛澤東

中國共產黨領導人毛澤東的獨裁統治倍極殘酷，難免有些人也問了那個常常被拿來質疑希特勒的問題：他是不是瘋了？他的毫不容情與草菅人命都是無可爭辯的事實。他在一九五八年推動了「大躍進」，把農業部門共產化，把中國農夫以人民公社的制度重新組織，結果導致了據估計高達兩千七百萬人在下放、暴力對待以及飢荒中死亡。[40]這毫無疑問是二十世紀最殘酷的政治行動之一。而且，即便不看人命的喪失，大躍進造成的經濟損害也是毀滅性的。在一九五八年與一九六二年之間，農業產出下跌了百分之二十八，輕工業與重工業生產下跌的比例分別是百分之二十一與二十三。後來，在一九六六年發動的文化大革命裡，接連進行的清算與大規模殘殺，大部摧毀了中國豐富的文化與知識子階層。

毛澤東清算任何反對勢力下手絕不容情，而他從很早就對人命的死傷毫無顧忌，這一點殆無疑問。要打破社會秩序就只能依靠暴力。早在一九二七年三月，毛澤東在一篇刊登在共產黨內部刊物的報導裡，帶著虐待狂的快感，描寫了他親眼目睹一些殘酷場面的經過；文章中稱他「感到一種從所未有的狂喜……真是太美妙了……活活打死一兩個人算不了什麼」。[41]

當然，有虐待狂、手段殘酷以及對他人的性命無動於衷，可是卻沒有精神疾病，這是完全可能的；但是在毛澤東的例子上我們有一點精神疾病的證據，雖然所知太少，不允許我們做出可靠的診斷。毛澤東不止有嚴重的妄想症狀，對人心懷妒恨，常想像有人下毒，派人監視他許多同志，他可能也終生都為憂鬱症所苦。根據他的醫生所說，毛澤東每隔一個週期就會因憂慮而病倒，一連數月都躺在床上。[42]然而憂鬱症可能只是實情的一部分，他病情的全貌可能是躁鬱症。因為他能夠忽然從無疑是鬱症的階段裡跳出來，轉而呈現一種差不多也可以視為是躁症階段的旺盛活力。舉例來說，在大躍進如火如荼的展開之後，他似乎陷入一種相對上無所作為的狀態，使自己在一九六〇年左右被包括鄧小平在內的一些共黨領導成員給邊緣化。然而毛澤東卻能夠在六年之後跳回來發起文化大革命。週期性地採取猛烈的行動，事後又證明這些行動原來未經深思熟慮，常常就是躁鬱症的伴隨現象。

關於毛澤東身體的健康狀況：一九三四年九月他罹患了腦型瘧疾（Cerebral Malaria），需要使用高劑量的奎寧與咖啡因來治療。[43] 一九四六年一月，史達林在毛澤東的請求之下，派了一位國家安全委員會（KGB）的醫生梅尼可夫來給他做檢查；因為當時身邊的人都覺得毛澤東生病了。梅尼可夫檢查的結果，毛澤東只是精神耗損以及神經緊繃（這是當時常用來描述憂鬱症的術語），此外並沒有其他毛病。在一九七〇年代裡，毛澤東病情變得十分嚴重，有阻塞性心臟衰竭（Congestive Heart Failure），肺部與兩腿有積水症狀。一九七一年十月，當季辛吉第二度前來北京，以便為尼克森總統的歷史性拜訪做先期磋商時，毛澤東卻臥床不起，再度陷入了憂鬱症。[44] 然而在一九七二年二月二十一日尼克森來訪的日期之前，毛澤東的健康戲劇性的轉好；這次美國總統來訪在中國國內被視為是外交政策的勝利，在後續的幾次會面中，毛澤東的狀況也都很好。其實美國人也不經意地幫助了毛澤東恢復健康：為了預防尼克森病倒，他們事先運了一些氧氣筒與一部呼吸器過來，結果這些器材被送進了毛澤東的房間。[45]

不過這改善是暫時性的，毛澤東的身體再度開始惡化。一九七三年時，他已經說話困難，大多時候都需要氧氣罩。然而他的心智在某些時候仍然是清楚的，在一九七四年十月時，他指定鄧小平為第一副總理，擔任周恩來的指定接班人。在生命最後一段日子裡毛澤東不得不停止游泳，那是他最喜歡的休閒娛樂。有些人指稱，這是由於運動神經元疾病的早期徵兆所致。他於一九七六年的九月九日死於心臟病發作，一種少見的進行性神經病變使他的喉嚨與呼吸系統陷入癱瘓。

哈羅德·威爾遜

哈羅德·威爾遜是尼克森上任時的英國首相；尼克森下台時，威爾遜剛好重返首相職位。他是晚近在離職之後被診斷出罹患阿茲海默症的兩位政治領袖的其中之一；另外一位是雷根。這兩位政治領袖的案例牽涉到本書一項重要議題：政府領導人的心智能力問題。（阿茲海默症是失智症最常見的型式，特徵是逐漸喪失智力與社會功能。它是以德國醫生阿洛斯·阿茲海默〔Alois Alzheimer, 1864-1915〕來命名，他於一九〇六年的一篇文章裡描述了這種病的條件。在早期的病程裡，主要特徵是短期記憶的喪失，牽涉到的主要是腦顳葉與額葉裡腦細胞的退化。偶爾也會有喪失時間與空間感的情況，伴隨智力與行爲能力的退化，病程歷時的長短則因人而異。最終病人的行走能力也受到影響，喪失了移動的能力，然後在經過一段床上照料的時間之後死去。醫界做了許多的研究，神經醫學家對於取得重大進展懷抱厚望。許多研究案例證實這種病有遺傳學的基礎，牽涉到三組特定的基因。對病人腦組織的檢查顯示出，在皮質層〔大腦的外層組織〕裡的細胞外表上，有澱粉樣蛋白質〔Amyloid Protein〕構成的斑塊堆積。此外，在神經元或神經細胞內部也有病變發生：神經原纖維進行纏繞並且增厚，形成了神經原纖維的糾結。阿茲海默症是一種老人疾病，六十歲之前罕見發病，而根據統計，八十歲以上有百分之三十的人表現出此一疾病的某些症狀。有藥物可以治療，但是多半只宣稱可以減緩發病的速度。在二〇〇六年，有四百五十萬美國人罹患這種病；如果沒有重大的改變發生的話，到二〇五〇年這個數字會成長爲三倍。二〇〇六年七月二十九日的經濟學人有一篇文章〈拼湊眞相〉〔Puzzling out the Truth〕用通俗的語言完整地介紹目前關於阿茲海默症的醫學研究。）

威爾遜第一任首相任期從一九六四到一九七〇年，並於一九七四年再度獲選首相。他於一九七六年三月十六日辭職下台。對當時的內閣裡大多數成員，以及對國家全體輿論而言，他決定去職造成全面的衝擊。不過在一九七五年的十二月底，他就已經提醒過兩位可能接替他的人選詹姆斯．卡拉漢以及羅依．詹金斯，他準備要退休了。一九七三年在野時，威爾遜有過一次輕微的心臟病，當時他就下了決定，也向妻子承諾，如果他再度當上英國首相，也不會在那位子上停留太久。他的首要目標是要舉辦公投，決定英國是否留在歐洲經濟共同體（歐盟的前身），而他要盡力確保投票的結果是「要」。他的策略是要重新協商加入共同體的條件，並且宣稱新的條件使得英國加入與否的問題全然改觀。雖然這新條件相對於舊條件實際上究竟有多少改善，是一件值得爭論的事情，但是這個政治策略發揮了很大的效果，威爾遜與卡拉漢（當時擔任外交大臣）成功地讓工黨選民湧向支持加入的一邊。

事後看來，威爾遜的退休，是一個開明而進步的決定。英國當時的政治與經濟問題看起來像是無止盡地重複發生，他對於必須一再應付這些問題已經感到疲倦，而他的內閣正是他疲倦的最佳寫照。他不具有克服橫在眼前的金融危機所需的意志，下台的決定，讓他躲過了一九七六年英國跟國際貨幣基金會不得不進行的協商。然而在當時，對於威爾遜為何辭職，人們進行了數不清的政治揣測。當中有些是引人發笑的異想天開，比如有人影射他是因為捲入財務醜聞，甚至有人認為他是蘇維埃的間諜。事實上他辭職的原因很可能要單純的多：他對自己的健康越來越感到憂慮。我在過去九年裡，在下議院或者周邊的許多場合上跟他有過很多非正式交談的機會，我逐漸了解到，他照相式的記憶力對他來說是何等的重要，然而這種能力已經開始棄他而去。他的傳記作者菲利浦・齊格勒（Philip Zielger）描述了記憶力退化對他造成的影響，對威爾遜來說，「變得遲緩、一個詞半天想不起來、或者一個統計數據半天找不到，並不只是令人氣惱而已，而是重重的打擊了他的信心」。[46]儘管如此，威爾遜是在沒有受到自己政黨任何壓力的狀況下自願下台，在歷任英國首相裡，他是唯一的例子。他真正的壓力來自他的妻子與醫生。

在一九八〇年，威爾遜辭職後第四年，健康狀況變的十分糟糕。該年夏天他罹患了大腸癌，接受了三次手術。一位醫生紀錄臨床診療的細節，提到他對過往歲月的記憶雖然仍然極佳，但卻無法記得自己當天吃了什麼東西當早餐[47]，這就是阿茲海默症典型的先期症狀。雖然威爾遜最後一本書《回憶錄：一位首相的要素，一九一六至一九六四年》（*Memoirs: The Makings of a Prime Minister 1916-1964*）出版於一九八六年，但是他的心智功能在那之前好幾年就開始衰退，而且惡化的情況十分嚴重。威爾遜死於二〇〇五年五月二十四日。他的經驗給我們提供了一個教訓：就一位政府領導人而言，即便是程度輕微的記憶力衰退，只要是持續性的，就應該視為一個思考去留的契機；他的醫療顧問也應該如此看待此事。

愛德華・希思

愛德華・希思在一九七〇年六月獲選首相時，贏得雪梨—荷巴特（Sydney-Hobart）帆船大賽不過是五個多月前的事（譯按：從澳洲雪梨駕帆船到塔斯馬尼亞島的首府荷巴特市，航程約一千一百七十公里，是世界上困難度最高的帆船比賽之一）；他在唐寧街十號的任期全程裡都健康良好。令人驚訝的是，他決定在一九七四年二月提前大選（譯按：英國大選正常是每五年一次，但首相可以決定提前大選。延後必須由國會同意，上議院還有絕對的否決權），當時發生了礦工罷工與電力供應短缺；大選的主題十分奇怪，是「統治英國的到底是誰」。這個決定後來讓一些醫生懷疑，希思在任的最後一年是否已經受到甲狀腺機能減退症早期症狀的影響，雖然真正的確診是六年之後的事情。甲狀腺機能減退症——又稱為黏液水腫（Myxoedema）——從問題開始到完全顯現出來，歷時數年之久也屬平常。患者機能遲緩的徵兆與症狀以緩慢的速度出現，以至於患者周遭的人們在不知不覺中適應了改變，因此沒辦法正確評估患者的遲緩問題。有時患者的醫生也會被這種自動調整而蒙蔽。（甲狀腺機能減退症〔Hypothyroidism〕是甲狀腺作用不足造成的結果。甲狀腺會分泌出兩種荷爾蒙，甲狀腺素〔Thyroxine〕與三碘甲腺原氨酸〔Tri-iodothyronine〕，來控制身體的代謝活動，而這代謝活動可以用基礎代謝率來評量。甲狀腺機能減退症的病患，基礎代謝率會下降。發病年齡介於三十歲到六十歲，病症的進程十分緩慢，最後可以使患者發生全面性的遲緩症狀，包括心智運作遲緩，體力減低，體重增加。最常見的病因是自體免疫系統攻擊甲狀腺，也就是一般所說的慢性甲狀腺炎〔Chronic Thyroiditis〕，有時也稱爲橋本氏病。這種病症相對常見，女性發病率比男性高，女性是每千人有十四人發病，男性則每千人只有一人。早期診斷取決於是否發現血液中的甲狀腺荷爾蒙水平降低，而腦下垂體的甲狀腺刺激荷爾蒙〔TSH, Thyroid Simulation Hormone〕濃度增高——這是由於腦下垂體一直試著要提升甲狀腺細胞的活動，以便製造出更多的甲狀腺素，但因爲甲狀腺體處於損害狀態不聽使喚，所以腦下垂體只能徒勞地一直分泌ＴＳＨ。治療方法是給予甲狀腺素，這可以從甲狀腺離析出來，也可以由人工合成。希思的情況是，他血液中的甲狀腺素Ｔ４指數只有三十二，正常範圍介於六十到一百七十之間，也就是非常的低；而他血液中的ＴＳＨ指數卻高達五十，正常人在五以下。這表示他的甲狀腺活動是低的嚇人。）

後來一九八一年時，希思被診斷患有甲狀腺機能減退症；當時他是一位出色的下議院後座議員。醫生給予他甲狀腺素的處方；也許是因為這個處方，他心臟的動脈開始纖維化，並因此發作了被醫生稱為「興奮有力」的心臟衰竭。希思對甲狀腺替代治療有不錯的反應。從他一九七四年不再當首相之後，報紙上就有過一些評論，說他出席下議院院會時常常睡著。到了一九八一年時，以他的甲狀腺功能低下的程度——如他的醫生所確信——他的政治敏銳度已經無法不受損害。沒能解決的疑問是，那希思受此病症影響已經多久了呢？不過若要主張希思在甲狀腺機能減退症正式被診斷出來的六年之前，他的病症就已經嚴重到足以損害他認知能力的地步，是完全不可信的。在這個領域中，「佛拉明翰心臟研究計畫」（Framingham Heart Study）所提供的資料是最好的；這個研究的目標是在確認麻薩諸塞州佛拉明翰市住民的心血管疾病風險因素，受測試者後來若被發現患有臨床程度的甲狀腺機能減退症，研究者就會對他們先前提供的血液樣本進行回溯式分析。不過，甲狀腺機能減退症這種不動聲色的疾病帶給我們最主要的教訓是：對位居決策核心的人士來說，一個獨立的醫療評估是很重要的，因為這種疾病常能夠在很長期間裡躲過他們私人醫生的注意。

羅納德·雷根

當一九八一年一月羅納德·雷根首次踏入白宮時，他已經將近七十歲，但是看起來精神體能非常好。八年後離開總統職務時，他是美國史上最老的總統，但也仍十分受歡迎。雷根總統是個很特別的人，他的良好特質與不足之處常常互相掩蓋。他對於醫療疾病一向直言不諱，讓許多人嚇一跳。一九八〇年總統競選期間，他有一次在飛機上對《紐約時報》醫療版記者羅文斯·阿爾特曼（Laurence K. Altmann）談到他的母親，他說她生前最後幾年有老人痴呆，八十歲時在中風後過世。他欣然接受白宮醫療團隊檢查他的心智狀態，也保證如果在任期內得到老人痴呆的話，一定會主動辭職。他向阿爾特曼請教老人痴呆是怎麼回事，阿爾特曼對他解釋了腦部的澱粉樣積存物以及阿茲海默症，這都是當時尚未被廣泛了解的知識。[48]雷根顯然關心這個問題；他很清楚，以他母親的病史以及他兄長記憶方面的毛病，他自己可能也無法倖免。如果一等親當中有人發病的話，得到阿茲海默症的機率估計是在五分之一到六分之一。如果一等親中無人得此病，那麼得病機率是介於十五分之一到二十分之一；實際患病風險比大多數人想像的都還要低。八十歲以上的族群裡，有大約百分之二十到三十的人患有阿茲海默症。雷根很特別的地方在於，他願意公開地談論他對此病的焦慮，而且還是在一九八〇年十一月總統大選勝利之前。

許多人從雷根總統上任一開始就對他的心智能力產生懷疑。我第一次跟他一對一進行對話是一九七八年在美國外交部，當時他加州州長的任期剛剛結束；第二次是一九八五年六月三日，這次是在白宮裡。就算在最好的情況下，要評估他的心智狀態也很困難，因為他對自己的無知也感覺良好，也因為他自我嘲諷的天分使他充滿魅力。雷根是一位堅持己見的領導者，注意力的持續力也很有限，但是他了不起的地方在於他願意專注地把問題用簡單的方式呈現出來，並且把焦點放在少數幾個重大政策的議題上，其餘部分則大範圍地授權給其他人去做。

一般美國大眾並不期待雷根能掌握一切細節；這一點，後來在伊朗武器禁售醜聞以及事後的遮掩上，讓雷根逃過一劫（譯按：美國政府於一九八〇年代中期，爲了交換美國人質，祕密向伊朗運輸武器，違反了國會對伊朗的武器禁運的決議。因廣泛被與水門事件相提並論，又稱伊朗門事件）。雷根先是在總統特別調查武器運送委員會上變更了證詞，然後在一九八七年二月二十日上寫信給約翰・陶爾（John Tower，擔任調查委員會主席的前參議員）說：「唯一誠實的回答是：再怎麼努力，我也想不起在一九八五年八月前後，我是否批准了一項以色列軍火的補給（譯按：送交給伊朗的武器是假借以色列的名義運送的）；連一點點記憶都沒有。因此我的回答以及簡單的事實是——我記不得了。證詞完畢。」[49]大眾對此多半都表示諒解。這個事件就此落幕，雷根承擔了責任，但否認了同謀。他的年紀幫助了他；輿論大眾都了解，大多數人年老以後都有健忘與記憶損失、名字想不起來的經驗。有這種經驗不一定就代表有什麼嚴重的問題，但是也有可能是阿茲海默症的早期徵兆，而且在雷根的案例上就是。不過我們對這種疾病的早期階段的確還不夠了解。與阿茲海默症相關的心智惡化的最早徵候，是很難確定指出來的。

為雷根撰寫官方傳記《荷蘭人》（*Dutch*）的是愛德蒙・摩利斯（Edmund Morris）；這部傳記非常出色，雖然無可否認其立場獨特。摩利斯在書中援引四冊皮面精裝的總統日記，指出雷根的判斷能力並沒有受到任何心智衰退問題的損害。[50]摩利斯形容這些日記「從頭到尾都有一致的風格與可清晰認知的內容。沒有任何地方顯示總統心智惡化，除了偶爾有內容重複以及推論錯誤以外。如果要把這些視為是失智症的初發階段，那會有很多寫日記的人，包括我在內，都要開始擔心了」。[51]關於一九八五年六月三日跟我會面的事，雷根日記上的記載是精確的，除了幫我的名字多寫了個S。

不過，有一份回顧性質的研究對雷根的兩次選舉辯論會進行了比較：一次是在一九八〇年選戰期間跟總統卡特所做的電視辯論會，第二次是一九八四年雷根以總統身分跟民主黨挑戰者，前副總統瓦爾特・孟岱爾（Walter Mondale），所做的辯論。研究報告指出，一九八〇年辯論時雷根的回應是意思清楚的，所用的語句結構良好也容易理解，但是在一九八四年他的回應帶有許多嚴重的錯誤，有些答話是如此的混亂，到了無法被理解的程度。此外，在卡特辯論上，雷根說話沒有文法錯誤——冠詞、介繫詞與代名詞都使用正確，但是在四年後與孟岱爾辯論時，雷根在第一回合平均每二百二十字有一個文法錯誤，第二回合每二百九十字犯一個錯。在說話停頓上，一九八四年比一九八〇年的次數高出五倍；在說話速度上，一九八四年比一九八〇年慢百分之九。主持這項研究的心理學家布萊恩·巴特沃斯（Brian Butterworth）所做的回顧總結是，雷根此時確實有老年失智的早期症狀。[52]

如果當時有這麼一條規定，要求雷根在競選第二任總統之前必須先接受一次獨立的醫療評估，那麼雷根跟他的夫人南茜可能會考慮到評估結果為負面的風險，而選擇有尊嚴的退休而非再度競選。他們兩人在關於身體狀況的議題上，如實面對的程度常教人意外。例如說在一九八五年七月十五日，雷根讓外界得知他得了結腸癌。照當時醫界的看法，他的癌細胞有一半的機會還沒有擴散到息肉之外；如果是這個情況，以今日的醫療水平他有百分之七十的機率可以再存活五年。然後在一九八七年白宮方面發出公告，雷根進行了一次程度極其輕微的侵入性手術，割除了前列腺的良性增生。這是經尿道前列腺切除術（Transurethral Resection of the Prostate），是雷根這個年齡的男性常見的手術；法國的密特朗總統也做過類似手術，不過他的狀況是惡性的前列腺癌。

梅約診所（Mayo Clinic）裡有完整的醫療紀錄，讓我們對雷根在一九九〇年夏天時，也就是在他離職一年之後的心智狀況有個概念。他是在一次騎馬意外之後，在那裡進行了腦部手術，移除了一個硬膜下血腫，之後接受了一套完整的精神與心理測驗。（硬膜下血腫〔Subdural Haemotoma〕，是當介於腦硬膜與腦膜之間的靜脈破裂〔腦硬膜是襯在顱骨內側的組織，腦膜則是包裹腦部的組織〕，血液緩慢滲出並累積起來所造成的。由於頭骨嚴密的覆蓋，人無法直接感覺到這血腫。然而當顱骨內的壓力升高，腦部就會受到積血的擠壓；如果一個人摔到腦部之後幾小時出現了如頭痛或昏睡這樣的症狀，那麼就很可能是硬膜下血腫。最好的診斷方式是做電腦斷層掃描。外科手術的程序是先在顱骨上鑽一個洞，然後把積血抽掉，問題可以立即得到緩解。如果即時被正確診斷，通常不會帶來持久性的腦傷害。）據稱這些測驗結果顯示雷根並未面臨阿茲海默症的問題，但是一九九三年進行的測驗則確定了此事。[53]雷根在總統任期內的醫生約翰·哈頓（John Hutton）曾經說：「以他的年紀來看，一切指標絕對都在正常範圍內。」[54]白宮其他醫生也支持這項說法，雖然他們只給雷根做過簡單的心算測驗，要求他計算從一百持續減去七，以及問他一些相當標準（但也粗糙）的問題。

在一九九二年九月，無職一身輕的雷根還能夠替老布希做一場助選演說，但是演講當天晚上，他無法認出自己從前的國務卿喬治·舒爾茲（George Schultz）[55]，即便當天稍早他還在家中跟他見過面。一位雷根在白宮的醫生在那天是六個月以來首度再見到他，據他的描述，雷根有點心不在焉，但這對雷根來說是不尋常的，因為一般來說當他跟別人說話時，都是精神集中、完全投入的。談話結束時，雷根問他：「接下來我該做什麼？」臉上的表情是一片空白。這位醫生事後回想，認為這就是雷根得阿茲海默症第一個確定的徵候。

雷根罹患阿茲海默症之事一旦清楚之後，他與夫人南茜決定優雅地，帶著尊嚴地面對這個處境。一九九四年十一月五日，雷根親筆寫了一封令人動容的公開信給「我親愛的美國同胞」，告知他是美國一百萬得到阿茲海默症病友的其中之一。他在信上接著寫道：「南茜過去曾經得到乳癌，我則接受過癌症手術。我們發現，透過公開的揭露，我們能夠喚起大家對健康的意識。」信上最後一句是：「我現在要踏上一個旅程，通往我生命的黃昏的旅程。」雷根死於二〇〇四年六月五日，他是備受尊敬的美國卸任總統。南茜說，他有四年之久都沒有張開眼睛。56

如果以基本健康為理由，主張雷根總統既然事情已經記不清楚，就不應該決定競選連任，就像哈羅德．威爾遜（後來也得了阿茲海默症）不應該在一九七四年參加那兩次大選一樣，也是言之成理。不過若考慮到政治的因素，這兩人繼續留任是正確的，兩人在後面的任期裡都達成了與他們名聲相應的成就。在連任成功之後，雷根在一九八五年十一月在日內瓦首度與蘇維埃領導人戈巴契夫進行會面。這次會談達成了核武裁減以及後續的核武銷毀。在一九八七年六月，在柏林，儘管國務院反對，但雷根還是做了喊話：「戈巴契夫先生，請拆掉這道牆！」他的反共哲學並不複雜，但卻直截了當、從不動搖，經由他任期上的宣揚，為後來柏林牆倒塌以及蘇維埃帝國的瓦解做出了貢獻。

雷根跟威爾遜一樣都在阿茲海默症出現明顯徵兆之前就退出政治。這跟另一位政府領袖，芬蘭總統烏爾侯．克寇南（Urho Kekkonen）的例子形成對比。克寇南在任內得了一種沒有對外界揭露的病，腦部的功能似乎受了影響。他第一次當選是在一九五六年，而在一九八一年時，在嘗試掩蓋他嚴重的記憶錯亂之後，宣布辭職，雖然他從未真正被診斷出罹患阿茲海默症。他記憶錯亂的問題早在一九七八年就已有跡可循，這一年他最後一次選上總統。57

雷根的任期內出現過一次現代史上最緊急的總統健康危機，而且問題不是他的年紀或疾病。一九八一年三月三十日下午二點二十五分，約翰．辛克萊（John W. Hinkley）的手槍擊出的第六顆子彈，在從雷根的豪華座車彈開了之後，擊中了雷根；第一顆子彈則打中了白宮發言人詹姆斯．布萊狄（James Brady）的頭部，使他後來終身失能。那顆子彈打進了總統的左邊腋下，被第七根肋骨的上緣改變了方向，進入左肺下方三吋深處，停在一個距離心臟與大動脈只有一吋的地方。

人們大多都同意，是特勤主任傑瑞．帕爾（Jerry Parr）救了雷根一命。當時他先抱住總統，把他弄上車，叫司機開往白宮，但是當他一看到總統咳嗽嗆出血來，立刻叫司機轉往附近的喬治．華盛頓醫院。這次對雷根的暗殺行動只差一點就取了他的性命，也無疑地減損了他處理繁重總統職務的能力，但是雷根懂得授權辦事，也節約他的體力。

令人驚訝的是白宮的行政官員對於危機狀況缺乏準備的程度。比如說，他們對第二十五修正案的用處僅有模糊的認知。根據第二十五修正案，總統可以簽署一份書函——如果總統的狀況許可的話——把行政的權力暫時移轉給副總統。雷根的白宮醫生丹尼爾．羅格（Daniel Ruge）在槍擊的三月三十日當天整個下午都跟雷根在一起。他相信，雖然總統失血嚴重——雷根在下午三點四十分接受麻醉開始移除子彈之前，失血量超過他全身血液的一半——但還是有能力簽署書函，如果有人把文件準備好遞給他的話。[58]如果雷根簽署了這樣一份書函，老布希就可以暫時擔任總統角色。可是當時的上演的情形是：老布希僅僅被告知總統處在一個嚴重的狀況中，第一次告知是下午二點四十分的一通電話，當時他正搭乘空軍二號前往德州，第二次是三點零四分國務卿亞歷山大．海格給他發的一個電報。海格還把事情弄的更糟糕，因為他在白宮新聞發布廳上一副失去方寸、萬分緊急的模樣，還宣稱他是此刻的內閣部長主管——但根本不是。

當手術還在進行時，雷根的兩位核心顧問，詹姆斯．貝克（James Baker）與艾德溫．梅斯（Edwin Meese）詢問為雷根開刀的其中一位外科醫生約瑟夫．卓丹諾（Joseph Giordano），他們想知道總統在麻醉結束之後會是什麼狀況。醫生向他們解釋，麻醉結束後雷根還不能做任何重要決定，因為所有麻醉藥物對於心智與腦部都有一定的影響，而且他屆時會接受高強度的疼痛治療。他們問醫生這個狀況會維持多久，醫生事後回憶，他記得當時說需要好幾天。[59]四月九日，暗殺事件過了十天，有報導稱雷根在醫院裡一天可以工作兩小時，不過這全屬誇大。四月十一日雷根出院。據他身邊的人說，總統當時是「耗竭地無以復加」。出院以後，雷根一天能夠工作或者維持注意力的時間只有一個小時左右。一直到六月三日他才恢復整日的工作時間，距離槍擊事件已經過了兩個月。

然而槍擊後的次日早晨，梅斯向外宣稱「一切真的照常運作」。貝克也說：「總統完全有能力採取行動。」雷根的新發言人賴瑞・史貝克斯（Larry Speaks）說：「總統會做所有的決定，跟先前一樣。」[60]這是對總統的健康狀態完全不準確的說明，而且是故意的誤導。參議員勃奇・貝合（Birch Bayh），草擬第二十五修正案的關鍵人物，後來談及此事：

> 很多白宮官員有個典型的毛病：他們覺得保護自己的權力場子比這個國家的福祉還要重要。如果你有一個不能視事的總統——雷根總統當時幾乎就跟死掉了一樣——不把權力移交給布希是完完全全不負責任的。我認爲這違反了憲法的規定。幸運的是，雷根恢復了健康，而我們國家沒有因此遭到損害。[61]

雷根本人對於萬一無法視事——不是由於子彈，而是因為他的心智退化——所採取的作法是更為直接簡潔的，一如他的風格。一九八七年，雷根的白宮醫生約翰・哈頓問他[62]，假設由於心智退化的問題，他們必須援引第二十五修正案的時候，他希望他們怎麼做？雷根的回答很簡單，「去找喬治跟南茜」，意思是副總統老布希跟雷根的妻子。這適切地表達雷根對此問題的法律立場與務實處置。在最可能的狀況下，這兩個人一個可以代理總統，一個可以私下地勸他，該是下台的時候了。

瑪格麗特・柴契爾

除了一次視網膜剝落，以及影響了小指與無名指的掌肌膜攣縮症（Dupuytres's Contracture）以外——而且都經手術治癒——瑪格麗特・柴契爾在她十一年英國首相任期內，身體健康狀況都很好。然而她的政治歷程，幾乎就是政治領導者陷入狂妄症候群的教科書案例。她一開始上任的階段並沒有狂妄的問題，雖然她習慣把同事二分為「他們跟我們」，還對集體共識不屑一顧，這些行事方式或許算是顯示她有狂妄傾向的蛛絲馬跡。擔任首相的頭兩年裡，她都小心翼翼地讓許多黨內與她不同調派系的反對聲音留在內閣裡；當一九八一年在一個產業爭議上遭到礦工團體挑戰時，因為勝算不高，她也懂得採取退讓的策略——即便只是暫時的，因為一九八四年她又跟礦工對上了。

然而一件決定性的事件改變了她施政的基本特質：那就是一九八二年阿根廷入侵英屬的福克蘭群島。雖然沒有太多英國首相會像她那樣做，派出一支海軍特遣部隊遠赴南大西洋去收復一個不具特別戰略價值的小小群島，但是這項決定本身並不是因為狂妄。根據戰爭期間我跟她所做的交談，我知道她雖然決心十足，但仍然讓人訝異地非常謹慎，而且私下是焦慮大過求戰。當英國部隊在南喬治亞島登陸的消息傳來，她在唐寧街十號門前梯階上說：「太好了，太好了！」這個舉動常常被引用為狂妄症的例證，但是那其實更多是鬆了一口氣，而不是雀躍。（譯按：柴契爾夫人向媒體說：「這個消息真是太好了，恭喜我們的部隊跟海軍陸戰隊……太好了！」〔Just rejoice at that news and congratulate our forces and the marines…Rejoice.〕）真正的狂妄病症狀是她讓倫敦市長安排一場典禮，一群參加福克蘭戰爭的男女軍人以分列式向她敬禮。這個角色，柴契爾知道的很清楚，只有英國女王才合適。

然而她在福克蘭戰爭的勝利，以及隨後在一九八三年不費吹灰之力贏得大選，都無疑增強了她的自信心。她開始擺脫那些持反對意見的同僚，而把認同她觀點的人安排在身邊。在長達一年的礦工罷工裡她雖然意志堅決，但並沒有狂妄。面對可能發生罷工，事先她非常細心地做準備，下令提升煤的貯存量，然後才跟礦工領袖亞瑟．夏吉爾（Arthur Schargill）對上。二十世紀裡再沒有第二位英國首相能夠像她那樣不動如山，最後把礦工逼迫到全面潰敗。其他英國首相一定撐不到一年，就早早尋得一個藉口向礦工妥協。但是她正確地認識到，在此事上的完全勝利不只是辦得到，而且還是必要的。礦工是在當時既有的工會法下失敗，而非她所提的新法案。這是她首相風格成型的時刻，可說標誌了二戰之後工會運動在政治與產業界影響力的結束。一九八〇年代英國的經濟衰頹只有透過堅決的領導才有可能逆轉，而柴契爾追求貨幣政策的紀律、工會的改革以及私有化的推動，使英國經濟得以轉型，為後來者留下了可觀的遺產。

但是，她不顧傳統上被認為較好的作法而在福克蘭戰役以及礦工事件上得到勝利——傳統的看法會要她對這兩件事都妥協——也就表示她對自己的判斷過度的自信，同時蔑視他人的判斷，這是十分危險的；特別是當她於一九八七年第三度贏得大選以後更是如此。她對實施人頭稅（Poll Tax）的堅持，就明明白白地顯示出她的狂妄症候群已經何等嚴重。儘管這項稅被所有人認為不正當，但她堅信沒有這個問題，還是繼續推動這項政策。即便像邱吉爾這樣具有旺盛自信心的領袖，也不至於狂妄到這種程度。在為一九五〇年大選準備保守黨的競選宣言時，保守黨研究部門的一位年輕成員雷吉諾德．默德林（Reginald Maudling）提了異議，認為當中有一項政見是不公平的；但是邱吉爾輕率地否定了他的看法。當默德林斗膽回答邱吉爾，據他的觀察，「英國人民會覺得這是不公平」，邱吉爾沉思了一會兒，然後說：「啊，那這完全是另一回事！」這項政見就被拿下來了。然而對柴契爾來說，光是公眾的意見，份量還不足以改變她前進的方向。不過即使在這個案例上，她也並未顯現出對細部事項的傲慢忽略，那是狂妄症常有的症狀。她的財政大臣尼格．羅森（Nigel Lawson）立場是反對人頭稅，但是在他的回憶錄裡我們可以讀到，柴契爾在提案之前做過詳盡的政策研究，探討實施人頭稅的各項理由，也向同事們做過充分的諮商。不過這一切背後真正的動力，毫無疑問地，是柴契爾的信念，她堅定不移地相信這稅「沒有錯」。在某個較為輕鬆的場合中，我們也可以清楚看見柴契爾開始受到狂妄症候群的影響：她探視剛出生的第一個孫子時，所說的是：「『我們』已經變成一個祖母了！」（譯按：柴契爾在私人場合也不自覺使用所謂的「王侯複數」〔Majestic Plural〕來自稱，這是國王教宗才使用的語言。中文無法表達。有點接近的「寡人」實際上是謙稱。）

到了一九八九年時，柴契爾對現實的掌握力似乎開始遺棄她了。當十一月柏林圍牆倒塌時，她拒絕面對東西德的統一很快就會被擺上政治的時間表。她骨子裡害怕一個更強大的德國，因此她私下談話時會動情緒地說到「第四帝國」。一次她警告老布希：「如果我們不小心一點，德國人會在和平中達成希特勒在戰爭中沒能達到的目標。」[63]這句斷言是相當不尋常的。一股勢不可擋的政治力量在推動兩德統一，柴契爾卻徹底地誤判了其進展的速度，這顯示她的政治偏見正在損害她的政治判斷力，也表示她的自我信賴正在凌駕她的小心謹慎。到這個時候，柴契爾對外交部的蔑視，使她對一切外交上的建議都置之不理。她毫無疑問地損害了英德兩國的關係，不過幸運的是，她無法說服內閣的許多同事，特別是外交大臣道格拉斯．胡爾德（Douglas Hurd），於是她就改變了意見。但嚴重的事情是，她與財政大臣羅森日漸隔閡，最後導致他離開了內閣。因為她聽信一位私人經濟顧問的意見，而這位顧問總是公開在媒體上反對財政大臣的政策，這等於柴契爾自己拆財政大臣的台，而柴契爾卻又拒絕承認這是個問題。越來越多人注意到她對漸漸無法控制局勢；她無能採取任何行動來挽留羅森不要辭職，同時卻公開地堅稱羅森是「第一流的」、「無懈可擊的」，這坐實了人們懷疑她行政失控。她甚至聲稱自己不知道羅森為什麼要辭職。在她首相任期最後的階段裡，一位支持她的後座議員說，她現在「變得好奇怪」，暗示應該有穿白夾克的壯漢來把她載到精神醫院去治療。她內閣裡的某位部長某次告訴記者，說她已經「瘋了，完完全全的瘋了」。64

發展完成的狂妄症在一九九〇年十月三十日這一天顯現出來。柴契爾在羅馬與歐盟各國首長會議之後，返回下議院，在一場新聞發布會上公布了一連串聲明，說明她不會容忍歐盟所討論的那些事項（譯按：柴契爾反對廢除英鎊改用歐元）。當日下議院裡的景象，衛報的政治評論家胡果．楊（Hugo Young）描述的很生動：「回到英國，她還沒冷卻下來。確實，就跟柴契爾政府過去的十年一樣，白廳官員發揮了一定的把關作用。」所以她宣讀的新聞稿還是節制的。然而一到回答問題的時候：

> 她的語言就轉入冷酷野蠻的單音節字——她在國會最著名的演說方式——她的話在盛怒中跳躍，在大廳中迴響，連那些十一年來熟悉柴契爾會用哪些字眼來說歐盟事務的人，這次還是都給嚇了一跳。「不……不……不……」她在嘶吼，她的眼光彷彿望見那些田野與海洋，那些山丘與前進空軍基地，以及島上那些永不投降的人民。65（譯按：前進空軍基地指二戰期間聯軍為了反攻歐洲，在英國境內開闢的臨時戰略機場。胡果．楊的意思，是嘲諷柴契爾夫人似乎仍用二戰時與歐洲作戰的心情來面對歐盟事務。）

柴契爾夫人當天在國會裡過度剽悍的演出，在她黨內的國會議員之間接受度非常低。在我的自傳裡，我對她的描述是：「她處在情緒亢奮的狀態；當她反擊每一個與歐盟相關的提案時，腎上腺素在她全身流竄。」[66]她對自己觀點的絕對確定性，以及表達這觀點時絕無轉圜餘地的說話方式，在在讓人聯想到《太陽報》著名的粗魯頭條標題，那是攻擊當時的歐盟委員會主席賈克・德洛（Jacques Delors），標題是「去你的吧德洛」（Up Yours Delors）。

柴契爾當天的演出讓一個人特別的鬱悶，那就是她的副手傑符瑞・郝維爵士（Geoffrey Howe），一位對歐洲懷抱熱情的人。他對她一向推心置腹，曾經出任她的第一任財政大臣，並且在許多面向上是柴契爾主義經濟政策的總設計師。之後他當過外交大臣，然後降級為下議院領袖。柴契爾逐漸對他溫和的行事方式看不上眼，而且隨時能在內閣裡當眾挖苦與羞辱他，讓那些神經最為遲鈍的同事都開始感到難堪。這就是狂妄症最赤裸的表現型式。郝維是願意在歐盟問題上有所行動的。他在下議院發表了辭職演說，也許由於措詞如此謙虛娓婉，以至於產生了特別的破壞效果——不久之後柴契爾的天罰就到來了；在一個月之內，她被迫辭去了首相職務。

柴契爾的政治生涯之所以這樣以悲劇告終，是因為她跟自己在國會裡的權力來源——保守黨的國會議員——進行對抗。她已經到達一個階段，不只不願意聆聽她國會裡的同事，甚且還一副以嘲笑他們的觀點為樂的模樣。內閣無論在尊嚴還是品質上都大不如前。保守黨國會黨團的多數意見時常遭到她的輕蔑或者操弄。那些有雄厚資產的人，他們並非不清楚內閣政府是憲法的偉大守護者，但還是讓柴契爾如此的行徑橫行多年，讓英國的民主制度受到傷害。當然，內閣對柴契爾一直如此服貼，雖然並不僅僅因為她是位女性，但這也是一個實質的因素。既然內閣太過軟弱沒有出手的能力，就只有留給保守黨國會議員來展現力量了。一位贏過三次大選的政治領袖被剷除了——不是被這個國家的選民，而是在國會民主內規的範圍內，被她同黨的議員們趕下了台。對那些相信代議民主制度以及堅定領導階層的人來說，這個案例完美地展示出，對付一位領導人的狂妄行徑，這民主的控管機制實實在在地發揮了效果。一位民主政體的領導人若陷入狂妄症候群，幾乎避不開的結果就是像柴契爾一樣遭到天罰。她跟她的友人寧願稱此事為背叛，說這是一次政治暗殺。

在波斯灣戰爭即將爆發的背景下，首相的輪替進行地很順利。保守黨的政治順風在繼任者約翰．梅傑（John Major）的領導下迅速地恢復了；在戰爭期間，梅傑的表現也相當好。他在一九九二年繼續贏得了大選。

冷戰期間衰老的蘇維埃領導階層

現在我們很容易忘記，在一九七〇年代末以及一九八〇年代初期，這個世界還處在一個多麼危險的階段。例如說，一九七八年約翰．哈奇特爵士將軍（John Hackett）在轉行進入學術界後，與其他戰略思想家合作寫了一本書《第三次世界大戰》（*The Third World War*）[67]；此書並非危言聳聽之作，而是有很高的可信度。書中指出在北大西洋公約國與華沙公約國之間，一個緊張的小摩擦多麼容易地就在歐洲引發戰爭，而且整個過程都能合理推斷出來。

既然在蘇維埃共產黨的統治下，克里姆林宮決策的主旋律就是機密，所以西方民主國家會產生熱切的興趣來研究蘇共不足為奇，那怕是最微小的徵兆，只要能推斷其動向，它們都會積極投入。這樣的興趣也包括研究政治局領導人的健康在內。順著這樣的發展，差不多也就衍生了一門全新的學術專業：克里姆林宮研究（Kremlinology）。一九七七年我任外交大臣，即將按照行程前往莫斯科時，祕密情報局（Secret Intelligence Service, MI6）局長摩利斯・奧德費德（Maurice Oldfield）請我注意觀察最高蘇維埃主席團主席布里茲涅夫（Leonid Brezhnev）的健康狀況，並且在回來後告訴他結果。有傳聞稱布里茲涅夫因為喉癌已經在接受治療。然而當我跟他在克里姆林宮裡會面、進行一段時間的談話之後，我看不出他有任何明顯的異常狀況，雖然我的口譯人員覺得他說話的方式有所改變。我覺得比較清楚的一點是，布里茲涅夫老化的非常快。一九七九年在維也納參加會議時，他幾乎是由兩位高大的 KGB 軍官給扛進會場的。而同年十二月，當尤里・安德洛波夫（Yury Andropov）、安德烈・葛羅米科（Andrei Gromyko）、波里斯・普諾馬列夫（Boris Ponomarev）與迪米特里・烏斯提諾夫（Dmitry Ustinov）做出重大錯誤決策——入侵阿富汗時，他甚至不克出席，只從自己的辦公室裡簽名同意。[68]這一群衰老領導人統治著的蘇維埃帝國，曾經在大英帝國國力頂峰之時擊敗英國軍隊，如今卻從這個集體決策開始走向衰亡，這件事真具有象徵的意義。

布里茲涅夫死於一九八二年十一月，由時年六十八歲的 KGB 頭子安德洛波夫接任他的位置。上任三個月後，他就開始需要固定洗腎。兩年不到他也死了，稍早於一九八三年十月才開刀移除一顆腎臟。一九八四年二月我到莫斯科參加安德洛波夫的葬禮，在與新任主席康士坦丁・契爾年科（Konstantin Chernenko）握手之後，我在克里姆林宮裡的接待處對一名記者說，我覺得契爾年科很明顯患有肺氣腫。當時他七十三歲。那句隨便說的話很快就傳遍全世界，讓我覺得有些困窘——不是以政治人物的身分，而是從醫生的立場這麼感覺；好幾天我都試著讓自己不要認為那個診斷能有什麼確定性。後來證實他確實罹患肺氣腫，但當時我的觀察不過只建立在聽到了他胸部發出哮喘的聲音。從那時起，我就不再對任何我遇過的政府首腦下任何醫療診斷，尤其因為我的醫學知識越來越跟不上新知。契爾年科死於一九八五年，是三年之內死去的第三位蘇維埃領導人。

跟大企業不一樣，在政治領域你幾乎無法規畫接班人。總的來說，政治領導人都緊抓著位子超過太久的時間，變得對較年輕的可能接班者心懷疑慮。蘇聯已經走到一個地步，它年邁的領導班子死困在現況裡，不再是政治智慧的源頭，而是變得抗拒改變。幸運的是，當戈巴契夫繼任契爾年科時，蘇聯選擇了一位年輕又狀況好的領導人——雖然仍然是一位列寧主義者——來擔任第一任總統。（譯按：此處有小錯誤。契爾年科之後是葛羅米科，一九八八年葛羅米科卸任後才是戈巴契夫接任主席。之後蘇聯改制，戈巴契夫獲選第一任總統。）相對於蘇聯，東德——與阿爾巴尼亞一起構成未改革的共產主義的最後堡壘——的艾瑞克．何內克（Eric Honecker）在一九八九年時是又老又病也不知變通。戈巴契夫拒絕命令蘇維埃軍隊前往東德鎮壓興起的暴動，然後在一九八九年又允許柏林圍牆倒塌，他向前跨出很大的一步。[69]但是戈巴契夫的健康與活力無法阻止蘇聯的死亡，在蘇聯快速地解體之後，俄羅斯尋得一位魅力與勇敢兼具的領導人，然而他惡劣的健康狀況構成一個嚴重的問題。

波利斯．葉爾欽

波利斯．葉爾欽是蘇維埃瓦解後俄羅斯的第一位領導人，而且他雖然來自車臣，卻主導了蘇維埃共產主義和平的轉型過程。不過他掌權的後幾年裡，由於惡劣的健康狀況以及飲酒問題，被他同時代人視為一位嚴重失能的領導者，亟需要被替換下來。關於葉爾欽的醫療狀況以及他極端複雜的治療經過有很高的透明度，這一點，考慮到克里姆林宮在過去歷史裡的機密性格，是很不尋常的。

葉爾欽在當上總統之前，於一九九〇年五月在西班牙經歷過一次飛機迫降，這給他留下一條疼痛的腿，讓他從那時起走路有些拖行。他還有下半背部疼痛、心肌缺血或心絞痛，給他帶來心臟部位的疼痛。（心肌缺血〔Cardiac Ischaemia〕是心絞痛的一種，都是由於缺乏適當的血液供應而造成心肌的改變。一樣有疼痛，但程度可以不像心絞痛那樣劇烈。）儘管如此，葉爾欽的健康狀況直到一九九四年起才開始給俄羅斯聯邦政府造成嚴重的問題，因為他為了減輕心臟疼痛一直服用的硝化甘油忽然失去作用了。葉爾欽開始越來越倚賴止痛劑跟酒精。在政治層面上，他也開始縮小能靠近他的圈子，喪失了早年那種富有吸引力的開放態度。

葉爾欽很早就有明顯酒醉的紀錄，在一九九四年八月三十一日，當他在柏林出席一項標誌著俄國部隊撤退的儀式時。在那個場合上，他從柏林警察交響樂隊的指揮手上一把搶過指揮棒，自己指揮樂隊，然後唱了一首俄國民謠。一個月後在夏農機場（Shannon Airport），葉爾欽留在飛機上下不來，雖然愛爾蘭的全體內閣齊聚在飛機客梯的底端等著要迎接他。有一次事件也十分出名，他到美國與柯林頓總統進行一場高峰會議，在返航的途中因為喝太多酒，醉倒後陷入深睡。事後葉爾欽聲稱，是他的隨從不願意叫醒他。然而也有人主張，他在返回莫斯科的飛機上其實是發作了嚴重的心臟病。面對公眾輿論，也許讓飲酒過度的傳言不斷流傳，還比讓心臟病發作的消息外露好的多。葉爾欽實際上在總統任內發作過五次心臟病，這是二〇〇四年揭露的訊息。其中兩次，分別在一九九五年七月與十月，情況相當嚴重。到一九九六年一月時，在即將於六月十六日舉行的總統選舉中，只有百分之十的俄羅斯民眾還願意投葉爾欽一票。

因此，葉爾欽在一九九六年的選舉中仍然獲勝是令人意外的。他所以能辦到，全靠他採取了「貸款換股權」（Loans for Shares）的手段，從未來的金融與工業寡頭們手裡取得了大量的資金。西方的民主國家對俄羅斯民主化過程中的腐敗現象睜一隻眼閉一隻眼，這使得葉爾欽受到鼓舞，運用了大量的金錢打了一場非常成功的媒體選戰。葉爾欽簽署了一道命令，允許拍賣國家所擁有的資產；先前俄羅斯首相伊果．蓋達（Yegor Gaidar）與他的副手亞納托利．諸白斯（Anatoly Chubais）為了使國有資產快速私有化，向民眾分發國營事業的股票憑證，現在葉爾欽是直接向大銀行拍賣國家資產，銀行則向政府提供巨額的貸款以為交換。結果是，一隻手數的清的少數幾家金融與工業集團搖身一變，成為世界上最大的能源與金屬公司，為此他們僅僅付出了清算拍賣的價格。[70]（譯按：據統計，俄羅斯在「貸款換股權」的政策下拍賣了十二萬五千萬家國有企業，平均售價爲一千三百美元；五百家大型國有企業一共賣了七十二億美元，但實際價值超過一萬億美元。）

在選戰中葉爾欽向選民指出，不選他就只能選共產黨領袖格納迪．丘加諾夫（Gennady Zyuganov），就此說服了俄羅斯人民。二月十五日在葉卡捷林堡（Yekaterinburg）一場充滿挑釁的選戰演講中，葉爾欽警告俄羅斯人民，不要選擇回到過去。當他引用索忍尼辛的名言「在紅色的巨輪下毀滅」時，聲音沙啞，還一直咳嗽。在莫斯科，大家用一句古老的諺語來開葉爾欽的玩笑：「你不可能完全失去你的天分，喝再多酒也一樣。」[71]葉爾欽在選戰期間較少飲酒，也接受適當的醫療照顧，這對於他的勝選固然有所幫助，但是真正決勝負關鍵的應該是他作為政治人物的天賦，重新找回了獲勝的意志。他一部分光彩奪目的表現，可能是在醫生的協助下實現的；醫生們發現葉爾欽患有阻塞性睡眠呼吸中止症，於是在夜間讓他使用氧氣，使他能正常入睡，這減輕了他的沮喪症，也大大地增加了他日間的體力。我們明確知道的是，葉爾欽先前睡眠品質極差，在這時得到了改善。

葉爾欽在第一輪投票中贏了丘加諾夫，但是兩人的得票率沒有誰超過百分之五十；得票第三的亞烈斯堪德．烈柏德將軍（Aleskandr Lebed）則在追加投票日之前同意加入了葉爾欽的團隊。儘管葉爾欽這時又發作了一次心臟病，發作形式是胸疼痛以及後續的憂鬱症，但是在七月三日他還是擊敗了丘加諾夫，票數超過他達十五個百分點。不過在八月九日的就職典禮上，葉爾欽幾乎無法走路，說話含糊不清，一望而知是生了重病。

一九九六年九月，官方公告葉爾欽將會接受開心手術，而柯林頓總統安排了休斯頓的麥可・德巴奇醫生（Michael DeBakey）來看他。他發現葉爾欽患有甲狀腺機能減退症，這可能助長了他的冠狀動脈疾病，讓他有一張浮腫的臉，以及使他無法代謝過剩的酒精。德巴奇醫師建議他把手術延後，再多做一點準備，所以葉爾欽直到十一月七日才進手術房，接受一場長達七小時的五橋冠狀動脈搭橋手術（quintuple bypass，譯按：同時在五條冠狀動脈上做橋接繞道手術，繞過血管阻塞的部位）。德國總理赫默特・柯爾（Helmut Kohl）一次向美國媒體表示，兩位參加這項手術的德國醫生認為，葉爾欽不會撐到二〇〇〇年的總統大選。

葉爾欽於一九九九年十二月三十一日辭職下台，他的總理佛拉狄米爾・普丁（Vladimir Putin）成為代理總統，並於次年春天的大選中勝選。葉爾欽不但活了下來，還享受著寧靜的退休生活，看著普丁再度在二〇〇四年，在真實的高支持度下，以很大的差距擊敗對手。葉爾欽是一百多年來第一位舉行東正教葬禮的俄羅斯領袖；他於二〇〇七年四月二十三日死於心臟病發作，享年七十六歲。

批評葉爾欽過往紀錄的人會提到車臣的戰爭，以及一九九三年十月，當部分反民主改革的國會成員試圖發動政變時，他下令對莫斯科白宮進行砲擊以及強攻，造成了許多人的喪生。批判者也認為，有如此多的國家資產落入寡頭鉅子手中，葉爾欽要負重大責任。然而可以替辯護葉爾欽的是，只有他，一九九一年八月站在一輛坦克車上，阻止了共產主義的復辟。他引進了更多的自由，更多的選擇以及市場經濟的改革，這些，到了二〇〇八年時，改善了許多俄羅斯人的生活。葉爾欽總統受到美國總統柯林頓持續的支持與寬容，他也漂亮地做出了回報：他在一九九九年的美俄外交倡議中扮演了重要的角色，使科索沃的戰爭最終得以外交方式解決，使美國與其他北約國家無需投入地面部隊。最重要的是，經過了推翻蘇維埃共產主義的和平革命——這是在葉爾欽的督導下進行的——俄羅斯有可能在二十一世紀的上半葉中發展出一套穩定的民主制度。在普丁治理的階段裡，民主受到較大程度的中央控管與操作，但這是必要的過程。我希望，而且沒人能真正確定，俄羅斯會繼續把握住民主；如果真是這樣的話，那麼葉爾欽——不管他是患病還是健康，清醒還是酒醉——將會贏得歷史家們的肯定。

老喬治・布希

老喬治・布希於一九八八年成為美國總統，之前他擔任了雷根的副總統長達八年。一九九一年五月，當他外出慢跑時，感覺到異常的疲倦與呼吸困難。他住進了醫院，然後官方對外宣布了診斷結果：他有動脈纖維化的問題。後來，他又被確診患有甲狀腺機能亢進症，但是還能夠繼續擔任總統，雖然他的表現似乎有所降低。在波斯灣戰爭後他得到極高的支持度，但是隨著一九九一年夏天前南斯拉夫戰爭的進展，期間發生殘酷的種族清洗，他的支持度又掉了下來。人們也開始覺得奇怪，薩達姆・海珊在伊拉克是不是應該被趕下台，因為他對庫德族的攻擊明顯違反了聯合國的停火條件。一九九二年十一月，在一場了無生氣的選戰中，老布希敗給了比爾・柯林頓；在一場電視辯論會中，老布希在攝影機前低頭看手錶，彷彿覺得很無聊。他在處理波灣戰爭時展現過的充沛精力、對細節的關注，這時似乎都消失了。有些人認為這是他的甲狀腺機能亢進症帶來的一個副作用。（甲狀腺機能亢進症，或稱甲狀腺中毒症，可以透過血液檢查檢測出來。患者的血液中有過量的甲狀腺荷爾蒙，一種由甲狀腺合成與分泌出來的含碘物質。甲狀腺荷爾蒙控制身體的基礎代謝率，而當甲狀腺荷爾蒙過多時，也就是甲狀腺亢進時，基礎代謝率會提升。甲狀腺亢進症的症狀非常多樣：心跳加速、體重流失、易怒、盜汗、顫抖、焦慮、食慾增加，以及怕體外的熱源，因爲患者的身體從內部製造出太多的熱。其他更嚴重的症狀有心律不整，以及時常出現的動脈纖維化。一般來說，患者感覺到健康狀況低於平常水平，如果治療成功的話，會感到幸福，發現自己的健康有非常顯著的改善。在布希的例子上，由於他有些年紀，所以接受放射碘的治療，這是對超過三十五歲的患者給予的療法。目的是在摧毀部分的甲狀腺體，讓其他仍然完好的腺體組織繼續生產甲狀腺荷爾蒙，總分泌量會比原先減少。如果判斷的好，代表患者將無需接受替代治療。但如果治療仍有必要，患者將終身服用甲狀腺素藥片，作爲一種替代療法。）

柯林頓總統在白宮期間沒有重大疾病。從二十一世紀初起，人們開始假定政府首長會追隨布希坦誠的例子，比過去時代裡更願意說明他們的實際醫療狀況。令人難過的是，這並沒有發生。我們將會在第七章裡看到，東尼·布萊爾以及小布希兩人在醫療問題上，都不打算對他們的選民說實話。

賈克·席哈克

在法國，在密特朗離職將近十年之後，他當年掩蓋醫療狀況的教訓似乎已經被遺忘。二〇〇五年九月二日星期五，法國總統賈克·席哈克（Jacques Chirac）在開完一整天的會議後，發作了劇烈的頭痛，開始視線不清。艾麗榭宮的醫生被請過來，他本人當晚就住進聖寵谷軍醫院（Val-de-Grâce）。這次住院治療並未於當天向公眾公布，只在次日發布了一個醫療公告，稱總統「有一點血管相關的狀況，造成輕微的視覺障礙」。公告中沒有解釋問題主要是發生在腦部還是眼部，使得流言四起，說席哈克中風了，部位是在腦部。官方沒有釋出進一步的細節，只除了總理多明尼克・德維勒班（Dominique de Villepin）被告知總統在星期六有走路。各種猜想繼續出現，與席哈克同政黨的政治人物嚴詞批評，認為政府應該給大眾提供相關指引。等到消息傳出，原來星期五當天晚上總統住院的消息連總理也未被告知，媒體上爆出一片的震驚與憤怒。席哈克本人曾經在一九九五年密特朗遮掩事件的餘波中，承諾如果他當上總統，一旦他本人遇到任何醫療事件，一定會提供「透明的消息」。現在相形之下完全不是這麼回事。《世界報》（*Le Mond*）放重砲轟擊：「在法國我們拜的這種保密教，會讓前蘇聯的克里姆林宮為我們感到驕傲。」

然後在二〇〇七年一月二十九日，總統席哈克在《新觀察者周刊》（*Le Nouvel Observateur*）、《紐約時報》以及《國際前鋒論壇報》（*International Herald Tribune*）的聯合訪問中，意指即使伊朗擁有核武，但它不會是多大的危險，這徹底違反了法國先前的政策。第二天，訪問總統的記者們被請進艾麗榭宮，席哈克說他弄錯了。「弄錯的人是我，我不會爭辯這一點。」席哈克同時表示收回他另外一句話「如果伊朗發射核子武器，耶路撒冷會被夷為平地」，並補充了一個多少有點問題的說法：好幾個國家都能夠阻止伊朗的飛彈抵達以色列。法國報界從前有過一個長久奉行的傳統，就是讓艾麗榭宮方面準備一份經過反覆修訂的訪談稿，其中總統任何不恰當的回答都被刪去；但現在的報界已經改變了，記者們在二月一日星期四的《國際前鋒論壇報》上坦率地報導了總統的健康狀況，在他們所做的第一場訪談中：

他偶爾看起來心神渙散，回想名字與日期十分費力，想不起來就倚賴顧問們補上。他的雙手有輕微的搖擺。當他談起氣候變遷的議題，是拿準備好的提示紙條來唸稿，紙條上用的字體很大，有黃色與粉紅色的螢光筆畫線。相較之下，在午餐後立刻進行的第二場訪談中，他看起來很有自信，談起相關話題感覺上也非常輕鬆。

儘管如此，總統辦公室還是譴責報紙刊出了總統反覆的言論，說它們可恥，與美國媒體聯手「有計畫地行動」、「利用各種藉口來攻擊法國」。

在這次訪談混亂事件之後，情況已很清楚，這位七十四歲總統的狀況並不適合在二〇〇七年五月第三度參選。雖然有關方面嘗試讓這個選項保持開放，但是在三月十一日的電視演說中，席哈克告知法國民眾，他不會尋求再披戰袍了。事實的真相是，我們再度看到一位政府領導人，即便年紀已經太老，也仍緊抱著權位不放，拒絕面對自己老化的現實，特別是在他二〇〇五年舉辦歐盟新憲法的公投失敗之後。至於在成就方面，席哈克是法國總統當中第一位承認法國在二次大戰德國佔領期間，對遣送猶太人負有責任的。他也讓法國免於涉入從二〇〇三年起的伊拉克之役的大挫敗。

艾里爾・夏隆

最後一位在一九〇一到二〇〇七年期間患有重病的國家領袖，就是以色列的總理艾里爾・夏隆（Ariel Sharon）。在二〇〇五年十二月十八日，七十七歲的夏隆在他的辦公室裡發生過腦血管病變，造成輕微的神智不清，但並未使他喪失意識。就政治來說，這場病發生在一個關鍵的時刻上，因為這正是夏隆離開以色列聯合黨（Likud），創建新政黨以色列前進黨（Kadima）的期間；他打算代表前進黨參加將於二〇〇六年年初舉辦的大選。夏隆體認到，不恰當的保密只會使國內的焦慮感更難平撫，所以當他在接受醫療檢查時，就釋放了一些相關的醫療訊息。這是他第一次對外承認中風。

不過是數天之前，夏隆的兩位私人醫生才對發行甚廣的《以色列新消息報》（*Yedioth Ahronoth*）說過夏隆身體健康，他們為他定期所做的檢查沒有發現任何異狀，只除了體重超重。然而，雖然有樂觀的檢查報告，所有接近夏隆的人都知道，夏隆顯現出健康惡化的狀況至少已有一年之久。他舉步艱難，呼吸變得非常急促。他的顧問設法使他避免爬樓梯，也控制他在不同的會議室之間走路的總步數。他搭乘小電梯進他的辦公室，而即便從電梯口走到電視攝影機之前的書桌也要耗費他相當的力氣。他公開談話避免進入細節，而是謹守事先準備好的談話要點，雖然根據助手的說法他的智性能力並未受到影響。[72]

稍早在二〇〇五年四月，兩位《以色列國土報》（*Haaretz*）的記者訪問夏隆的時候，問他健康狀況如何。夏隆立刻回答：「我請你們來看看我健康檢查的報告。這會給別人的健康造成壓力！」記者於是請夏隆把報告拿出來看，卻發現夏隆對這樣的要求感到意外。「事實上這對我並沒有不便之處，」他說：「不過我不知道程序上怎麼做。」記者仍然堅持要看報告，夏隆就躺進他的椅子，轉向他的發言人，說：「嗯，我們怎麼處理這件事？有沒有相關的規定呢？」

「我們一定會進行確認的。」發言人回答。

夏隆試著消除尷尬的氣氛，說：「我很樂意給你們看，但這真的不是一般我們在這裡做的事。也許你可以問……」談話到此就漸漸結束。

記者的報導是：「當時報告的事就這樣打住了。夏隆辦公室沒找到相關規定；後來直到夏隆發生了第一次中風之後，那份檢查報告才被公布，而且只是部分。那是因為他身邊的人想證明他本來是健康的，並且狀況適於服務與連任。」這就是世界各地的政治人物行之有年的防衛性回應，他們用這種辦法來躲避問題。

在二〇〇五年十二月初步的檢查裡，夏隆被診斷出在心房壁上有一個小洞，即先天的心房中膈缺損（Atrial Septal Defect）。醫生起先認為是在洞裡或者洞邊形成了一個血塊，干擾了腦部的血液輸送，因此造成了夏隆的中風。於是醫生們做成決定，先讓夏隆恢復一段時間，然後再動手術把洞補起來，方法是在局部麻醉下，用一種器具從食道插入來進行縫補。

不過根據二〇〇六年一月的《紐約時報》，在這次為時不長的住院檢查中，他同時被診斷出大腦類澱粉血管病變（Cerebral Amyloid Angiopathy），一種常見的老年人疾病，牽涉到腦部血管脆弱的問題。這造成治療上的兩難：給予抗凝血劑可以阻止血塊的反覆形成，但卻會讓腦部脆弱的動脈出血的風險升高。報導也指出，這位退休的將軍身高約一七〇公分，體重卻達一一八公斤；醫生告訴他，開刀之前他應該先減去四十五公斤的體重。

然而在這次手術得以進行之前，夏隆發生了嚴重的腦內出血，也就是上述治療的併發症。他進行了兩次手術移除血塊並減輕腦內的壓力，之後讓他維持昏迷的狀態。在我書寫此刻的二〇〇七年底，他仍然活著。如果他一開始沒有被給予抗凝血劑，可能還可以恢復過來。由於醫療介入而造成的疾病，是今天疾病種類裡最大類別之一；這是一個難以迴避的事實。夏隆的副手艾胡・歐馬特（Ehud Olmert）成為代理總理，承擔了掌理國家的責任。歐馬特帶領新成立的前進黨在二〇〇六年三月二十九日的大選中以最高票數勝出，並且組成了聯合政府，而歐馬特在選後不久便出任總理。歐馬特值得肯定的地方是，他在二〇〇七年十月二十九日公開表示，數日之前他被告知患有初期的前列腺癌。他需要進行一次簡短的手術程序，割除一塊微小的、還沒有擴散的增生組織。他將可以順利任職，不必接受化學或放射線治療。

夏隆不是以色列第一位在任期中患病的總理：李維・艾施可（Levi Eshkol）、果爾達・梅爾（Golda Meir）以及梅納赫姆・貝京（Menachem Begin）也都生病。貝京於一九七九年簽署大衛營協議（David Camp Accords）之後，陷入了嚴重的憂鬱。一部分是因為他同意把西奈半島的每一畝土地都讓給埃及，而引來了對他不公平的批評。他的憂鬱症在一九八二年因為妻子的去世而更形惡化。在一九八三年有一份報告，對他以及當時擔任防衛部長的夏隆做了非常嚴厲的批評，指責他們沒有採取足夠的行動來阻止黎巴嫩境內的夏提拉（Shatila）與薩布拉（Sabra）難民營的屠殺事件。最後當貝京於同年八月辭職的時候，他的憂鬱症已經達到使他失能的程度；直到去世之前，他都過著孤獨而悲傷的生活。

由於總是聯合執政，而且生活在持續的戰爭威脅裡，以色列比任何國家都更需要一位能夠以最佳表現運作的總理。以色列的政府首長每天都面對影響到國家安全的決策問題；這些決策當中雖然有些會交給內閣閣員辦理，但是有時候卻需要總理當天在幾分鐘之內拿定主意，而行動或不行動的政治後續效應也唯有總理才能夠正確衡量。因此以色列總理的健康若出了任何問題，在大眾之間總是引起重大關切，也就毫不令人驚訝。以色列以及其他國家需要的是一套強制性的規定，總理必須接受獨立的醫療評估，而當他們因為疾病的緣故無法遂行職務時，也需要一套制度化的安排，讓他們從職位上退下來。

3 艾登首相的疾病與蘇伊士運河事件

如果不是美國人首肯，我永遠也不會這麼做；而我一旦做了，我也絕不敢停下來。

——邱吉爾，一九五六年1

安東尼．艾登的政治生涯是非常出色的。二十六歲就當國會議員；一九三五年成為外交大臣時才三十八歲，是二十世紀裡最年輕的。他於一九三八年二月二十日辭去外交大臣的職務，起因是首相張伯倫拒絕了美國小羅斯福總統對歐洲的一項倡議。他在一九四〇年返回邱吉爾的內閣，擔任陸軍部長；一九四一年，哈理發克斯勛爵由於不受到邱吉爾的信任，被派往華盛頓出任大使，艾登於是再度當上外交大臣。一九四五年，當邱吉爾輸掉大選，艾登成為在野的保守黨副黨魁。當保守黨於一九五一年在邱吉爾的帶領下擊敗工黨，艾登就又重回外交大臣之職。全部加起來，艾登擔任外交大臣超過十年的時間。

愉快、自信、英俊，艾登是許多保守黨女性支持者屬意的海報明星，在黨內意見相左的不同派系間受到同樣的歡迎。就公平與適當性來看，邱吉爾在一九四九年兩度心臟病發作之後，本來都應該退休，而讓艾登領導保守黨迎向即將來臨的大選。但是他怎樣也不肯下台。艾登無止無盡地等這位老人離開，他的挫折感三不五時就顯現出來。這件事明顯地折磨著他，使他不時與人關係緊張與爆發口角，而且通常是私下為了小事情而不是在重大的議題上；這損害了他的魅力與可親的形象。

一九五三四月十二日在倫敦診所（London Clinic），擔任外交大臣的艾登接受了一項常見的手術，開刀將膽囊割除，然而手術發生了嚴重的差錯。[2]這不只對艾登個人而言十分不幸，對往後數年的國際政治也有壞影響。手術是在艾登的醫生何瑞斯．伊凡斯（Horace Evans）的建議下進行的，在這之前艾登發作了黃疸、腸胃道疼痛的症狀，也有膽結石。伊凡斯向艾登接連推薦了三位具有膽管手術專業的外科醫生，但要命的是，艾登都加以拒絕，卻選擇讓約翰．修姆（John Hume）來開刀，一位當時六十歲的一般外科醫生。照艾登的說法：「修姆從前幫我割了盲腸，現在也讓他來開就好。」[3]

修姆非常焦慮，以至於第一次手術開到一半時必須中斷將近一個小時，好讓他的神經鎮靜下來。在手術發生意外之後，修姆覺得他已經不能為第二次手術主刀，因此第二次手術是由修姆的第一助手蓋伊．布烈克本（Guy Blackburn）主持的。有人描述這次手術「甚至比第一次更險象環生；在漫長而痛苦的手術過程中，艾登好幾次離死亡只有一線之隔」。[4]一般接受的觀點是，艾登的膽管在第一次手術中被切斷了，艾登被告知的原因是「手術刀滑了一下」[5]；艾登的官方傳記作者也支持這個說法。另外一個來源的描述更不客氣：在第一次或第二次手術中他們犯了一個「小學生等級的錯誤」，「不小心把從肝臟裡跑出來的膽管給綁死了」[6]，結果造成了膽管閉鎖的大問題。（嘉布里爾．秋尼教授〔Gabriel Kune〕，一位膽管外科手術專家，認爲在這兩次倫敦手術的某個階段中，肝臟動脈的右分支受到了損害。他的依據是，在波士頓重新進行的兩次手術中，醫生發現肝總管〔Common Hepatic Duct〕在非常靠近右邊肝動脈之處有嚴重的傷害。而且，在一九七〇年重開的手術中，醫生發現艾登的肝臟右葉變得異常的小，因此秋尼認爲，在膽管受傷的同時，肝臟右動脈也不慎被結紮起來；而這個相對局部缺血的問題——除了肝動脈，肝臟可以從門靜脈〔Portal Vein〕得到第二個血液供應的來源——導致了肝總管的縮窄以及肝右葉的萎縮。儘管如此，並沒有證據顯示艾登的肝的代謝功能受到影響。）

首相邱吉爾從一開始對艾登的手術就沒有置身事外，儘管他不斷提醒修姆，他開刀的病人是多麼重要，他的手術如何千萬不能有差錯，但幾乎是在幫倒忙。在倫敦的兩次手術之後，當一位醫師建議艾登到美國接受手術時，邱吉爾又再度介入。事情是這樣：伊凡斯請一位世界知名的膽管手術專家李查．卡特爾（Richard Cattell）——他當時正好來倫敦演講——來看艾登的狀況。卡特爾強烈建議艾登應該到波士頓開第三次手術，伊凡斯也表示同意。邱吉爾的醫生默蘭勛爵先前也診療過艾登（曾經診斷出十二指腸潰瘍），他認為艾登的手術在倫敦一樣也能做好。一開始邱吉爾覺得，如果艾登到外國手術會對英國名聲有壞影響，而且無疑在默蘭勛爵的慫恿之下，他非常堅持這個意見，以致於伊凡斯與卡特爾不得不到十號官邸來與邱吉爾面談。在內閣廳裡，邱吉爾對他們提到，自己的盲腸手術在一張廚房料理台上就完成了。為了說服他讓艾登到美國去，兩位醫生耐心地對他解釋，盲腸手術比較簡單，但是膽管重建手術的複雜過程與開刀技巧，完全是另外一個等級。[7]

一九五三年六月二十三日，卡特爾為艾登進行了一次繁複的手術。就在同一天，邱吉爾回到官邸時發生了一次嚴重的中風。在為義大利總理艾奇德．德．加斯佩里（Alcide De Gasperi）舉行的晚餐餐會上，他忽然腳站不穩，說話含混起來。次日早晨他的左臂呈癱瘓狀態，也需要旁人協助才能行走。當天上午他仍然主持了內閣會議。會議結束後，默蘭勛爵請了羅素．布萊恩（Russell Brain）過來，他診斷邱吉爾是中風，但並未喪失語言能力，走起路來只有些微的步伐不穩。檢查結束後，邱吉爾還對布萊恩長篇大論地談起外交政策。

邱吉爾討論了艾登的問題，說如果他放下對外交部的掌控、另外找人來擔任這個職務的話，那麼當艾登回來時就沒有地方可去了。很明白地，邱吉爾的意思是說，如果他因為病情的原因必須辭職下台，接任首相的人會是拉博．巴特勒（Rab Butler）。8

布萊恩後來在六月二十六日到查特威爾來看邱吉爾，這時他的狀況已經惡化。他說話的構音障礙更嚴重，左手更為虛弱，腳步更不穩定。六月二十八日與七月三日布萊恩又分別給他做了檢查，當中有段時間邱吉爾完全不能走路，不過他的狀況開始有所改善。當布萊恩於八月二十五日在官邸再見到他時，他注意到首相從上個星期的內閣會議之後就非常疲倦。值得注意的是，邱吉爾在一九五五年六月八日又中風了一次，此時他已經退休；然後在一九五六年十月二十日又來一次。

艾登手術後恢復了健康，返回英國，繼續擔任外交大臣。後來他健康狀況都不錯，一九五四年時他有一次發燒與寒顫，一九五五年則是三次。情況都不嚴重，也沒有拖很久。（二〇〇三年十一月，美國外科醫生約翰．布拉許發表了一篇出色的回顧，題目是〈安東尼．艾登〔亞芬勛爵〕的膽管傳奇〉（John W. Braasch, 'Anthony Eden's (Lord Avon) Biliary Tract Saga, *Annals of Surgery*, vol. 238, pp. 772-5）。布拉許在一九七〇年給艾登開過刀，也跟卡特爾有私下的連繫；卡特爾就是一九五三年六月爲艾登進行第三次手術的醫生——手術是所謂的「肝管空腸側端吻合術」〔end-to-side hepaticojejunostomy〕，使用一個橡膠Y型管作爲支架。卡特爾在一九五七年四月在美國還給艾登做了第四次手術。兩位醫生都跟麻薩諸塞的拉赫診所〔Lahey Clinic〕有淵源。這一篇外科回顧，可能是我們所能得到關於艾登病歷的最準確描述。布拉許對所有參與過的人都盡力持平看待，他甚至引述了一個少數意見：倫敦一位退休的外科醫生寫信給另一位美國外科醫生，信上宣稱自己是世界上少數幾位掌握事實的人之一，並且主張：雖然艾登的膽囊管上的縫合線在第一次手術之後斷開了，也在四月二十九日第二次的複查手術中被清除了〕，但是「他的肝總管一點也沒有受傷。當他前往美國時，他的膽瘺管〔Biliary Fistula〕已經乾了，他既沒有黃疸，身體狀況也很好。」這封信一定是輾轉到了卡特爾的手裡；卡特爾不只是二十世紀最出色的消化道外科醫生，他還是一位紳士，信上許多具有侮辱性質的評論，他通通都沒有回應。）因此可以想見，艾登現在相信，他手術後的健康狀況是允許他接替邱吉爾出任首相的。根據艾登妻子的描述，艾登的醫生何瑞斯・伊凡斯爵士在一九五五年二月十四日來看過他。「要說艾登的身體還沒好到能夠當首相，當然他是不會同意的。」[9]終於，邱吉爾在一九五五年四月六日下台了。艾登一向是決心要提前大選的，他也付諸實現了，而且在五月大選中獲勝，把保守黨在下議院裡的席次勝差一舉從十七席提高到五十八席，總得票率為百分之四十九點七，這是二戰以後任何政黨所贏得過的最高得票率。他勝選的原因，相當部分就是民意調查的結果一直以來都指出的：艾登是他的時代最受歡迎的政治人物之一。（譯按：席次勝差指的是執政黨或聯合執政的幾個政黨當選的議員總數相對於所有在野黨議員總數的差距。勝差越大，執政黨在國會的力量越強。若執政黨未能取得多數，則這個數字爲負。）

大選之後，隨之而來的是七月在日內瓦舉行的四國高峰會議。美國總統艾森豪為了讓艾登得到一點政治加持，同意這場峰會可以在大選之前就向外宣告。邱吉爾曾經不斷地主張應該於一九五三年舉行高峰會，但是艾登與艾森豪當時不願意支持這個想法，因為他們相信，距離史達林死去的時間還太近，新的蘇維埃領導圈不會有意願進行重大的溝通協調。現在艾登可以自己來評估蘇維埃的代表團——由尼可萊・布加寧（Nikolai Bulganin）與赫魯雪夫領軍——看看在核武相關議題上是否能取得進展。十二月裡，艾登把他的內閣重新洗牌，讓配合度不高的哈洛德・麥克米蘭從外交部換到財政部去，任命史羅恩・洛伊德（Slwyn Lloyd）為外交大臣。這讓艾登重新確保了他對外交部的控制。然而一九五五年十二月二十七日克拉里莎・艾登（Clarissa Eden）在日記中寫道：「安東尼一直覺得疲倦，心情沉重。媒體，俄羅斯，約旦，這些都讓他感到沮喪。」[10]

一九五六年，艾登的首相生涯急轉直下。新年剛過，報紙就對他大肆批評，其中一篇特別打中要害的文章於一月三日出現在支持保守黨的《每日電訊報》（*Daily Telegraph*）上。文中稱：「我們的首相很喜歡擺出一種姿勢。如果他要強調一件事，他會握起拳頭，一拳打在另一隻張開的手掌裡——但是你很少聽到發出了什麼聲音。」文章繼續說，人們一直在等著聽「堅定政府的拳頭聲」，但都是白等。這樣的批評讓艾登耿耿於懷；當這一年稍晚爆發了蘇伊士運河危機時，艾登之所以如此堅決地採取強硬措施，可能也跟他對這種批評無法釋懷有些關聯。在那篇文章刊出幾天之後，當時的下議院領袖拉博・巴特勒接受訪問時說：「我會堅決地支持首相克服他所有的困難。」然後記者提了一個有陷阱的問題：「艾登是我們現有最好的首相嗎？」對此巴特勒很不智地表示同意，而且沒有多做保留。這是巴特勒典型的雙關話，但報紙的大標題給艾登造成了傷害，讓他從此無法忘懷。

二月六日，艾登從渥太華的總督官邸寫信給他的妻子克拉里莎：「我很好，但昨天非常疲累，所以整天都躺在床上。」一個身體狀況良好的人不會有這種表現。當我們試著評估一個人的健康狀況對他決策過程的影響時，睡眠不足以及疲倦這兩個因素常常被低估。在接下來的三月，下議院為了約旦的局勢陷入充滿火藥味的爭論，艾登異於平常地控制不住脾氣，因此反對黨的席位迴響著開汽水的「辭職！」呼聲。根據羅伯特・詹姆斯（Robert Rhodes James）撰寫的艾登傳記，克拉里莎在三月七日這一天的日記上寫道：「在約旦的事件已經擊垮了安東尼。他在極度的疲倦中勉力振作，這抽乾了他思考的力量。今天晚上最終的辯論是一場混仗。」[11]然而她在自己的書裡引用自己的日記時，只說：「在約旦的事態讓人震憾。」[12]而沒有提到他在疲倦中強打精神。英國派往約旦的部隊統帥約翰·格魯勃（John Bagot Glubb）將軍，已經被胡塞因國王悍然列為不速之客，而艾登認為這是埃及總統納塞爾（Gamal Abdel Nasser）對胡塞因發揮了負面的影響。

當時的一位外交部次級官員安東尼·納丁（Anthony Nutting）描述了艾登另外一次的勃然大怒。他在電話上大吼：「孤立納塞爾？還是你講的什麼『讓他保持中立』，這些鬼話是什麼意思？我要看到他被毀掉，你到底懂不懂？我要把他幹掉！如果你跟外交部不同意的話，那你最好到內閣會議來解釋你的理由。」[13]（關於艾登易怒的壞脾氣有很多的說法，有些正確，有些則是錯誤的。有人描述，外交部有位律師受命研究納塞爾所採取的行動〔即把蘇伊士運河收規國有〕的合法性；當他向艾登回報，納塞爾此舉在法律上完全站的住腳，只要他沒有關閉運河就沒問題。「據說艾登當律師的面前把該份報告撕掉，直接砸在律師的臉上。」見 Donald Neff, *Warriors at Suez: Eisenhower Takes America into the Middle East*, New York: Linden Press/Simon & Schuster, 1981, p. 278。不過，因爲艾登的私人祕書當時幾乎一定也在場，我們很難想像艾登會做出這種行爲。要認定這類故事爲眞時，必須非常謹愼。有一件事很好地說明了爲何必須如此：二〇〇三年十一月二十九日的泰晤士報刊出了一份大衛·克恩威爾〔David Cornwell〕——以筆名約翰·勒卡雷〔John le Carré〕聞名的偵探小說家——的訪談；蘇伊士運河危機發生時，他在伊頓公學擔任宿舍主任。克恩威爾稱，在危機期間，艾登好幾次在晚上爬進首相坐車，來到伊頓問他從前的舍監他現在該怎麼辦。但是，有兩位清楚艾登動向的人士提出質疑，艾登不可能做這樣的拜訪；而他的傳記作者李查·梭爾普〔Richard D. Thorpe〕則是指出，艾登在伊頓公學時期的舍監已於一九五六年二月裡過世。後來勒卡雷向所有相關人士致歉，也承諾會做出更正，但即便是這件事情，在不同時期裡也還是常被當成事實來引述。另一個例子是李奧納德·莫斯里〔Leonard Mosley〕在美國國務卿杜勒斯的傳記裡所敘述的一件事情：李德爾—何爾特〔R. H. Liddell Hart〕上尉是一位廣受尊敬的軍事專家與歷史研究者，他曾經在唐寧街十號與艾登的會談中被艾登拿鋼筆墨水瓶丟。見 Leonard Mosley, *Dulles: A Biography of Eleanor, Allen and John Foster Dulles and Their Family Network*, London: Hodder & Stoughton, 1978, p. 409。然而這個故事顯然是捏造的，如李德爾—何爾特的妻子與兒子所證實，因爲這兩人在蘇伊士危機期間並沒有眞正見過面。）

納塞爾

英國於一八八二到一九二二年統治埃及，對這個君主制國家有強大的影響力，一直到加默爾·阿布德爾·納塞爾（Gamal Abdel Nasser）於一九五二年推翻法魯克國王，這影響力才宣告終止。對艾登以及他這一代人而言，蘇伊士河是英國的生命線，能自由通行非常重要。艾登擔任外交大臣時在開羅見過納塞爾一次，當時就開始對他產生個人的敵意。一九五五年二月二十日，克拉里莎·艾登在開羅的英國大使館晚宴上與納塞爾將軍會面過後，在她的日記裡對他有如下的描寫：「將軍三十五歲，從來沒有到過埃及以外的地方，是個想法相當難以了解的人，說著冷淡的英文，但非常禮貌。」她寫道，後來那整個晚上納塞爾都覺得被深深地冒犯：納塞爾覺得自己身為總統，艾登應該過來見他；而他穿西裝，事先不知道艾登會穿黑領結禮服；而且「最後一點：安東尼用阿拉伯語跟他交談，這讓他感到被冒犯」。[14] 然而，先前艾登很勇敢地面對了現實，於一九五四年協商了蘇伊士運河基本協定，這包括了英國部隊的撤離，這一點是邱吉爾所反對的，也遭受到保守黨某個派系強烈的批評。依照這協定，最後的英國部隊於一九五六年六月十三日離開了薩依德港（Port Said）。

在首相任內，艾登參與了美英雙邊針對埃及的亞斯文大壩援助貸款的討論。這對埃及而言是很重要的計畫。總統艾森豪正從回腸炎裡恢復健康，而他的國務卿杜勒斯擔心蘇維埃對埃及的影響與日俱增，於是堅決反對援助水壩建造。七月十七日英國大使奉命在華盛頓向美國方面表示，英國並不支持從建水壩計畫中撤出。杜勒斯的結論是（而且正確），英方此言只是為了留個紀錄，因此並不認真看待。接著在國會的壓力下，杜勒斯於七月十九日宣布美國退出援建計畫。在倫敦，商業部主席彼得．梭尼克羅福特（Peter Thorneycroft）為了支持大壩的事去見艾登，結果艾登賞了他一頓排頭——這是他有名的幾次暴怒之一。這是一個訊號，標誌了艾登的反覆無常。默蘭勛爵在七月二十一日的日記裡寫道：「艾登在十號官邸裡的情緒，充斥了整個政治圈。」就在前一天，內閣同意了英國將退出建造大壩的貸款援助計畫。

六天之後，納塞爾就採取了行動。七月二十六日，法魯克國王退位周年紀念日，納塞爾在亞力山卓（Alexandria）的曼希亞廣場發表了激昂的演說，宣布將蘇伊士運河公司收歸國有。這有一部分是在報復英美對於亞斯文大壩計畫的決定。當納塞爾演說的消息傳來的時候，艾登碰巧在唐寧街十號設晚宴招待伊拉克國王費薩爾與他的首相努利．阿爾薩依德（Nuri al-Said）。伊拉克人給他的建議是，要對納塞爾做快速與沉重的打擊。晚宴後，艾登召見美國的代理大使，也就是要從一開始就把美國找進來——從後來事態的發展來看，這是一件諷刺的事。他還召見了法國大使，也找了內閣的四位大臣——老友及外交大臣史羅恩．洛伊德、沙里斯布里侯爵（Robert Gascoyne-Cecil, Marquess of Salisbury）、大法官奇爾木伊爾子爵（David Fyfe, Viscount Kilmuir）以及何姆伯爵（Earl of Home，即後來擔任首相的阿道格拉斯—何姆爵士（Sir Alec Douglas-Home））——一起參與討論納塞爾的行動，此外還有兩位參謀長，陸軍元帥哲拉爾德・譚波勒爵士（Sir Gerald Templer），以及海軍上將蒙巴頓伯爵（Louis Mountbatten, Earl Mountbatten）。這次會談持續到凌晨四點。

將公司收歸國有，對艾登來說，直接威脅到了英國的利益；他開始把一九五六年的納塞爾看成一九三〇年代的墨索里尼。他公開宣稱，他不會允許納塞爾「把他的拇指伸到我們的蘇格蘭風笛上」，也十足地表明，他將動用英國的軍事武力來排除埃及的威脅，讓埃及不能干預蘇伊士運河上船隻的通行。

不過事實上，納塞爾很清楚地表明了埃及沒有意願干預任何國家的海運船隻，而且在收歸國有這件事情上，除了以色列之外，沒有幾個國家感到擔憂。所謂對世界航運的威脅，英國從來沒有真正地在這個議題上嘗試動員各國的關注。更甚者，納塞爾將運河公司收歸國有的方式，清楚地顯示出他並未非法行事。當他宣布國有化的時候，他從股東手裡買下股份所支付的價格，是當時巴黎證卷交易所的市價。國際間也不怎麼關切埃及與蘇維埃的關係日漸緊密。而最重要的，艾森豪總統並不打算把奪下蘇伊士運河跟蘇維埃帶來的危險關聯起來，而他正是後來決定蘇伊士運河危機的結局最關鍵的人士。

在納塞爾七月二十六日的演說之後，艾登立即所做的決定是可以理解的，他進行軍事準備，但並不立即動武，因為他的幕僚長並不表現出熱切採取軍事行動的態度。但是如果真要批評的話，艾登此時的決策是太過小心翼翼了。這跟他於十月十四日不顧一切的決定（這時他的健康問題成為重要因素）形成了戲劇性的對比。在納塞爾演說次日，艾登並未立刻完全接受大法官奇爾木伊爾的法律觀點（即英國若要軍事干預蘇伊士運河，唯一可能的基礎是主張納塞爾的行動是非法的）；艾登也沒有接受他的老友、當時擔任海軍第一部長的奇爾契寧子爵（Viscount Cilcennin）的看法，即如果真要動武就必須快，在夏天裡就要動手，延宕會帶來災難性的後果。後來在當年秋天，根據奇爾契寧的說法：「納塞爾已經把手腳不乾淨的痕跡都抹掉了。」[15]儘管如此，內閣的蘇伊士事件處理特別委員會在七月三十日的會議記錄說，立即的目標是「推翻現有的埃及政府」。所以更換政權從一開始就是目的。奇爾契寧也認為，艾登從未在美國工作過，他不理解即將於十一月進行的總統大選會怎樣影響美國對英埃事件的態度——如果英國對埃及採取任何行動的話。

我們不清楚艾登何時決定不動用英國駐紮在利比亞的軍隊，以避免阿拉伯世界的反彈。不過當邱吉爾在八月六日私下拜訪艾登時，這個選項仍在艾登的考慮之中。邱吉爾給艾登留下一張便箋，這是他在前往首相鄉間住宅「西洋棋」（Chequers）的路上在車上讓祕書聽寫，然後在路邊停車時用打字機打的紙條。便箋上邱吉爾以極敏銳的眼光警告艾登，納塞爾真正的力量基礎是在開羅，只拿下運河是不夠的。而且他顯然相信，若要能夠威脅開羅與其他大城，會需要也應該動用英國駐紮在利比亞的武裝部隊。邱吉爾在便箋上說：

我愈思考奪下運河的事，就愈覺得這事情棘手。漫長的公路只要一串地雷就能阻斷；如果直到進攻時刻之前都必須表現出無往不利的態勢的話，我們將會因工作中斷而受到責難。納塞爾的權力中心在開羅。我很高興聽到，由於○○（便箋原稿上無法辨認的手寫字，是邱吉爾在汽車行進間補上的）首相等等的緣故，利比亞方面非但沒有部隊裁減的問題，反而是在適當的空中火力支援之下，或者再加上必要的增援部隊，那些重裝師可以投入戰爭。從另一方面來說，來一次重大的轉變一定會讓我們對以色列放手。我們將會要求他們威脅與穩住埃及人，不要讓他們被轉移去對付約旦。[16]

邱吉爾看到，要推翻納塞爾就不能不攻擊開羅。但是內閣卻相信，只要三個師的軍力拿下運河，要不了多久納塞爾就會因為顏面盡失而倒台。他們的計畫是在蘇伊士運河沿岸進行純粹軍事目的的轟炸，而不會進一步採取政治行動到開羅推翻納塞爾。然而這個想定低估了納塞爾所煽起的民族主義的力量。他將能夠繼續從開羅控制全國，也將能夠對入侵部隊發動攻擊。所以這個計畫有一個核心的弱點。

八月七日時，擔任財政大臣的哈洛德．麥克米蘭傳了一張小字條給埃及委員會，上面載明了他對入侵埃及的想法，基本上反應了邱吉爾在此前一天告訴艾登的觀點。但是艾登對麥克米蘭表示，沒有事先向他——英國首相——諮詢，就傳發小紙條，這不是他該做的事。這是兩人之間已經有了緊張關係的徵兆。[17]英國參謀本部在整個危機事件過程中表現都不好，沒有表現出凝聚力，也沒有決斷力。他們從頭到尾都擔心必須長期佔領埃及。

八月十七日，艾登寫信給邱吉爾：「我很抱歉星期一不在，但是我需要離開幾個小時。現在我又恢復良好狀況了。」信上還寫道：「最重要的是，看起來美國人對於把蘇伊士運河國際化，是非常堅定地跟我們站在同一條線上的。」然而艾森豪從來沒有對艾登隱瞞過他反對使用武力的立場。在九月三日艾森豪寫信給艾登：「我必須坦白的告訴你，美國公眾的意見是截然拒絕動用武力的。我確實看不出來，使用武力手段如何得到成功的結果。」

在危機的整個期間，英國與美國之間都有清楚的利益分歧。英國政府不僅僅擔心航運船隻通過蘇伊士運河時的安全，而且還想把運河納入掌控之下。國家威望的考量在英國方面也具有首要的重要性，而且這個政府沒辦法把運河問題跟納塞爾政府的問題清楚分開來處理。以事後回顧的角度，艾登的貼身祕書蓋伊・米拉德（Guy Millard）於一九五七年為外交部寫了一份關於這段危機時期極盡詳細的個人回顧[18]，最後結論說，英國想要同時解決這兩個問題是一個錯誤。這是對危機期間的英國政策（由美國人來拍板）的批評。英國不只意在達成協定來保護那些使用運河的船隻，如美國國務卿杜勒斯的「蘇伊士運河使用者組織提案」裡所擘畫的那樣，除此外英國還想讓埃及換一個新的、不一樣的政府。但是，就跟二〇〇三年的入侵伊拉克一樣，英國不打算挑明主張埃及應該換新政府，而是用對船隻的威脅當作藉口，就好像英國與美國在四十六年之後用大規模毀滅武器當作藉口一樣。

興奮劑「紫色紅心」

關於艾登往後三個月的行為與健康狀況，一直以來都有很多文獻與說法。當中有些是八卦，有些是純然的亂猜，但也有些是事實。關於他在危機期間的健康，他的公務日誌顯示出他求助於何瑞斯・伊凡斯爵士或其他醫生至少有十次，都介於蘇伊士運河國家化與十月底之間。[19]十月五日到八日之間他也住在醫院裡。艾登自己在蘇伊士危機期間幾乎沒寫日記，少少幾篇的其中之一，八月二十一日，有如下記載：

> 昨夜很慘，現在感覺相當糟。凌晨三點半醒來，一直痛到現在。最後還是得吃配西汀（Pethidine）。醫生來的正是時候。克林比何瑞斯更樂觀。我們要嘗試一種不同的療法。同意先

不做最後決定，直到一個健康狀況好的假日讓我有機會做個決定。

這裡所謂的「最後決定」牽涉的是另一次手術的可行性，而所謂「不同療法」指的是換服另一種藥。配西汀是一種嗎啡衍生藥物，給嚴重疼痛的病人服用。然而，儘管他用了這種藥，他還是在中午主持了一次內閣會議，下午又進行了其他幾場會議，而當日稍晚他繼續求診於醫生。九月七日他在日記上註記：「昨夜還可以。至少睡眠無中斷，但不久，僅五小時。」一星期後艾登的日記有：「過去兩天下院議事很困難。辯論結束後我幾乎全無力氣了。」

二〇〇四年時，曾經在艾登政府裡擔任大臣職務的著名媒體人迪德斯勛爵（Lord Deedes）在電視上說，艾登在蘇伊士危機期間「在醫生的處置之下，有服用巴比妥酸鹽，這是當時很多人服用，現在也還在服用的藥物；我想這是幫助艾登休息與睡眠方面的問題。有時他也服用安非他命，小小的『振作』一下」。他也同意艾登有服用被傳稱為「起起伏伏」的藥物[20]。迪德斯的陳述是符合事實的，而且跟艾登的遺孀克拉里莎的說法——艾登才沒有吃什麼「起起伏伏」——正好相反：克拉里莎所說雖非作偽，但她是錯的。歷史家修斯．托馬斯（Hugh Thomas）聲稱，艾登曾經對一位顧問說，他差不多是全靠安非他命過日子的[21]，雖然亞芬勳爵夫人說，他只在辭職之前的兩個星期裡用過這種藥物。[22]

二〇〇五年一月，克拉里莎（當時她曾說，她覺得「蘇伊士運河好像還從她的會客室中流過」）友善地允許我查閱她先生仍未公開的醫療檔案；檔案位於伯明翰大學的特藏檔案館。在那兒我發現一封此前從未被人提到過的重要書信，那是伊凡斯在一九五七年一月十五日所寫的，背景是艾登在辭職下台後不久走訪紐西蘭，那是一封公開信，寫給任何可能在紐西蘭治療艾登的醫生。伊凡斯信上寫道：

過去六個月有過許多次無法解釋的突發性高燒，有可能是病毒感染造成的，但是最讓人起疑的是一次嚴重的寒顫的發作，沒有其他任何症狀，就這樣突然出現。雖然之前我們認爲這些突發性高燒純屬意外，但是其中有些可能指出在肝管裡有一種過渡性的感染升高的現象——那些夾帶寒顫的高燒一定就是這個情況。從最新的檢查看來，膽總管有逆流的狀況，該處的出口並沒有瓣膜。但另一方面來說，最近一次 X 光檢查時，並沒有證據顯示膽管任何部分有擴大現象。

伊凡斯之後描述了艾登接受的治療：

他在過去一年的健康狀況大致上是由廣泛的維他命療法來維持的——每晚給予阿米妥鈉（Sodium Amytal gr 3）以及盒裝速可眠（Seconal Enseal gr 1.5），以及每天早晨常給予一顆德里鈉米（Drinamyl）。這些藥物只在最後六個月裡眞正成爲不可缺少。在他到牙買加休養之前，他的狀況大體上是極端過度的勞累、全面性的生理神經耗弱。在這段期間，休養對他似乎有所幫助，還有稍微增加劑量的鎮靜劑以及維他命 B12 治療也帶來益處。[23]

這是外界首次發現艾登有服用右旋丙苯胺（Dextroamphetamine）的醫療證據；這是一種興奮劑，是上述德里鈉米的成分之一，其另一成分是異戊巴比妥（Amylobarbitone），是一種鎮靜劑。這種藥物組合（在其他國家的商標名稱為 Dexamyl）過去常被稱為「紫色紅心」（Purple Heart）。每天早晨服用一顆德里鈉米所產生的一些微小副作用，可能在一九五六年七月時就出現在艾登身上。醫生給予的劑量在八月二十一日的醫療緊急狀況之後，似乎有所提高；可能在十月裡又再度提高，然後助長了他在十一月的崩潰。我們並不精確地知道艾登一天服用幾顆藥丸，特別是從十月五日起到十一月十九日止的這段期間，當他的醫生開始為他的健康狀況感到十分憂慮，並建議他到牙買加去渡個假。這些藥丸有可能給艾登造成下列症狀之一：失眠、躁動、焦慮、易怒、過度興奮以及過度自信——這些都出現在我對狂妄症的描述裡。倫敦國王學院的臨床藥學教授馬可姆・拉德（Malcolm Lader）在蘇伊士運河五十周年紀念的一次訪談中說，服用德里鈉米的人會變得「喪失顧忌」，而且開始盡情地率性而行。他還說，劑量大一些的話，服用者會產生妄想，他們的判斷力會「更進一步受到損害——最極端的狀況下，他們可能失去現實感」。[24]德里鈉米現在已經很少人使用，因為醫學專業已經比以前更注意到這種藥物對判斷力、精力與情緒會產生什麼效果。我相信，關於安非他命類藥物對於降腎上腺素以及多巴胺在腦中的濃度有怎樣的影響，以及在長期擔任充滿壓力的領導職務的人腦裡，這兩種物質的濃度對安非他命類藥物有怎樣的反應，是一個非常值得專業醫學進一步進行探究的題目。在第九章我將碰觸了一個問題，狂妄症候群是否可能得到一個神經科學的解釋。（安非他命及其右旋同分異構物〔dextro-isomer〕右旋丙苯胺〔dextro-amphetamine〕，連同甲基丙苯胺〔methyl amphetamine，又稱 methedrine〕，構成一組藥物，其作用方式是讓腦內的神經末端釋放出一元胺〔monoamines〕。降腎上腺素與多巴胺是在這個連結裡最重要的媒介。見 H. P. Rang, M. M. Dale and R. M. Ritter, *Pharmacology*, 3rd ed., Edinburgh: Churchill Livingstone, 1995, p. 637.。這些興奮劑會製造出一種充滿活力、無比自信的狀態，以及一種飽滿的幸福感。首度合成於一八八七年，於一九三二年引入醫療實務中，這種藥物是以 Benzedrine 的商品名流通。在二次大戰期間，必須保持清醒狀態的軍方人員以藥丸的型式使用這種藥，後來於一九五〇與六〇年代安非他命得到非常廣泛的使用。到了一九六四年，在英國媒體強烈抗議這種藥物的濫用之後，違規持有安非他命成爲非法，醫生們也大幅減少開立這種藥。安非他命把降腎上腺素從結合處釋放出來，所以不只對腦部作用，也會作用在肺部、心臟以及身體的其他部位上。所造成的作用視使用的劑量而定，但即便是溫和的劑量也無一例外地引來失眠、躁動、焦慮、易怒、過度興奮與過度自信。長期使用安非他命，就算劑量溫和，也一定會導致疲勞倦怠。這個「下墜」效果也常常伴隨入睡困難而出現。另一種使用安非他命的後續效果被稱爲「暴跌」。見 Martin A.Plant, *Drugs in Perspective*, Svenoaks: Hodder & Stoughton, 1981, pp. 37-40。這些用藥後的效果可能是腦裡的降腎上腺素與多巴胺的正常存量耗竭了的結果。今天在英國這種藥只能依照藥物濫用法案的第二列表來開立處方。安非他命在下一章討論約翰·甘迺迪的健康裡扮演了一個重要的角色。）

克拉里莎·艾登在她的日記裡，否認她的先生在軍事入侵埃及之前服用過德里鈉米：

> 我從來不覺得健康問題影響到安東尼所做的任何判斷。那些在他手下工作的人的看法也是這樣。我記憶中他並沒有依賴每日服用的興奮劑，而我是每個白天與黑夜都跟他在一起的。伊凡斯·何瑞斯有可能開那些藥給他，但是安東尼不是一個會希望判斷力受損害的人。[25]

她還寫道：「後來，在去牙買加度假之前與回來之後，他依照醫生開立的劑量服用德里鈉米。」我沒有找到任何證據顯示艾登的醫生讓他使用過量的安非他命，也沒有任何祕密用藥的紀錄，既沒有藥物依賴，更沒有成癮的記載。事實上在一九七一年三月，艾登在一封寄給拉赫診所醫生的信上顯示他對於藥物的謹慎，也注意不同藥物彼此間的相互作用。面對這樣互有出入的證據，我們必須確認一件事實，那就是，醫生們都很清楚，即使是最小心謹慎的病人在陷入壓力的時候，也會自己增加安非他命劑量，以便取得暫時性的精力提升，並且在一開始時感到抒解。他們很可能不會跟醫生或關係緊密的親人說自己正在這麼做。我們也知道艾登服用配西汀藥丸以治療疼痛，而有些報告指稱他也會自己開藥，然後讓他的私人偵探為他注射。[26]（艾登在拉赫診所寫給醫生的信裡寫道：「另一個問題是關於安眠藥。如你所知，我有服用司派林〔Sparine〕。我的問題是，如果我偶爾在夜裡服用等同於四顆黃色小藥丸或兩顆紅色藥丸的藥量，會不會帶來傷害？有時候我覺得最好的效果，是在我上床前一個小時或更早時先吃一個黃色小丸，然後關燈就寢時再一個黃色小丸，若我睡到一半醒來，比如說凌晨兩點，就再吃一個紅色藥丸。或者我會在上床時吃一個紅色藥丸，如果凌晨三點我還躺著沒睡著，就加吃一個黃色小丸，若到清晨五點還是醒著，就再一個黃色小丸。這兩種吃法都是例外爲之，通常一顆紅色藥丸加一個黃色小丸就夠讓我睡整個晚上，但我確實偶爾吃的更多。我這邊的醫生覺得這種吃法一點也不會傷身，但我覺得應該跟你確認一下。」擷取自艾登於一九七一年三月二十四日於拉赫診所寫給約翰・諾爾克洛斯〔John Norcross〕的信件。）

一九五七年一月九日，艾登對他的內閣同事宣布將辭職下野。在他準備好要朗讀的草稿裡，艾登並沒有嘗試隱瞞他對興奮劑的依賴。他坦白地提到自己從七月起就相當程度地增加了安非他命的服用量，他稱之為興奮劑。這篇講稿全文收在羅伯特・詹姆斯（Robert Rhodes James）所著的艾登傳記裡，相關的段落如下：

> 自從納塞爾在七月奪下運河以來，在過去的五個月裡，我已經不得不顯著地增加藥量，同時

也增加了興奮劑的使用，以便中和那些藥物的效果。這最終對我並不穩定的身體內部形成了負面的影響。很自然地，我問醫生的第一件事是，我能不能支撐到夏天，或者至少撐到復活節。他們告訴我，他們不表樂觀，並且相信我沒辦法再撐六個星期以上。[27]

何瑞斯．伊凡斯爵士在一九五七年一月十五日的那封信上所描述的艾登的突發性高燒，與膽管炎（Cholangitis）的症狀相符。[28]（膽管炎是一種菌血症或敗血症；從患者的血液培養裡可以得到許多也可在膽管裡發現的微生物。這是一個會使病人虛弱的嚴重疾病。腦部也會被影響，比如腦部的體溫調節中樞產生病變、病人感到暈眩以及判斷力困難——如曾有這種病況的病人事後所回憶——這或許是微生物及其所排出的菌外毒素浸潤了腦部所致。）那些另外還伴隨著寒顫或身體顫抖出現的高燒，顯示出肝管有過渡性的感染升高；伊凡斯使用溫和的硫磺藥物來治療。[28]這些突發高燒裡最嚴重的一次發生在十月五日的下午，當時艾登正探望他住在倫敦大學附設醫院的夫人。當時他忽然感覺到像結冰一樣的冷，然後開始無法控制的顫抖，還伴隨高燒。在醫囑下，他到離夫人病房不遠的一個房間裡的床上躺下，體溫升高到華氏一百零六度，就一名成年人而言是極高的體溫讀數。他在十月八日才被准許離開醫院，出院時，根據報導，艾登精神非常好。不過這種感覺只能是暫時性的：他的身體在如此程度的寒顫過程中是處在極度的勞累之下的，這需要時間來恢復。大多數人，包括他內閣的同僚，都不知道發生了什麼事。艾登繼續工作，但是，如他的官方傳記作者所說，「一聲不祥的鐘聲已經響起」。

密謀

十月五日發作的高燒，正好是蘇伊士危機來到緊急關頭的時刻。兩天之前艾登告知內閣：「蘇維埃聯盟有可能與埃及達成一個雙邊互助的條約；如果這成為事實，那麼我們嘗試使用武力來解決這場紛爭，危險程度就會大幅攀升。」他也知道，此刻英國部隊正持續在塞普路斯（Cyprus）以及其他地方集結，很快他就不能說那只是戰備狀態；而在十月五日聯合國的安全理事會上，埃及針對英國與法國的部隊調動提出抗議。

在十月八日星期一，艾登出院當天，拉博．巴特勒必須在首相缺席的狀況下主持埃及委員會。但是到了當週星期六時，艾登已經恢復的很好，能夠在蘭都德諾（Llandudno）舉行的保守黨大會最後一天上，站在領導者傳統的位置上發表演說。忠誠的黨員特別喜歡演說中的一段話；艾登在其中說：「我們一向的主張是，武力對我們而言雖是最後的手段，但卻是不能排除的。我們從來都拒絕宣稱在任何狀況下都絕不使用武力。沒有一個負責任的政府能夠做出這樣的保證。」

在演說當天，安東尼．諾丁（Anthony Nutting）通知艾登，法國總理蓋伊．莫葉（Guy Mollet）請求艾登即刻同意接見他打算從巴黎派出的使團。在十月十三日傍晚，艾登首相結束會議返回「西洋棋」宅邸之後，諾丁來電告訴艾登，英國駐巴黎大使格烈德偉恩．傑柏爵士（Sir Gladwyn Jebb）來到倫敦的事。傑柏揭露一項訊息，法國已經派出七十五架最新的幻象戰機到以色列，事先卻沒有按照三方協議所約定的程序跟英國與美方協談清楚。艾登問諾丁，法國是不是在煽動以色列攻擊約旦，這是英國當時最擔心的狀況之一。

艾登跟諾丁在十月十四日共進午餐，並且送了一個表達恭賀的訊息給在紐約的外交大臣史羅恩·洛伊德——他跟埃及外長馬孟德·法瓦茲（Mahmound Fawzi）博士的協商似乎取得了真正的進展。然後在該日下午，艾登與莫葉派來的使團舉行會談，法方代表為空軍副參謀長摩利斯·夏爾將軍（Maurice Challe），與代理外長亞柏特·賈齊爾（Albert Gazier）。後來證明這次會談造成重大後果。諾丁也在場。夏爾將軍的計畫是建立在與以色列約定的同謀之上，而這項計畫接下來也成為艾登處理蘇伊士危機的核心政策——這是災難性的。（當蓋伊·米拉德準備爲這次會談做紀錄時，艾登說：「蓋伊，這不需要紀錄。」有人引用這一點指稱艾登已經陷入妄想的精神狀況。但是持平說來，一旦有了會議記錄，就會按照當時一般的行政程序廣泛地在外交部裡流通，而且最低限度來說，幾乎不可能不把紀錄傳遞給外交部的常設祕書，然後從那裡要阻止紀錄繼續傳遞給幾名資深外交官以及在紐約的外交大臣就更爲困難。知情的圈子也就會無法挽回地不斷擴大。所以在這個早期階段，艾登決定要自己掌控知情的圈子是完全合理的作法。但這裡也顯示出艾登很早就認爲，與法國協同行動是幫他解決問題的可能的方式。米拉德在一次我對他的訪談中堅稱，艾登在這次會議之前沒有得到過任何警訊，他不知道以色列也將參與行動。請見早安電視〔GMTV〕關於艾登在蘇伊士危機期間的健康狀況的紀錄片，二〇〇六年十一月五日播出。）

直到這次會面之前，艾登一點也不知道法國已經跟以色列在埃及局勢上進行密切的共謀了。兩個星期之前，九月三十日，以色列的使節團已經祕密地向法國方面提出他們構想中的興戰藉口。他們的計畫是，以色列先軍事侵入蘇伊士運河區，英國與法國則將在事先約定好的前提下進行武力干預，把以色列與埃及的軍隊隔開，向世界展現和平維護者的姿態。英國皇家空軍將消滅埃及的軍機，不然以色列的領土可能受到威脅。

法國跟以色列自從蘇伊士運河基本協定之後，就進行密切的連絡。以色列覺得英國軍隊撤出埃及之後，以色列更容易遭受攻擊，而法國人則害怕埃及插手他們在阿爾及利亞所面臨的重大軍事與政治挑戰。法國在阿爾及利亞有四十萬部隊，而且既然納塞爾支持叛軍，那麼法國人就有鮮明的動機除掉他。法國對以色列的軍售已經幾乎要破壞三方協議中的軍火平衡條款了，而這是法國、美國跟英國一起簽訂的。

夏爾將軍提出跟以色列同謀，這個計畫對任何一位英國首相來說，本來應該都會顯得棘手，而且注定要在國內與國際間招來政治風險，艾登曾任外交大臣、擁有極其豐富的外事經驗，更應該看出這些問題。特別是，當有人一提出讓以色列介入，艾登本來就應該在第一時間排除此案。他深知以色列是埃及唯一不允許其船隻使用蘇伊士運河的國家，因此以色列對於掌控運河的國家會有無法掩飾的興趣。艾登應該知道，如果英國要入侵運河，那最好是只跟法國聯手進行，而且最好是在美國大選之後。雖然這一定也還會招致國際間許多批評，但是這麼做還是有些好處的，因為英國方面可以宣稱，其目標為維護「蘇伊士運河基本協定」的精神；這是艾登所協商出來的，納塞爾也曾經是簽訂的一造。

艾登一般來說是行事謹慎、對阿拉伯友善的人，而且以他過去的紀錄來判斷，我們本來可以期待他在一聽到以色列介入的提議時就予以拒絕。不過，儘管艾登當時也沒有正式做出承諾，但是他在會談上沒有當場排除此點，這本身就已經是個決定。他向法方所提的問題，則讓法方毫不懷疑他已經認可了這個構想。夏爾注意到艾登覺得興奮，米拉德則覺得艾登僅只是感到好奇。先前十分接近艾登的諾丁，在他的書裡問道：「他是怎樣達成這個要命的決定的？又是為了什麼？這樣一個其全部政治生涯都建立在協商天才之上的人，如何能夠、又為什麼如此狂亂地隨興行事？」[29] 令人不意外的是，這場不名譽的戰爭後來在災難之中結束了；而艾登這位首負其責的人在做出此等決策時，也並非處在適任的狀況裡。

在那短短幾天之內，艾登也決定，他著手此事的前提必須是不向美國人知會他的企圖。他愚蠢地以為可以瞞過美國人，讓他們不知道以色列在計畫中真正的角色。在一切面向上，這都是重大的判斷錯誤。英國跟以色列與法國密謀所導致的最要命結果就在這裡。依我的判斷，如果艾登狀況良好的話，他一定會了解到，這種行事路線本身就把自己的毀滅包括在內。外交部的常任次長伊凡·奇爾派崔克（Ivone Kirkpatrick）也許是資深外交官員中唯一支持軍事行動的人，他以為美國人也不想知道英國的任何武力計畫。

艾登原本希望，如果英國按照美國提出的「蘇伊士運河使用者組織提案」來行事，把運河置於國際的監管之下（艾登曾稱此提案為「一個荒唐的點子，但如果這讓美國人跳進來玩的話，那我也可以接受」），那麼事情可以發展成對埃及進行經濟制裁，然後杜勒斯最後只好心不甘情不願地支持軍事行動[30]。但是到了十月裡，這個希望看起來極端不可能實現。

艾登打算自己把夏爾所提的計畫當面告訴洛伊德，於是把他召回英國，並於十月十六日早晨飛抵倫敦。在此期間，艾登授權諾丁只跟外交部兩位資深官員提起此事，特別排除了外交部的法律顧問，因為艾登知道，顧問一定會說他打算採取的行動在國際法上是不能被合理化的。於是艾登現在就轉而仰賴大法官奇爾木伊爾，因為他採取的觀點是，軍事干預仍是在法律框架內的。[31]但是在憲政體制上，大法官並不是內閣的法律顧問，司法部長才是。諾丁是完全反對此一計畫的，當此事付諸實行時，他第一時間就辭職了；他跟洛伊德在內閣會議之前有一次簡短談話，他告訴洛伊德艾登的盤算，據稱洛伊德聽了之後當場回答他說：「你說的很對，我們一定不能跟法國的計畫有所牽扯。」但是在洛伊德與艾登午餐會面之後，諾丁再跟洛伊德連絡時（這次是透過電話），卻發現洛伊德已經沒心情聽他的訴求，並且隨後就跟艾登一起飛往巴黎。這位欠缺經驗的外長，不只在夏爾計畫上表現出默許的態度，這時甚且還主張，反正他跟埃及外長在紐約達成的六項處理危機原則也不會得到納塞爾的尊重。

艾登甚至準備把法國人所推銷的計畫當成能夠擊敗納塞爾的手段；這是一個訊號，顯示出艾登的魯莽與不顧危險已經到了何等嚴重的程度。他的外交大臣剛從紐約飛返倫敦，落地才幾個小時，艾登就旋風似地又把他帶到巴黎去；就我們觀察所及的範圍內，兩個人都沒有從外交部官署取得任何正式的、專業的建議，即便艾登可以倚賴財長奇爾派崔克的支持。未進行諮商就採取行動，這對艾登的性格來說是非常不尋常的事情。這件事情不過是其他許多例證的其中之一，它們都指出，艾登在唐寧街十號裡的決策風格已經變得多麼的個人化與沒有組織。在二次大戰中在邱吉爾任首相期間，戰爭內閣的行政機器得到充分的運轉，國家每個不同的部門都各自有其投入與貢獻。就是艾登自己，從前他也是一個非常嚴格遵守必要程序的人。

在一份十月十八日由洛伊德所簽署的備忘錄上，紀錄了十月十六日艾登與洛依德自己在巴黎與法方的莫葉與法國外長克利斯廷．皮諾（Christian Pineau）所進行的會談，會談上沒有其他官員的參與。這份紀錄清楚顯示，他們針對美國將如何反應以色列對埃及發動攻擊，進行了討論與評估：

> 首相認爲，在三方協定的約束下，若要採取行動，美國政府會跟法國或英國政府感到同樣的焦慮。首相指出，今年上半年我們拜訪華盛頓時，美國已經對我們表達的十分明白，美國的軍力在進行任何參與之前，都必須先從國會取得授權。會談上大家同意，如果以色列在美國大選的競選期結

束之前採取行動，國會極不可能重新開議，而就算重新開議，也極不可能做出授權的決定。會上大家認爲，美國的國家安全委員會不太可能達成一致意見採取任何行動。無論如何，國安會最多只能通過一些決議，而莫葉先生表示，就法國政府的立場來說，既然埃及如此行事，法國將不會接受他國把以色列當成埃及的侵略者來加以譴責。然後莫葉先生提出一個構想，西方強國或許可以出兵干預，來阻止運河地區的軍事衝突。會上大家認爲，美國未必會願意加入這樣的干預，特別是在總統大選的競選期間。32

十月二十四日洛伊德還有一份註記，是前一日他與皮諾在倫敦的會談，艾登也參與此次討論：

會上有人提出要不要與美國人進行討論的問題。有人認爲，如果按照法國跟我們會談的方式對美國人交涉的話，不會達成任何有用的結論。一來是因爲他們目前關注的焦點是大選選戰，二來我們就美國的任何行動向杜勒斯先生諮詢多次，結果普遍說來都無法令我們滿意。33

洛伊德陳述的重要之處，是他提到了美國人。克拉里莎十月二十三日的日記上有這樣的記載：「皮諾今天晚上過來這裡。安東尼在晚餐後繞道去了卡爾頓花園。皮諾說，法國已經說服了本—古里安（David Ben-Gurion），他會出兵攻擊，但是如果我們出兵的時間跟他太接近，他就不願意。安東尼說，不，我們只會之後再動手。」34

我們現在知道，在這個時刻，當艾登如此完全地依靠他的政治直覺時，他的身體狀況是很糟糕的。不過在一個星期之前，他才有過一次極度的高燒。他每天服用一堆鎮定劑的藥物才能睡覺，然後又服用興奮劑來消除鎮靜劑的藥效才能工作，而且他從七月底開始就就一直處在持續的壓力之下。但是當時的人們對於他確實的精神狀況所知比我們少得多，就他們看起來，艾登的政治直覺與決策品質是如何呢？

何姆伯爵是一位天生的紳士，一個總是竭盡全力（甚至超過必須的程度）來合理對待人與事的人，他是艾登政策的支持者，也是埃及特別委員會的成員之一；對於艾登如何主持委員會的會議，他有這樣的描述：「委員們都很煩躁。」[35]而且首相的狀況：「不能說是極端的好。我個人不認為首相的判斷能力因此變得模糊混亂，這得留給以後的歷史研究者來告訴我們。」何姆接著說：「這些會議在方法跟程序上，或許不像承平時期進行的那樣好。」防衛部的常任次長李查．包威爾爵士（Sir Richard Powell）是時常接到艾登電話的人，他說艾登「非常急躁，神經非常緊張，非常容易被激怒」。他也描述艾登「對納塞爾產生一種可以說是病理性的情緒」，以及「他處在一種極度興奮的狀態中……他不是真的能夠百分之百控制自己。有極不尋常、非常怪異的事情發生。」[36]皇家空軍上將威廉．迪克森爵士（Sir William Dickson）是參謀長聯席會議主席，他於一九五七年四月對約翰．柯爾維爾（John Colville）談話時也用「極度興奮」（Exaltation）描述艾登。他說艾登「在最後的幾天裡，跟一個得到天啟的先知沒什麼兩樣，隨身都要拉著內閣全體跟所有幕僚長，任何反對的論據都被他通盤否定，在極度興奮中做所有的事。」「極度興奮」的定義是「指一個人劇烈的心理狀態或者在錯覺中的幸福感。」迪克森還說：「在那段充滿風暴的日子裡，首相好幾次對他說話如此不堪，他一生當中從未遇過別人那樣對他說話。」[37]參謀長們都很不願意讓以色列當他們的盟軍。[38]

一個古怪的例子就關聯到艾登的心理狀態：他約見邱吉爾當時的私人祕書安東尼．蒙太格．布朗恩（Anthony Montague Browne），問他認為邱吉爾會不會願意入內閣來當政務委員。當時邱吉爾已經八十二歲了。布朗恩回答道：「我不相信他會喜歡『妓女的特權』的相反面。」這話裡的機關來自前首相史丹利．鮑德溫針對一位報社老闆說過的一句出名的諷刺話：「要權力又不要負責任，這是世代以來妓女才有的特權」。後來邱吉爾跟他的祕書開玩笑，說他都還沒問自己的意見就推辭了。但是實際上真正的丑角是艾登，他這個提議已屬可笑。[39]

蓋伊．米拉德長時期在艾登身邊工作。二次大戰期間艾登當外交大臣時，他在外交部當他的一般私人祕書；之後艾登成為首相，他又跟著進入唐寧街十號服務。艾登所有關於國際事務最重要的會議上他都在場，不僅如此，他還會在深夜與清晨去見艾登，會閱讀艾登附加在文件上的註記，也側聽艾登許多電話內容。某位外交部官員一九五六年十一月一日在日誌上記載了艾登的精神狀況：「蓋伊．米拉德說，他不是瘋了，只是精疲力竭。」[40]艾登當然不是瘋了，也還沒有用藥達到無法執行首相日常職責的地步。他的體力從許多方面看去都是相當充沛的，特別是在他十月高燒發作之後。但是從當時與他接觸的人的許多觀察看來，都證實了艾登在蘇伊士危機期間的行為是變化無常的。這些描述完全符合於一個服用德里鈉米興奮劑的人所可能做出的表現。

這些敘述也顯示出，艾登此時的工作方式，跟他過去二十年裡處理外交政策時完全不同，甚至跟過去幾個月裡的表現也不一樣。例如說，當他對張伯倫的姑息政策希望破滅於是在一九三八年辭職時，艾登考慮的十分周詳，也廣泛地徵詢意見。二次大戰期間，艾登在許多場合上協助了邱吉爾，使他偶爾反覆的決策風格得到更高的穩定性；這都是有詳盡檔案紀錄可查的事。一九五一年之後，艾登在外交政策上的決策風格是冷靜而不動感情的，而當他做出黨內不歡迎的決定時（例如一九五四年的蘇伊士運河基礎協定），從當時的局勢來看也都可以得到解釋。當我們分析一九五六年十月這個關鍵的月份時，我們看到的是一個可敬而勇敢的人，被疾病與疲倦壓彎了腰，斟酌著種種極端困難的問題，然後卻做出太多善變而反覆的決定，跟他過去清醒冷靜的紀錄相去甚遠。在《安東尼．艾登：他的生平與名聲》（*Anthony Eden: A Life and Reputation*）一書中，大衛．達頓教授（David Dutton）透過歷史分析做出結論：「我們很難了解，為什麼艾登會相信他跟法國與以色列的計畫可以把美國人蒙在鼓裡；唯一能做的解釋是，他的判斷力已經不是他巔峰時期的狀態了。」他還進一步說：「所有的證據都指出，他在這個階段已經病的很嚴重……十月初時他的身體很虛弱疲倦，極其需要休養，而且很可能就在精神崩潰的邊緣。」[41]

艾登所面對的壓力是非同小可的。他的國防部長瓦爾特．孟克頓（Walter Monckton）是唯一挺身出來反對使用武力的資深政府要員，他在這個職位上堅持到十月十八日，直到被艾登調職。這或者可以解釋，為什麼內閣的埃及委員會在七月二十七日與十月十七日之間密集進行了三十五次會議，但是國防部長調職以後就不開會了，下次會議是在十一月一日，前一天英國皇家空軍已經開始轟炸埃及軍用機場。[42]另一個更為難纏的反對聲音是海軍上將蒙巴頓勛爵。他是海軍參謀長，他向當時擔任海軍第一大臣（First Lord of the Admiralty）的海爾夏姆勛爵（Quintin Hogg, Lord Hailsham）提出辭呈。海爾夏姆在他的回憶錄《麻雀的飛翔》（*A Sparrow's Flight*）裡說，他比照邱吉爾在一次大戰期間對第一海務大臣（First Sea Lord）海軍上將賈奇．費雪（Jackie Fischer）的做法，給蒙巴頓寫了一張紙條，說明蒙巴頓是直屬於首相，所以請他繼續留在位子上，等待進一步的命令。然後海爾夏姆就知會艾登此事，而艾登也追認了海爾夏姆的處置。

蒙巴頓不是一個容易共事的人。他曾任亞洲最高統帥與印度總督，又是皇室家族成員之一，性格十分迷人，但是有人覺得他的判斷力有問題。有一次，在為阿弗瑞德．格倫特（Alfred

Gruenther）將軍舉行的晚宴結束後，他在門前的階梯上跟艾登強烈表達他反對軍事入侵的立場；克拉里莎說：「他一直爭論一直爭論，安東尼只好告訴他，政治方面不是他該管的事。」[43]當時的陸軍統帥陸軍元帥譚波勒將軍根本不想理會蒙巴頓，以為他是個心術不正的人，而艾登對他的敬重非常有限。即便在軍事行動開始之後，蒙巴頓仍舊透過他的參謀長熱線撥電話給艾登，敦請他阻止武力入侵，而這時皇家空軍已經轟炸過埃及的軍機場轟炸，裝甲部隊正在向運河地區挺進當中。艾登拒絕他的建議時，脾氣好的出奇。不過話說回來，不管蒙巴頓作為同事是多麼麻煩，他實際上是個嚴肅認真的人，他審視過艾登政策的細節，在入侵蘇伊士運河一事上，他的立場無論在政治還是軍事上都是正確的。

入侵

十月二十九日，以色列的空降部隊在當時還默默無聞的阿里爾．夏隆的率領之下，空降進入西奈半島。第二天，英國與法國就按照與以色列做好的約定，分別發出了最後通牒要求雙方停火，並且威脅如果不同意就將軍事介入。納塞爾否決了這項最後通牒，於是在十月三十一日英方與法方開始了軍事行動。

到這個時候，艾登看起來變得比較冷靜了。雖然經過了十月三十日這一天帶來的負擔與壓力，但是當艾登在發動軍事入侵後給艾森豪總統發電報時，他表現的十分鎮靜。艾登的發言人威廉．克拉克（William Clark，他是反對入侵行動的）描述了艾登與史羅恩．洛伊德的情緒狀況：「重大決定已經做出，他們兩個看起來是平靜而不動感情的。」十月三十一日，當英國轟炸機攻擊埃及的軍事基地時，何姆勛爵的夫人伊莉莎白寫道：「看到首相跟政府裡的每一位如此沉著地面對這局面，讓人印象十分深刻。」[44]然而，這似乎只是暫時現象。十一月三號傍晚，在艾登預定對全國廣播的幾個小時之前，一位年輕的BBC節目製作人大衛・亞典波羅（David Attemborough）被召喚到十號官邸準備。他見到艾登時，艾登正躺在他的床上，床的上方有一整排醫療相關的瓶瓶罐罐。艾登看上去是如此的疲累與病弱，以至於亞典波羅建議首相，在廣播之前應該試著做點休息。在廣播中，艾登宣稱「我是一個支持和平的人，支持國際聯盟的人，支持聯合國的人——我還是原來那個人」。

到了這個時點，艾登的私人祕書傅瑞迪・畢夏普（Freddy Bishop）「終於不願再體諒艾登或者為他感到難過」。在戰爭期間為了獲勝所採行的手段，很容易引起人過度的道德義憤；而密謀當然也是常見的策略。部隊入侵之後，艾登與洛伊德也已經不是英國的部長群當中唯二參與了密謀的人。從一九八七年一月起，艾登內閣的檔案依據三十年保密條款首度對公眾開放後，我們可以清楚知道，內閣在十月二十三日上就得知關於與法國和以色列密謀的事情。這是內閣本來可以集體反對密謀以及挑戰艾登判斷的時刻。那麼，為什麼他們沒有這麼做？為什麼他們都跟著這個政策走，除了一開始的些許抗拒之外？

簡單的答案，是因為政治現實的問題。任何英國首相如果得到外交大臣的支持，那他就能主導內閣國際事務的決策。這個情況類似於當首相得到財政大臣的支持時，就有很大的權力來左右內政事務；而首相加外交大臣對外交的影響力，是比加財政大臣對內政更具有決定性的。此外，部分個人的企圖心以及政黨操作也扮演了一定的角色，特別是就財政大臣哈洛德・麥克米蘭而言。哈洛德・威爾遜日後描述麥克米蘭的立場是「率先出主意，也率先逃走」（First in, First out）。

麥克米蘭在表面上是完全堅信艾登的政策的。[45]他在九月二十五日在美國白宮與艾森豪私下會面之後，給艾登的意見是：「艾可（Ike，艾森豪小名）真的決定要把納塞爾拉下台了，不管用什麼方式。我對他解釋我們的在單打獨鬥中遭遇的經濟困難，他似乎了解我的意思。」陪同麥克米蘭的英國大使當時並未見到這份意見，日後他對此評論說，他「看不出來哈洛德有任何理由對艾森豪的支持如此樂觀」。不過麥克米蘭跟國務卿杜勒斯會談之後，也給艾登寄了一份報告。他告訴艾登：

> 杜勒斯說，雖然蘇伊士運河的議題在當前的大選中沒有特別的重要性，但是假如有任何狀況發生，有可能造成災難性的影響。他提醒我，他跟總統在一九五五年五月同意進行四強高峰會談，那毫無疑問地對我們當時艱困的選戰有莫大的助力。所以他問我們能不能試著做點回報，試著把事情延到十一月六號以後再說？

杜勒斯所說的遠遠不只是一個暗示，美方在大選前不願意見到任何行動。而艾登在與艾森豪的信件往返中，也直接被告知美國大選的敏感性。但是在十月的進展中，麥克米蘭與艾登兩人似乎都沒有衡量過，在大選前夕入侵埃及對艾森豪會帶來什麼影響。這是非常奇怪的，因為他們自己也是身在民主制度的政治人物，一定知道幾乎所有政治領導人都害怕輸掉選舉，就算在民意調查裡有壓倒性的優勢也一樣；他們都痛恨在投票日之前的最後幾天發生任何不確定事件。艾登跟麥克米蘭沒能把這一點考慮進來，已屬愚蠢之舉。麥克米蘭至少後來在他的回憶錄裡承認：「也許我當時應該更加考慮到美國的總統選舉。」（艾森豪在十月五日收到艾登一封以「親愛的朋友」抬頭的信，信上艾登請求准許英方發布公告，概括地聲明美國空軍將會給英國皇家空軍提供改裝飛機的技術知識，以及訓練英國的飛行員，好讓他們能夠攜帶特定型號的美國核武。艾森豪於十月十二日覆信，要求「暫緩發布」任何宣告，理由是「在我們國內的政治局勢，以及在我們與其他盟友的關係中，有許多敏感的議題」。所謂國內的政治局勢，明顯指的是十一月六日的總統大選。艾登沉默了一段時間（這當然是有含意的），並於十月二十八日正式地接受艾森豪暫緩公告的要求。十月三十日，艾森豪給艾登去了一封以「親愛的安東尼」抬頭的信，信中稱他爲「我的老朋友」，但信裡明顯地針對英法以色列的軍事行動對他提出警告，信的結尾處艾森豪說：「我覺得現在最重要的，是英國與美國迅速且清楚地向彼此攤開他們當前的觀點與意向，不管發生什麼事，我們一定能找到某種方式來協調我們的構想與計畫，一方面避免我們陷入危機事件裡，另一方面也避免對彼此的誤解，因而失去在和諧中採取行動的機會。」艾登在同一天向艾森豪承諾要再寫一封信，但是這第二封信到達艾森豪手裡之前，媒體上就發布了英國與法國的最後通牒。艾森豪在十月三十日當天，再給艾登正式回了一次信，這次信的抬頭是「親愛的首相先生」，而且另一封完全相同的信則寄給法國總理蓋伊・莫葉。見 Peter G. Boyle, ed., *The Eden-Eisenhower Correspondence 1955-1957*, Chapel Hill: University of North Carolina Press, 2005.）

第一個了解到他們對艾森豪的反應做了錯誤判斷的人，是財政大臣麥克米蘭；這是在他於十一月五日到六日的夜間收到來自華盛頓的訊息之後。蘇伊士危機給英鎊帶來巨大的壓力，讓英國的外匯準備嚴重失血。麥克米蘭需要國際貨幣基金會的短期融資，但這必須有美國的協助才可能。麥克米蘭得到的回應是，美國對英鎊的支持有個前提，就是午夜之前必須停火。這一則來自華盛頓的訊息，再加上美國第六艦隊在薩依德港外對皇家海軍船艦進行擾亂的消息，讓麥克米倫立刻改變了立場，不再支持英方的軍事行動。[46]

艾登的威望從來沒有像在十一月六日這一天這麼低落過。麥克米蘭本來可以公開地挑戰艾登，因為他是艾登以外唯一能夠喊的動內閣的人；這個內閣已經軟弱到沒有力量擺脫艾登了。但是艾登搶先採取了行動。他召集內閣在早上九點四十五分到下議院的首相房間開會，他已經知道自己無法維持內閣裡的多數來繼續執行他的政策。他對內閣說，由於美國人很可能在當天稍晚在安全理事會上支持經濟制裁，所以現在除了宣布停火之外已經沒有其他選項。一位內閣成員說，麥克米蘭「用了很重的話來說明美國可能採取的行動……以財政大臣的身分，他把對上帝的畏懼灌注到內閣的財經小組裡」。[47]

這是外交上的大慘敗。用艾森豪的話來說：「我真的從來沒見過有強大的國家能搞出這樣徹底的混帳跟爛攤來。」法國跟英國在失去盟友的支持後，不得不做出自打耳光的回轉。美國對英鎊的施壓以及尼可萊．布加寧就蘇伊士事件發出的威脅信（他在十一月四日凌晨調動了二十萬蘇維埃部隊以及四千部坦克進入布達佩斯）都還不足以讓英法妥協，關鍵的現實是他們被徹底地孤立了，這在安全理事會上馬上就顯示出來。

從艾登個人的利益來說，也為了英國與法國在中東的勢力，本來較好的選擇是把內閣的召集延到十一月七日以後，讓英法有足夠的時間佔領整個運河區，並且讓法國在聯合國任何制裁決議上行使否決權。這毫無疑問是法國總理莫葉與以色列總理本古里安本來比較想做的。但是艾登覺得他必須比麥克米蘭搶先一步，而內閣一旦集會了，就不願意等待佔領完成，也不準備違抗安理會。

後來莫葉在十一月六日跟德國總理康拉德．阿登納（Konrad Adenauer）會面的時候，阿登納對他說：「法國跟英國永遠不會變成能跟美國相提並論的國家……德國也不成。這些國家只有一個辦法才能在世界上扮演決定性的角色，那就是把歐洲統合起來……我們沒有沒時間可以浪費；你們要報仇只能靠歐洲。」就在次年，一九五七年，歐陸六個創始國家簽訂了《羅馬條約》（The Treaty of Rome），成為歐盟誕生的第一步。英國則沒有參與。

遮掩

在軍事入侵期間，下議院完全沒有被告知與以色列串謀的事，連一點暗示都沒有，不過這是說的過去的。但是離譜的是，他相信他可以把下議院蒙在鼓裡更久。所以艾登決定派兩位外事官員前往巴黎，嘗試把所有祕密會議的相關文件蒐集起來並予以摧毀。他們的密會在巴黎的郊區瑟芙荷（Sèvres）進行，這些文件後來被稱為瑟芙荷檔案（Protocol of Sèvres）[48]。史羅恩・洛伊德參加了在瑟芙荷最早的會議，但是第二次會議牽涉到另一位資深外事官派崔克・狄恩（Patrick Dean）以及艾登的私人祕書多納德・羅根（Donald Logan）。莫葉與本—古里安兩人兩次會議都參加，也都同意保持絕對機密。[49]但是艾登應該要知道，在民主國家裡，沒有什麼事情能永遠保持機密。法國與以色列的領導者對英國內閣已經相當感冒，因為內閣決定把向運河推進的部隊喊停，再加上這兩國對這次軍事行動毫無歉疚感，所以他們勢必不會將此事永遠保持祕密。

艾登以為他的遮掩行動可以逃過美國的情報機構的察覺，這也是完全脫離現實的。他的掩蓋最多能撐幾個星期，更有可能幾小時後就被發現。事實上中情局宣稱他們從頭到尾每一個階段都知情，儘管也有一些證據讓人懷疑這樣的說法。在十月二十九日當天，據說當國務卿杜勒斯首度聽到以色列進攻的消息時，他馬上懷疑法國在背後，但是沒有懷疑英國。直到英國與法國發出最後通牒之後，杜勒斯才看穿這些遮掩與偽裝的用意[50]，並且在次日問英國的代理大使約翰·寇爾森（John Coulson），英國怎麼可能期待埃及把自己的領土交出來，重新給外國佔領，而且還是在國家遭受攻擊的當兒？寇爾森傳電報給洛伊德說：「現在最讓他們痛恨的是，他們認定我們這邊故意不讓他們知道狀況；我們跟法國與以色列的串謀或許還不會讓他們這麼毛。」[51]法國外長皮諾比艾登實際的多，他把串謀的事實知會了美國，而同一時間艾登還在美國人面前假裝根本沒串謀這回事，等於是在美方的怒氣上倒油。

艾登認識艾森豪雖然超過十年，卻以為艾森豪在重大議題上被一個本來所信任的人隱瞞與誤導之後不會反擊，這是對艾森豪性格的嚴重誤判。艾森豪確實覺得被艾登的行徑給出賣；這也是在情理之中。真相是，如英國大使事後所說[52]，美國對外政策的重大決定是掌握在艾森豪手裡，不是杜勒斯。何姆勛爵批評艾森豪派美國第六艦隊沿著英國入侵船艦航行是表現對英國的敵意[53]，但是跟很多人一樣，何姆勛爵低估了艾森豪在「艾可」這個暱稱的友善形象底下所隱藏的強悍性格。在艾登這邊，他把他的怨恨投注在杜勒斯身上，說他「像一隻受傷的蛇一樣拐彎抹角，而且比蛇更不值得原諒」。[54]但是杜勒斯只是替罪羊：美國的觀點從頭到尾都是明白而清楚的。（關於艾登，艾森豪在十一月二日做了一個總結：「一定是因為他知道我們在這件事情上採取絕對反對武力的態度，所以當他最後決定要實施計畫時，就完全默不做聲了。」見 Dwight D. Eisenhower, *Ike's Letters to a Friend 1941-1958*, ed. Robert Griffith, Lawrence: Kansas University Press, 1984, p. 176。艾森豪在這兩年的信件往返中顯露出許多真實的模樣，與他超然、熱愛高爾夫球的公共形象差別相當遠。從跟艾森豪的私下接觸裡，艾登不可能不認識到這一點，因此他選擇忽略艾森豪的觀點實屬魯莽。而且從較早通信中的語調裡來看，艾登應該不會忽略艾森豪的看法，至少是在一九五六年十月以前，之後艾登就受到以色列計畫的迷惑。艾森豪沒有給艾登任何自我欺騙的空間，以為他在總統大選前夕可以容忍美國人看到英國人如此公然地藐視他在全世界的權威。然而，在他剛連任成功不久，艾森豪對艾登卻比杜勒斯對他還慷慨大方。艾森豪提議要與艾登見面，杜勒斯當時正住院中，後者勸他不要在停火之後這麼快就與艾登和莫葉見面。既然艾森豪的反應是如此，如果當初入侵蘇伊士運河遲幾個星期才進行，艾森豪的回應頗有可能會低調許多。）

艾登持續地嘗試遮掩密謀，這損害了他的名聲。當他在十二月二十日在下議院說：「我們事先不知道以色列會攻擊埃及」，他是在撒謊。[55]對下議院說謊話，這是艾登身為國會議員三十二年來從來沒做過的事。這太不符合他的性格，也促成了他的離去。一九五七年一月一日，何瑞斯・伊凡斯非常堅定地認為艾登應該辭職，不然的話，他最終可能走上自殺一途。其他的醫生則提到他的肝功能損害。[56]真相是，艾登辭職是出於政治的原因，不全然由於健康的緣故。艾登事先告訴邱吉爾他已決定辭職。邱吉爾當天就回信：「有一點要切記：辭職的理由只能給一個──健康。政策跟精神就讓他們自己去。再怎麼說，一個人所做不能超過健康允許的限度。」艾登擔任首相所做的最後幾件事，其中之一是向祕書口授一則註記，敘述他在辭職的前一日（一月九日）最後一次前去晉見女王的情形：「我告訴她醫生們的報告，一如女王也已讀過，根據我的判斷，我沒有其他選擇，只能請求解除擔任她的第一大臣的職責。」[57]

結論

在蘇伊士的大慘敗上，艾登的疾病有多重要？歷史家及保守黨國會議員羅伯特・詹姆斯承認，在蘇伊士事件上，他很難「準確地釐清是哪些因素，把艾登從一個絕對合法的立場，推向那個極危險的、幾乎跨越到不合法的立場上」。[58]有的人懷疑，他的疾病能不能算的上特別重要的因素。修斯・托馬斯（Hugh Thomas）曾寫過，有一位醫生曾診療過艾登（或許是杭特醫生〔T. Hunt〕），他認為就算艾登健康良好，在蘇伊士問題上他的作法也不會有太大的差異。我不相信這種說法可以成立，如果把我所做的詳細分析考慮進來的話，艾登做出關鍵決定的時點跟他的醫療發展是相符合的。蘇伊士危機的關鍵問題不是採行軍事行動，而是決定不尋求美國的支持而跟以色列共謀。如果艾登真的健康良好，現有的證據讓我認為他是會拒絕這種策略的。

當然，艾登之所以認為需要採取強硬的立場，是源自於他把蘇伊士危機視為更大問題的一部分，即蘇維埃的威脅。這一點無疑是正確的，而且跟艾登的健康沒有關係。艾登認為蘇聯以及其在中東的短程與長程企圖，對英國來說是一個逼進中的威脅；他的這個觀點清楚地表達在一九五六年十二月二十八日寫給保守黨議員伊倫娜・瓦爾德（Irene Ward）的信上，其內容後來也完整收錄在他的回憶錄《完整的圈》（*Full Circle*）。艾登還私下做過一個簡明的解釋，為何他一開始決定要軍事干預，為什麼後來又撤回：這是對他的前任私人祕書（後來也倍受艾登信賴）巴勃・皮爾森・狄松（Bob Pierson Dixon）所說的，時間是一九五七年五月二十五日，在艾登的要求之下，他從紐約的聯合國飛回來與艾登會面。艾登當時害怕如果沒有制止納塞爾總統的話，埃及就有可能在蘇維埃的支持之下在一九五七年春天進犯以色列。（艾登信上寫道：「我覺得奇怪，爲什麼這麼少人〔甚至根本沒人〕把這事件跟一九三八年做比較，然而情況是如此相像。當然埃及不是納粹德國，但俄羅斯是，埃及只是它的爪牙。如果我們放任這個局勢到明年春天，我毫不懷疑，到那時或者前後某個時點，俄羅斯跟埃及將會準備猛撲，乍看之下的目標是以色列，眞正的目的則是打擊西方利益。俄國人送那麼多裝備給埃及不只是爲了好玩。然而多少人看來都沒看穿這一點，還給納塞爾幾乎一樣多的信任，就像多年前另一批人給希特勒的信任一樣。」見 Letter to Dame Irene Ward, Avon Papers, ref AP20/33/8A.。）

皮爾森‧狄松觀察到：

艾登很確定動武的決定是正確的。不過問題是，我們永遠沒辦法證明沒有採取行動的話狀況會有多糟。他仍然覺得，打倒納塞爾跟打倒墨索里尼眞的是同一件事——總得做點什麼來阻止獨裁政權。拿另一個例子來說，如果我們爲了希特勒佔領萊茵河地區而出兵干預，一定也會有很多的批評，但這是在做正確的事，而且將會拯救數以百萬計的生命。他的盤算是，納塞爾與俄羅斯人會在次年三月或四月入侵中東地區（大概是攻打以色列）。既然英國部隊不能無限期地在塞普路斯乾耗，他感覺必須做出這個決定，在十月底搶在埃及人之前先行動手。

停火當日的早晨，總統曾經打電話給他，告訴他對停火感到高興，還補充說，既然我們已經靠岸，他相信我們所需要的都已經有了。安東尼爵士沒能夠繼續說下去，因爲他正要去下議院宣布停火的決定，就對總統說，他會再回他電話。午餐之後他又跟總統說上話，並且建議他們應該「聚一聚」。總統表示同意，問他什麼時候。安東尼爵士說，愈快愈好。總統於是提議莫葉先生也應該來。安東尼爵士同意會帶他一起來。[59]

聯合情報委員會（Joint Intelligence Committee, JIC）前任主席培西‧克拉多克（Percy Cradock）

是一位經驗非常豐富的外交官，他十分了解英國首相在十號官邸中運作的情況。他提供了一份很有趣的報告，評估艾登在這段時間如何運用情報單位。他寫道：

一九五六年春天時，聯合情報委員會的評估報告對艾登沒有多少影響力。這時他已經把納塞爾視爲無藥可救；他認爲自己對該地區事務是一方權威；而且他已經掉入一種危險的習慣，只採信跟他預先的構想相符的情報，卻忽略聯情委員會比較持平與全面的觀點。60

如果事後對蘇伊士危機進行調查檢討，如相關單位所應該做的那樣，繼任者或可以從中得到許多教訓，也可能防止東尼．布萊爾日後在伊拉克問題上所犯下的許多錯誤。這兩個案子同樣都是從十號官邸中處理複雜的國際危機，也同樣製造出災難；比較本章與第七章即可得知。兩次入侵在軍事上都取得成功，但後續發展都成為政治災難。然而，在一九五六年蘇伊士危機與二〇〇三年伊拉克戰爭兩者之間，存在一個關鍵的差異。布萊爾的行動是在支持美國總統，但是艾登的行動則是違抗美國總統一明二白的建議。布萊爾在支持一位缺乏經驗與不成熟的總統；艾登則是忽視一位身經百戰的軍事指揮官及思慮周全的總統。在二〇〇八年時，情勢已經顯明，伊拉克戰爭對英國的長期利益的損害遠超過蘇伊士事件。英國必須對伊拉克戰爭進行調查檢討。

在艾登制定決策面對蘇伊士運河被埃及收歸國有的過程中，他的疾病僅僅是影響因素之一，但是在他將決策付諸實現的過程中，他的疾病成為核心的影響因素。一九七〇年代初期（當時我是下議院議員）保守黨一位令人印象深刻的內閣大臣羅伯特．卡爾（Robert Carr）與艾登交情深厚，十分崇仰艾登，並擔任他的國會私人祕書。他對當時艾登的身體與精神狀況的評斷，我認為有重要的參考價值：

安東尼的健康，最低限度來說，也對他政策的推動產生了決定性的影響；我覺得要拒絕接受這個判斷，是非常困難的……如果他身體好，可能他追求的也還是相同的政策，但是我很難相信——若他狀況好——他會在政治與軍事兩個層面的執行上都犯下如此顯而易見的判斷失誤。61

兩位了解內情的外科醫生都同意，事態發展的順序很大程度顯示了在一九五六年關鍵的十月、十一月及十二月裡，艾登的疾病在他制定政策的過程是一個重要的因素；有一位醫生得出結論，艾登的膽管手術失誤所導致的災難與悲劇，顯然導致了蘇伊士大慘敗。62

艾登在十月五日發高燒，體溫高達華氏一百零六度還併發寒顫，九天後他做出蘇伊士危機中關鍵的決策之一——跟以色列同謀。考慮到這個事實，我不認為誰還可以主張艾登的決策全都沒有受到疾病的影響。我們可能永遠無法知道，艾登在那時候服用安非他命的確實劑量是多少，但是從何瑞斯．伊凡斯說過的一句話裡，我們可以瞥見關於他用藥量的一點線索。伊凡斯跟默蘭勛爵不同，他是個嚴守業務機密的人，跟傳統上傑出的醫生一樣，相信病人的機密應該跟病人一起走進墳墓。拉博．巴特勒十一月二十三日在艾登因病缺席的情況下擔任政府的領導人，他寫道，他在十號官邸的會客室與伊凡斯見面（伊凡斯也是他的醫生），時間可能是在十一月十九日。伊凡斯認真地覺得他應該把真相告訴巴特勒，而巴特勒回憶說，伊凡斯當時告訴他：「安東尼再也不能靠興奮劑撐下去了，而且，既然他不可能在醫院裡休息，我已經建議他去牙買加去休養幾個星期。」63若我們斟酌「靠興奮劑撐下去」這個措詞，我們可以大膽地認定，艾登在十月底時每天服用德里鈉米不只一顆。而從相關的醫療文獻研究看來，這很清楚會影響他的判斷與決定，使他一天比一天更易改變與難以預測，這要看當下是興奮劑還是鎮定劑的藥效發揮較大的影響。

為了國家的利益，他的醫生們當時應該說服他跳出決策程序一段時間，至少是在他發高燒之後。當他於週末從醫院返回十號官邸時，他向洛伊德承認他仍然「十分虛弱」，而依照當時的局勢，軍事入侵蘇伊士運河還遠遠不到無法避免的程度。

如果艾登決定在十月十三日由於健康因素而辭職，或者，更可能一點，在他的保守黨會議上宣布將接受醫生的建議於當晚飛往牙買加，而不是如後來在十一月才去，那麼，蘇伊士危機的歷史很可能就會變得非常不一樣。史羅恩．洛伊德在紐約與埃及外長的交涉也許可以幾個星期後再進行。本來艾登和安東尼．諾丁在與摩利斯．夏爾在「西洋棋」宅邸會談之前，對交涉的進展本來是抱持樂觀的。艾登若去度假，那麼跟夏爾的先期會談就不會進行，而代理首相（可能是巴特勒）與外交大臣都沒有立場替首相接受像法國與以色列所提出的那種全新策略，甚至連考慮一下都不會，至少在十一月六日美國大選之前。

如果沒有十月的入侵蘇伊士運河的話，在匈牙利的局勢最後也可能變得不一樣。當十月二十九日以色列部隊進攻埃及時，從十月二十三日起開始革命的匈牙利跟蘇維埃部隊正處在停火狀態，蘇維埃部隊在這之前已經被擊退，這時正在撤退中。但是十一月二日赫魯雪夫飛到南斯拉夫與領導人陸軍元帥卓斯普．布洛斯．帝多（Josip Broz Tito）見面，而在十一月三日凌晨時刻，帝多同意蘇維埃入侵匈牙利是合理的。赫魯雪夫對帝多說：

> 蘇伊士戰爭提供了一個絕佳的時間點……這會給我們幫大忙。西方跟美國會爲此不安跟騷動，

但是因爲英國法國跟以色列在打埃及，所以不會太嚴重。他們被困在那邊，而我們會繼續耗在匈牙利。64

十一月四日星期日的午夜過後，蘇維埃的坦克穿過布達佩斯的外圍防衛圈。十一月五日，巴勃・皮爾森・迪克森從聯合國打了一份電報給外交大臣：「俄羅斯人在轟炸布達佩斯，我們一定會被歸到跟他們同等的低級國家。我們抗議俄羅斯轟炸布達佩斯應該沒有多少說服力，畢竟我們自己也在轟炸埃及。」。

蘇伊士大慘敗對英國與法國的外交政策造成長期且深遠的影響。法國憤怒地走向挑戰美國霸權之路，而英國在遭受屈辱之後與美國重建特殊關係，並且依賴這個結構。一九七七年《泰晤士報》上艾登的悼文稱他是「英國最後一個相信英國是一方強權的首相，也是第一個在遭遇危機時發現原來並非如此的首相。」

在一九五六年，艾登是英國最有國際政治經驗的政治人物。他曾經勇敢地為了抗議對納粹的姑息主義而辭職，也曾經在二次大戰的英國內閣中扮演過重要的角色。某個程度來說，他的國際影響力之所以日漸衰退，是因為英國作為帝國的影響力也在日漸衰退。莫葉在三十年之後才首度公開談起這次危機；作為當事人他給艾登決策的評判是：「這當然是他的錯誤，而且就他個人來說是個悲劇性的、災難性的錯誤。我想，他過度高估了納塞爾、埃及、運河，甚至整個中東的重要性了。」65

艾登在一九五六年的十月與十一月時幾乎每個小時都得做出重要的判斷，而同時與一個嚴重的疾病勇敢地奮戰著。在部分決策裡，他確實表現出無愧於他良好名聲的周全考量。然而在三個關鍵點上——跟以色列同謀、誤導美國總統以及甚至在入侵之後還對眾議院撒謊——他的判斷力是嚴重受損的，這損害主要是來自他的疾病以及相關的醫療處置。

4 總統甘迺迪的健康

「您的背痛好些了嗎？」

甘迺迪微笑著回答：「這個嘛，要看氣候——政治的跟別種氣候。」

約翰．甘迺迪在一九六〇年十一月當選美國總統，以三百零三選舉人票對尼克森的兩百一十九票，但是總投票數只有些微的勝差：在所有投出的近六千九百萬票（68,837,000）裡他只贏了不到一萬兩千票（118,574）。然而在一九六一年一月二十日甘迺迪發表就職演說之後，一項民意調查顯示，幾乎四分之三的美國人認同他們的新總統。一個年輕、自信的聲音在全世界迴響：

此刻號角再度召喚我們；不是叫我們拿起武器，雖然我們需要武器，也不是叫我們走上戰場，雖然我們不乏準備，而是叫我們扛起重擔，年復一年地長期的在微光中奮鬥……對抗我們共同敵人：暴政、貧窮、疾病以及戰爭。

年僅四十三歲，這位新任總統看起來充滿了「維加」（Vigah）——一個廣泛流行的甘迺迪用語，代表著活力、魅力與幽默。他是第一位當選總統的天主教徒，第一位現任總統獲頒紫心勳章，也是歷來選出的總統裡最年輕的。悲劇的是，他同時也是死亡時最年輕，而且是第四位遭到暗殺的美國總統。

但是有些人並不覺得甘迺迪有魅力，也不是每個人從一開始就為他著迷。記者桃樂西・湯普森（Dorothy Thompson）看了甘迺迪的就職演說；她對朋友說：「這個年輕人有某種虛弱跟神經質的地方。」這個敏銳的觀察並不符合當時的流行觀點，但卻不時浮現在今天對甘迺迪總統表現的評估裡。

在大西洋兩岸，佔據權位的是較老的領導者。蘇維埃聯盟的總書記赫魯雪夫是六十六歲，英國首相麥克米蘭也是六十六歲；法國總統戴高樂七十歲；印度總理尼赫魯七十一歲；以色列總理本—古里昂七十四歲；教宗若望二十三世是七十九歲；而德國總理康拉德・阿登納是八十四歲。然而所有這些人的健康，都好過甘迺迪。

很少人能夠達到最高權位，而同時不把一些祕密遮掩起來的。當甘迺迪宣誓就職時，他藏著一個天大的祕密：他在自己的健康問題上故意誤導美國人民，他的健康其實比大眾猜測的都要糟糕的多。他有愛迪生氏病，必須依賴荷爾蒙替代療法才能活命。他認為必須保密才能贏得選舉並且保有總統的位子。在他的選戰過程中，一個裝著他醫療祕密的袋子不見了，而甘迺迪知道，如果這訊息在這個關鍵的階段中走漏出去，那麼選民對他掩蓋行為的震驚，以及對他健康真實狀況的知悉，很可能就會使他輸給共和黨的競爭對手副總統尼克森。（愛迪生氏病也稱爲慢性腎上腺素功能低下症以及腎上腺素皮質機能減退症〔Hypocortisonism〕。這是指腎上腺體的功能缺損；首度由托馬斯・愛迪生醫生〔Thomas Addison〕於一八八五年做病理描述。今天絕大多數的醫生認爲愛迪生氏病代表的是腎上腺皮層自體免疫功能缺損。身體病弱的症狀在童年時期可能發展地十分緩慢，在青春期裡逐漸顯著，甚至持續到青春期以後，如甘迺迪的例子；或者，這種疾病可能呈現爲劇烈的急症，大多數如此發病者，其正常功能會完全崩潰。患者的腎上皮質素分泌不足，也就是皮質醇、醛固酮以及雄性激素。病的盛行率是人口的兩萬五千分之一。從前被緊密地跟肺結核關聯在一起，不過今天只有不到百分之二十的病人是由於肺結核而得病，而有百分之七十的病人是由於自體免疫的損害。這種病偶爾可以被腫瘤的二度增生或轉移而引起，比如支氣管腫瘤，或者由於腦部基底的腦下垂體被移除或損害。治療方式是使用氫化可體松來替代所缺乏的荷爾蒙。）

但更令人憂慮的是，當他戮力於為國服務時，這位新任總統一點也沒有改變他生活方式的跡象。甘迺迪沒有安排國內任何頂尖醫生當他的私人醫生，也並不試著限制他的娛樂性藥物，也許他有嘗試，但就是沒有成功。不圖此，他努力的重心在於運用總統的權力來使他的醫療狀況成為機密，並且向外投射出正常、健康、快樂、愛家的形象。這跟真實有非常大的距離。

甘迺迪剛當上總統時，我還是倫敦的醫學系學生，而且跟世界上許多年輕人一樣，對他抱持很高的期望。當時我們無法不意識到，我們生活在一個危險的時代裡。冷戰處在高峰時期，當時的焦點在於共產黨威脅將封鎖西柏林，以及在蘇聯與美國之間持續升溫的核武競賽。其中一部分是古巴飛彈危機，後人將為此記得甘迺迪總統。

在一九六二年十月二十二日星期一，甘迺迪公開發布壞消息，他們發現射程足以打擊美國的飛彈部署在古巴。一億美國人打開電視聽他的演講，另外有同樣多人在世界各地聽這場演說。在此時，甘迺迪政府所不知的是，蘇聯在古巴有一百六十二個核武彈頭，還有四艘潛水艇正在島嶼附近追蹤美國海軍船艦。每一艘潛艦攜帶了配備核武彈頭的魚雷，雖然它們在蘇維埃潛艇基地的連繫範圍以外，也仍然獲得授權可以發射這些核武。[2] 冷戰跟核武大戰之間只有非常危險的小小距離。用赫魯雪夫的話來說，那是一個「燃燒的氣味在空氣中漂浮的時代」。

在克里姆林宮，赫魯雪夫等著收看甘迺迪的演說；如果甘迺迪宣布要進犯古巴，他就考慮從島上發射核武飛彈。赫魯雪夫故意在美國近岸挑戰甘迺迪的威望；自從一八二三年的門羅主義以來，美國政府就把這個地區視為美國的勢力範圍。

當甘迺迪對全國演說時，蘇維埃人已經給他們在古巴的指揮官以撒·皮列夫（Issa Pliev）擬好了指示，要他「讓全部的軍力進入待命狀態」。[3]如果美國入侵古巴，在古巴的這四萬一千名蘇維埃部隊在軍力上將會落於絕對的劣勢，唯一的救贖是他們有蘇聯製的短程核武飛彈「月神」（Luna）。蘇聯方面嘗試性地擬定了一組命令，以便授權指揮官動用月神。幸運的是，蘇維埃的國防部長馬歇爾·羅迪昂·馬凌諾夫斯基（Marshal Rodion Malinovsky）說服了他的同僚們，延後發出動用月神的指令，並且傳了一道命令給在古巴的蘇維埃部隊，嚴禁使用任何核子武器。馬凌諾夫斯基明智地考慮到，如果在美軍尚未進犯之前，華盛頓就攔截到授權動用戰略核武的命令，那不知道會發生什麼事。莫斯科也明智地下達了指令，除非有直接命令，否則不得發射射程達一千一百英哩（約一千七百七十公里）、攜帶核武彈頭的 R 12彈道飛彈。

如果說在一九六二年十月這幾個緊張萬分的日子裡，世界上很大一部分人的命運都握在甘迺迪與赫魯雪夫的手裡，那是一點也不誇張。不過，除了一開頭的挑釁，蘇聯處理這個局面時，展現了相當大的自制。甘迺迪總統處理古巴飛彈危機的手腕也值得高度讚許。他的動作是有分寸的，某些時點上甚至非常細緻，但同時也是堅定與充滿決心的；撇開那些事後諸葛的觀點，甘迺迪的正面衝突策略發揮了效用。不過，跟他在這個危機裡的出色表現比較起來，我一直感到相當困惑，不過在一年之前，在也跟古巴有關的豬灣挫敗事件（Bay of Pigs Fiasco）裡，他卻出現一連串的決策錯誤。

他為什麼會計畫與支持那一千五百名反卡斯楚的古巴人在一九六一年四月十七日對古巴發動攻擊？更重要的問題是，為什麼甘迺迪在一九六一年六月初跟赫魯雪夫進行的維也納會議是這麼一個完完全全的失敗？

歷史家提奧多・德拉培（Theodore Draper）說，豬灣事件是「一個徹頭徹尾的失敗——歷史上失敗到這樣徹底的例子還並不多見」。豬灣事件之後不久與赫魯雪夫進行的維也納高峰會議甚至可以說是更為嚴重的慘敗，而需要負全部的責任的是甘迺迪一人。簡單而且最明顯的解釋，是甘迺迪與他的團隊缺乏經驗。但是我相信，這種說法並沒有充分地解釋一切。雖然判斷力與智慧是需要後天學習的，但是甘迺迪在他就職第一年裡犯下的判斷錯誤，並不單純是那種缺乏經驗的類型。我相信那些錯誤是根源自他整體的健康狀況。儘管先前對甘迺迪疾病的調查報告以及醫生對此所做的陳述，都遭到在他手底下工作的人的抗拒與鄙視，但是我們現在知道，特別是透過傳記作家李查・李維斯（Richard Reeves）的作品，這些揭露大部分都屬於事實。（約翰・布姆迦納醫生〔John R. Bumgarner〕寫過一本書《總統的健康》（*The Health of Presidents*〕。書中談甘迺迪的一章，開頭兩句是這樣：「我寫到這一章時，心裡有極大的恐懼與抗拒。許多才華洋溢與富有調查精神的作者，都因爲那圍繞在甘迺迪身邊的迷霧遮罩而打退堂鼓，因爲任何對甘迺迪眞正模樣的探究，都被隔擋在外。」在羅伯特・達列克關於甘迺迪健康經過授權認可的書出版之前，有四本傑出的著作對於揭開甘迺迪疾病的眞相有很大的幫助：Richard Reeves, President Kennedy: Profile of Power, New York: Simon & Schuster, 1993; Herbert S. Parmet, JFK: The Presidency of John F. Kennedy, New York: Dial Press, 1983; Michael Beschloss, The Crisis Years: Kennedy and Khrushchev 1960-1963, New York: Edward Burlingame, 1991）; Seymour M. Hersh, The Dark Side of Camelot, Boston: Little, Brown,

1997。）

在本章裡，我期望能夠提供一個嶄新的觀點，來探討為什麼甘迺迪的決策能力在豬灣事件與古巴飛彈危機之間會有這樣大的落差。我相信解決這個謎團的——迄今一直被忽略——關鍵因素，就是甘迺迪用藥的情況以及他整體的醫療狀況：一九六一年中大部分的時間裡，甘迺迪的健康狀況很差，而一九六二年春天時，他的健康得到大幅的改善；這兩者間有顯著的差異。

豬灣慘敗事件

在當選之前，甘迺迪對古巴與卡斯楚的立場有過許多轉換。一九五九年十月時他說：如果艾森豪政府當時，在那位年輕而激昂的反叛者勝利的時刻裡，能向他表示更溫暖一些的歡迎，特別是在他前來美國的旅程上，那麼，他有可能就不會投向共產主義者那邊——這個說法令人不可置信。但是到了一九六〇年十月，當選戰進入白熱時期，甘迺迪為了蓋過尼克森的聲勢，就表示反卡斯楚的勢力不論在古巴內部以及之外，都值得美國向他們提供援助；這使得黨內外交政策的大老狄恩·阿契森跳出來警告甘迺迪，他的選戰語言將把他鎖死在一個容易被攻擊的立場。4

美國總統大選之後直到就職典禮之前，卸任者要對將上任者進行為期兩個月的簡報。這是一個有意義的制度，讓總統當選人有時間轉換成領導國家的政治家，而默默地把他們選戰期間的政治語言丟到一邊。甘迺迪就任總統時也沒有例外。在一九六〇年十一月十八日，甘迺迪聽取中情局局長亞蘭·杜勒斯（Allen Dulles）的重要簡報。當主題來到可能入侵古巴時（卡斯楚已於前一年在古巴掌握權力），甘迺迪說他需要好好考慮這件事，但是杜勒斯警告說時間非常緊迫。在一九六一年一月十九日，就在他的就職典禮之前，甘迺迪與將卸任的總統艾森豪進行二度會面，艾森豪提到，卡斯楚計畫在拉丁美洲推行共產主義，所以美國正在援助古巴的反卡斯楚游擊隊勢力，也在瓜地馬拉訓練一組人馬。

大選剛結束時，甘迺迪私下有時候對古巴問題表現出相當開放的態度，而且他甚至不排除與卡斯楚恢復友好關係。在就職典禮一星期之前，阿德萊・史帝文森（即將出任的美國常任駐聯合國代表）從芝加哥給甘迺迪寄了一份報告，撰寫者是一位剛從古巴回來的芝加哥工會領袖，報告上強調，古巴雖然失去了自由，但是國內的人民廣泛地支持卡斯楚，而且從哈瓦那發出的新聞報導是不可靠的。大約在同一個時間，杜勒斯給甘迺迪做簡報，完整地報告了中情局對古巴滲透以及推翻卡斯楚的計畫，而甘迺迪不帶成見地告訴他，請他繼續規畫。

一月二十二日，已經就任總統的甘迺迪跟他的國務卿迪安・魯斯克（Dean Rusk）會面，此外出席的還有他的國防部長羅伯特・麥克納瑪拉、他弟弟司法部長羅伯特・甘迺迪、國防部參謀長萊曼・連姆尼茲將軍（Lyman Lemnitzer）以及杜勒斯等人。杜勒斯估計在大約兩個月後，美國就必須對在瓜地馬拉接受美國訓練的古巴人做出一定安排。魯斯克警告，美國的任何直接干預都會有極為重大的後續效應。

到了二月，甘迺迪的顧問們意見分成兩派。中情局以及李查・畢塞爾（Richard Bissell）——中情局的古巴計畫主持人，影響力非常大——的構想是，美國入侵可引發一場內戰，使美國得以公開支援反卡斯楚勢力。但是國務院方面預計，入侵會在拉丁美洲以及聯合國造成非常嚴重的後果。畢塞爾跟甘迺迪總統一樣都喜歡伊楊・弗萊明（Ian Fleming）的詹姆斯・龐德小說。他身材高大而英俊，形容自己是一頭「吃人的鯊魚」。他畢業自常春藤名校，是那種總統與他的弟弟直覺上會想聽從的類型。[5]廣受敬重的歷史家亞瑟．史列辛格（甘迺迪曾經想請他進白宮服務）是反對入侵的。他給甘迺迪寫了一紙便箋說：「不論這行動被偽裝的如何完美，都會被算在美國的帳上。結果一定是接連不斷的重大抗議。」他也警告總統，此一行動可能會引起叛亂與暴動。[6]一九六一年二月時一日，甘迺迪在白宮舉行一場關於蘇維埃的研討會，參加人有阿維瑞爾．哈利曼（Averell Harriman）、喬治．肯南（George Kennan）、查爾斯．波倫（Charles Bohlen）以及美國駐莫斯科大使列維林．湯普森（Llewellyn Tommy Tompson），他是特地為這次會議趕回來的。會議的結論是不應該跟赫魯雪夫有任何接觸或進行高峰會談，但是甘迺迪迫不及待想要與他會面；在二月二十二日時他寫道，他希望不久之後可以與赫魯雪夫做一次非正式的意見交換。

非常奇怪的是，這位如此嫻熟於媒體關係的總統，卻相信在未來的幾個月裡可以一直否認入侵古巴是美國策動的。這是過度自信以及一廂情願的典型例證。但是甘迺迪與他的顧問似乎擔心，如果他取消這個行動，那些在瓜地馬拉受訓的古巴人會挫折地回到美國，公開揭露他的策略，並指責他沒有膽量。[7]甘迺迪的政治顧問肯尼．歐東尼爾（Kenny O'Donnell）與甘迺迪私交甚篤，他在日後所做的錄音訪問中表示，他擔心如果停止這項入侵行動，可能會使甘迺迪看起來像個「討好卡斯楚的傢伙」，彷彿「艾森豪做出推翻卡斯楚的決定，甘迺迪卻放棄執行」一樣。作為新任總統，中情局用過一點功夫研究甘迺迪的政策立場以及人格特質，他們相信，這套訴諸展現男子氣概（Machismo）的論述對甘迺迪來說會起很大的作用。中情局注意到總統已經退了一步，他不在古巴問題上做出承諾，但是按照中情局的計算，最好是敦促總統及早做出決定，並向總統強調媒體很可能會做出「有決斷力的艾森豪與虛弱而沒有決斷力的甘迺迪」這樣的對比。

艾森豪所設想的計畫跟甘迺迪最後所批准的在一些重要的面向上有所不同。中情局最早呈給甘迺迪的計畫是在古巴的濱海城市特里尼達（Trinidad）登陸，並且期望該城的人民會加入那些由美國訓練的古巴游擊隊。不過甘迺迪覺得這樣太過聳動，太像是二次大戰的入侵行動，所以他想把登陸地點改到別處，並且製造出一種表象，彷彿是游擊隊在進行滲透並且支持內部革命。然而他否決人口眾多的特里尼達後，選擇的是地處偏僻的豬灣，這使得大規模暴動的可能性大幅降低。參謀長聯席會議的觀點是，如果沒有引起古巴暴動，入侵計畫極可能不會成功。這一點，日後甘迺迪覺得當初應該對他表示的更明白一些。他可能也排除了讓游擊隊在山裡作戰，因為山區距離豬灣有八十英哩之遙，中間全是沼澤與熱帶雨林。

甘迺迪否決登陸特里尼達，中情局並沒有抗議（雖然也沒有認同），因為他們第一優先是要獲得總統授權，他們相信總統一旦跳進來了，就不會容許任務失敗。然而甘迺迪很快就顯現出來，他的想法跟中情局的設想之間有多大的差距。四月十二日，在規畫過程中有人建議，美國可以派遣美國部隊進入古巴以援助那些流亡者。甘迺迪就爆發了：

想都別想！海軍陸戰隊登岸的那一分鐘起，這件事情就會淹到我們的脖子上。我不能讓美國涉入一場戰爭然後輸掉，不管代價是什麼。我不會冒險製造一個美國版的匈牙利革命。而且一旦這麼做，事情就可能變成那樣，一場他媽的大屠殺。了解了嗎，各位先生？8

甘迺迪反對美國動用任何編制武力，他的立場看起來不可能更明白了，但是中情局裡經驗豐富的人士以及軍方還是感覺到總統的立場裡有足夠的模糊性，比起面對失敗，他可能寧願動用軍力來獲勝。許久以後，亞瑟．史列辛格（以歷史家而非當時參與者的身分）在書中談論到這一段。他援引杜勒斯所說，杜勒斯承認他自己的錯誤：「我應該理解到，如果甘迺迪一開始對這個構想並不熱衷的話，那他在第一個適當的機會就會予以放棄，而不會採取必要的措施來使其成功。」[9]

既然甘迺迪在面對挫敗時沒有選擇繼續軍事行動，那麼主張甘迺迪主要的甚至是唯一的情緒模式就是著意展現男子氣概就不能夠成立。事實上，在整個豬灣事件期間，甘迺迪的立場是來回游移的。比如當他在佛羅里達棕櫚灘度過復活節的週末時，在與父親約瑟夫交談許久之後，他是一個勁的要入侵。但是在其他時刻，他又要求幕僚保證，他可以在任何時候中止入侵行動。

在意欲方面亟想有所行動，在理性智性方面又要求自制，甘迺迪在這兩邊之間掙扎了一段時間。不過在入侵之前，他某種程度克服了這些內心衝突，把這個議題區隔開來，繼續處理其他事情。三月二十八日，史列辛格問甘迺迪：「您怎麼看待這個該死的入侵？」甘迺迪苦笑答道：「我能不想就儘量不想。」[10]這是在計畫簽署生效後的兩個星期的事。簽署計畫時他還提出但書，登陸地區在凌晨前必須清除所有美國船隻，而且在登陸前二十四小時前他還可以下令取消計畫。

三月中旬，國家安全顧問麥可喬治．邦迪（McGeorge Bundy）警告甘迺迪：「顧問們一致同意，必須在某個階段除掉卡斯楚的空中武力……我個人的看法是，這場空戰或早或晚一定會來到，而推遲的越晚就會越難打。」但是在三月二十八日到二十九日間，甘迺迪指示中情局告訴古巴任務旅的指揮官：「絕不允許美國的武裝部隊以任何方式參與或支援入侵行動。」如此也就確定了這個行動能成功的唯一條件就是古巴內部必須要有暴動。然而中情局與軍方此時仍然誤判了總統絕不動用美國軍隊的決心。國務院資深外交官傑斯特．鮑爾斯（Chester Bowles）擔心會是這個情況，所以他反對入侵行動，並且對魯斯克說，應該要棄置此項計畫。總統對此並不知情。

三月底，甘迺迪諮詢了前任國務卿狄恩．阿契森的意見，問他對這計畫有何看法。阿契森對甘迺迪評價不高，只是反問：「您是當真的嗎？」當甘迺迪承認，他打算支持一千五百名入侵者去對抗卡斯楚可運用的可能高達兩萬五千名的防衛軍，阿契森反駁道：「這不用請普華會計事務所（Price-Waterhouse）來算就能知道，一千五百人不可能跟兩萬五千人一樣厲害吧。」[11]外交事務委員會主席、參議員威廉·富爾布萊特（J. William Fulbright）在民主黨深具影響力，他也得到關於此事的簡報，並且強烈批判這整個構想。

國家安全會議（National Security Council）在四月四日開會，富爾布萊特也出席，他強烈譴責這整個行動是「有違比例原則」以及「不道德」。但是其他在場人士一定很難適當地考量富爾布萊特的意見，因為他是在行政部門之外的政治人物。毫不令人意外，會議通過了入侵計畫。參謀長聯席會議以鮮明的用詞再度仔細地界定了他們的立場，如果中情局的設想正確的話，這個計畫在軍事上是可行的。但是中情局的設想在那時候當然是完全錯誤的，而軍方已經意識到這一點，只是他們不打算挑戰大家準備行動的衝勁。

然而甘迺迪還是推動了計畫。為什麼呢？一部分原因是他被國內的政治考量所左右，決定要展現他強悍的一面，不要跟艾森豪比起來時被看成是肉腳。他弟弟羅伯特也敦促他要有行動的決心，要殘酷而兇狠地對付古巴。作為司法部長，他對卡斯楚充滿深刻的敵意，他後來還涉入了意圖謀殺他的密謀。甘迺迪一位較年輕的顧問李查·古德溫（Richard Goodwin）描述了那場決定是否入侵古巴的會議上的氣氛：「在與會者的資訊不全與默許順從之下，還可以感覺到某種傲慢——大家未必承認也沒明說的信念是，我們能夠了解甚至能夠預測歷史的變動，雖然它是善於閃躲、時常出人意表又總是只能猜測的。」[12]更甚者，一九六一年年初的幾個月，選戰的記憶在總統與他弟弟的腦海裡仍然十分鮮明。一切事情似乎都照他們的方式前進。總統的行事風格與情緒模式在一九六一年，跟十八個月之後比起來明顯要傲慢與隨便許多。

四月十五日星期六的早晨，八架 B 26轟炸機從尼加拉瓜起飛，對三座古巴軍用機場進行了轟炸，但是只摧毀了古巴三十六架戰鬥機裡的五架。一架塗裝了古巴號誌的飛機也從尼加拉瓜飛往邁阿密，製造古巴有人判逃的假象。飛機抵達邁阿密時，機身上有許多彈孔，軍方宣稱飛機是從古巴飛來的。同一天在聯合國，有人指控美國有涉入此案，阿德萊．史帝文森則嘲笑這種指涉是「毫無基礎的」，還說轟炸了古巴軍用機場的飛機是卡斯楚自己的。在中情局裡負責這次祕密轟炸任務的人日後寫道，當他看到史帝文森在為這個充滿欺騙的計畫努力辯護時，感覺到背脊上一陣涼意；他的疑問是，怎麼會沒有人在乎美國駐聯合國大使知不知道這次空中攻擊是美國的障眼法？史帝文森應該要得到充分的簡報，而不應該被告知美國在其中沒有任何參與。等到史帝文森發現是有關方面故意不知會他這次行動真正的情況，理所當然地非常惱火。如果他知道真相，他會使用更謹慎的語言來辯護。在史帝文森遭受如此輕蔑的對待後，甘迺迪必須親自安撫他，以阻止他提出辭呈。

第二次 B 26空中攻擊表定在四月十七日早晨進行，這一天是美國訓練的古巴流亡者突擊海岸的日子。然而這次空中攻擊沒有實施，因為甘迺迪命令飛機留在地面，儘管中情局警告他，如果沒能從空中對灘頭進行攻擊，那會是一場災難。日後為了找出豬灣行動何以失敗，甘迺迪成立了一個委員會進行調查，由馬克思威爾．泰勒將軍（Maxwell Taylor）擔任主席。五月三日麥可納瑪拉在調查委員會上針對行動計畫提出證詞：「行動計畫上有一個重大的修正是參謀長們未能知悉、也令他們十分衝擊的。那就是決定取消登陸當天部分空中攻擊。此項修正的決定是在我以及參謀長們唯一一次沒有參加的會議上做成的。」[13]這項證詞實際上是譴責與指控白宮的決策方式。泰勒調查委員會（包括羅伯特．甘迺迪）於是做成理所當然的結論：日後這種規模的準軍事行動，絕不能再以如此方式指揮，也就絕不能用特定理由否決美國支援。

到了四月十八日星期二，古巴內部沒有發生暴動的跡象，而且古巴政府的空中武力已經擊沉了流亡者的主要補給船隻。白宮束手無策。用海軍作戰部長阿爾萊．布爾克（Arleigh Burke）上將的話來說，「他們掉在一個真正糟糕的困境裡，這完全是他們自己捅出來的簍子。」甘迺迪不確定再來該怎麼辦，而中情局、布爾克與邦迪現在都要求美國航空母艦送飛機去把卡斯楚的飛機打下來。布爾克憤怒地說，海軍方面此前「只被告知了部分的事實」。

一般都誤以為甘迺迪在所有階段裡都排除動用美國的戰鬥部隊，但這是不正確的。甘迺迪的確授權布爾克送了一個訊息給海軍上將羅伯特．丹尼森（Robert Dennison）「準備無軍徽的海軍戰機以投入可能的戰鬥」以及預備撤退反卡斯楚的小隊。但是甘迺迪繼續他的內心掙扎，直到在四月十九日從午夜到凌晨三點的一次會議上，他授權發布另一個訊息給丹尼森，要他派六架無軍徽的美國噴射戰機到登陸海灘，以防衛古巴派遣隊遭受空中攻擊。但是他們不得射擊古巴的地面目標或者主動尋求戰鬥。甘迺迪一定不會不知道，這時才介入不僅行動規模有限，成效也不大。本來同一時間也計畫空降古巴流亡軍，但由於時間協調上的錯誤而從未進行。到了四月十九日下午一點時，參謀聯席會議決議，已經沒有能夠採取的行動，唯一能做的只剩下撤退。反卡斯楚部隊裡只有十四人獲救，一千一百八十九人投降。

簡單的說，豬灣事件是一個徹底的災難。事件發生以後，甘迺迪承擔了全部的責任，美國輿論的責難因此得到些微的舒緩。甘迺迪團隊對媒體進行了高超的短期操作，並且發生了很大的作用。而總統的機智與他引人好感的自我嘲弄互相搭配的非常好；他對記者說：「有個古老的說法：勝利有一百個爸爸，而失敗是沒人認養的孤兒。」（譯按：意思是勝利了每個人都要爭功，而沒人願意承認自己的失敗。根據*Oxford Dictionary of Quotation*，這句話並不古老，而是出自義大利法西斯政治家，墨索里尼的女婿齊亞諾，原文作：La vittoria trova cento padri, e nessuno vuole riconoscere l'insuccesso，意思同上。）

在私下，甘迺迪卻試著把責任釘在其他人身上。有一次他說，富爾布萊特預見了這一團爛帳，如果這個人能多參加幾次會議，他的決定可能就會有所改變。但是誤導甘迺迪的一直是他自己。因為並不是會議上被提出來的那些建議造成了問題，而是他自己主持與處理那些會議的方式決定了這個悲慘的結果。古德溫談到這次入侵事件時寫道：「事後看來問題的真相就比較清楚。這不是單純的計算錯誤，而根本就是荒唐。」

甘迺迪非常不智之處在於他太快移除了白宮的軍事架構，而沒有設置任何組織來代替；他覺得那是艾森豪短時間建立起來的。（在接掌大權之後不久，甘迺迪斷然地廢除了國家安全會議裡的計畫委員會〔Planning Board〕以及作戰協調委員會〔Operations Coordination Board〕。對艾森豪來說，這些是制度裡的煞車器，如果沒有它們，他會感到憂慮。艾森豪的國防部長批評甘迺迪，認爲他在豬灣事件上讓即時的命令凌駕於正式的機制之上。甘迺迪唯一的共和黨閣員財政部長道格拉斯・迪隆〔Douglas Dillon〕的批評更切到要點；他說，豬灣大慘敗的主要原因就是因爲失去了這些牽制與平衡機制。可對照第七章布萊爾未經周詳考慮變更了安全與防衛的決策架構。）泰勒調查委員會的報告稱：「最高層的命令由資深官員的即時會議發出，卻沒有考慮到書面的行動計畫，也沒有做適當安排將會議所達成的結論與決議紀錄下來。」[14]入侵行動失敗後艾森豪與甘迺迪會面。艾森豪真的不敢相信，甘迺迪批准一個計畫之前沒有事先徹底了解，也沒有對細節提出質疑。從艾森豪任內的行事紀錄來看，他永遠不會理所當然地進行任何計畫，但是一旦經他批准，他也不會輕易讓計畫失敗。

對於這些在甘迺迪領導的白宮內部與周遭所發生的嚴重失算，各方的陳述是片斷而多少有些立場。根據一份針對這些陳述所做的傑出研究，這樣的決策顯示出「團體迷思」（Groupthink）的症狀，也就是為了尋求團隊一致，而犧牲了蒐集資訊、批判評估以及辯論。在這個案子哩，這種尋求一致的傾向呈現在「共同的幻覺、團結以及自以為是的過度自信」中。[15]甘迺迪總統事後說：「所有關於豬灣的謎團現在都已解開，只除了一個——怎麼會每一個參與其中的人都認為這樣一個計畫能夠成功。我不知道答案在哪兒，我也不知道有任何別人知道。」[16]

答案在這裡。首先，並不是每一個牽涉其中的人都認為這個計畫會成功，甚至是中情局。其次，甘迺迪應該知道，在從國務卿以降的整串命令系統裡，美國總統作為三軍統帥跟其他人是完全不同的，無論他的經驗多還是少。他的顧問們也很敏銳地注意到，甘迺迪不喜歡別人對他做事後的批評。李查．古德溫有一次看到過羅伯特．甘迺迪嚴厲斥責入侵行動的批評者傑斯特．鮑爾斯（Chester Bowles），而總統冷靜地坐在旁邊。古德溫的印象是：「巴比（Bobby，羅伯特．甘迺迪的暱稱）嚴厲的爭辯其實反應了總統自己隱藏的情緒，那是先前在某些親近的對話裡傳達給巴比的。早在那時候我就知道，約翰．甘迺迪雖然向外展現出可親、體貼與小心節制的風度舉止，但是在那之下，有一種內心的強硬以及時常不穩定的憤怒。」[17]甘迺迪確實有某種狂妄的態度，但他並未染上狂妄症候群。他在某些面向上太過犬儒、太過幽默，他不會容許自己被權力毒害。他的自信心也不會過度膨脹，因為他有真正的好奇心與求知欲，想要評估是否有替代選項。簡短而言，他不是如時常如外界看到的那樣有決斷力，也並非愛擺男子氣概，而他的情緒變化時常是反應了他當時服用什麼藥物。

甘迺迪對顧問的詢問與挑戰是時斷時續的；他親自更改了中情局的行動計畫卻未經過與軍方諮商；他似乎沒有意識到當他取消第二次的空中攻擊時，他正嚴重地縮限了美國對行動的支援，所有這些累積起來導致了豬灣的大慘敗。甘迺迪的古巴決策在他上任總統的頭三個月裡充滿瑕疵，這是無法迴避的結論。

豬灣事件最嚴重的後果之一就是讓赫魯雪夫瞧不起甘迺迪；他對幕僚說，這位年輕的總統缺少一根強硬的脊椎，不論是在加勒比海地區還是別處都挺不住一次嚴重的挑戰。但是當十八個月後，那個嚴重的挑戰來到時，甘迺迪已經不是原來那個樣子了。他已經採納了各方對他工作方式的批評，也確保了再來會很不一樣。他建立了執行委員會來幫助他決策，這個委員會的特性「正好是團體迷思症狀最遙遠的對立面」。[18]

但是這改變並不只限於行政上，也不純然是總統在豬灣事件的創傷後得到教訓。更深的改變是在於他的病情以及他所接受的治療。甘迺迪處理豬灣事件的無能以及他面對古巴飛彈危機時所採取的高超手法，這兩者之間強烈的差距只有將他在這兩個關鍵時期的健康狀況納入考量，才能得到充分的理解。

病史

甘迺迪的醫療紀錄並沒有完全留下來，但是我研究了那些還在甘迺迪紀念圖書館裡的紀錄，特別是那些與一九六一到六二年相關的部分。[19]對健康狀況保守機密並沒有幫助甘迺迪，因為這作法同樣遮蓋了這些健康紀錄所顯示的最首要的特色，那就是他克服這些疾病的勇氣。他的這些疾病，會把最大多數的人完全打倒。

事實顯示，甘迺迪的健康從很小的年紀起就不穩定。他是個多病的小孩[20]，一九二〇年時因為猩紅熱而住進醫院兩個月，當時他還不滿三歲。一九三〇年，十三歲上，他體重急遽下降，身體停止生長。一九三一年由於腹部疼痛進行了闌尾切除手術，但是並沒有減輕他的症狀。一九三四年，時年十七歲，他住進梅約診所（Mayo Clinic）一個月，被診斷患了結腸炎，雖然有些人認為是腹腔的疾病。獲得諾貝爾獎的愛德華．肯達爾醫師（Edward Kendall）在這家診所服務，他以及同事當時正進行對於皮質醇或氫化可體松（Hydrocortisone，一種人工合成的皮質醇）的最尖端的研究。甘迺迪在一九三七年接受以可體松治療結腸炎以減輕發炎症狀，或許跟一隻醫學實驗的白老鼠差不多，但是有可能那時他已經顯示出腎上腺低能症（Hypoadrenalism）的症狀。不管怎樣，這個實驗性的療法，當時只有極少數人得到。這是甘迺迪專斷跋扈的父親出資提供的；甘迺迪的大妹羅絲瑪莉（Rosemary Kennedy）也在這位強橫父親安排之下，接受了腦白質切斷術（Lobotomy, Leucotomy），就是在腦裡切斷神經組織；手術前他甚至沒有問過太太的意思。這次手術導致羅絲瑪莉餘生都必須仰賴特殊照顧。（腎上腺低能症也可能由於病人長期使用類固醇而導致。這種腎上腺低能症的產生，是由於在血液中循環的類固醇被維持在一個過高的水平，壓制了一種由腦下垂體製造的荷爾蒙促腎上腺皮質素〔ACTH〕。喪失這種腦下垂體荷爾蒙，表示腎上腺體內的細胞遭到破壞。另外一種腎上腺體受到破壞的途徑，是病人得到肺結核病。英國作家珍．奧斯汀的死因可能就是如此。皮膚上嚴重的色素沉澱或者顏色轉褐黑色，是跟所有型式的腎上腺低能症連結在一起的，雖然使用荷爾蒙替代治療後絕大多數的色素沉澱都會消失。當腎上腺發生自體免疫缺損時，皮膚上常常出現一種蒼白的花紋補丁，一般稱爲白斑病。我們可以猜測甘迺迪在一九四七年已罹患腎上腺低能症，因爲他從一九三七年起就服用類固醇，也因此這個病可能是衍生的結果。不過由於他同時患有甲狀腺機能減退症〔以睪丸激素治療〕，內分泌不足，此一事實支持我們認爲他的病其實是自體免疫疾病所引發的愛迪生氏病。他的妹妹艾尼絲〔Eunice Kennedy〕後來也被診斷出患有愛迪生氏病，此一事實顯示了他這個病有遺傳的基礎。〕

甘迺迪的背痛問題，在他成年之後就沒有停止困擾他。有人主張那是一九三八年在哈佛發生的一次汽車意外造成的。有些人則認為這背痛更可能是來自他服用的類固醇導致的；如同許多人所知，類固醇會造成骨質疏鬆症。很可能兩者都是原因，而骨質疏鬆症較晚出現。

一九四三年八月，一艘由美國海軍甘迺迪少尉所指揮的小型魚雷艇PT 109在黑夜中被日本驅逐艦猛力撞上，地點是在太平洋所羅門群島中的一個峽灣裡。魚雷艇被切成兩半，兩名組員死亡，包括艇長在內的其他十一名組員在海裡游泳五個小時後，才到達一個小島上獲救。當驅逐艦撞上來時，甘迺迪被強力摔在魚雷艇的甲板上，他的許多病痛都是從這場意外開始，特別是他的背部疼痛。甘迺迪鼓勵外界相信這件事，因為他不希望任何人把焦點放在他隱瞞的過去不良健康紀錄上。相較於其他案例，甘迺迪隱瞞病史要算在他自己的帳上，因為他這樣才能在二次大戰裡為國從戎。很不幸地，遮掩醫療紀錄從此成為他畢生的習慣。

甘迺迪於一九四三年十一月二十三日被診斷出患有十二指腸潰瘍，但這也可能只是他的類固醇療法的一個副作用。他的背痛沒有停止；在許多不同醫院裡做過檢查後，甘迺迪於一九四四年六月二十三日在新英格蘭浸信醫院（New England Baptist Hospital）進行了一項手術，開刀的是一位從拉赫診所來的外科醫生。這位外科醫生並沒有如預期那樣找到破裂的椎間盤，但是在顯微鏡檢查下卻發現異常柔軟「且退化的纖維軟骨」。這不像是任何物理傷害能夠造成的結果，可能是類固醇的副作用。當時他的病情描述還包括「擴散的十二指腸發炎以及痙攣性的結腸炎」，也就是整個腸道都在發炎。一九四四年十月，甘迺迪在左邊坐骨神經上接受注射普魯卡因（Procaine），這給他帶來相當大的舒緩。從這時起，注射普魯卡因以抒解背部疼痛便成為一個固定模式。

某位海軍軍醫合理地相信甘迺迪的許多症狀是來自一種長期的疾病，但海軍方面負責退役的委員會仍然於一九四四年十二月二十七日宣布（或許是受到他的戰場英雄身分的影響）：「甘迺迪現在的異常症狀是由於他泡在海裡超過五十小時以及連續一星期未能飲水所造成。」他被列入一九四五年五月一日的海軍退伍名單，名單上稱他終身失能：「肇因於執行勤務時發生意外……為盡職責而身體損傷。」

從一九四五到一九四七年，甘迺迪的胃痛與背部疼痛都沒有停止，還一度發生黃疸，當時問題被低估為瘧疾復發（一九四四年他曾感染瘧疾）。一九四七年在倫敦，丹尼爾．達維斯醫生（Daniel Davis）首度診斷出甘迺迪患有愛迪生氏病。他當時已經在麻薩諸塞州的第十一選區當選為國會議員。在住進倫敦診所（London Clinic）之前，他可能輕微罹患這種疾病長達十年之久；他服用從一九三七年開始服用皮質醇藥片。一九四七年時，甘迺迪表現出所有典型的徵兆：噁心、嘔吐、發燒、疲倦、體重無法增加、皮膚呈現褐黃色。由於某種緣故，他可能中斷了服用皮質醇藥片。[21]

在倫敦被診斷出愛迪生氏病之後，醫生估計甘迺迪壽命剩下不到一年。他在一九四七年十月從家裡踏上渡海旅程前往英國前，因為他病情嚴重，家人甚至為他舉辦告別儀式。他的頭痛、胸腔感染、胃痛、尿道感染接連不斷；一九五一年當他訪問日本時，又遭遇另一次愛迪生氏病的劇烈發作。不過雖然有這樣冗長的病史，甘迺迪還是在一九五二年在麻薩諸塞州成功地擊敗共和黨參議員亨利．卡柏特．羅哲（Henry Cabot Lodge Jr）。一九五三年七月，他的背痛嚴重到讓他住進了喬治・華盛頓大學醫院。

一九五三年九月十二日，約翰・甘迺迪娶了賈桂琳・布維爾（Jacqueline Bouvier）。但是在一九五四年四月，拉赫診所的X光檢查顯示出他的第五腰椎已經支撐不住，五月裡他必須使用拐杖。一九五四年十月二十二日，內分泌專科醫師團隊完成了長期的新陳代謝檢查後，甘迺迪接受了三個小時的手術，醫生置入了一個金屬片來穩定他的腰椎。一開始一切都很順利，但是在第三天上，由於發生了嚴重的感染，一切抗生素都沒有生效，甘迺迪陷入了昏迷。因為前次手術後帶來持續性的感染，一九五五年二月在紐約另一個手術移除了他的金屬片以及骨頭上的螺絲。雖然大眾（特別是麻薩諸塞州的選民）知道他接受了這些關於背部的手術，但他們從未被告知他有愛迪生氏病。

一九五五年，一份外科期刊登出了一篇題為〈外科手術中對腎上腺皮質醇機能減退的管理〉（Management of Adrenocortical Insufficiency During Surgery）的文章。[22]我們現在知道報告裡第三個案例就是甘迺迪。（報告中甘迺迪匿名爲某個三十七歲的病人，要求爲背部傷勢進行一個非急迫手術，其平日所接受的藥物是每三個月輸入一百五十毫克的醋酸脫氧皮質酮〔Desoxycorticosterone Acetate〕一百五十毫克，以及每日口服二十五毫克可體松。在了解到一九五四年甘迺迪已經服用這樣大劑量的類固醇後，那麼一九六〇年他的醫生們在大選前夕宣稱他一九五八年所做的腎上皮質素檢查結果屬於正常，就是一件很有問題的事。這種檢查如果要有意義，他的醫生們在檢查前必須停止讓他服用類固醇一段時間，而既然他服用的劑量不低，又已經服用超過二十年，那麼如此停藥需要不小的膽量，而檢查結果能回報的貢獻卻不大。甘迺迪死後解剖時，從腎周圍脂肪墊〔Perirenal fat Pads〕的連續切片檢查中沒有任何腎上腺皮質或腎上腺髓質的大體證據，只有個別的腎上腺皮質細胞顯示出嚴重的愛迪生氏病，可能是原生疾病，而且確定不是源自於肺結核。在那次解剖檢查，應該也要做內分泌學的檢查才是。）這篇文章在當時，確實引發了一些人調查是不是他，而且也真有一篇媒體報導如此宣稱。期刊方面發出了嚴正的否認，指出這篇文章裡的病歷並非甘迺迪參議員，但當時要證明文中提到的確實就是他並不會很困難。某種角度而言，既然甘迺迪擔心大眾知道他有愛迪生氏病，為何還會同意這篇文章的刊登？毫無疑問期刊方面必定曾對他保證不可能被追溯到是他，但這篇文章裡明白地說「這位病人有顯著的促腎上腺皮質素不足」。這證明了他在一九六〇年競選期間說他的病情屬於「輕微」是多麼不準確。雖然在一九五四年甘迺迪家族又為他舉行一次告別式，但這主要是由於手術後感染的問題。在這兩次手術過程中，技術高超的醫療團隊確保了他的愛迪生氏病不會爆發出來。

一九五四年與一九五五年這兩次背部手術是對甘迺迪的勇氣與耐心相當大的考驗。他利用這次經驗寫了一本書，是關於曾經展現了過人勇氣的歷史人物。[23]我們越了解甘迺迪的健康狀況，對他的堅忍與勇敢就越感敬佩。

隱瞞病情

絕大多數美國人投票給甘迺迪時，一點也沒想到這個看起來年輕、健康的總統候選人表面上跟實際上非常不一樣。在電視上他與尼克森會面時，甘迺迪看上去狀況極好，精神放鬆，皮膚曬成健康的棕色，充滿精力，而尼克森相較之下顯得憔悴，蒼白，多汗，鬍子還刮不乾淨。

在民主黨黨內初選以及一九六〇總統大選的過程中，甘迺迪陣營的人都全盤否認他們的候選人有愛迪生氏病。為何如此？答案十分明白。參議員甘迺迪本人就在否認，如一次與他的醫生珍尼特・特拉威（Janet Travel）的對話所顯示（特拉威醫生把這段對話寫進她的書裡）：

特拉威：參議員先生，我想，醫學期刊跟通俗雜誌裡應該馬上要有一長串的評論了。人們不知道愛迪生氏病患者看起來有什麼改變。

甘迺迪：但是我沒有這個病，醫生。

特拉威：是的，參議員先生。您沒有傳統的愛迪生氏病。但是醫學也在改變，醫生們不表同意也許因爲他們說的是另一件事情。

甘迺迪：醫生，您永遠沒辦法教育那些共和黨人。24

在一次由傳記作家提奧多・懷特（Theodor White）進行的口述歷史訪談中，甘迺迪的發言人皮耶・撒林格（Pierre Salinger）證實在一九六〇年七月民主黨全國大會上，參議員甘迺迪仍然否認病情，甚至否認他有接受藥物治療：

撒林格：約翰・康內利（John Connelly）與印地亞・愛德華（India Edwards）聯合召開記者會，宣稱約翰・甘迺迪患有愛迪生氏病。甘迺迪參議員方面認爲記者會不值一提，他們不會做出回應。我給醫生（特拉威）擬好了一份聲明，斬釘截鐵地否認他有愛迪生氏病。當然，在我認識他之後，這個謠言一直都在，在他擔任總統的期間都沒停過，而且每隔一段時間就會被熱烈討論一下。這件事的眞相是：他確實有一種機能減退症，某些醫生會診斷爲愛迪生氏病，但是照顧他的醫生們會說那不是愛迪生氏病。換句話來說，那是性質接近的病。

懷特：了解。

撒林格：但是那不是愛迪生氏病。那種病不會要人命，也不會發展成致命的病；他的病情在掌控中，從前都控制的很好，以後也會一直得到控制。我不記得那種病曾經有過任何……

懷特：你本人跟他談過這個病嗎？

撒林格：是的，我跟他談過。

懷特：他怎麼說？他說了之後你又對他說什麼？

撒林格：我沒辦法告訴你對話的每一個細節，不過我記得我告訴他，有人指控他患了愛迪生氏病，而他說：「我沒有愛迪生氏病。」我說：「別人指控你服用可體松。」然後他說：「這個嘛，我沒有服用可體松。我從前是服用過，但是我已經不再服用了。」[25]

所有這些都是文字遊戲，因為自然產生的皮質醇（Cortisol）跟人工合成的可體松（Cortisone）在效果上是同一件事。甘迺迪否認服用可體松，特拉威更是為他辯駁。在一次與甘迺迪的妹夫薩今特·施萊佛（Sargent Shriver）的電話中，特拉威說：「當然，他有服用一些跟可體松近似的東西，但是他服用的是在正常生理範圍內的劑量，那些不算是『藥』。」（施萊佛與甘迺迪的妹妹結婚。在一次電話談話中，施萊佛對特拉威說，在某場記者會中參議員林登·詹森的支持者提出了一個問題：甘迺迪的身體狀況好嗎？施萊佛：「就是那個關於愛迪生氏病的謠傳。他們聲稱他是靠藥物——可體松——過日子的。巴比回答說，他根本沒有愛迪生氏病，也沒有吃可體松。」特拉威：

「這個嘛，那是正確的。傑克沒吃可體松好多年了。當然，他有服用一些跟可體松近似的東西，但是他服用的是在正常生理範圍內的劑量，那些不算是藥。巴比可以說那些荷爾蒙是人體自然的成分，當他壓力大的時候，醫生會讓他服用一些，以補足一些他腎上腺體的機能不足。那是預防性質的。傑克現在狀況太好了，所以他的醫生們不傾向現在停止給他服用。」見 Janet Travell, *Office Hours: Day and Night-The Autobiography of Janet Travell*, M. D., New York: World, 1968, p. 331.。）我們又一次看到政治領袖跟他的私人醫生在選民面前做偽，把真相玩弄到接近撒謊的地步。這條路線到後來跟尼克森競選時也沒有改變。投票日兩天之前，羅伯特．甘迺迪發出一份由特拉威所做的聲明：

> 約翰．甘迺迪從來不曾得到一種傳統上稱之爲愛迪生氏病的疾病，一種腎上腺體由於肺結核而遭到破壞所致的疾病。任何與此聲明相反的說法都是惡意與錯誤的……在戰後他有過輕微腎上腺素不足的症狀，而這在任何方面上都不是危險的情況。而且有可能甚至這個問題幾年之後也能被治好，因爲他的促腎上腺皮質素在一九五八年檢查結果正常。醫生們已經說過，這種狀況可能是由於他在戰爭期間的驚嚇與瘧疾所導致。

甘迺迪陣營利用非常狹義的愛迪生氏病定義（由肺結核造成的腎上腺低能症）聲東擊西，刻意讓這個選舉用的醫療聲明誤導民眾。有人曾寫道，在各種政治人物創造的煙幕中，這毫無疑問是最聰明的一個，而說甘迺迪在戰後的腎上腺低能症是「溫和的」，實在是對真相的惡搞與嘲弄，更別說在一九四七年他病到如此嚴重，家人還為他辦了告別式。

皮質醇是一種人工合成的藥物，於一九三五年製造出來。在一九三〇年代之前，百分之九十愛迪生氏病的病人都會死亡；從一九五〇年起，大多數病人可以活到正常的歲數。（許多醫療研究團隊對一九三五年皮質醇的發現做出了貢獻，包括梅約診所的愛德華・肯達爾醫生。在一九五〇年獲得諾貝爾獎的演說中，他說確實的化學成分是於一九四四年由默克〔Merck〕藥廠合成成功的。甘迺迪時代，在美國關於愛迪生氏病最傑出的專家是喬治・托爾恩〔George W. Thorn〕醫生。值得玩味的是，甘迺迪並沒有找他看診，大概是因爲不希望消息在波士頓被洩漏出去，畢竟一直有謠言他得了愛迪生氏症。在一本於一九五〇年出版的書裡，托爾恩解釋了死亡率降低的原因。見 George W. Thorn, 'Metabolic and Endocrine Disorders', in T. R. Harrison, ed., *Principles of Internal Medicine*, Philadelphia: Blackiston, 1950, p. 598.。在一九三〇年代以前，當時還沒有任何特別的治療方法，百分之九十的病人都會死去。在一九三八年到一九四六年之間，醫界使用腎上腺體的萃取物、腎上腺皮質以及不完善的荷爾蒙替代治療，五年的治療期間裡有百分之五十的病人會死亡。在一九五〇年到一九五五年之間，當口服的皮質類固醇腎上腺素荷爾蒙開始使用時，死亡率將低爲零，所以如果替代療法進行良好的話，病人可以活到正常的歲數。）需要特別注意的是：

如果沒有治療的話，愛迪生氏病的病人幾乎無一例外都表現出精神異常的情況。最常見的變化是沮喪、情感退縮、喪失感受力以及失去動力與主動性——也就是在那些長期身體耗損的人身上常常可以看到的症狀。有時候也會有突然的情緒動盪，或者爆發焦慮與易怒。26

直到一九六〇年十一月的選戰之後，羅伯特・甘迺迪才同意在一次訪談中透露多一點關於總統健康的訊息，但他所說的仍是非常節制。一九六一年，由美國醫療協會出版的《今日健康》雜誌二月號上刊出了一篇文章，引起了包括《紐約時報》在內的許多報紙做出報導。文章中提到，特拉威與尤金．柯亨醫師（Eugene Cohen）曾在一九六〇年六月二十一日草擬了一份聲明，當中給出了關於愛迪生氏病非常合理的訊息，指出這個病名包括了不同程度的腎上腺低能。此外，替代療法非常成功，在一些特定情況下外科醫生幾乎不會猶豫割除兩個腎上腺體。聲明還指出，女性的愛迪生氏病患者生小孩也沒問題。如果這種直截了當的訊息在甘迺迪當總統期間繼續公布下去的話，本來能慢慢地教育大眾，去除環繞在這個疾病四周的許多成見與恐懼。在甘迺迪的疾病議題上開誠布公將使真相浮現，使作偽停止。

美國人必須再等待四十個年頭，才能看到真相慢慢地浮現出來。一個政府如果是誠實與負責任的，那麼當我們政府首腦的健康狀況或者所接受的治療可能有損害他判斷力時，就應該要求公眾予以注意。要能辦到這一點，最起碼我們需要領導人透明的醫療資訊。在甘迺迪身上我們顯然沒有得到這個待遇。

但是關於總統健康的問題，被蒙在鼓裡的不僅僅是美國人民。甘迺迪的健康狀況被包圍在滴水不漏的保密機制裡，甚至連那些最靠近他的助手當中，也沒有人知道他的病有多嚴重以及他服用藥物的程度與種類。如果知道的話，在他早期的任期裡，他們很可能會對他的判斷抱持更多的質疑。極少數人——他的妻子、弟弟羅伯特以及他的父親——才有特權知道的跟他的醫生一樣多。特拉威在勝選之後追隨甘迺迪進入白宮成為他第一任的白宮私人醫生，她在回憶錄裡說，總統有一次對她說，若找不到他討論健康問題，「泰德．索倫森（Ted Sorensen，甘迺迪的貼身幕僚與文膽）是這裡唯一一個完全知道我健康狀況的人。除他以外，不要跟任何人討論這件事」。特拉威證實，在總統死後這種把一切訊息都限制在少數人之間的作法並未停止。（在甘迺迪紀念圖書館裡，有一個日期爲一九六三年十二月六日的檔案，紀錄了司法部長羅伯特・甘迺迪（他在詹森總統上任後仍然擔任此職）所立的規定，是要求所有關涉到個人醫療事務的通信都應該被視爲「特許通訊」，並且不能進入聯邦檔案館的中央檔案。）

無論如何，請特拉威當總統的白宮私人醫生是一個非常令人訝異的選擇。她無疑是肌筋膜疼痛的專家，但她不算是有名的綜合科醫生，也沒有處理過甘迺迪的愛迪生氏病；負責看這個病的主要是柯亨醫生。甘迺迪案例有一個特殊之處，他故意採用分門別科的專家，以使得沒有一個醫生有權力處理他的全部病情。特拉威只能透過電話或是親自向柯亨諮詢，特別當甘迺迪受到感染時，要問他何時與增加多少劑量的類固醇。她本人的專長是處理甘迺迪的背痛。而她的特殊技能在於使用注射器把高劑量的普羅卡因（Procaine）或奴佛卡因（Novocaine）灌到他的腰椎裡。普羅卡因是一種古柯鹼的人工合成替代品，而且就算稀釋也很可能有一部分會跑進甘迺迪的中樞神經系統裡。普羅卡因對中樞神經系統的可能作用包括喪失專注力、疲倦、情緒波動、猶豫不決、焦慮與躁動，這些在甘迺迪總統任內初期都可以觀察的到。（特拉威使用一種大型的注射器，上面接著一根長而粗的針頭。她治療的手法是將針頭刺入肌肉的痙攣區、離散區或觸發點。一開始這樣做會十分疼痛，但是當痙攣停止、肌肉放鬆時，疼痛會舒緩下來。如果使用到普羅卡因而非只是鹽水溶液的話，還會有局部麻醉的效果。普羅卡因是古柯鹼的合成替代品，最早發現在一九〇五年。古柯鹼則是在一八六〇年首度從一種南美洲的灌木可可樹的葉子裡抽取出來的。今天主要用於眼科以及鼻與喉部較輕微手術的局部麻醉劑。普羅卡會給中樞神經系統帶來負面的效果；這一點連同其他一些原因使得今日在臨床上會使用利多卡因〔Lidocaine〕或丙胺卡因〔Prilocaine〕等作用劑來加以取代，這樣中樞神經系統受影響的顯著程度會降低很多。見 H. P. Rang, *M. M. Dale and R. M. Ritter, Pharmacology*, 3rd ed., Edinburgh: Churchill Livingstone, 1995, p. 672.。特拉威也讓甘迺迪穿矯正鞋，因爲他的右腿比左腿長，大約長零點八到零點九五公分。在她的口述歷史裡，她認爲這是由於甘迺迪出生時右半身體就比左半長，而不是背部接受手術後的衍生狀況。這有可能給甘迺迪帶來一個自童年殘留下來的肌肉無力問題。而他在哈佛發生車禍之後必須穿支撐身體的緊身內衣，使他的肌肉問題更形複雜。）

總統為了減輕背部疼痛，在白宮裡有時候一天做五次熱水淋浴，在溫水游泳池裡游泳，並且坐在搖椅上休息。幾年下來，他的下半背部接受過非常多的普羅卡因注射。引起爭議的是，特拉威一天中可以給總統注射達三次之多，有時甚至更頻繁達五、六次。總統的其他醫生開始覺得她反覆地注射普羅卡因令人擔憂，而且在她的診療紀錄裡，有證據顯示從七月到十月的注射劑量是一路增加。特拉威對總統及其家人十分敬愛，這點從她在一九六六年一月二十日由提奧多．索倫森進行的口述歷史訪談中是溢於言表。在這次訪談中，她給出了一些耐人尋味的醫學專業上的細節。（特拉威幾年以來都跟兩位內分泌專家一起治療總統。訪談中她揭露，在一九五五年，甘迺迪患有甲狀腺機能減退症。基礎代謝率非常低是負二十；高膽固醇，數値爲三百五；蛋白結合碘〔Protein-Bound Iodine〕在合格邊緣。這指出他的愛迪生氏病根源是自我免疫失調。醫生給他開了一種新的甲狀腺藥劑三碘甲腺原氨酸〔Triiodothyronine〕，劑量維持在每天五十微克。在一九五七年，甘迺迪背上還長了一個手術後的膿腫，可能是個縫線膿腫〔Stitch Abscess〕，而且感染劇毒性的凝固擄〔Coagulase〕，金黃葡萄球菌檢查爲陽性。這個膿腫先被放乾，之後使用鏈霉素〔Streptomycin〕反應良好。）

然而在白宮，總統從未賦予她最高的信任與權限來整體掌握他接受的各種不同藥物治療（包括總統自己施用的部分）。這些是不同的醫生各自開的藥，或者由朋友或認識的人直接交給他，但是都累積在他的身體裡。透過她我們才知道他於一九六一年在擔任總統的頭六個月裡所服用的一些藥物。她當時的紀錄顯示：「胃／腸與前列腺問題、高燒、偶爾脫水、膿腫、失眠以及高膽固醇等問題伴隨著甘迺迪的背痛與腎上腺疾病。」要管理的藥物瓶瓶罐罐如此的多，她必須持續維護記錄與管理藥物：

分類下列物品：注射用的與口服的種種皮質類固醇（治療他的腎上腺低能症）；普羅卡因注射液（舒緩疼痛的「觸發點」）；超音波治療以及熱敷包（用於背部疼痛）。止瀉寧（Lomotil）、美達施纖維粉（Metamucil）、止痛藥、苯巴比妥（Phenobarbital）、睪丸酮、團申丁（Transentine）來控制他的腹瀉、腸道不適與體重下降；盤尼西林與其他抗生素來治療他的尿道感染與膿腫；還有吐諾爾（Tuinal）幫助他睡眠。28

三月十九日，特拉威提到開立德美羅（Demerol）衍生品的處方，看來似乎是為了易發炎的結腸，但應該是很小的劑量。

在這段做出豬灣計畫決策的時間裡，所有這些治療帶來怎樣的效果呢？作為愛迪生氏病替代治療的一部分，甘迺迪必須服用睪丸酮。我們知道在大多數病人身上，這會使血液中的睪丸酮濃度發生變化。有時候當血液的睪丸酮濃度高再加上類固醇治療，甘迺迪會被推向「展現男子氣概」的方向；而當藥物的效果消耗完畢時，他又會縮回頹喪低沉的情緒裡。

入侵古巴日期逐漸迫近，甘迺迪的壓力自然非同小可；任何愛迪生氏病的替代藥物處方在這種時刻都會遭到考驗。病患有新增的壓力對醫生來說就代表他很難在每個時刻都判斷出類固醇與睪丸酮適當的劑量該是多少。在這個時刻更是特別的困難，因為總統在入侵的前一個月裡還因兩次尿道炎而接受治療，而感染期間常常需要提高替代藥方的類固醇劑量。華盛頓執業的泌尿科醫生威廉・赫柏斯特（William Herbst）從一九五三年起就為甘迺迪處理他小便時的「燒灼」感以及「前列腺柔軟」（Prostate Tenderness）。從一九四〇年起，甘迺迪也因為一系列的性病而接受治療。在一九六一年時，他的診斷是非淋球菌型尿道炎（Non-gonorrhoeal Urethritis）；這種尿道發炎常由於衣原體感染（Chlamydial infection）而引起。[29]赫柏斯特於一九六一年四月十四日也被叫來看甘迺迪，而他開始使用一種抗痙攣藥物團中丁來治療。

在四月十七到十八日正式入侵豬灣的行動期間，甘迺迪總統的表現的如何呢？答案是，他有持續與劇烈的腹瀉，而且尿道感染復發。這無疑解釋了為什麼他那時顯得完全失去了士氣，像吃了敗仗一樣。在四月十七日上，豬灣入侵當天，為了尿道感染，甘迺迪接受了六十萬單元普羅卡因盤尼西林（Procaine Penicillin）的肌肉注射。三個星期之前他的慢性尿道炎也有過一次類似的劇烈爆發，當時也得到治療。對任何健康的人來說，這樣的感染以及治療一定會讓他感覺狀況比平時差，但是對患有愛迪生氏病的甘迺迪來說，影響很可能要大的多。

在四月十八日傍晚，甘迺迪非常疲累，他話說到一半時就停了下來，獨自出門在玫瑰花園裡散步將近一個小時。次日早晨皮耶・撒林格發現他在他的臥室裡面哭泣。賈姬也告訴她的婆婆他在掉淚，而且除了上次開背部手術的時候，她從未見過他情緒低落到這樣的地步。甘迺迪的國策顧問肯尼・歐東尼爾（Kenny O'Donnell）也說從認識他以來沒有看過他如此接近崩潰的模樣。就在這時刻，羅伯特·甘迺迪給他哥哥寫了一張預言般的紙條：「如果我們不希望俄羅斯在古巴建立飛彈基地，最好現在就決定下一步來阻止這件事。」[30]

傑斯特·鮑爾斯（Chester Bowles）描述甘迺迪在四月二十日的內閣會議上是「十分的虛脫」，並且在談話當中忽然中斷，對自己說一句與脈絡無關的話：「我怎麼會這麼白痴？」[31]他無法入睡，並且認為整個豬灣事件是他一生中最糟糕的經驗。他一直打電話給他的爸爸。這並非一個狀況良好、精神充沛的三軍統帥的行為，也不是一個患了抑鬱症的人做的事。而是一個身體不好，靠多種藥物撐了起來，然後由於一次失敗而墜入低潮的人的行為。甘迺迪並不習慣失敗，因為截至目前為止，從他當上參議員開始就是一路攀升。

也值得注意的是，在一九六一年四月二十九日，如五角大廈的檔案所示，甘迺迪總統在國家安全會議上首肯了在越南進行祕密行動。幾個星期後，陸軍特種部隊就啟程前往南越。有些人相信這是越戰急遽擴大的關鍵時刻。而在前一天，他才跟一個歹徒的情婦在芝加哥上過床。此時甘迺迪的身心狀況當然不適合做一個影響如此深遠的決定。

馬克思·雅可布森、維也納以及赫魯雪夫

豬灣挫敗之後的幾個星期，甘迺迪總統即將與蘇維埃領袖赫魯雪夫在維也納舉行第一次高峰會議。五月十六日，會議前兩星期，國家安全顧問麥可喬治·邦迪給甘迺迪寫了一張便箋；這張便箋揭露許多狀況，有時被稱為「我希望當您在好心情時看到這張紙條」便箋。內容談到甘迺迪應該如何準備與赫魯雪夫的會面。

我們無法讓您好好坐下來……國家安全會議眞的沒辦法再爲您工作，除非您所批准的工作時程不會每天都被打亂。五天之後就要召集這些會議是愚蠢，但是一口氣將之延後六個星期是同樣糟糕……杜魯門總統跟艾森豪總統把每天需要處理的外交事務當成早晨第一件事，而幾個星期前您要求我開始比照這個方式跟您會面。結果我只在三個早晨裡成功地找到您，總共會面的時間是八分鐘，而且我的總結是，這不是您所喜歡開始一天的方式。甚且，那八分鐘裡有六分鐘不是讓我報告我要給您的東西，而是您又交辦新的事項……（邦迪開始羅列記者們與其他人向甘迺迪提出的詢問）……現在除了最緊急與立即的事情外，我們要見到您是如此的困難，以至於您親自要求的文件與報告有一半從來沒有上呈給您，因爲當您再度有空的時候，您顯然已經對那些東西沒興趣了。32

這顯示甘迺迪已經變得何等的不安與躁動，卻又徒勞無功。就是在這段期間裡，甘迺迪重新開始接受馬克思·雅可布森醫師（Max Jacobson）的醫療照顧。他在紐約的病人給他起的綽號叫「包你嗨醫生」（Dr. Feelgood），前一次甘迺迪請他出馬是在總統大選期間。雅可布森顯然不算是平常的醫生；他在一個特別的顧客群之間享有盛名。這是指那些有企圖心、非常富有的發達人士。這樣的人你在世界上大多數繁榮的大城市裡都能見到；他們希望醫生給他們提供額外的能量。有些希望改善他們的性能力，幫助他們追求一種需要灌飽精力的生活方式。雅可布森之所以贏得「包你嗨醫生」的名號，是因為他給顧客施打安非他命、使用的是興奮藥丸以及用小藥瓶做肌肉注射。根據所知，他曾給顧客注射三十到五十毫克的安非他命，有時候甚至注入更大的藥量。他還會教導特定的顧客使用液態安非他命——在當時常使用的代號為「快速」（Speed）——作靜脈注射。他也慣常提供注射用的小藥水瓶給顧客，讓他們自己來施打。

雅可布森的醫生執照在一九七五年四月中在紐約被吊銷。一九七九年他提了恢復執照的申請，但是遭到否決，理由是從一九六六年二月起從他那裡取得的事證。從一份一九七五年的報告中，我們知道有兩位病人在一九六一年與一九六八年之間特別地接受他的處置；報告述之甚詳。[33]這份報告我整本讀過；其中顯示，提供可自行注射的安非他命給病人在雅可布森來說是極其普通的事，而注射效果被形容為「歡欣亢奮」（elation）以及「幸福陶醉」（euphoria）。

麻醉與危險藥品管制局的幹員於一九六九年對雅可布森做過一次訪談。他們「注意到他的手上有針頭注射的痕跡。他承認自己每隔兩到三天就給自己注射二十五克的甲基安非他命」。我假設管制局說他靜脈注射的單位是毫克，而非公克。雅可布森死於一九七九年。（曾經有病人接受過四百到五百毫克劑量的安非他命的靜脈注射，有些人活了下來。也有記載稱，有人在二十四小時內被靜脈注射十五公克而存活下來；但是另有一個死亡的案例，病人在迅速地靜脈注射一百二十毫克後即死去。見 Edward M. Brecher, *Licht and Illicit Drugs: The Consumers Union Report on Narcotics, Stimulants, Depressants, Inhalants, Hallucinogens, and Marijuana-Including Caffeine, Nicotine, and Alcohol*, Boston: Little, Brown, 1972, p. 288。此外，管制局的報告也說，美國多重硬化症協會〔National Multiple Sclerosis Association〕顯然把雅可布森認定爲「一個蒙古大夫兼江湖郎中」。見 Information concerning Dr. Max Jacobson, FBI records, 18 August 1972.。）

直到一九七二年，《紐約時報》上才刊出了第一份關於雅可布森治療甘迺迪總統的報導。[34]不過撰稿的記者覺得必須加上一個附記：他們無法確定地說甘迺迪有接受安非他命注射。慢慢地，雖然甘迺迪的支持者一概否認，愈來愈多訊息還是浮現出來。羅伯特·達列克的甘迺迪傳出版於二〇〇三年；這本書有特別的重要性，因為達列克得到甘迺迪紀念圖書館的信託管理人——三位長期家族關係人——的許可，得以查閱甘迺迪的醫療檔案；這些檔案先前是被嚴格保密的。達列克證實，甘迺迪讓雅可布森為他「注射止痛藥與安非他命」。[35]

甘迺迪最初認識雅可布森是在一九六〇年與尼克森的電視轉播選舉辯論會之前不久，是一位一九四〇年代結識的老友查爾斯．斯柏丁（Charles Spalding）居中介紹的。在一次訪談裡，斯柏丁講述了他去看雅可布森的經過：「我猜他拿給我們的是『快速』還是什麼別的。」斯伯丁說，在打了一針之後，他就去甘迺迪家。「我簡直是跳來跳去，他們就問：『天啊，你哪裡來的這種好精神？』去找馬克思吧，見過他後，你能從圍牆上跳過去。」斯柏丁的前妻貝蒂說斯柏丁「打一針後，滿臉會變得血紅。他的眼睛會發呆，眼白看上去充滿黏液，眼球則像釘死了一樣，他的嘴巴會變乾。」[36]

在雅可布森未出版的回憶錄裡，有他提供的治療與索費狀況可供分析。當中有個章節談到甘迺迪的狀況，揭露了很多訊息。雅可布森的專長之一是幫助病人面對壓力。回憶錄上描述，在一九六〇年九月第一次看診之後，甘迺迪告訴雅可布森，他肌肉無力的問題完全消失了，他覺得很冷靜而且非常清醒。雅可布森沒有敘述他給了什麼樣的治療，但很可能就是他最常幫病人打的ＸＡＭ肌肉注射，這是他自己調配的配方，成分是安非他命跟類固醇。雅可布森並沒有說到給甘迺迪任何可以自己施打的小藥瓶的事，雖然這在他這裡是很普通的作法。

總統就職典禮過後幾個禮拜，雅可布森接到特拉威一通電話，詢問他關於壓力方面的治療。特拉威證實了他的疑問表示這跟總統有關，雅可布森在回憶錄上宣稱他在電話上提供了她詳細的資訊，但是當他表示願意把這些資訊以書面方式連同他ＸＡＭ配方的試用品寄過去時，特拉威卻又一口回絕。

雅可布森提到的下一次與白宮連繫是三個月之後，一九六一年五月十二日。他接到一通電話，請他搭飛機南下到佛羅里達西棕櫚灘見總統。當他抵達時，雅可布森說，甘迺迪非常擔憂賈姬的狀況：她在生下小孩（他們的最後一個）之後得了長期的憂鬱症跟頭痛，雅可布森正在治療她。總統想問她是否能夠承受即將前往加拿大的旅途勞累，更重要地，是否能經受住接下來前往巴黎、維也納跟倫敦的行程。雅可布森為甘迺迪夫人做了處置，並且宣稱他去除了她的偏頭痛，她的情緒也完全轉變過來了。雅可布森沒提到在這個場合上他是否治療總統，也沒提到是否給總統任何可自行注射的小藥瓶。

甘迺迪總統在五月十六日到十八日間訪問加拿大。當他用鏟子挖土種一棵橡樹苗時，嚴重地弄痛了他的背，也有相片確實拍到他兩手撐著拐杖。奇怪的是，特拉威在五月十九日的醫療紀錄裡沒提到甘迺迪的背痛，只說「他累了」。五月二十日，她的紀錄是甘迺迪覺得沒問題。她下一筆紀錄是五月二十五日，上面登載了她早上八點三十分用肌內普羅卡因（Intramuscular Procaine）治療三個部位的浸潤情況，晚上八點時在兩個部位又做一次；五月二十八日又有一筆紀錄，指出她在甘迺迪位於海恩尼斯港（Hyannis Port）的避暑宅邸裡同樣的處置又做了一次。在她的醫療記事簿裡，有一張男性軀體的正面圖與背面圖。她做過肌肉浸潤處置的部位被標記起來，有四個地方。

在我所見的範圍內，特拉威的醫療紀錄整體來說是令人震驚的。對總統的處置沒有適當的陳述，更不用說她使用品質邋遢的紙來做記錄，沒有使用書冊登載，也沒有正式的檔案。因此，她很可能給甘迺迪做過其他的處置卻沒有紀錄，或者那些紀錄遺失了或被拿走。

雅可布森記載，他的櫃台人員告訴他，華盛頓一位「杜恩女士」於五月二十三日來過電話。雅可布森稱「杜恩」（Dunn）是他們使用的代碼，並表示這電話是來自總統辦公室。這顯然指出，他的辦公室已經與白宮的祕書建立起密切的連絡管道。雅可布森跟攝影家馬克．夏奧（Mark Shaw）一起飛往華盛頓；夏奧擁有一架雙引擎的塞斯納（Cessna）飛機。喜來登大飯店的房間已經為他訂好，次日早晨有一輛白宮的轎車前來把他接走。雅可布森寫道，他治療了賈姬後就去見總統。總統仰躺在他的床上，在加拿大種樹造成的問題還沒過去。

雅可布森治療的目的，並不只是解除總統局部的不適，也要為甘迺迪提供額外的力量來應付壓力；這幾乎一定是注射安非他命加類固醇。然而「已有的觀察指出，愛迪生氏病患者對於類固醇的情緒提升效果是超乎尋常的敏感」。[37]儘管如此，雅可布森仍然時常給他的安非他命注射液添上高劑量的類固醇，還佐以各式維他命，有時甚至加上磨碎的骨髓、胎盤、電鰻以及其他他覺得能帶來益處的東西。[38]因此雅可布森給予的類固醇一定是在總統接受的替代療法配方中額外的劑量。有人宣稱中情局在白宮裡發現過五個雅可布森留下的注射小藥瓶；經過分析之後，藥瓶顯示出高濃度的安非他命與類固醇。

一九六一年五月裡，總統在這個治療之後開始能夠四處走動，而雅可布森稱總統告訴他自己好了很多，並且問他下星期能不能跟他一起去歐洲。甘迺迪還說，他的祕書沒收到先前九月裡在紐約去他診所看病的帳單。這一點表示，雅可布森上一次治療甘迺迪是在一九六〇年的九月；不過這不排除之後甘迺迪沒有使用雅可布森前次提供的小藥瓶自己施打藥品。平衡來看，我認為最好的推定是，在豬灣事件期間雅可布森並沒有用安非他命治療甘迺迪，也沒有提供可自行施打的小藥瓶給他。但是在與赫魯雪夫會議之前的準備階段以及會議期間，雅可布森是持續地照料著甘迺迪，也頻繁地給他進行注射。

雅可布森從來沒有跟總統的其他醫生進行協調；特拉威的醫療筆記裡也不曾提過雅可布森的名字或提到他的處置。（舉個例子：在一九六一年五月到十月之間，雅可布森每四到六星期給甘迺迪肌內注射一次五立方公分的丙種球蛋白〔Gamma Globulin〕以提升他抗感染的能力；爲此他每個月去見總統一次。但是我們從特拉威的紀錄裡知道，她也給總統打丙種球蛋白。雙倍劑量的丙種球蛋白不見得會產生太大傷害，但令人憂慮的事實是，她並不知道雅可布森治療的事。雙倍劑量的其他藥物例如類固醇就一定不是小事，也一定會造成損害的後果。雅可布森的安非他命加類固醇的肌肉注射一直持續著。這種處方使甘迺迪一時間感覺較好，但是如眾所周知的，古柯鹼衍生製品跟安非他命都不會創造能量；這些藥品提供暫時的強化效果，但隨之而來的是一種低落的感覺。安非他命靜脈注射所造成的「快速」的效果，這時在美國也逐漸廣爲大眾所知。愈來愈多人無照販賣可注射的安非他命，有的人僞造處方，有的人甚至在電話上假冒醫生開處方。一九六二年，聯邦、州以及地方的執法機構嘗試遏止這種販售行爲。當可注射的安非他命的醜聞爆發後，亞培〔Abbott Laboratories〕於一九六二年將德素新注射液〔Desoxyn〕撤出市場，布勞斯衛爾康〔Burroughs Wellcome〕也將梅泰德林注射液〔Methedrine〕撤出零售藥局的販售體系。安非他命只保留給醫院使用。但俗稱「快速藥廠」的非發工廠取代了製藥業的地位。見 Edward M. Brecher, Licit and Illicit Drugs: The Consumers Union Report on Narcotics, Stimulants, Depressants, Inhalants, Hallucinogens, and Marijuana — Including Caffeine, Nicotine, and Alcohol, Boston: Little, Brown, 1972, pp. 282-3.。）

賴瑞・紐曼（Larry Newman）在一九六一年秋天加入了情報局派出的總統特勤隊，根據他的說法，有一位資深情報局幹員「知道那傢伙（指雅可布森）在做什麼，並且試著讓他離總統與第一夫人遠一點」。「我們沒看到他打那些東西（指注射藥瓶），也不知道甘迺迪自己做其他注射的時間表」，該名幹員說：「但是我知道，在清醒時間裡……是每六小時來一次。」[39]雖然安非他命的使用在一九六〇年代初期並沒有像今天那樣嚴格的控制，但是沒有一位認真的醫生會把這種程度的劑量給予一個有類似甘迺迪病史的病人。

一九六二年夏天時，羅伯特．甘迺迪非常擔心他哥哥跟雅可布森的關係，並且請中情局分析雅可布森給甘迺迪注射的藥物成分。「然而實驗室沒有得出結論，無法命令雅可布森只能治療甘迺迪到一九六二年的秋天。」[40]至少從一九六一年的五月二十四日起，雅可布森就開始密集地治療甘迺迪，在白宮、巴黎、然後在維也納；在所有這些地方，他都給甘迺迪注射安非他命加類固醇。在總統身上打這種針劑，哪怕只是一點，一定也會嚇壞白宮裡的其他醫生，更不用說是在一個極重要會議的準備階段。甘迺迪與赫魯雪夫的會議預定於六月三日在維也納舉行，為期兩天。對於旁人批評雅可布森給他的治療，甘迺迪都不接受。他說：「我不在乎，就算那是馬尿，只要有效就好。」[41]

但是真的有效嗎？種種證據累積起來都指出，從五月二十四日起反覆地施打安非他命嚴重影響了甘迺迪總統在維也納會議上的表現。先前提到，沒有一位醫生全權掌控他的健康狀況[42]，還有人說「甘迺迪選擇醫生跟藥物比挑女人還要隨便」[43]，這說法大約不假，而且指出他不節制的一面。

雅可布森稱，他於五月二十四日拜訪甘迺迪，次日早晨見到賈桂琳時，她拿一個德美羅（一種合成的類嗎啡止痛藥）的小藥瓶給他看；這是她在總統的浴室裡發現的，她猜是自己注射用的。（德美羅或鹽酸配西汀〔Meperidine Hydrochloride〕今天用於治療愛迪生氏病，其藥瓶上會有特別的警告註記。）這裡我們必須稱讚雅可布森，因為他強烈反對總統施打這種東西，並且說這有高度的成癮性，他將以他的配藥方式來改善這個情況。雅可布森認為，德美羅會導致成癮依賴以及戒斷症候群，安非他命則「只有大約百分之五」的使用者產生完全依賴，這當中有很大的差別。[44] 除了總統之外，沒有人知道他施打德美羅已經多久的時間，眾人只知道三月時因為過敏性結腸曾口服過一次。在豬灣危機期間，總統或有可能已經在打這種藥。甘迺迪夫人問雅可布森是否可以試著阻止總統。雅可布森說，他會直接跟甘迺迪提起這個問題，不過擔心這可能影響總統的思緒。[45] 當天稍晚，甘迺迪夫人告訴雅可布森，是一位祕密情報員拿藥給甘迺迪的，這個人因此已經被開除了。這個例子再度揭露總統的用藥習慣就像在調配怪異的雞尾酒；白宮裡沒有一位醫生知道這件事情。

雅可布森在接下來的幾個星期裡實際上取代特拉威成為總統的私人醫生。事實上特拉威不知道雅可布森也到了巴黎。雅可布森先在華盛頓治療了甘迺迪四天後回到紐約，再跟他的妻子一起搭乘法國航空前往巴黎，但是在那之前，當空軍一號停在紐約的艾德威爾德機場（後來更名成為約翰·甘迺迪機場）時，雅可布森給總統又做了一次治療。雅可布森稱，在巴黎他每天都在奧塞宮（Palais d'Orsay）見到總統，那是保留給重要人物來訪時停留的地方。甘迺迪拜訪巴黎是與赫魯雪夫在維也納會面的序曲。法國總統戴高樂認為甘迺迪與赫魯雪夫見面是不智的，但還是說「加油！勇敢！撐著點」。再等幾年，有一天共產主義會被自己的重量壓垮。戴高樂私下給這位訪客寫了紙條：「好好享受年輕的好處，但要忍受一下當生手的折磨。」[46]

赫魯雪夫

甘迺迪很熱切地想知道更多關於赫魯雪夫的事情。在抵達維也納之前，中情局給他提供了一份報告，是赫魯雪夫的「人格速寫」。報告上描述了赫魯雪夫的思考框架，素材是取自他在接見外交官員時、或者在其他場合上與西方外交官員公開談話時說過的故事或者談話。其中一個故事是來自烏克蘭作家沃洛迪米・維涅顯科（Volodymyr Vinnichenko）；赫魯雪夫年輕的時候讀過他的作品《護身符》（*Talisman*）。故事裡有一位沒受過完整教育的猶太人，而赫魯雪夫把自己投射到他身上：「那個小賓亞就是我。」中情局認為這個故事指出赫魯雪夫「意識到自己出身卑微」，不過他滿意自己的成就，對他的活力、主動性以及能力深具信心，認為能夠勝任他的位子。但是赫魯雪夫的傳記作者威廉・陶柏曼（William Taubman）對中情局的詮釋提出敏銳的質疑：「如果赫魯雪夫真的把自己看成賓亞——一個不折不扣的貧困的小猶太人，住在一個仇猶思想根深蒂固的地方——那麼他對自己應該是非常懷疑的，遠比他承認過的還要深刻。」[47]

一九六〇年時，中情局請了二十位左右的美國精神科醫師與心理學家提出報告。他們注意到赫魯雪夫的「憂鬱症以及無法抵抗酒精」，但是把焦點放在他「輕度躁狂的」性格上。[48]陶柏曼引用一位精神分析學者對輕度躁狂特徵的列表，認為幾乎是對赫魯雪夫完美的描述：

> 歡欣亢奮、精力充沛、自我表揚、言語機智、擺弄崇高姿態……公開場合上興高采烈、高度喜歡社交、熱衷將他人理想化、工作成癮、喜歡調情、表達清晰；暗地裡時則……對於冒犯了他人感到歉疚、無法單獨自處……容易被賄賂收買，認知風格缺少系統性的方式與途徑……宏大的計畫，思慮奔馳，比一般人更不受正常身體需求如食物與睡眠等的拘束……持續不斷地處在「高昂」狀態——直到最後掉入精疲力竭之中。[49]

赫魯雪夫的妻子妮娜說：「他的心情不是整個在雲端，就是整個在谷底。」對這個世界來說很幸運的是，以如此的人格，赫魯雪夫在飛彈危機期間並沒有感覺到難堪，所以在危機接近尾聲之時，在一九六二年十月二十八日，他「有一種滿足的感覺」。關於他跟蘇聯如何被甘迺迪羞辱的全部過程，他要經過了相當的時間才真正反應過來，因此赫魯雪夫當時才同意拆除飛彈[50]赫魯雪夫在一九六四年十月被逐出權力核心之時，他人格的病症已經惡化到非常嚴重，「他的行為近乎荒誕：頑固地堅持推動徒勞無功的政策，對於自己的權力基礎正在崩潰瓦解彷彿視而不見，對於陰謀推翻他的勢力輕率地不加反應」。[51]

李奧尼德・布里茲涅夫指控他「粗暴地」對待同事，並且說他「忽略他人的意見」，而且在一種抑鬱的狀態中「心神錯亂」。他可能已過渡到躁鬱症或者仍然患有後期的輕度躁狂症。我不會稱他在任內產生狂妄症候群，因為他有憂鬱症的病史。在一九六四年十月十四日，他被最高蘇維埃主席團的集體領導從位子上趕下來，雖然官方稱之為「退休」。在他毫無準備地從權力跌出去之後，赫魯雪夫陷入了非常嚴重也非常持久的憂鬱症之中。他死於一九七一年九月十一日。

維也納會議

雅可布森稱他是搭乘空軍一號前往維也納的，而特拉威是在空軍二號上。他直接前往美國大使的私人宅邸，高峰會談預定在那舉行。根據雅可布森的描述，甘迺迪可能在那兒接受了一次安非他命加類固醇的靜脈注射，因為雅可布森強調，當時氣氛非常緊繃，他一進大使宅邸立刻就被召去見甘迺迪。甘迺迪對他說：「赫魯雪夫隨時可能抵達。會談可能進行好幾個小時，我負擔不起我的背這時候出任何狀況。」雅可布森於是給甘迺迪打了一針安非他命。我們無法確知這次是否跟平常一樣是添加類固醇的肌肉注射，還是以甲基安非他命實施靜脈注射。雅可布森回憶一九六一年十一月在白宮為甘迺迪治療，當時大提琴家帕布羅·卡薩爾斯（Pablo Casals）開演奏會，甘迺迪要求再做一次「維也納治療」。這表示維也納治療跟平常是不一樣的，很有可能是靜脈注射。

但是甘迺迪被告知的抵達時間是錯誤的；赫魯雪夫在四十五分鐘之後才到達。甘迺迪走下梯階去迎接赫魯雪夫，好像是要展現他的活力跟健康來把這位頗具福態的六十七歲蘇維埃領導人給比下去。雅可布森打的很可能是靜脈注射，好讓效果作用地快一點；如果真是這樣，那麼這一針會給甘迺迪帶來一個比較大的「雲霄」，而一個比較嚴重的「谷底」或許在會議結束之前就會到來。羅伯特·達列克用了另一種方式來描述：「雅可布森下午稍早在甘迺迪見到赫魯雪夫的前一刻給他打一針，當這時間緩緩過去，效力漸漸消退時，甘迺迪很可能也就失掉了那一針給他帶來的充沛情感與體力優勢。」（就算先不談安非他命與類固醇組合可能產生的問題，光是注射類固醇就能對行爲產生效果，劑量非常高的時候，會造成躁狂或精神錯亂的症狀。高劑量可以讓施打者得到一種充滿活力與幸福的感覺，增強身體與性方面的興趣。然而即便最新的醫學已有許多進步，治療愛迪生氏病的醫生今天仍然很難給類固醇藥設定正確的劑量。甘迺迪的內分泌專科醫生尤金·柯亨一點也不知道雅可布森到來的事，因此總統類固醇的治療也是完全處在狀況外。在二十一世紀剛開始這個時代，大多數的內分泌專家認爲過去給病人太高劑量的類固醇了。最廣泛接受的處方是早晨給予氫化可體松十毫克，午餐時間給予五毫克，傍晚時分再給予五毫克。有些醫生會選擇去氫可體醇或者可體松。很清楚的是，相較之下，當雅可布森跟柯亨兩人的治療加起來時，甘迺迪接受的類固醇劑量是多太多了。這一點從甘迺迪擔任總統期間的許多相片可以得到證明——他的臉呈現某種程度的圓滾跟腫脹；這跟庫興氏症候群〔Cushing's disease〕有關連，患者製造了過多的皮質醇。）

六月三日跟赫魯雪夫進行的會議非常糟糕，連甘迺迪都責備自己搞砸了。他的表現完全失常，而當時坐在甘迺迪後面、時任莫斯科大使、經驗豐富的蘇維埃專家列維林．湯普森對他的國務院同僚說，甘迺迪只知道坐在那邊，讓俄國人開完一槍又是一槍，他看到這種景象真是嚇壞了。[52]第一天會議之後甘迺迪大發脾氣，覺得赫魯雪夫把他當成小男孩一般對待；而甘迺迪方面的會議記錄者查爾斯．波倫（Charles E. Bohlen）如此描述甘迺迪：「他似乎有點發揮不出他的實力。」[53]美國戰後的偉大外交官之一喬治．肯南則認為，總統的舌頭好像被綁起來一樣，而且對自己完全失去確信。這類批評是不尋常的，因為甘迺迪很少給人這種印象。這幾乎一定是雅可布森給他的藥劑造成的影響。

次日談到西柏林時，對話醜惡了起來。赫魯雪夫說：「蘇聯將會與德意志民主共和國簽訂和平協定。」甘迺迪問，此一協定是否會阻斷柏林的對外交通，赫魯雪夫說肯定地回答。一方發出挑戰了。「如果有人動武，我們的回應就是動武。如果美國想要戰爭，那這是美國的問題。」赫魯雪夫說。會議結束時甘迺迪說：「那麼主席先生，戰爭將會來到。這將是一個寒冷的冬天。」

甘迺迪知道，他沒有把會議處理好。大衛．萊諾德（David Reynolds）也持這樣的看法。他認為甘迺迪沒能「轉換軌道，第一個下午都陷在漫長的意識型態爭論裡」是失誤所在。[54]會議結束後，資深記者、《紐約時報》的華盛頓編輯室主任詹姆斯．雷斯頓在一次十分鐘的私下會面裡問甘迺迪會議進行的怎樣。甘迺迪回答道：「這是我這輩子遭遇過最嚴酷的事，」還說：「我遭到毫不留情的攻擊。」又說：「我想，我知道他為什麼這樣對待我。由於豬灣事件，他認為我沒有經驗。或許他以為我是個笨蛋。最重要的，也許他認為我沒膽子。」雷斯頓相信甘迺迪差不多還處在驚嚇狀態中，說話不斷重複，許多在其他狀況下絕不會說的話都隨口而出。[55]但是這些都沒有出現在

《紐約時報》上。萊諾德則描述這次高峰會是「荒誕離奇的」56。我們無法不做出這樣的結論，雅可布森注射的藥劑顯著地影響了甘迺迪的表現，而這對赫魯雪夫與蘇維埃的政策發生了深遠的影響。

風暴前夕

總統與他的團隊離開維也納，前往倫敦與首相哈洛德．麥克米蘭會面。馬克思．雅可布森稱，當天晚上在史丹尼斯拉夫．拉茲威爾王子（Prince Stanisław Radziwiłł，賈桂琳的妹夫）的家裡，他治療了甘迺迪。他也說，次日他再度在那裡見到甘迺迪並且隨他搭乘空軍一號返回美國；在飛機上又治療了他一次。

在六月五日的第一個工作階段裡，麥克米蘭明顯地感覺到甘迺迪背部疼的厲害，看上去緊繃而疲倦。於是他們沒有按照預定程序開正式會議，而是麥克米蘭把甘迺迪請進自己的房間做了非正式的閒談，只有他們兩人，從上午十一點半到下午三點，享用著三明治與威士忌。甘迺迪告訴麥克米蘭，蘇維埃領導人有話直說的殘酷程度，多麼出乎他的意料。

大衛．歐馬斯比－高爾（David Ormasby-Gore）在戰前的倫敦就跟甘迺迪熟識；甘迺迪的妹妹凱薩琳（Kathleen Kennedy）就是嫁給他的表哥哈丁頓勛爵（William John Robert Cavendish, Lord Hartinton）。甘迺迪在基偉斯特島與麥克米蘭首次會面時，請麥克米蘭任命他為英國駐華盛頓大使，而他任內的表現也極為傑出。歐馬斯比－高爾後來成為哈列克勛爵（Lord Harlech）。在口述歷史裡，他回憶這次在倫敦與甘迺迪見面：「他顯然深受疼痛的困擾，因為他的背部狀況極端的糟。」哈列克說，甘迺迪覺得維也納的會議「是一場最最令人不愉快的晤談；赫魯雪夫擺明了要威嚇他，要他知道害怕。赫魯雪夫赤裸裸地展現了蘇維埃聯盟的力量；這令甘迺迪非常不快，他原先設想跟赫魯雪夫的首度會面完全不是這樣。」

麥克米蘭描述甘迺迪面對赫魯雪夫時的反應是「目瞪口呆——或說困惑會比較公平一點」以及「受到衝擊與驚嚇」。[57]他覺得甘迺迪把赫魯雪夫看成「一個野蠻人」。

甘迺迪繼續抱怨媒體在維也納對待他與賈姬的方式，並對麥克米蘭說：「如果有人說『桃樂西女士是個酒鬼』您會如何反應？」（編按：桃樂西是麥克米蘭的夫人）麥克米蘭脫口而出「我會回答：『那您真該見見她的母親！』」讓甘迺迪笑了出來。甘迺迪很喜歡他與麥克米蘭的關係，麥克米蘭也是，雖然他們的年紀以及對許多事情的看法都不同，特別是對女人的態度。在另外一次對話裡，麥克米蘭就沒能這麼快找到話來回嘴了：在討論過核子武器的議題之後，甘迺迪不經意地說：「哈洛德，不知道你的情況是怎樣？如果我三天沒女人，就會犯可怕的頭痛。」

赫魯雪夫後來以他一貫的粗暴與尋釁宣稱：「柏林就像西方的睪丸：每次我想讓西方尖叫，我就壓擠一下柏林。」然而現在我們從檔案裡知道，赫魯雪夫並不希望戰爭，他要的而是瓦爾特・烏布利希（Walter Ulbricht）的東德能夠維持穩定以及得到承認。至於在甘迺迪這一邊，這次會面之後，他知道他將面臨赫魯雪夫的挑戰。

維也納或許是讓甘迺迪個人轉變的關鍵點。在豬灣事件後，他私下責備其他人的失敗，但是在與赫魯雪夫會面之後，他知道這是他的失敗，而且只有他一人失敗。在飛回華盛頓的路上，他明顯地在林肯的一句名言上找到了慰藉：

我知道有上帝——而且我看到一場風暴即將到來；

如果祂有個任務給我，我相信我也已準備好了。

然而當甘迺迪在六月六日返抵華盛頓時，在精神與身體狀況上當然還沒準備好在當年（一九六一年）的夏天裡面對任何這類風暴。他已經開始依賴雅可布森的安非他命注射，也不同意雅可布森請求離開。雅可布森之所以有這樣的請求，據他說是因為他感覺到特拉威對於他治療甘迺迪的事表現出敵意。六月八日，白宮方面向媒體承認了總統背痛的問題十分嚴重，會議期間總統需要拐杖才能行走。白宮也告知總統即將出發前往棕櫚灘休養。這一天，甘迺迪就肌肉痙攣的問題第一次接受了超音波治療，但是特拉威沒提到任何普羅卡因肌肉注射，而且她在隨總統前往巴黎、維也納與倫敦期間的那些天裡也沒有留下任何紀錄。接下來三天，甘迺迪沒有任何活動，但是在六月十二日上，他在床上撐起上半身，抽著雪茄主持了一場討論貨幣政策的會議。在這期間，赫魯雪夫在六月十日公布了他交給甘迺迪的備忘錄內容；六月十二日，在日內瓦舉行的禁止核子試爆會談實質上等於讓蘇維埃的代表團主導一切。六月十六日在華盛頓，總統因為無法走上登機塔的樓梯，所以由一座活動升降台送上空軍一號；一般情況下只有修理飛機引擎時才會動用這種器材。58

六月二十日，總統喉嚨痛；照特拉威的描述，六月二十二日是總統進入白宮以來病的最嚴重的一天，由於鏈球菌感染而發高燒到華氏一〇五度。關於這場病有一些按照時間排列、內容詳細的紀錄，大概是一位護士在這期間寫下的；從這些紀錄中可以明顯看出總統狀況極其糟糕，他被施打了高劑量的盤尼西林，還用海綿浸冷水擦拭身體。然而特拉威對白宮的記者只說總統發燒到華氏一〇一度，還溫和地陳述：「總統健康沒有嚴重的顧慮。」六月二十八日，甘迺迪狀況好了很多，於是召開記者會控訴蘇維埃政權「意圖永遠分裂德國」，還說：「沒有人會錯評這項威脅的嚴重程度。」

維也納會議後，甘迺迪承受的政治壓力仍然相當大，而且一般來說他也應付的不錯，不過柏林是一個已經被關注很久的危機地區，總統有周詳的危機應變計畫可以倚賴。在八月十二到十三日的夜晚，東德的安全部隊拉起了裝有倒刺的鐵絲柵欄，阻擋有人逃往西柏林；同時蘇維埃重新開始核子試驗。甘迺迪的看法是：「一道圍牆比一場戰爭好上十萬八千里。」在堅定的發表聲明後，他召集後備軍人火速增派部隊前往歐洲，明確展現出防衛西柏林的決心，並且派他的副總統詹森到西柏林去。甘迺迪也向國會要求增加三十二點五億美金的國防預算。這次危機在秋天就落幕了，但是在新建的柏林圍牆後方，危險仍然潛伏在東德以及其他華沙公約國家裡。一直到一九八九年圍牆終於倒塌，而且蘇維埃共產主義本身開始崩潰瓦解時，柏林的局勢才不再是長期令人憂慮的變數。

在一九六一年八月，甘迺迪抱怨感到疲倦、暈眩與嗜睡。傑符瑞．克爾曼醫生（Jeffrey Kelman）事後回顧他的醫療紀錄說：「他感到疲倦是因為他為了止痛的緣故用了毒品。」[59]此外，特拉威這時給他打更多的普羅卡因，有人稱一天達五到六次之多[60]，而雅可布森也還在給他打安非他命。雅可布森稱，八月二十八日他在麻薩諸塞州時接到電話，請他開車前往海恩尼斯去見總統。他說，在治療之前，總統看起來神經緊張而且易怒。雅可布森接著提到，他九月十八日、十九日到了白宮；九月二十五日則在紐約治療甘迺迪的喉嚨痛，因為總統緊接著要在聯合國大會上發表演說。

在一九六一年秋天，甘迺迪背痛狀況如此的糟，以至於他的白宮海軍軍醫喬治．柏克萊（George Burkley）感覺總統可能很快就無法走路，最後可能終身要坐輪椅。[61]在媒體禁止在場的狀況下，總統從直昇機的梯階走下來時一次只能走一步。對一個喜歡把力量與陽剛形象投射出去的人來說，這真是一個教他十分屈辱的場景。但是柏克萊值得讚賞的是，他跟威爾遜總統以及羅斯福總統的醫療顧問不一樣；雖然只是一個海軍上尉，但是他在醫療意見以外也採取了嚴格與強硬的態度。

柏克萊與柯亨醫生（甘迺迪在紐約的內分泌專科顧問）聯手，對特拉威提出了最後通牒，如果她不邀請漢斯．克勞斯醫生（Hans Kraus，一位有口碑的治療背部疼痛專家）來治療總統的話，他們兩人將出面敦請總統裁定這項建議。柯亨曾經請克勞斯為他的愛迪生氏病患者治療肌肉疼痛，也為那些患有甲狀腺機能減退症的病人減輕類似疼痛；他十分信賴克勞斯。柯亨與柏克萊兩人都覺得甘迺迪的身體狀況惡化地很嚴重，他們都擔心他會變成身障者，終身都得仰賴麻醉藥生活。

特拉威嘗試阻止此事；她知道甘迺迪害怕其他醫生進入白宮，因而將他真實的健康狀況洩漏給媒體，所以她利用這一點表達反對克勞斯進入白宮。然而更重要的是，特拉威害怕萬一克勞斯進來了自己會被淘汰出局，因為他是同領域的真正專家。不過，她的努力失敗了。克勞斯於十月十七日進入白宮，而從那時候起，特拉威的地位就一直被降低。柏克萊在一九六一年的秋天實際上取代她成為甘迺迪的私人醫生，雖然正式的公告在一年以後才發布。[62]他後來昇到海軍上將，並且繼續擔任詹森總統的私人醫生。特拉威仍然擔任白宮裡的醫生之一，一直到一九六五年。

在一九六一年十月時，甘迺迪接受的醫療亟需變得更理性、更有紀律。最重要的是必須修正與控制他從多重來源用藥的作法；首先要控制的就是特拉威的普羅卡因注射，因為施打次數越來越頻繁。（特拉威六月二十五日、二十九日與三十日繪製的背部圖上註記指出，她給總統注射了十立方公分、千分之五濃度的普羅卡因，注射的肌肉部位——特別因為總統抱怨不舒服——是在甘迺迪的左臂上，而非在他的背部區域。）總統仍將需要數月的時間來重建信心與力量，才能夠面對這即將襲來的「風暴」。但是至少在一九六一年十月裡，他的背痛就開始得到一個稱的上專業的醫療照顧，正好在古巴飛彈危機的一年之前。但這新的醫療照顧只取得部分的成功，因為甘迺迪耗費了較長的時間才能正視他的另一個重大的健康問題：雅可布森施打的安非他命與類固醇。

克勞斯醫生

有幾位醫生在一九六一年的下半年裡採取某些步驟來控制甘迺迪的用藥，並且在他與柏林危機搏鬥時改善治療他背部的方式。追查這整個過程是一件令人著迷的事。十月十七日，漢斯．克勞斯——一位矮小、運動家身材、率直的人，曾任奧地利的奧林匹克滑雪隊教練，也是傳奇的攀岩家——開使為甘迺迪總統做檢查。他發現甘迺迪的肌肉是如此的虛弱，他連一下仰臥起坐都做不動，但同時又如此的緊繃，他的大腿肌肉摸起來感覺就像「鋼琴的琴弦」。63

如我在甘迺迪紀念圖書館所見，在克勞斯詳細的診斷紀錄裡64，他報告當甘迺迪彎下腰來、試著摸地板時，他的指尖離地二十吋而且無法更近。在運動治療之後，在十一月二十日，他能夠伸到離地十一又四分之三吋的地方。克勞斯對總統說：「如果您不開始鍛鍊身體，很快就會變成瘸子。一星期要做五天，而且您必須現在就開始。」克勞斯也要求絕對的掌控權；他寫道：「我想與這位病人一星期工作三次……訓練可以有不少成果。」甘迺迪擔心，如果他請了一位新的醫生，記者又會開始報導他的健康問題。最終他們達成協議：克勞斯來看甘迺迪，對外的解釋是總統健康狀況更上層樓，現在需要更多的規律運動。

有些人仍然四處探嗅甘迺迪總統的醫療資訊。當克勞斯開始看甘迺迪的病不久，他的診所辦公室就遭人闖入。辦公室裡的文件上訊息非常有限，而跟白宮相關的部分放在一個沒有標記的檔案夾裡，並未被闖入者發現。當白宮方面被告知這件事之後就採取了預防措施，其中之一是中止與克勞斯辦公室的電話來往，因為要竊聽這條線十分容易。有趣的是，白宮方面認為嫌疑最大的並是非共和黨，而是由胡佛（J. Edgar Hoover）所掌握的中情局。先前在一九六〇年的選戰期間，特拉威與尤金・柯亨的顧問辦公室也都曾遭人祕密闖入。

一九六一年十月十七日到一九六二年一月二十四日的十四星期裡，克勞斯一共來看過甘迺迪三十二次。克勞斯處理肌肉痙攣問題主要的辦法是按摩，而不是特拉威所選擇的注射。克勞斯確實也使用注射，但他治療疼痛觸發點的方式跟特拉威大異其趣，因為他是在整塊肌肉上注射食鹽水溶液，當疼痛無法用其他方式排除他才注射普羅卡因或利多卡因加以緩和。他們也同意，未來特拉威的普羅卡因注射只有在克勞斯的指導下才可以進行。此外，克勞斯如果使用了任何涵蓋廣泛部位的注射法，隨之而來的就是一套為期三天的運動治療。

高溫按摩與運動開始對總統產生效果。然而一九六一年聖誕節在棕櫚灘，甘迺迪的健康狀況嚴重倒退。特拉威想要重振她逐漸消逝的權威，於是召集了醫療團隊討論要對媒體公布的受邀醫生名單。她把克勞斯略過不提。然而克勞斯實際上在受邀者之列，當時甚至也在場；他認為總統已經違反了他們彼此的協議，不讓他有完全的控制權。所以他就直接找上甘迺迪，也當著特拉威的面前說：「如果她再動你，我就不管你了。」[65]甘迺迪點頭表示同意。日後又有一次，特拉威未經克勞斯授權做了一次普羅卡因注射；克勞斯立刻就搭機南下去見總統，並且表示，如果這種事情繼續下去，他就辭去這份工作。甘迺迪向他保證不會再發生了。

甘迺迪總統的健康狀況開始顯現出明顯的進步。到一九六二年一月時，克勞斯與喬治・柏克萊觀察到總統當月的狀況比前一年的任何時候都更好。到了二月底，他們形容前四個星期，是「從醫學的角度來說是就職典禮以來最平安的月份；說是自一九六〇年競選期間以來也不過分。」在四月裡，他們稱他的整體狀況是「極好」[66]。一九六二年三月，甘迺迪的骨科醫生瓦德與克勞斯一起為總統做檢查。總統背部的治療終於落在強而有能力的人手裡，而治療的成效讓總統自己與身邊其他人都十分高興。（三月裡，瓦德發現X光照片顯示薦髂部位的傷害並未擴大。克勞斯發現甘迺迪「能夠不費力地做仰臥起坐，也能不費力地做屈膝動作。」柏克萊在三月的醫療筆記裡提到，他仍擔心特拉威自稱爲甘迺迪的私人醫生，並且又給總統打了一針普羅卡因——至少這一針她有向柏克萊報告；柏克萊對於「這根針頭如此隨侍在側」感到非常憂慮。一九六二年四月二日有報導稱，克勞斯相信她給總統又打了的這一針本來是可以避免的，而柏克萊寫下：「特拉威醫師覺得，因爲克勞斯醫師沒有大發雷霆，等於是默許她動輒注射的作法。」）

從這些醫療筆記的字裡行間可看出，柯亨是關鍵的醫生，並為其他醫生們所敬重，也直接跟甘迺迪溝通一些敏感問題，比如如何處置特拉威。柯亨屬於那種年長又卓越的醫生，從甘迺迪於一九六一年一月就任總統時就應該擔任總統的私人專屬醫生，並統一管理白宮裡的醫療問題。（特拉威曾經就總統的腸胃道問題向羅素·波勒斯醫生〔Russell S. Boles〕請教。波勒斯次日給她回信：「我覺得尤金·柯亨醫師令人感到愉快，跟他合作對您會很有幫助。」一九六二年五月九日，柯亨寫信給甘迺迪：「今天我跟特拉威醫師談過話，我對她說，醫療部門在柏克萊醫師的掌管之下越來越專業，這使得她處在一個有點尷尬的處境。」柯亨接著對甘迺迪提出六點意見，其中第一是：「她現在眞的已經沒有可以做的事」；第二：「她完成了她的任務，在第一年裡讓事情上軌道。」；以及第六：「八月時她就可以離開她的職位，交出總統專屬私人醫生的工作。」到了五月，特拉威見甘迺迪的機會越來越少，而她被留在白宮裡的唯一原因是確保她不會向外揭露甘迺迪的健康機密。他們擔心如果她被迫離開白宮，可能就會受到引誘因而公開談論總統的醫療狀況；然而，當她於一九六八年出版回憶錄時並她沒有透漏機密。）

到了一九六二年五月，要完全掌握甘迺迪的醫療狀況，只剩下一件工作，那就是排除馬克思・雅可布森。一九六一年十一月裡柯亨寫信給甘迺迪，特別就雅可布森給他進行的注射向他提出警告[67]，但是甘迺迪並未重視。祕密情報檔案以及白宮大門紀錄證實了雅可布森造訪甘迺迪總統不下於三十四次，一直到一九六二年六月當他停止走訪白宮。然而在這之後，雅可布森在白宮以外仍然治療甘迺迪好幾個月。雅可布森宣稱他在古巴飛彈危機期間頻繁地見到甘迺迪，這表示當總統離開華盛頓、飛往紐約與芝加哥的時候曾與他見面。克勞斯曾在一九六二年十二月針對雅可布森給他的注射清楚而強烈地對甘迺迪說：「如果我再一次聽到他又給你打一針，我就保證會讓外界全都知道。對一個手指頭放在紅色按鈕上的總統來說，那種東西根本連碰都不該碰。」[68]

這些證據都顯示雅可布森在古巴飛彈危機期間仍然跟甘迺迪見面，但是沒有如他所稱的那麼頻繁。尚未解決的問題是，雅可布森還給甘迺迪打了多少次安非他命加類固醇。我猜測，比起甘迺迪背部真的十分疼痛的期間（比如跟在維也納與赫魯雪夫會談的期間），次數一定顯著地少許多。克勞斯精明強悍的人格以及他與甘迺迪總統所建立的關係或許代表了總統會考慮他的警告。有一次他在白宮游泳池邊的一道牆上向甘迺迪展示了攀岩技巧；他把手指塞入細縫中，身體就靠這僅有的支撐懸吊在牆上，他還會足蹬上牆的功夫。他正是會令甘迺迪讚賞的類型。

然而總統直到一九六三年裡仍然與雅可布森見面，即便安非他命注射已經減少。在甘迺迪的攝影師馬克・夏奧出版的攝影集裡，有一張照片拍攝於一九六三年的棕櫚灘，裡面有甘迺迪總統、查爾斯・斯柏丁、拉茲威爾王子以及雅可布森等人。[69]雅可布森稱他在一九六三年七月在海恩尼斯港見過甘迺迪，但沒有進行任何治療。或許這時候對甘迺迪來說，雅可布森的注射已經成為一種娛樂，而不是他賴以抒解劇烈疼痛與壓力、必須按時施打的醫療行為。

當甘迺迪在一九六三年六月二十六日造訪柏林圍牆時，曾說過一句非常著名的話：「Ich bin ein Berliner.」（我是一個柏林人）。無疑有很多人出來邀功，宣稱甘迺迪之所以說出這句德國話與他們有關。雅可布森也是其中之一；至少他能說流利的德文。甘迺迪被暗殺之後，雅可布森描述他是「一位非常親愛的朋友，也是一個偉大的人」，這或許誇大了他們彼此的關係。但是毫無疑問地，他跟總統及其夫人接近的程度，遠比那些守護甘迺迪形象的人承認過的要緊密的多。

古巴飛彈危機

這場「風暴」在甘迺迪預言一年之後找上門來，時間是一九六二年十月十六日，有照片證明在古巴有蘇維埃的飛彈。幸運的是，總統背痛的情況此時已經得到根本的改善，他接受全盤的醫療照顧。他已準備好面對這場挑戰。

從這次飛彈危機一開始，甘迺迪總統就知道參謀長們想要進行立即與大規模的空中攻擊，接著入侵古巴。然而甘迺迪決定慢慢來，不讓參謀長們成為主要的諮詢來源。這時候作為三軍統帥的總統已經非常不一樣了。想當初，一九六一年四月豬灣事件失敗之後他方寸大亂，該年六月從維也納飛回來時情緒也被壓垮。甘迺迪現在不但能控制他自己，也能掌握他的內閣與參謀長聯席會議。

泰德·索倫森對豬灣計畫並不知情，在行動結束之前也全無涉入。他在他的《甘迺迪傳》裡從總統的視角為豬灣的失敗提出了坦率的批評以及充滿知性的辯解。他指出，在甘迺迪交付的與他實際上批准的行動之間，有五個根本的差距。他對甘迺迪處理古巴飛彈危機則給予全面的讚譽。然而索倫森此書寫於甘迺迪遇刺死後兩年，對甘迺迪的健康醫療狀況也大多知情，他卻從來沒有疑問過，甘迺迪的健康或治療狀況多大程度影響了他的決策，當然也就沒有討論到在一九六一年與一九六二年之間甘迺迪的健康有多麼顯著的差別。

索倫森是個極為聰明與敏銳的人，我希望他已經寫出一本更個人觀點的論著，並在不久的將來出版，因為他在甘迺迪身邊度過很多的時光。當甘迺迪還是參議員時，他們在一九五七與五八年之間在選戰中走遍全國，睡在數不清的飯店與汽車旅館中，有些金光閃閃，有些邋遢破爛，也頻繁地搭乘飛機在民主黨的募款餐會之間奔波趕場——從一個人頭要一百美金的到只要五美金的都有。儘管如此，即便是如此親近的顧問如索倫森，甘迺迪也並不讓他知悉自己私生活的許多面向或他服用藥物的細節。甘迺迪總是把他的人格與生活的不同面向區隔開來。李查．紐時達（Richard Neustadt）對於甘迺迪與索倫森的評語或許是正確的：「從來沒有兩個人能比他們更親密，同時又更疏離。」但是即便如此，索倫森的個人洞見仍十分有價值，既然那些年歲都已經逝去。

索倫森確實觀察到，一九六一年四月十八日之後甘迺迪有了顯著的改變。「在往後的數月當中，他將會感激自己只付出輕微與暫時性的代價就學到如此多重大的教訓，促使他在用人、政策以及行政程序上做了根本的改變。」[70] 我不認為豬灣事件的影響是暫時的，但這事件確實留下許多必須吸取的教訓，而甘迺迪也迅速地學習改進。李查．古德溫比索倫森花更長的時間反省過去：

> 假裝豬灣事件某程度上是一個祝福，或者是在新取得的總統大權侷限之下所受到的教訓。這種態度是荒謬的。向新疆界的第一次探險是一個失敗，而且並非一個普通的失敗，而是一個散發出無

能、天真（因此是危險的）、好戰等臭味的失敗；新總統不過在數月之前如此雄辯滔滔地宣稱有能力領導自由世界，此刻卻被這項失敗削弱與戳穿。[71]

在這次闖禍之後，甘迺迪知道他不能把武力問題完全交給軍方決定，他也了解到，軍事力量其實是沒有彈性、不值得信賴的工具。

跟他處理豬灣事件時的一個顯著差別是，甘迺迪設置了國家安全會議的執行委員會（Executive Committee, EXCOMM），為處理古巴飛彈危機提供了一道有紀律的安全機制。這個委員會是一項創新，它在一九六二年十月才成立的，成員十四人到十五人。甘迺迪在古巴飛彈危機之前從來沒有求助於他的內閣，現在卻安排內閣在十三天之內開了差不多二十七次的會議充分討論各種選項，總統也放心地未全程參與所有會議。羅伯特·跟在豬灣事件時不一樣，甘迺迪與索倫孫從一開始就完全參與其中。在一九六二年十月時，國防部長麥克納瑪拉也比先前更了解狀況，也更有自信了。在一九六一年，麥克納瑪拉在豬灣事件上完全支持參謀長們的看法，但是在一九六二年他對自己的判斷感到足夠的確信，使他能夠前後一貫地反對參謀長們針對古巴飛彈危機所做的建議。

當甘迺迪在十月十六日早晨主持他第一場會議時，他概略地描繪出四種可能的軍事腳本。第一，進行轟炸，移平所有已知的飛彈基地。第二，展開全面空戰，攻擊蘇維埃的米格二十一噴射戰機以及所有SA—2飛彈基地。第三，進軍古巴。第四，島嶼封鎖。甘迺迪明白指出：「至少我們得做第一項，所以看來我們不必等非常久才行動。」幸運的是，他很快也對第一個腳本產生懷疑，因為馬克思威爾·泰勒將軍的評估是：「百分之百移平是不可能的，總統先生，這一點我們確知。」因此總統從一開始就是有彈性的，少有跡象顯示他覺得必須證明自己或展現強悍手腕，如他處理豬灣事件時那樣。

在危機一開始頭幾天，他們考慮過私下派出外交代表去見赫魯雪夫。索倫森為甘迺迪起草一封他稱之為無懈可擊的信件，派遣特使帶去給赫魯雪夫。信上說，只有赫魯雪夫同意下令撤除飛彈，美國的軍事行動才會中止，而同時美國的軍機將會監看這些飛彈的撤除。但是不論索倫森如何在信裡添糖加蜜，讀起來仍然像是在為美國的主動攻擊做辯解，也像一封最後通牒，不可能為赫魯雪夫所接受。

私下派代表還有另外一個缺點，就是赫魯雪夫可以下令採取立即的行動，甚至當他還在跟甘迺迪的密使會面之時。他或許會中斷所有通往柏林的高速公路與運河的交通。這會立即把衝突從古巴擴大開來，並且讓赫魯雪夫在進行後續的協商時有更廣闊的談判範圍。

十月十八日，甘迺迪已經做出結論：要玩弄赫魯雪夫唯一的辦法就是把他拉到世界舞台上。對美國來說這樣做有風險，但是他們會謹慎進行；而且對赫魯雪夫來說，選擇在古巴這個如此接近美國的地方來挑戰甘迺迪，從頭到尾都是在嚴重挑釁美國。我在一九七二年出版《國防政治學》（*The Politics of Defence*）討論國家決策，我認為甘迺迪採用公然的最後通牒來進行協商是不智的行為。不過現在我自己也明白過來了，我想他做出了正確的選擇。甘迺迪也把策略方向從空中攻擊轉為海上封鎖，這是一個彈性要大上許多的選項。[73]

甘迺迪排除私下派出外交密使當作主要的溝通模式，他明智地授權他的弟弟羅伯特進行關鍵的「暗道」協商。在「暗道」中，美方提出條件交換，他們願意撤除部署在土耳其的飛彈。

赫魯雪夫在一九六二年五月二十四日決定要在古巴部署核子飛彈。他在四月還耍嘴皮子說：「要不在山姆大叔的內褲裡丟一隻刺蝟？」他的動機不是想走向戰爭，更大程度是想在古巴與拉丁美洲擴展馬克思列寧主義。他想讓美國人體會被敵人飛彈指著的感覺，但這只是他次要的動機。蘇聯面臨美國部署在英國、義大利與土耳其的飛彈，但是位於土耳其的美製朱比特（Jupiter）飛彈並不是讓赫魯雪夫採取行動的決定性因素。[74]

前美國駐莫斯科大使列維林．湯普森在執行委員會上推論：「如果讓赫魯雪夫有機會宣稱『我救了古巴，我阻止了一場入侵』，那他就會撤除古巴的飛彈。」這個論點說服了甘迺迪，麥可納瑪拉相信，在整個危機當中，這可能是美國方面做出的最重要決定，藉由撤除土耳其飛彈給赫魯雪夫提供政治生命。這是無比危險的時刻，多少人的安危懸於此，這也是整個冷戰時代最重要的決定之一。[75]二〇〇八年麥可．德布斯（Michael Dobbs）出版了《午夜將至：核戰邊緣的甘迺赫魯雪夫與卡斯楚》（*One Minute to Midnight: Kennedy, Khrushchev and Castro on the Brink of Nuclear War*）。這本好書敘述許多古巴危機的細節。比方說，出於他的政治天分，赫魯雪夫也知道在古巴議題上他威脅美國太過頭了。十月二十六日晚間，古巴的蘇聯軍隊將三枚 FKR 洲際飛彈移到美國海軍基地關達那摩灣（Guantanomo Bay）十五哩的範圍內，而它們上面搭載一萬四千噸威力的核彈頭。

十月二十七日星期六早上，麥克納瑪拉詢問諸位參謀長的想法，他們之前提出「要及早抓緊時機出動飛機轟炸古巴」。空軍參謀長李梅將軍（General Curtis LeMay）粗魯地回答：「最好在星期日（隔天）或星期一就展開攻擊。」下午一點十四分，李梅告訴麥克納瑪拉，一架美軍高空偵察機U2在阿拉斯加失蹤了。幸好赫魯雪夫那天已經提議美蘇雙方切勿因為任何誤會開啟戰火。最高蘇維埃主席團同意他在（美國時間）早上十點進行廣播：

> 我國同意移除設置在古巴的飛彈，因為貴國認為它們具有威脅性。我國也將在聯合國公開做出

此一保證。此外，既然貴國始終擔心蘇維埃聯邦的一舉一動，那麼貴國的代表也應該在聯合國保證撤出在土耳其的飛彈。

赫魯雪夫也發了一封緊急電報給古巴的蘇軍指揮官：「最高領導人下令，除非莫斯科方面同意，否則絕不可以使用FKR、月神等核子武器。收到命令後即刻回覆。」赫魯雪夫的這些決定證明，他沒有一絲躁症或狂妄症候群的跡象。甘迺迪這邊也得想辦法回應赫魯雪夫的廣播。他授權弟弟羅伯特在傍晚七點十五分時播電話給蘇維埃大使亞納托利．多布利寧（Anatoly Dobrynin），他們敲定半個小時後在司法部長的辦公室內舉行祕密會議[76]。羅伯特告訴多布利寧：「總統現在面臨強大的壓力，我方受到武力攻擊，現在眾人要求他下達命令以火力回擊。」羅伯特繼續說：「一旦我們開始以武力反擊，連鎖反應很快就會展開，屆時要再阻止一切將非常困難。」他承諾美國「不會進軍古巴」，又說美國需要四到五個月的時間來移除土耳其的飛彈基地。他提醒多布利寧：「總統最大的困難在於得面對公眾對土耳其議題的討論」。美國保證飛彈一定會撤走，但是他警告道，如果這個消息走露，那麼上述保證就完全失效。

參謀長聯席會議並不知道羅伯特在十月二十七日跟多布利寧舉行祕密會議。只有總統與國務卿迪安．魯斯克知道，他們彼此同意，如果到星期一羅伯特的任務失敗了，那時他們將催促聯合國祕書長宇譚（U Thant）提出讓土耳其與古巴交換飛彈，而甘迺迪會公開表示接受。這是史帝文森早已鼓吹過的一項交易。[77]

第二天赫魯雪夫就朱比特飛彈問題給甘迺迪寫了一封極其私人的信，信中提到，在上一封準備公開的信中，他謹慎地沒提及到朱比特飛彈問題。他再次強調撤除土耳其飛彈的重要性。[78]這個

「暗道」祕密外交運作的相當好。我們也知道羅伯特已經與一位蘇維埃祕密情報員定期連繫了相當時間，所以在此之前，美蘇兩位領導人之間也已經有過成功的祕密外交。

這場危機過去了。羅伯特一直相信，內閣會議廳裡的十三人當中有七位，如果其中任何一人是美國總統的話，那麼這個世界現在應該已經炸掉了。同樣地，如果甘迺迪總統在一九六二年的健康狀況還是像他在一九六一年裡大多數的時候那樣糟，那麼結局大概也要做如是觀。

羅伯特看不起副總統詹森有很多緣由，他在甘迺迪紀念圖書館的訪談曾提到，他相信如果一九六二年的美國總統是詹森，結局一定是一場大災難。當執行委員會最後一次會議結束後，成員們離開房間，沒有一個人知道危機將如何結束；這時副總統詹森把羅伯特與肯尼·歐東尼爾拉到一邊說話。詹森此時的立場是反對總統的計畫，但是他在所有的會議上從來不曾表達過，有時甚至做出正面的補充。這時詹森說：「當我還是德州小男孩時，有一次沿著路走著，忽然有一條響尾蛇冒了出來。我知道唯一能做的，就是拿起一根棍子把牠的頭給敲下來。」羅伯特永遠忘不了這次簡短的交談。因為這落實了他對詹森的看法：作為一位領導者，他在決策的關鍵點上不夠堅強。[79]

在這次危機過程中，甘迺迪仍然有嚴重的健康問題，但是他的背比在一九六一年夏天時好的多。他服用日常的抗痙攣藥物來控制他的結腸炎，用抗生素以抵禦他的尿道問題以及鼻竇炎，還有較高劑量的氫化可體松、睪丸酮還有鹽片來控制他的愛迪生氏病並增強他的體力。[80] 後來在一九六二年十一月十日，甘迺迪在醫囑下增加了十毫克的氫化可體松，在壓力時期裡這是合理的劑量增加。在他就拆除古巴飛彈一事發表電視演說前，也服用了十克的鹽片。他的腸胃道醫生羅素·波勒斯讓他停止服用治療食物過敏的抗組織胺藥，這是由於妻子的建議，因為她覺得甘迺迪變得越來越抑鬱。波勒斯於是改用三氟啦嗪（Stelazine），一天給予一毫克，如他妻子所建議，讓他「心情好一點」。但是這藥只吃了兩天就停了。在一九六二年十月，不管雅可布森有沒有給甘迺迪做過什麼治療，他的行事方式以及專注集中的能力跟他先前跟赫魯雪夫在維也納開會的時候非常不一樣，而且他的決策能力相對於豬灣事件也有巨大的進步。謹慎、堅定、不輕率魯莽，這是甘迺迪在古巴飛彈危機裡表現出的優異特質。

個人的輕率魯莽

雖然就政治生活而言，甘迺迪可以免去輕率魯莽這樣的指責，但若談到他的私生活，特別是關涉到他使用毒品以及他與女人的關係，就很難不這麼說。最早當有人開始流傳他使用強力的毒品時，總統的助手們很輕易就把這些說法掃到一邊。但是今天有證據——特別是法蘭克・辛納屈（Frank Sinatra）最近的一本書裡所揭露的證據指出，甘迺迪在當上總統之前，以及在擔任總統期間，都有吸食改變情緒的毒品。類似的指控包括他在一九六〇年年初在拉斯維加斯的訪問中使用過古柯鹼，在白宮裡跟女性友人試過大麻以及迷幻藥，以及曾經跟他的小舅子彼得・勞福特（Peter Lawford）一起給一名女子服用硝酸戊酯，為了看這對她的性體驗會產生怎樣的效果。[81] 這些事所表現出來的不負責任程度，只有另外一位美國總統尼克森的飲酒問題才差堪比擬。

追求女色並不會使一個人失去當總統的資格，撒謊否認這一點也一樣不會；柯林頓總統的彈劾訴訟程序沒能通過就證明了這一點。但是甘迺迪跟兩位女子在性方面的輕率魯莽是不能被忽視的。絕大多數美國人對甘迺迪與瑪莉蓮・夢露的緋聞應該不會太過譴責，如果這事情在他生前就洩漏出來的話。然而跟朱蒂絲・坎佩柏爾（Judith Campbell）搞緋聞就是莽撞與愚蠢，因為甘迺迪很清楚她是惡名昭彰的黑手黨人物山姆・強迦納（Sam Giancana）的女友。甘迺迪可是一個組織的領袖，這個組織的職責所在正是要消滅集團犯罪的。一九六二年三月二十二日，在一次與中情局局長胡佛一對一的午餐中，胡佛警告甘迺迪不能再與坎佩柏爾見面。但是甘迺迪還是繼續打電話約她，直到一九六二年八月才停止。一九六三年七月三日，胡佛再度試著干預甘迺迪總統的緋聞，這次是要阻止他跟艾琳・羅梅奇（Ellen Rometsch）約會。羅梅奇的問題是她是在東德長大，許多人相信她是個間諜；據說她曾在東德政府領導人烏布利希（Walter Ulbricht）的身邊當過祕書。她多次到白宮來參加泳池邊的裸體派對，也跟甘迺迪上床。她是由參議院祕書長鮑比・貝克（Bobby Baker）介紹給總統認識的；貝克幫參議員們找應召女郎的服務是出名的。

羅梅奇與坎佩柏爾這兩件緋聞拋出的問題不是甘迺迪的性好漁色，而是他在總統任內會不顧國家安全而冒險玩樂。胡佛向羅伯特・甘迺迪透露了他哥哥跟羅梅奇來往的事，於是羅伯特就安排讓人把她遣送到西德去，日期是在八月二十一日。胡佛對資深參議員們作證說，根據中情局的調查，沒有證據指稱羅梅奇是間諜或者她曾經到過白宮——這是明目張膽的扯謊，也是胡佛行事的一個例證：他把自己跟甘迺迪總統綁在一起，以便能夠留在中情局局長的位子上。後來詹森總統時代他也是這麼做。[82]

甘迺迪個人的性冒險甚至可能危害國家安全。關鍵的問題是，這有多大程度是來自於他性格裡喜歡率性行事的傾向？還是由於他服用睪丸酮與類固醇作為替代療法所造成的？又或者這是他使用毒品如安非他命、德美羅或其他藥物的結果？答案大概是三者都是，但在不同的時間點上，組合的比例不同。在柯林頓總統的例子上我們看見，冒險偷腥確實常常被記到另外一本帳本上；民眾中的大多數人能明智地了解這回事，至於他們領導人的能力、是否適合留任以及是否投票給他則看成不相干的另一個問題。某種程度選民能夠接受領導人的性生活是個人的事，甚至能夠容忍柯林頓為此在宣誓作證時撒謊（柯林頓因此受到律師執照吊照兩年、罰款兩萬五千美元的處分）。[83]

隨著健康的改善，不只在外交事務上，甘迺迪處理國內政治議題時也展現了更多的冷靜與技巧。一九六三年時，他規律的做運動，也時常打高爾夫球，他背部的狀況從來沒有這麼好過。

在甘迺迪跟他醫生之間的關係有一個有趣的轉折。一位年輕的海軍上尉醫官詹姆斯．楊（James M. Young）在一九六三年六月成為白宮的醫生之一，他使用充滿信心的語彙描述甘迺迪的健康狀況，稱總統「健康有活力，長期的背痛問題已經不復存在」。羅伯特．達列克猜測：

> 甘迺迪招攬楊，是著眼於一九六四年的總統大選嗎？因爲屆時他可能會需要一個比柏克萊更能言善道的醫事權威來爲他的身體狀況背書，證明他足以勝任總統職務。甘迺迪向來對於維護他的健康形象——把自己表現爲一個健康絕佳的人——十分注意，所以這種目的的人事操作是非常有可能的。[84]

甘迺迪在一九六三年十月最後一次見到克勞斯時向他保證，新年的時候他一定能把背部的緊身內衣給丟掉。[85]但是十分悲劇性地，這是一個他永遠無法實現的承諾；一九六三年十一月二十二日，甘迺迪在達拉斯遇刺身亡，就此結束了他充滿願景但還有如此多未竟事業的總統任期。

結論

當羅伯特・達列克對甘迺迪總統健康狀況的描述在二〇〇二年的《大西洋月刊》（*Atalntic Monthly*）刊出之後，《紐約時報》社論所做的結語是：「當我們閱讀他長串的疾病與藥物名單時，實在很難不懷疑，他的身體會不會在某些時刻太受損壞，讓他無法做好那份我們用選票請他來做的工作。」[86]達列克認為不會。他寫道：「甘迺迪的健康問題與醫療情況，在一切重大議題上都沒有削弱他當總統的表現。」[87]這個觀點我並不認同。

在我的判斷裡，當甘迺迪一九六一年六月在維也納與赫魯雪夫見面時，他的表現是嚴重地受到影響的。他背部的疼痛，雅可布森醫師又給他亂打安非他命加類固醇，還有為了愛迪生氏病而服用的睪丸酮與類固醇等替代治療藥物；這些因素在相互作用之下使他陷入虛脫、焦躁、情緒波動的狀態，顯著地減低了他做好總統工作的能力。

豬灣事件時間，甘迺迪的身體狀況就沒有這麼明朗，做任何結論都只是猜測。甘迺迪可能沒有施打雅可布森的安非他命加類固醇針，但是他有使用其他藥物。我認為比較保守的評估是，甘迺迪在豬灣事件上的決策能力確實是受到他的身體狀況、所接受的治療以及藥物損害的。

如果一九六一年時甘迺迪總統服藥的狀況處在良好的控制之下，那麼中情局與軍方建議美國應該為古巴流亡者的入侵行動提供支援時，總統有可能會自信地予以駁回，認為這樣的作為不適合一個大國風範。如果當時總統如此選擇，他一定會得到參議員威廉・富爾布萊特、狄恩・阿契森以及其他許多國際事務領域裡的重要人物與專家的支持。而且甘迺迪在維也納與尋戰挑釁的赫魯雪夫會談時，也可能在情緒上較為穩定，有更好的準備與立足點，使他能更有技巧地處理這次會議。結果可能是赫魯雪夫在結束會談時不至於低估甘迺迪的決心與威望，也就有可能不會在一九六二年五月二十一日決定在古巴部署配備有核子彈頭的飛彈。這一連串的事件——豬灣的錯誤決策、在維也納與赫魯雪夫會談的軟弱表現以及接下來的反卡斯楚與反蘇聯的立場——於一九六二年十月招至了一場嚴重的危機，然而恰恰由於甘迺迪以如此出色的能力解決了這場危機，使得他有信心描繪出一條路線，在以柏林為象徵性決戰點的冷戰中堅持下去，最終通往了德國的統一。這當中實有歷史的反諷。最近出版的一本談中情局歷史的書《CIA：罪與罰的六十年》（*Legacy of Ashes*），作者為提姆·魏納（Tim Weiner），他在書中挑戰了這樣一種觀點：「多年以後，全世界都相信，全靠甘迺迪總統沉著的決心，以及他弟弟鋼鐵般的意志，一心謀求和平解決，這個國家才得以免於一場核子戰爭。」

長久以來一般都認為，如果美國選民從當甘迺迪首度參選總統時就得知他身體與醫療的真相，那他們是不可能讓他當選的。在一九六〇年或許也是真的；但我們永遠不會知道真正答案，因為沒有人嘗試過公開坦誠。若在今天，以健康常識之普及，我毫不懷疑政治人物可以把他們的健康狀況交付給一般大眾，而大眾也會把這些疾病放在適切的背景下來看待。控制良好的愛迪生氏病，絕對不會是一種讓任何人失去資格競逐最高公職的疾病。

在決定競選總統之後，甘迺迪本來應該要有勇氣開創一種不一樣、更公開以及實際上更民主的政治風範，改善與選民的關係。如果他選擇公開他的愛迪生氏病，本來是能夠為他的總統表現增色的，特別是前任總統艾森豪已經建立了一個成功的先例公開了他的疾病。有些人認為，既然甘迺迪先前都在隱瞞，他就永遠不可能實現這種公開的態度。不過甘迺迪並不需要承認他是在虛假的偽裝之下贏得選舉，或者承認他對選民撒了謊。他所需要做的只是逐漸開誠布公，不再否認他自己的病情。有人或許會說，可是甘迺迪的隱瞞是成功的。不過話說回來，他當總統的時間也不長。如果他在大眾眼前的時間更久一點，那他的外殼很可能也會被掀掉，他身為總統的誠信就會受到相當大的損害。

即便他把當選之後才坦承病情，作為即將就任的總統，甘迺迪仍然有機會選擇更公開的態度，逐步結束他醫療狀況的機密與隱瞞。如果他同時有足夠的智慧任命美國最好的醫生來擔任他的白宮私人醫生，把他各個不同的治療狀況納入掌控之後，這位醫生很快就能夠改善他的醫療照顧。接著總統一定也會受到極大的壓力，不得不採取更有紀律的方式改善自己健康：停止施打雅可布森給他的安非他命加類固醇以及不再嘗試各種毒品。一位明智的醫生一定也會說服甘迺迪，請他利用總統的地位讓大眾不再對愛迪生氏病以及其他種種疾病感到恐懼，也讓更多人了解到這些病的醫療照顧已有重大的進步。

當然，這些都是歷史的假想情境。如果他做出了這些決定，約翰・甘迺迪應該會是一個偉大的總統。

5 沙阿的祕密疾病

伊朗人把自己從沙阿——美國在波斯灣的殘暴警長——手底下解放出來，結果發現自己住進了一座神權統治的墳場裡。那時美國像一塊巨毯籠罩在中東之上；有些人利用仇美的民意壯大起來，背叛了伊朗人的民主選舉。

——羅伯特．費斯克（Robert Fisk）[1]

一九七九年二月伊朗沙阿（Shah，伊朗國王的稱呼）倒台，阿亞圖拉．盧霍拉．柯梅尼（Ayatollah Ruhollah Khomeini）接掌大權，這在地緣政治上注定要成為一個災難；這件事帶來的後果，今天我們仍然面對著。我是英國當時的外交大臣。英國、西方其他國家與沙阿之間的關係，從來都不單純。這個區域對英國來說具有關鍵性的經濟與戰略利益，而他，伊朗沙阿，是英國在這個區域裡的盟友。然而他同時也是一位專制的君主，試著把他的國家予以轉型與現代化，而同時國內有許多強大的力量反對著他，對他張牙舞爪。在一九七〇年代時，局勢已經明白指出，如果沒有某種程度的民主改革，包括向君主立憲制度踏出一步，那麼他的統治就會越來越困難。但是從伊朗以外很難對這個過程施加影響，最主要的原因是，沙阿雖然是專制君主，卻也是一個優柔寡斷的人。而且當美國與英國在一九五三年把宰相穆罕默德．默撒迪克（Mohammad Mossadeq）予以罷黜時，等於把自己對民主的承諾也打了折扣。

一九七三年時沙阿的病變的非常嚴重；他得到的是一種慢性淋巴細胞性白血病（Lymphocytic Leukaemia），但是只有極少數的人知情。他對此疾病採取完全的保密，直到一九七九年十月他發展出更為嚴重的症狀時才為外界所知。這時他的政治生命以及個人的命運已經沒有轉機了。他於一九八〇年七月二十七日在埃及流亡途中因此病而過世。（白血病是一個概括性的名稱，指稱白血球細胞的惡性或癌症性增生所導致的一切疾病。分類的方式是看哪一種白血球細胞出問題，所以有淋巴細胞性、淋巴母細胞性／淋巴性〔lymphoblastic/lymphatic〕、或骨髓細胞性〔myeloid〕等不同的類型的白血病。不正常增生的速度，則決定是急性病還是慢性病。急性淋巴母細胞白血病是一種兒童疾病，現在透過類固醇化療以及對腦脊髓液〔cerebrospinal fluid〕作放射線治療有突破性的良好反應。慢性淋巴細胞性白血病的成因仍然未知。男性患此病的比例是女性的兩倍，通常在六十歲以上開始。）

伊朗的沙阿，穆罕默德・禮薩・巴勒維（Mohammad Reza Pahlavi），於一九四一年從他的父親禮薩・沙阿・巴勒維（Reza Shah Pahlavi）手上接下王位。禮薩・沙阿在一九二六年自立為王，建立了一個新的王朝，即巴勒維王朝，但是在二次世界大戰期間英國與蘇維埃軍隊入侵伊朗之後被迫遜位（伊朗當時仍普遍被稱為波斯）。當羅斯福、邱吉爾與史達林於一九四三年於德黑蘭舉行會議時，這位年輕的沙阿並不是一個十分顯著的角色。這幾位巨頭當時完全料想不到，他在未來三十年裡將成為波斯灣地區最具關鍵地位的統治者。

沙阿優柔寡斷的性格最早在一九五三年的政變中顯現出來；在那次政變裡，他的宰相穆罕默德・默撒迪克遭到罷黜。默撒迪克將石油產業收歸國有，因而引起美國與英國的不滿。但是默撒迪克在伊朗內部也面臨強大的反對力量，這使得中情局與英國祕密情報局得以策動使他倒台。事後看來，英國與美國較明智的選擇應該是集中力量來影響默撒迪克所領導的伊朗，改善其國家體質，催生適當的民主體制，並且協助伊朗抵禦蘇聯共黨的滲透。而且，若在英伊合資的石油公司裡建立一個較為開明的英國高層，也比較能夠因應伊朗人民對分享石油收益的需求，從而達成一個較為穩定的解決方案。

在政變期間，沙阿不只是極端的緊張，甚且還舉棋不定；在一個關鍵的時刻裡，他以為計畫要失敗了，就帶著王后索拉雅（Soraya）搭乘一架小飛機逃到伊拉克。在巴格達時他與美國大使進行過談話。英國大使法蘭西斯・薛福德爵士（Francis Shepherd）向倫敦發出了一份電報描述了沙阿的談話內容：「他當時決定，作為一位憲政君主，他不應該訴諸武力，因為那將導致流血、動亂以及蘇聯的介入。」在其中，沙阿對未來的態度表露無遺。

一開始沙阿不知道再來要往哪裡去，最後則是飛到了羅馬。他住在一間旅館裡，沒有錢，也無法對局勢做任何影響。美國方面試著讓他強硬起來，讓他主張憲法賦予他的權力，並且宣告默撒迪克的行動為非法。德黑蘭的街上擠滿了默撒迪克的支持者以及由民眾黨（Tudeh Party）派出的共產黨員，但是中情局撒錢動員了許多反對默撒迪克的遊行。這些支持沙阿的群眾呼籲軍隊出來擁護沙阿，並且推翻默撒迪克。當默撒迪克被送上法庭時，他譴責英國以及所謂的「趕走行動」（Operation Boot）要為他的失勢負責。所以英國背上了首謀的名聲，雖然實際上是美國人完成了大部分的工作。美國方面實施的是「埃傑克斯行動」（Operation Ajax），而且對自身的角色沒有像英國人那樣的顧忌。

然而沙阿認為他之所以能在一九五三年返回伊朗，完全都要歸功於他的人民。他宣稱：「我知道他們愛我。」這是一個他用來讓自己安心的神話。在那以後，由於出亡的經驗一直讓他提心吊膽，所以他決定要在國外備足相當的財富以確保他的未來。他也覺得有必要建立專屬於自己的國家情報單位暨安全組織「薩瓦克」（SAVAK，伊朗文全名為 Sazeman-e Etteia't va Amniyat-e Keshvar）。他選擇了美國中情局與以色列祕密情報局（Mossad）作為創建機構的主要顧問，而不是英國的祕密情報局。這個機構便成為廣泛動用酷刑與實施鎮壓的殘酷核心。

沙阿政權持續成功有相當程度是由於他一九六二年任命了阿撒多拉．阿藍（Assadollah Alam）擔任宰相。[2]他給阿藍兩個主要任務：一個是擺平對土地改革日漸升高的反對聲浪，另一個是推動所謂的白色革命。一九六三年一月舉行的全民公投通過了一項包含六大要點的社會改革。在一九六三年的春天裡，阿藍鎮壓了法爾斯（Fars）的部族酋長，廢止了古老的部落制度傳統，摧毀了部落居民的忠誠情感。德黑蘭與庫姆（Qom）繼續有抗議行動，由地區領袖柯梅尼推動。緊要關頭上阿藍鼓舞著優柔寡斷的沙阿，極力敦促政府予以反擊。「但是要怎麼反擊呢？」據說沙阿如此提問。阿藍回答：「用子彈，陛下。」阿藍還補充道，如果行動失敗他將擔起一切的責任。一九六三年六月五日，在阿藍本人的號令之下，動亂在數小時之內被擺平。

起初沙阿決定要處決柯梅尼，但有人認為把他變成烈士是不明智的作法。沙阿於是轉而對教派人士施加政治壓力，讓柯梅尼成為一位阿亞圖拉（Ayatollah），然後將他驅逐出境。首先到土耳其，後來又到伊拉克。這項作為開啟了沙阿一連十多年的成功統治；至少從物質建設的標準來說是如此。但是沙阿著重於建立一個世俗的國家，也致力於婦女的解放，這令柯梅尼以及愈來愈多的教派人士感到深惡痛絕。沙阿的父親也是一位改革者，而且，正如阿塔圖克（Mustafa Kemal Atatürk）總統在土耳其提倡拿下面紗，沙阿的母親塔姬．歐爾默魯克王后（Tadj ol-Molouk）與她的兩位女兒莎姆絲公主與雅希拉芙公主也首度在一九三六年一月不帶面紗出席公開場合。

一九七一年的德黑蘭協議（Tehran Agreement）很大程度是由沙阿促成的；此一協議大幅增加了伊朗的石油收入。然而隨著這項成功，沙阿的朝廷開始表現出奢華與揮霍。當年十月，一場鋪張到達荒誕程度的派對在古城遺址波斯波利斯（Persepolis）舉行，主題是為了慶祝波斯王朝兩千五百年紀念。沙阿似乎就是在這個時點上失去了現實感以及對人民的掌握。他的狂妄症嚴重了許多，但是他的自信多是表面的姿態，而非源自真實的確信。他用帳篷搭建了一座城市來接待各國皇族與貴賓，招待所需全出自巴黎最昂貴的商號：美心餐廳(Maxim's de Paris）準備飲食，浪凡服飾(Lanvin）提供制服，博豪布藝（Porthault）供應亞麻布。露天聲光秀歌頌著居魯士大帝，而先知穆罕默德與伊斯蘭題材則遭到忽略。

一九七四年年初時，沙阿是整個中東地區裡最具影響力的人物。他的利益與西方民主國家的利益大致上重疊，美國、英國、法國與其他國家都鼓勵他把影響力拓展到中東以外的地區去。伊朗是防衛機構「中央條約組織」（CENTO, the Central Treaty of Organization）的成員之一，其他成員包括伊拉克、巴基斯坦、土耳其、英國以及後來加入的美國。沙阿也是波斯灣地區自由貿易的堅定支持者。然而他同樣意識到伊朗與蘇聯之間有很長的邊界，因此總是與莫斯科維持祕密的溝通管道。

沙阿在伊朗境內所建制的軍事力量主要是為了凸顯他在整個中東地區的權力，從來沒有聚焦在內部安全上；內部安全是薩瓦克的工作。美英兩國很高興看到沙阿在區域裡宣示其主宰地位，因為英國皇家海軍撤離波斯灣之後所留下的缺口便能由沙阿填補上來。一九四一年時伊朗的武裝部隊只有九萬人，到了一九七八年時，人數達到了三十五萬。一九七一年十二月，伊朗部隊在波斯灣南部的阿布穆薩島（Abu Musa）與大小通布島（Tunb Islands）登陸，主張對這些島嶼享有主權。一九七三年時，沙阿用華麗的語言說這是「大文明」的時代，誇稱伊朗已經側身於工業化國家之列。他派遣伊朗部隊去援助阿曼王國，儼然把自己當成波灣地區的霸主與守護者。當時的美國國務卿季辛吉對此不但接受，而且還予以鼓勵。沙阿知道他可以獲得美國先進的戰機與飛彈，唯一的條件是他不能發展核子武器。

沙阿也不是美國的傀儡或棋子。一九七三年十月與十二月他主導石油輸出國組織會議（OPEC），要求提高石油價格。一九七六年接受《美國新聞與世界報導》（*US News and World Report*）訪問時，他警告美國不要嘗試挑戰伊朗在波斯灣地區天然的以及戰略的利益；如果美國這麼做的話，伊朗會「把整個區域變成美國的地獄」。

在一九七〇年代，美英兩國都把與沙阿保持良好關係視為核心的外交政策之一。我相信這判斷是正確的，即便在英國有些人事後回顧，認為英國當初應該放棄沙阿。從經濟上來說，在一九七〇年代，無論是對英國或美國，沙阿的親善態度都相當重要。英國亟需銷售更多的工業產品給伊朗，以抵消油價暴漲帶來的衝擊，沙阿則十分幫忙地同意購買英國的酋長坦克（Chieftain tank）。

在一九七七至七八年裡，英美兩國著意引導沙阿發展一種民主的君主政體，在其中他的兒子可以接替他的王位，但還是屬於憲法意義下的國家元首，其權力由民選的政治人物來制衡。在西方國家的觀察中，他們認為沙阿是一個有決斷力與有決心的君主。但這只是一個幻覺。我們永遠不該忘記的一個關鍵事實是，在一九五三年，那位年輕的沙阿曾經多麼徹底地顯露過他是一個不敢下決心的人。

在一九七五年初期，伊朗經濟陷入嚴重的問題。沙阿先前以狂熱的工業與建設活動刺激著伊朗，繼而石油價格上漲，這表示通貨膨脹越來越無法阻擋。德黑蘭的地產租金不斷飆高，使生活水平急遽地降低。沙阿了解問題何在，但是選擇不處理根本的問題，而是發起一項反奸商剝削的運動。這項舉動惹怒了市場的商人，他們正確地猜到這是把矛頭指向他們。如烏雲罩頂，這些經濟的困難開始把市場的商人推向穆拉（Mullah）——什葉派的宗教領袖們。到了一九七六年，通貨膨脹已經超過百分之二十，貪污腐敗十分猖獗。舉目可見的蕭條正緩緩滲入伊朗的社會裡。

一九七六年三月二十六日，沙阿與王后法拉（Farah Pahlavi）慶祝巴勒維王朝建朝五十周年。在那一天，法拉日後寫道，她感覺到民眾與王室之間有些東西不一樣了。「我可以在骨頭裡感覺到那種轉變，像忽然吹過一陣冰冷的風。在我們之間的和諧與信賴關係之上，似乎籠罩著一片觸摸不到的陰影。」[3]她描述在接下來的幾個月裡，沙阿開始教導她以及兒子禮薩國家事務。他們接見參謀長們，與宰相以及其他部長開會，也與來自各種機構以及國會的代表們見面。禮薩距離二十歲生日已經不是太遠——二十歲是登基或者成為攝政王的法定最低年齡。然而沙阿仍然想要他的兒子跟他一樣地統治這個國家，當時並沒有任何跡象顯示他鼓勵兒子將來要下放部分權力，更不用說完全交出去了。

祕密的疾病

關於沙阿患病的一些歷史，有好一段時間已經為人所知，但是直到法拉．巴勒維於二〇〇四年出版她的回憶錄《恆久的愛》（*An Enduring Love*）之後，事實的全貌才得到揭露。她在書中擷取了喬治．福蘭德林醫生（Georges Flandrin）寫給他的教授瓊安．柏納德（Jean Bernard）的三封長信。這兩位法國醫生協助治療了沙阿，其中福蘭德林一直治療到沙阿過世。這些信寫於一九八七年，是為了給沙阿的病史提供紀錄。在這一章裡我大量引用了這三封信，許多時候是原文照搬福蘭德林自己的話，這是經過他准許的。

一九七四年時，一位伊朗醫生阿巴斯・薩發衛楊（Abbas Safavian），也就是沙阿的醫療顧問，打電話給在巴黎的柏納德，請他到德黑蘭來，並且請他把他的「研究室台柱」福蘭德林一起帶過來。柏納德是巴黎聖路易醫院白血病研究中心的主持人。他在血液疾病領域裡是一位聲名卓著的專家，曾經擔任過龐畢度總統的醫生，所以薩發衛楊知道他可以請柏納德保守祕密。薩發衛楊明白表示，他們將不會與德黑蘭當地的任何醫療單位接觸，一切他們認為必要的器材都得從巴黎帶過來。柏納德與福蘭德林取消了他們的門診，兩天之後，在一九七四年五月一日，他們搭乘飛機首度抵達了德黑蘭。

法國航空的飛機是從巴黎奧利機場起飛的；就在登機之前，他們兩人猜測著這次神祕請求的原因會是什麼。福蘭德林對柏納德有點不好意思地說，「萬一是個惡作劇怎麼辦？」柏納德一本正經地回答：「在我的經驗裡，惡作劇不會用到頭等艙的機票！」在德黑蘭的梅赫拉巴德機場，有兩輛裝了警示燈的汽車已經在客梯車的底端等候他們。他們被送到政府的接待廳，薩發衛楊在那裡歡迎他們到來。薩發衛楊是法國大學合聘教授，德黑蘭一所醫學院的院長；後來他也成為該所大學的校長。薩發衛楊與福蘭德林曾經在巴黎硝石庫慈善醫院（Pitié-Salpêtrière Hospital）的吉柏特・德萊福斯（Gilbert Dreyfus）教授手下一起工作過。

在希爾頓飯店裡，薩發衛楊對他們解釋，他們將要給宮廷大臣阿撒多拉・阿藍做個檢查。柏納德已經知道阿藍的疾病，因為另外一位法國教授保羅・米利耶（Paul Milliez）曾經就阿藍的病情向他請教。但是柏納德把福蘭德林拉到一邊對他指出，阿藍的白血病屬於一種簡單而且常見的類型，用這麼神祕的方式請醫生來看他不合常理。他們跟阿藍見了面，阿藍則告訴他們，事實上，他們將要診療的是沙阿本人。

當沙阿首度與兩位醫生見面時，口中說的是無懈可擊的法文。站在他身邊的一個穿著軍服的矮小男人是沙阿的家庭醫生阿亞迪（Ayadi）將軍。他們圍著一張桌子坐下來，沙阿對他們解釋他的問題。幾個月之前，一九七三年年尾，當他在基敘（Kish）島上時，他注意到在左側胸闊下方有一個弧狀的凸起。他感覺那可能是腫起來的脾臟。做過檢查之後，他們發現沙阿的脾臟是大了些，但此外沒有別的生理症狀。腺體本身並沒有增大。沙阿此時五十五歲。

兩位法國醫生採取了沙阿的血液做成玻片樣本，用一種特殊藥水染色過後，放在顯微鏡底下觀察。很明顯地，沙阿罹患了一種慢性的淋巴細胞性白血病。這個慢性淋巴細胞性白血病，由於脾臟出現了肥大的現象，屬於一種有點不尋常的類型。當阿亞迪得知檢查結果後，指示絕對不可以使用「白血病」這個詞；就他的立場來說，他們必須告訴沙阿一切都沒問題。但是對兩位法國醫生來說，這個要求太過分了，因為他們剛剛檢查出的這種淋巴細胞性血液疾病最終會發展為惡性疾病。此外，他們將必須指定一些特定的治療方式，沒有適當解釋根本無法進行。但是在這第一次的拜訪裡，他們還沒有取得血清免疫電泳的分析結果，沙阿整體的身體狀況也還沒有引起嚴重憂慮之處，所以法國醫生們決定依照阿亞迪務實的建議，先等他們回到巴黎，完成所有檢驗與檢查之後再說。當他們取得所有的結果時，他們決定使用「瓦爾登斯特倫氏病」（Waldenstrom's disease）這個名稱來稱呼沙阿的疾病，而且他們知道沙阿的病並非該病典型的晚期型態。（在淋巴細胞性白血病裡，淋巴細胞的數量會增加，淋巴細胞是白血球細胞的一種變化體。淋巴細胞會出現在淋巴結、脾臟、胸腺、骨髓以及膽囊壁等部位，與身體的免疫能力息息相關。免疫球蛋白則是一種蛋白質，可以透過對血清進行免疫電泳而分離出來；所謂血清，則是當血液中的血球細胞被除去之後所剩下的液體。在沙阿的例子上，他的單株免疫球蛋白M峰〔Monoclonal Immunoglobulin M peak〕並不明顯，這是瓦爾登斯特倫氏病的一種典型的現象。）

當結束首度訪問離開王宮時，他們的感覺頗為複雜。福蘭德林記得柏納德說：「明天應該會有美國的醫生來看診；我們現在待的地方，明天就換他們待了。」但是柏納德的預測並不正確。把柏納德與福蘭德林找來德黑蘭是沙阿親自精心考慮過的選擇。沙阿已經了解到，他的脾臟腫大代表他最起碼一定有血液疾病，而考慮到可能造成政治問題，他並不打算找任何美國醫生，因為他相信他們可能知會美國政府。對英國，沙阿也有類似的顧慮。接下來法國醫生也明白了，沙阿與阿藍之間已經做好一切的安排，知情的只有一個非常緊密與可靠的小圈子，任何敏感訊息都不會洩漏出去。

一開始只有五個人知道沙阿的病：兩位法國醫生知道一切；阿亞迪知道整體情況，但他不是血液專家；沙阿本人掌握阿亞迪嚴格過濾後告知他的一些訊息；知道最少的是宮廷大臣阿藍。起初薩發衛楊並不想跟阿亞迪這樣位高權重的人競爭治療沙阿。但是兩位法國醫生對薩發衛楊表明立場，他們治療沙阿的前提就是他願意在過程中繼續參與。後來一九七四年五月，他們對薩發衛楊說明了沙阿疾病的確實狀況。他們避免使用電話，所以是約在巴黎紐利（Neuilly）的美國醫院（American Hospital）見面，做了祕密的會談。知情者因此一共是六個人。

血液樣本的檢驗在巴黎完成，病患的名字與社會安全號碼是借自福蘭德林的一位年長的親戚。兩位醫生把診斷結果告知薩發衛楊之後，起初沒有得到任何回音。他們並不為此擔心，因為他們已經特意決定不提出任何治療建議，而只做病情簡報。一直到一九七四年九月才又有了消息：對方請兩位醫生於九月十八日返回德黑蘭。有趣的是，在這段期間，沙阿及其夫人曾經應新當選的法國總統瓦勒里．季斯卡．德斯坦（Valéry Giscard d'Estaing）的邀請來到法國，時間是在六月二十四日到二十九日。但是沙阿並沒有跟他的法國醫生連絡。

他們第二次到德黑蘭時，米利耶已經加入了治療沙阿的祕密小組。薩發衛楊的想法是，米利耶（同時也是他的指導教授）既然治療過戴高樂以及沙烏地阿拉伯親王，而且根據評估他是能夠保守祕密的人，所以應該把他找進來。現在知情者有七人，此外還有個第八人：他雖然不知道病情，但是知道法國醫生到德黑蘭的事。他是親近沙阿與阿藍的一位友人，每次醫生們來到德黑蘭，都是由他招待住在他地點偏僻但是奢豪無比的別墅裡。

在第二次進宮診斷結束之後，柏納德、福蘭德林、米利耶與薩發衛楊一起在那間別墅裡會面。福蘭德林描述，在那個陽光明亮的星期天早晨，他們在別墅花園裡散著步，針對如何治療這位病人討論了很長的時間，以便獲得一致的決定。薩發衛楊堅持一切訊息都必須最嚴格地保密，也不能讓沙阿知道太多。他特別擔心沙阿可能說話不夠謹慎，因為他很容易跟人講起他身體的毛病，有可能在不經意間讓他的隨從得知這個祕密。從醫療觀點看來，病人的身體狀況仍然十分良好，但是他的脾臟還在繼續變大。他們決定立刻開始為這個慢性淋巴細胞性白血病進行恰當的標準治療，施予每日六毫克的苯丁酸氮芥，以及每月一次例行的血液檢查。（苯丁酸氮芥〔Chlorambucil〕是一種烷化劑，用於化學治療中，以口服使用。最主要的副作用是會損壞病人的骨髓，所以必須定期做血液檢查來加以預防。）

法國醫生離開之後，沙阿只接受了一星期的口服治療，阿亞迪就命令進行血液檢查。但是對這種血液檢查來說，一個星期的時間太短了。可疑的是，據說這次檢查顯示出白血球顯著的減少。阿亞迪感到恐慌於是停止口服藥。結果是法國醫生於一九七五年一月十八日第三度被請去見沙阿。這次地點是在蘇黎世，沙阿這時在瑞士滑雪。法國醫生直到這時才得知沙阿早就停止療程。這次諮商在場的人有阿亞迪、薩發衛楊、米利耶、柏納德與福蘭德林。福蘭德林從巴黎帶來一部小型的蔡司顯微鏡，跟他在德黑蘭使用的是同一型號；他是把機器拆開了放在背包裡帶過來的。沙阿看上去狀況很好，實際上也不錯；他對福蘭德林敘述他怎麼滑下迪亞沃勒察（Diavolezza）滑道。福蘭德林本身也是滑雪者，他一方面讚賞這樣的本領，但也嚇了一大跳：一個脾臟腫大到如此程度的人，一旦重重的摔一跤，不知道結果會多麼嚴重。諮商的結論是，治療已經不能再拖，醫生再度開立了苯丁酸氮芥的化療處方。在伊朗這邊，阿亞迪與薩發衛楊兩人都說，在德黑蘭他們沒有辦法定期給沙阿做血液檢查而同時保持祕密。他們於是決定，因為沙阿在瑞士還要停留一個月，所以福蘭德林要再到蘇黎世來為沙阿做下一次的血液檢查。在商定了如何持續觀察沙阿的進展之後，福蘭德林在二月十九日前往德黑蘭，在那之後每個月定期去一次，有時與柏納德一起，有時自己一人。福蘭德林最後一次前往德黑蘭是在一九七八年的十二月底。

每一次都按照相同的程序：搭乘星期五的法國航空，巴黎—馬尼拉經德黑蘭航線，座位在頭等艙的第一排。通常在夜間抵達，全機乘客中他最先走下飛機，客梯底端等待他們的總是同樣那兩部裝配了警示燈的汽車。星期天清晨他們會從招待的別墅出發前往王宮，不久後返回別墅，整天待在裡面閱讀或乾等，以避免在外面被人見到。當天晚上搭乘夜班飛機回到巴黎，次日星期一一早就又到聖路易醫院上班。

在一九七五年的一月與十二月之間，沙阿的脾臟恢復了正常的大小，血液的異常狀況也被排除（意思是說在血清電泳測試裡，單株刺突已經完全消失。）雖然有這樣的改善，療程仍然維持同樣的劑量與頻率，這是類似狀況下的通常作法。到了一九七六年二月，福蘭德林在觸診時很驚訝地發現沙阿的脾臟又腫大了，在血液玻片裡也再度見到異常的細胞。這令他很不愉快，並且使他認為沙阿的病情加劇了，需要採取更侵入性的治療。不過後來證明這是一次錯誤的警報。原因在於，他們一開始就決定不要使用苯丁酸氮芥這個藥名，以免有人看到藥品的標籤之後能夠據以推斷出沙阿患了嚴重的疾病，因而使保密的努力失敗。所以他們把沙阿服用的藥品稱為氯奎寧：這是一種無害的成藥，市面上以白色膠囊的型式販售，外觀上非常類似苯丁酸氮芥。福蘭德林先在巴黎把藥買好，裝進氯奎寧的包裝裡，再帶到德黑蘭來。醫生們也約好，在報告上都使用氯奎寧的名稱來代替苯丁酸氮芥。然而這招障眼法雖然成功，但卻過了頭，因為沙阿的貼身男侍服務周到，他考慮到沙阿哪一天可能會出遠門，就在德黑蘭囤購了相當數量的氯奎寧以預作準備，以至於沙阿兩個多月來服用的都是男侍買的氯奎寧，而沒有人知道那不是苯丁酸氮芥。薩發衛楊看到福蘭德林對沙阿的病提早惡化如此訝異，就進行了仔細的調查；在他與貼身男侍談話之後才了解了錯誤所在。於是真正的治療在一九七六年四月又重新開始。到了九月，沙阿的血液染色檢查完全恢復正常。

在這期間，保密的要求給薩發衛楊造成特別沉重的負擔；除了阿藍與阿亞迪以外，他是唯一知道沙阿生病的伊朗人。他覺得有一天病人的家屬或者伊朗人民會責備他隱瞞了真相。他也知道保密這件事可能造成一些政治後果。在他與法國醫生們針對這個問題討論過許多次之後，醫生們決定，讓病人的妻子知道真相是重要的一步。醫生們擔心這個病在可見的未來會惡化，所以他們希望王后能知情，好讓她在心理上能承受她先生的健康會變壞的事實。在找上王后之前，他們許多次試著說服沙阿，請他自己對王后說。但是每一次他都顧左右而言他。所以他們就決議要私下知會王后。

薩發衛楊研判，要在沙阿不知情的狀況下與王后私下密談，唯一可能的地點是在巴黎。柏納德、米利耶、薩發衛楊與福蘭德林與王后見了面。王后此時仍然不知道為什麼他們這麼想見她，而且為什麼要如此祕密。向王后報告他們所掌握的訊息的人是柏納德。自然，對王后來說這是晴天霹靂。她的先生，看起來如此健康，卻患有一種慢性疾病，最終會奪去他的性命。此外，他先生知道自己的疾病，但是不想告訴她任何消息。

對王后而言，更困難的是如何對她的先生說她現在完全知道他的病了。他們決定，唯一的辦法是王后向沙阿請求，准許她與法國醫生們做一次「正式會談」，但是不能揭露她已經祕密地與他們談過話。後來沙阿准許了王后的請求；當醫生們再度來到德黑蘭時，王后便在沙阿知情的狀況下與醫生們會面。就這樣，知情者的圈子又多了一人。薩發衛楊相信從此刻起這個圈子就再沒有擴大。要一直等到很久以後，一九七九年十月沙阿的病情在巴哈馬群島惡化，在墨西哥搭機前往紐約之前消息曝光，這件事才終於為外界知悉。

今天薩發衛楊在巴黎執業。二〇〇五年時，我與他在兩次很長的對話中談到關於沙阿的疾病。值得注意的是，薩發衛楊、柏納德與福蘭德林從頭到尾都沒有失去沙阿與王后的信任，儘管他們往往必須在一些不尋常的情勢下採取行動。依我的判斷，他們三位處理沙阿的病情時展現了非常高明的醫術。

美國醫生班哲明・金恩（Benjamin Kean）[4]在很後期才接觸到這個案例。他宣稱，法國醫生們曾於一九七四年懇求沙阿接受徹底檢查以及活體組織切片檢查，但是沙阿不但拒絕，還威脅要開除他們另請新的醫生。法國醫生們則說沒有這回事，首先，在早期的時候腺體並沒有腫大，再來，沙阿跟他們並沒有建立那麼親近的關係。他們之間的關係是正式、禮貌以及充滿尊重的。沙阿永遠不會用那種口氣對他們說話。

到底沙阿認為自己的病有多嚴重？他的夫人敘述了一九七五年冬天時他對季斯卡・德斯坦總

統說：

我的問題是，我沒有足夠的時間。我掌握大權的日子不會太久。我打算在七年或八年之後退位。那時我將是六十好幾。原本我希望更早些退位，但我兒子還太年輕。我會等到他準備好，但我希望在他接手之前，關鍵的事情都已就緒。他一開始會遇到很多困難。讓伊朗轉型是我的責任。我已下定決心，一定要做好。5

他的醫生在這個時候不可能讓他對自己的健康這樣樂觀，讓他計畫能活到一九八二至八三年才把王位交給兒子。所以，要麼醫生沒有告訴他真實的展望，要麼他選擇忽略醫生提供的訊息。王后說，她從來不知道沙阿在這時候是否真正了解他的病情。

柏納德在幾次不同的機會裡試過與沙阿談起他的疾病，討論這病可能的發展，但是他不願討論或者不想全聽進去。一九七八年沙阿在夏宮裡說過一句話，福蘭德林認為這時候沙阿確實了解自己的處境了。此時他的長子正在美國空軍官校受訓；沙阿對福蘭德林說：「我只要求您再幫我維持我的健康兩年，好讓王儲有足夠的時間在美國受完一年的訓，然後在德黑蘭再待一年。」

幅度太小、為時太晚的改革

二〇〇五年我跟法拉·巴勒維做過一次很長的談話。她是一位舉止尊貴且有豐富同情心的人。她認為，她丈夫在知道了這個病注定會惡化之後，就著手準備讓他的兒子接替他領導國家。她寫道：

> 沙阿多次重申他的兒子不必用跟自己相同的方式統治；禮薩繼承的是一個終於從低度發展裡爬升起來的國家，他的任務將是讓伊朗走向開放與民主。一九七七年春天，國內要求自由化的呼聲越來越急迫，這些呼聲來自政界的反對力量、知識分子以及一位後來支持柯梅尼與穆拉的記者。在一封給國王的公開信中，這位記者特別要求他依照憲法來行使統治，並讓這個國家享有跟西歐與美國相等的言論自由。夏布爾．巴克奇爾（Shapour Bakhtiar）以及梅迪．巴薩爾干（Mehdi Bazargan）也公開支持這些要求。6

開放國家進行民主政治對任何年輕的國王來說一定都會是項沉重的任務。由沙阿親自來開啟這個轉型的過程，原本會是明智許多的選擇。對我來說十分清楚的是，一九七七年五月十四日中央條約組織在德黑蘭進行會議，當時我擔任英國外相，如果我跟美國國務卿塞魯斯．凡斯（Cyrus Vance）對沙阿的疾病有所知悉的話，那麼那次會面將會是個適當的時機來建議他發動民主改革，以建立君主立憲讓他的兒子來繼承。如果我知道他的病已經相當嚴重，我會跟他談談西班牙的君主統治；他對這個國家並不陌生。同年稍晚的夏天裡，我走訪馬德里，那時候西班牙正和平地從法西斯統治轉型為民主國家。從頭到尾的構想都是，西班牙國王胡安．卡洛斯（Juan Carlos）經由佛朗哥大元帥（Generalissimo Francisco Franco）的任命以憲政君王的身分統治國家。國王接受了，後來在一次政變中，他也對軍方十分清楚地表明他對民主政治的許諾。同樣地，伊朗本來也可以轉型為憲政君主制，但美國與英國必須說服沙阿把民主化的時間表再提前一點，畢竟他的健康狀況不理想。這是一項伊朗本來可以完成的轉型，而伊朗從來未能完成它，實是一個悲劇。不過統治權必須確實地被轉移給首相、國會以及伊朗人民。

從一九七三年十一月起，大約是沙阿首次注意到他脾臟腫大的前後，沙阿就構想要設置攝政議會，這個議會將把大權保留在王后的手上，直到他的兒子長大到能夠登基。一九七七至一九七八年，當國內的動盪升高，沙阿當時本來可以公開表示他必須前往國外接受特殊的醫療照顧，即便這可能算是稍微誇大了他當時的病況。然後，他本來可以設置一個攝政議會，這次跟他先前所構想的很不一樣，而是把真實的權力授權給多名政治領袖，並且責成他們啟動民主改革。由於他人不在國內，政治氣候可能會大不相同，和平過渡到憲政君主體制很有可能成功。

然而這些都沒有發生。沙阿的疾病被完全保密，一九七七年五月當我與沙阿的其餘西方盟友在德黑蘭會面時，也就沒有機會討論到這項事關重大的議題。與此相反，沙阿在我們面前擺出一整套自信君王的鋪張排場，跟六年前在波斯波里斯的無邊奢侈是同一個格調。沙阿在尼亞瓦蘭宮（Niavaran Palace）設午宴招待中央條約組織國的外長們，菜色極其珍奇豪華，即便在艾麗榭宮裡我也從未吃過這樣的一餐。就算再不善觀察的人，也一定感覺的出來這位君王距離他的人民有多麼遙遠。

一九五九年還是學生時，我曾去阿富汗旅行，在去程與回程途中走過伊朗許多地方；之後一九六六年擔任國會議員時又去了一次，但是當我擔任外長時所面對的伊朗已經成為一個非常不同的國家。一九七七年時，伊朗的財富、國力以及複雜性都有巨大的增長，今昔相比，幾乎認不出是同一個國家。伊朗的外交地位看起來也強大許多，因為伊朗當時的石油產量佔世界總量接近百分之十二，也供應了英國石油需求的百分之十六左右。英國石油公司所供應的石油當中，有介於百分之四十到四十五之間是來自伊朗。幸運的是，這個擁有巨大石油儲量的國家，同時也是英國產品的主要購買者；一九七七年時，我們年均賣給伊朗的工業產品、汽車與軍事設備價值約在兩億英鎊左右，當年售出的七百五十輛酋長坦克與兩百五十輛毒蠍坦克（Scorpion tank）還不包括在內。

由於沙阿日趨專制，包容力也越來越低，所以如果英國繼續從事那些情報活動（沙阿相信這是英國多年以來的陰謀），可能很容易就會危害到英國與沙阿的關係。所以在一九六〇年代晚期的時候，英國選擇不在伊朗部署自己的情報組織，除了上述原因，也因為覺得除了仰賴薩瓦克之外並沒有太多選項。事後看來這是一個錯誤。特別是沒能在倫敦的祕密情報局裡建制一個獨立的伊朗情報分析部門。這樣一個部門在任何時候都可以是珍貴的資產，而在一九七七至七八年間更會是極為關鍵。這也將有助於跟以色列的祕密情報局達成更好的連繫。

一九七七年五月我與沙阿進行雙邊會談時，我們涉及許多區域以及全球性的議題。我特別積極地勸他運用產油國的實力去影響南非，以便促成納米比亞的獨立以及羅德西亞（Rhodesia，編按：八〇年後改名為辛巴威）的多數政府。我事先與同事討論過，我是否應該向沙阿表達我們對於伊朗國內事務的憂慮。我關切的是人權迫害事件，而且我想要親自表達我為此感到不安。所以我對沙阿說，我不希望將英方的觀點強加於伊朗身上，雖然他走向自由化的行動在英國已經受到許多歡迎，但是如果監獄囚犯的生活條件能得到改善，司法審判能夠固定對大眾開放，那麼批判的聲音也將減少。我沒有過度冗長地展開這一論點，但是我使他不可能懷疑我是發自強烈的感受。沙阿對此並未做出負面的回應，當時沒有，事後也沒有。

這次會談讓我心裡的那個強大領導者印象更加鞏固，跟一九五三年時那個躊躇而無法果決的沙阿沒有絲毫的相像。我承認在一九七八年，當我們辯論著該怎麼做才能支持沙阿的政府時，留在我心裡的就是這個有自信、敢主張的沙阿。但這是個虛假的印象。有意見搖擺傾向的人很少能夠改變；在表面之下他仍然是個拿不定主意與脆弱的人，而我最大的錯誤，就是被沙阿細心建構的自我形象給騙了。

法拉·巴勒維相信沙阿曾經計畫要加速推動伊朗的自由化。一九七七年夏季當中，為了對這個國家明白宣布改革的時間已經到來，沙阿把在職多年的阿彌爾·阿巴斯·霍衛達（Amir Abbas Hoveyda）宰相換下來，改由國家復興黨（National Renaissance Party）的祕書長賈木許德·阿默澤嘉（Jamshid Amouzegar）來擔任。法拉形容阿默澤嘉是一個「才華洋溢、有文化素養、也非常正直的人」。但是阿默澤嘉跟這個黨代表了自由化嗎？當國家復興黨剛成立的時候，沙阿的表現跟任何政治多元主義都沾不上邊。他將自己置於一切權力的中央，這個國家所有的問題都要由他來擔任迅捷的指揮者。這表示在一九七七年時，沙阿的批判者不可能把這個黨或者沙阿宣示自由化的談論當一回事。

沙阿還發現，開除霍衛達非但沒有達成他要的效果，甚至還引發其他的副作用。這件事讓那些一直效忠沙阿的人看到，他們不能指望沙阿會回報他們的忠誠。沙阿不信任任何人，只除了在他身邊的小圈子。與本書中描述的許多領導人一樣，沙阿是多疑、妄想的，而且在接近他統治的尾聲時，陷入非常嚴重的抑鬱。他從來不努力讓現代化論者相信他已經準備好要走向一個君主立憲國，因為，事實上，這是他自己也沒能確信的事。

沙阿從一九七七年起發動的自由化政策是回應當時全球對於人權的關注，時間上差不多跟我擔任外交事務大臣的時期重疊。雖然這個政策非常符合我的期望，對新上任的卡特政府來說也一樣，但是，這並非是在我們的指使下進行的。為沙阿辯護的一方從來沒有停止過對卡特總統的指責，他們認為他要為沙阿的垮台負責。但是公平的說，就像卡特對人權的強調其實是回應當時的世界潮流，沙阿同樣也是在回應這些潮流。是沙阿首度開放了伊朗的監獄，讓國際紅十字會來檢查。

阿亞圖拉的革命

一九七七年八月，沙阿對療程的反應相當好。然而到了十月，民眾的不滿高漲；德黑蘭的歌德學院（Goethe-Institut）舉辦了文學朗讀的活動，朗讀的是批判政府的作品，所吸引到的聽眾人數多得驚人。隨後在十一月，沙阿出發拜訪美國總統卡特前夕，學生在德黑蘭公開進行了示威抗議。在華盛頓白宮外面，一項由伊朗學生發起的示威活動變得相當暴力，警方必須動用催淚瓦斯，而這些辛辣的煙霧飄過了白宮的草坪，使正在參加歡迎儀式的人都淚流滿面。

十二月三十一日卡特訪問伊朗，在演說中向沙阿表達了溢美的致敬，並對新的一年做了過度樂觀、幾近荒謬的展望。一九七八年一月，一篇文章刊登在日報《訊息報》（*Ettela'at*）上，內容對柯梅尼嚴厲抨擊，指控他是投機分子以及不信真主的人。英國政府認為這篇文章的刊登必定經過沙阿的授意，但這是十足十的愚蠢行為。宗教大城庫姆很快就發生數次暴動，部分示威者因此喪生。這或許就是點燃這場革命的火星，而伊斯蘭的基本教義派站上了先鋒部隊。

在根深蒂固的反抗陣營裡，一部分是那些把柯梅尼（當時流亡伊拉克）當作精神象徵的人，另一部分則是團結在舊日國家前線（National Front）的政治人物如夏布爾・巴克奇爾以及梅迪・巴薩爾干身邊的人。市場商人的反抗比較善變，但是當他們開始資助清真寺院時，就完全是來真的。城市居民是反抗者當中佔最多人數的，但也最沒有組織；通貨膨脹愈嚴重，他們就愈浮躁不安。所有這些不同背景的反對者都能感覺到，沙阿所發動的「大文明」計畫正在鬆動垮塌。每天一連串的斷電一再讓他們明白，沒有預留適當備載容量的電力規畫者是何等的差勁。

在隔了四十日之後在庫姆，原先是什葉派在進行悼念儀式，後來爆發危示威抗議。二月中在大不里士（Tabriz）也發生暴動，政府出動了坦克。五月，德黑蘭繼續動亂。六月，沙阿開除了薩瓦克的頭子納瑪圖拉．納希利將軍（Nematollah Nassiri）。七月下旬，馬什哈德（Mashhad）也有騷動。八月伊斯法罕（Isfahan）發布了軍事戒嚴令，沙阿承諾將繼續推動自由化，宣稱明年（一九七九年）六月的新國會選舉將會是完全自由的選舉，而關於言論與集會自由的法案將會提交到國民大會。不過，很少人相信沙阿的承諾。

在那個夏天，英美國政府本來應該達成的結論是，沙阿本人已經無法承擔恢復法律與秩序的工作，所以應該要聯手對他施加壓力讓他下台。當時的沙阿已經是個空殼子了。在德黑蘭，無論是他或者宰相，都提不出有效的政策指示。舉例來說，在危機發生之前，沙阿老早就該在伊朗軍隊裡訓練一批技術人員，以便在油田遭到攻擊時還能夠維持油管暢通。要維持油管暢通，需要自己有緊急應變計畫，在沾染了宗教色彩的仇外情緒高漲的時候，還想仰賴引進外國專家來解決問題是十分愚蠢的。在這次事件裡，油田幾乎被完全關閉，無論對伊朗政府還是外國而言都是重大衝擊。一九七八年十月底時，原油產量從原本的每日六百萬桶，掉到每日略高於一百萬桶。

此外，如果我們還知道他生病的事，那麼西方政府要求他下台的壓力應該會很強大——少了這股力量他永遠不會走。他繼續留在德黑蘭，這給我們帶來的一個主要問題，就是難以建立一個意見統一的西方陣線。甚至遲至十月，美國政府對於非常基本的問題意見也仍然分歧，比如要不要給伊朗政府提供能壓制群眾的武器。沙阿已經向英國政府請求提供催淚瓦斯，而我們同意了，因為我們覺得他們如果有催淚瓦斯可用，動用坦克向示威者開火的可能性就比較低——這些坦克很可能會是英國製的。美國駐德黑蘭大使威廉・蘇利文（William Sullivan）以及國務院方面都反對，但是卡特的國家安全顧問茲比格紐・布里辛斯基（Zbigniew Brzezinski）則支持。

十一月底時，卡特政府做了一個非常奇怪的決定，任命喬治・鮑爾（George Ball）為外部顧問。布里辛斯基後來承認，這是他的錯誤。鮑爾是個出色的政治人物，過去長期支持自由主義，曾在國務院裡擔任過政務官。他的加入使得布里辛斯基與國務卿塞魯斯・凡斯的內部意見衝突更形尖銳化，衝突點在於，美國是否應該支援伊朗使用武裝部隊進行軍事介入。

國務院不願意對沙阿施壓，以逼他有效地貫徹威信；連沙阿越來越失去權力時，國務院也一再推遲提出對策，對此布里辛斯基持高度批判的態度。他甚至描述，到了一九七九年一月，「國務院的伊朗辦公室裡，基層的官員明顯都在為沙阿的反對者加油」。[8]事後看來非常清楚，白宮與國務院之間的疏離與不和，比我當時所感覺到的程度還要嚴重許多。

一九七八年十二月二十九日，當我在阿爾及爾參加胡阿里・布邁丁總統（Houari Boumédienne）的葬禮時，外交部的官員用電報給我傳來一份聲明稿，讓我向凡斯表示，我反對對伊朗動亂進行軍事鎮壓；布里辛斯基則是主張要軍事鎮壓的。我無法被說服，因此拒絕寄出這份部裡建議的聲明稿。在這個時候，我已經不再就沙阿的困境提出任何積極的建議了。這場危機如今只能夠從德黑蘭內部來予以解決。要不要鎮壓動亂，只能看沙阿與伊朗軍方自己怎麼決定。沙阿的反應則是閃爍其詞，實際上等於決定不鎮壓。他事後在為自己辯解時寫道：

> 國王不能藉由殺害他的同胞來挽救他的王位。獨裁者可以，因爲他是以意識型態之名而行動

的；他相信那意識型態必須獲勝，無論代價爲何。然而國王跟獨裁者並不一樣。國王與他的子民之間是結盟的關係，他不能背棄這盟約。獨裁者沒什麼好交代的，權力在他手裡，此外別無其他。國王接受王冠，他有責任把王冠傳下去。[9]

從我在倫敦的觀點看來，在國際事務上，伊朗似乎已經來到一個關鍵，必須不假他人之手來決定自己的命運了。在一個混亂的局勢裡，我信奉一句古老的航海箴言：「在大霧裡要放慢速度，但是不要改變航道。」但即便如此，在一九七八年年底這個十分接近結局的時刻，如果我知道沙阿的病情的話，我一定會立刻知會凡斯。然後英美政府將會採取果決的行動，要求沙阿公開承認他的疾病，離開德黑蘭，並且指定一個代理政府。

當伊朗的危機日漸惡化，沙阿的醫生們，這些唯一了解他健康狀況的人，是否有責任向友善的外國政府知會這個祕密呢？他們不可能不知道，他們的病人陷入了何等岌岌可危的政治處境中。數月以來他們也親身體驗了德黑蘭的政治動盪。有一次，他們被擋在衛兵的警戒哨之外，無法返回王宮，而只能在街上等待薩發衛楊，期待著阿亞迪將軍的車子的出現。在之後的幾次來訪中，一直到一九七八年年底，福蘭德林發現這類問題出現的次數越來越頻繁。阿亞迪退出了沙阿的醫生團隊，原先為了接待法國醫生以及為沙阿保密所做的安排，一項一項也都無以為繼。他們的來訪是越來越困難，因為福蘭德林已經無法在那座隱蔽的別墅裡落腳了。他必須轉而住進飯店，而且因為整體的失序、電力的短缺以及街頭上不時與暴動只有一線之隔的示威活動，有時連房間的大門都跨不出去。

至於沙阿，他仍然跟先前一樣不失禮儀，但是福蘭德林發現他們談論病情的時間越來越短；特別是在最後的幾次會面裡，他能夠感覺到沙阿的緊張以及心思被別的事物所牽絆。在醫療方面，他們的討論基本上只關涉到應不應該給予這種或那種神經鎮定劑。在這些諮商過程中，薩發衛楊常常在旁邊，但不是每次都在。福蘭德林最後一次到德黑蘭是在一九七八年十二月底。他一共拜訪沙阿三十九次，其中三十五次在伊朗境內。在這最後一次會面裡，沙阿幾乎不是同一個人了，外觀上就能看出他正處於極可怕的緊張與焦慮。當福蘭德林為他檢查時，他無法停止收聽收音機裡的新聞。

在這最後的階段裡，沙阿的醫生是否應該建議他，他應該讓伊朗人民知道他生病的事實？法國醫生們是否應該重新評估保密的決定，從而向法國總統季斯卡・德斯坦報告此事？在那個時點上，一來一回的政治得失其大無比。不過，執業的醫生一般來說不會像政治人物那樣思考，而是會專注在一件事上——病人的利益。如果請他們在這個如此多變而複雜的局面裡做政治判斷，算不算是越過了醫學的邊界呢？醫生跟任何其他人一樣也都是公民，他們不能完全自外於他們所生活其中的社會。醫生們必須思考一下，在他們對病人所負的責任之外，他們還對自己的國家負有責任。希波克拉提斯的誓言並非是絕對的。在非常少的情況下，還是必須要有例外。

伊朗籍的醫生是幫不上忙，但是法國醫生就不一樣。福蘭德林告訴我，他沒有通知他的政府。我不知道柏納德教授或米利耶教授是否運用了他們在法國社會裡的身分與地位向季斯卡・德斯坦總統知會此事。無論如何，他們對伊朗政治局勢的態度如果大致上反應了法國報紙以及巴黎觀點的話，應該會相當複雜與曖昧，比起如果他們是在華盛頓或倫敦執業的話一定複雜的多。季斯卡・德斯坦的政府給人的印象是，他並不把全部的籌碼下在沙阿身上，而是跟柯梅尼保持著密切連繫——柯梅尼這時候是住在法國。這可能使法國醫生們比較不覺得向總統報告沙阿的疾病（因此破壞希波克拉提斯的誓言）一定有益於法國的國家利益。

在威廉・蕭克羅斯（William Shawcross）十分精彩的《沙阿的最後一程》（*The Shah's Last Ride*）

裡，他說沙阿的醫生們很確定，法國的祕密情報單位此時對沙阿的疾病一無所悉；我跟醫生們親自確認過，他們至今仍然如此認為。[10] 李查・赫爾墨斯（Richard Helms）曾任美國駐伊朗大使與中情局局長，在法國情報單位裡有廣泛的人脈；他說，根據他詢問的結果，法方從來不知道沙阿已經病重。他也確認，中情局在沙阿死前也不知道他生病的事。此外根據蕭克羅斯所寫，以色列、伊朗薩瓦克以及英國的情報單位也通通不知情。當時英國祕密情報局是我負責，就我所知，我相信情報局的確不知道。

一位美國外交官曾於一九七八年得到他蘇維埃窗口的警示——他們兩人固定在德黑蘭一間餐廳吃午飯——說沙阿得了癌症，但是美國大使館回應說：「許多部門都盛傳這個謠言，大概是來自蘇維埃方面的靈感」，看來是駁斥了這項訊息。也許ＫＧＢ真的知道這回事，但是，雖然許多KGB檔案在葉爾欽時代已被公開，卻還沒有證據證實這一點。當時的蘇聯外長安德烈・葛羅米科（Andrei Gromyko）與我討論過沙阿；不令人意外地，他從未提過任何疾病的事。東德情報單位已公開的檔案裡沒有紀錄顯示他們知情，而如果西德的情報單位知道的話，我相信德國外長漢斯—迪特烈希・甘攝爾（Hans-Dietrich Genscher）應該早就告訴凡斯跟我了；我們進行過那麼多次的四方外長會議。

但是在一九七九年年末時，法國前外長路易・德・吉蘭戈（Louis de Guiringaud）在一次晚餐時對我說（當時我們兩人都已卸任外長一職），去年他就跟我講過沙阿生病。我立刻詰問他這一點，因為我知道我絕對沒聽他提過。沒有一個受過醫生訓練的人會忘記這麼重要的訊息。如果吉蘭戈當時告訴我，一定會在我腦裡引發許多事情，我會從那時起把沙阿當成一個病人來看待，而非只是一個政府領袖。但是吉蘭戈為什麼會宣稱法國政府早在一九七八年就知道這件事？那不是為了虛榮的緣故。他是個誠實的人，而且我們一起工作兩年多，已經建立了友誼。

有一項有意思的獨立證據指出，法國真的知道沙阿生病的事。這是來自英國前任駐德黑蘭大使丹尼斯・萊特爵士（Sir Denis Wright）。他卸任大使以後，在荷蘭皇家殼牌石油公司擔任董事。他後來在一次ＢＢＣ廣播節目中回顧沙阿倒台的過程，董事會裡的另一位成員是法國人，擔任過法國駐莫斯科大使以及法蘭西銀行總裁，在巴黎有極其廣博的人脈。這個人曾對萊特說過，他聽說沙阿病的非常嚴重。萊特說，他聽到這個話之後，很快就去拜訪沙阿，但是在那次見面時他沒有看到任何生病的跡象，也就把問題擱下來，而沒有繼續追查這條線索。

季斯卡・德斯坦在擔任總統相當一段時間後，在巴黎的一次晚宴派對上被人問起是否知道沙阿生病的事。他回答道：「間接聽過。」因此，有可能法國總統與外長知道這回事，卻沒有知會自己的情報單位，也許是懷疑他們跟英國與美國有些祕密連繫，卻從未對他們的主子明白承認。整體來說，我相信事情就是如此，雖然我想不出來法國總統是如何被間接告知沙阿生病之事。但是這解釋了為何德斯坦親自決定准許柯梅尼在德黑蘭危機期間可以留在法國。法國情報局局長對此非常不悅；這表示，窩藏柯梅尼對法國有好處這個觀點是出自季斯卡・德斯坦總統。英國的利益在於讓我們在波灣地區的友邦相信，我們是忠實的盟友，不會只因為時局的艱困就轉移對沙阿的支持。最後，當柯梅尼回到伊朗之後，法國在經濟與政治上能有多少收獲，我深表懷疑。

結局

一九七九年一月十六日，沙阿離開德黑蘭，搭機飛往埃及去見安沙達特總統，之後又轉往摩洛哥。他的病情在那邊惡化了，福蘭德林在那裡看過他兩次。他離開德黑蘭時，顯然相信他可以從國外控制局勢，但現實是，從這時起他已經再也無法重回王位。在十九世紀以及二十世紀初期，知識分子、市場商人以及穆拉們曾多次聯合起來，迫使前朝卡扎爾王朝的多位沙阿交出權力或者遜位。沙阿沒有從歷史中汲取教訓，他失去了所有這些成員的支持。最重要的是，他低估了穆拉的影響力，如同美國與英國持續地低估了柯梅尼在流亡期間所建立起來的影響力與人脈。沙阿出亡後在病重與臨死前寫下一份回憶錄；他仍然讚美世襲君王的制度。他顯然沒能認識到，到了這個時代，世界上仍具有國家大權的王室非常稀少。大多數國家的王朝之所以能留存下來，都是因為交出了大部分甚至全部的權力，轉而擔任憲政持續與穩定的象徵。

柯梅尼於二月十一日從巴黎返抵德黑蘭。街道上塞滿了大量的群眾，一度輝煌的伊朗軍隊當場就潰散了。我代表英國政府向我們在德黑蘭的大使發出電報正式承認新政府；當時我正在波斯灣海上，隨同女王搭乘皇家遊艇前往拜訪沙烏地阿拉伯途中。沙烏地領袖們感到非常震驚，但是很高興看到英國並未對沙阿玩兩面手法。

伊朗各地都組成了革命委員會，任何與沙阿朝廷相關的人都被拖進監獄裡，新任首相梅迪・巴薩爾干（Mehdi Bazargan）對此無力干預。革命者進行了許多集體審判，許多人遭到公開處決。前任王朝宰相霍衛達被送上法庭被判死刑，幾分鐘之內在監獄裡被槍殺。《巴黎競賽》（*Paris Match*）上刊登了一張照片，上面是他的遺體，旁邊有三名革命人士，其中之一笑容滿面，還扛著一挺機關槍。隔壁另一張照片上，沙阿家族的一名成員正在巴哈馬游泳。沙阿已經搭乘摩洛哥國王哈珊二世私人的波音七四七，從摩洛哥飛往該地。

沙阿的垮台多大程度要歸因於他的疾病，多大程度是由他的政策與人格所導致？薩發衛楊從未公開發言，但是他授權我說出他的看法。他認為，在德黑蘭整個期間一直到一九七九年一月，沙阿得到的醫療照顧是非常高品質的，所以他的猶豫不決與決策搖擺不可能是疾病影響的結果。福蘭德林也相信，他的疾病在他統治的最後幾年之間並未顯著地左右了他的決策；他之所以遲遲不能認清國內的動盪正急遽地擴大，疾病並非因素之一。

就他的血液的狀況來說，如血液玻片與其他檢查所顯示，當然都控制的不錯。但是他淋巴組織腫瘤的逐漸增長是可預料到的，最終一定會轉變成高度惡性的癌症——這時稱為淋巴肉瘤——這樣的病程不可能不影響到他的決策能力。（淋巴肉瘤〔Lymphosarcoma〕是非霍奇金氏淋巴瘤〔non-Hodgkin's lymphoma, NHL〕的舊稱。非霍奇金氏淋巴瘤並不容易分類，現在有幾種不同的分類法。非霍奇金氏病比霍奇金氏病更常見。通常在六十五歲到七十歲之間的病人身上診斷出來。致病的原因不詳，儘管有人認爲與病毒與細菌感染有關。此病是重度或輕度，取決於異常淋巴細胞增生的速度。病人的脖子、鼠膝、脾臟或肝臟上的淋巴結會呈現腫大。放射線治療是病人自願才做，但化學治療是不可避免的。也有移植骨髓的案例。）沙阿的故事是一個標準案例，說明了壓力與癌症這兩種因素會互相使對方更加惡化。科學上現在已有有限的證據顯示，心理因素包括環境變遷帶來的壓力，可能構成非特定的觸發因子，使已經存在的癌細胞病灶的增生與擴散比預期要快上許多，如我們在第一章討論英國首相張伯倫所提及。在沙阿的例子上，就非常可能存在這樣一種交互作用。福蘭德林對沙阿在德黑蘭最後幾個月的描述，讓我們毫不懷疑他已心力交瘁並且處在重大壓力之下。他的訪客描述他顯得心煩意亂、沮喪抑鬱，問自己為什麼這些事會發生在他身上。

福蘭德林對沙阿的性格很有興趣，他想知道在官方的形象底下沙阿是怎樣的人。阿藍在過去比任何其他人都更能克服沙阿裏足不前的習性，他曾經在伊朗東部山上的住家款待過福蘭德林。阿藍說了很多關於自己與沙阿的事。談到沙阿的性格，阿藍對福蘭德林描述了某些互相矛盾的特色：「這個人雖然爬升到如此顯赫的權位，在某些面向上卻還是天真地相信別人對他說的話，這真是一件奇怪的事。」另一方面他還說：「沙阿從孩童時期起就習慣扮演一種國王角色，想像自己擁有神奇的能力，可以把他所想與所知道的完全隱藏起來。」證據是，有一次阿藍必須向沙阿報告一件事情，而阿藍知道沙阿已經知道這件事情。但是在聽取報告的時候，沙阿沒有露出絲毫已經知情的反應。阿藍於一九七七年八月辭去宮廷大臣的職位，於一九七八年四月過世。這對沙阿而言是悲劇性的；這位使他在一九六三年顯得有決斷力的人，在他最需要的時候卻已經不在人世，也就是從一九七八年夏天起，當沙阿的疾病使他遲疑不決的本性更變本加厲的時候。

當我回顧那些年的歷史，重新聆聽了許多當年沙阿身邊人的想法，我很確信，唯一能夠使他免於垮台的辦法就是讓西方政府知道他的疾病。他在位的最後幾年裡所展現的特徵都是早年既有的，但在晚年都被放大。權力是他人生的一部分，從幼年起即是如此。他無法與人分享權力，要他放棄更是困難。無法果決同樣也是他人生的一部分。他在一九七八至一九七九年裡為一些身體症狀所苦：睡眠失去規律與經常感到疲憊——他得了憂鬱症。這時他遭到許多人民的排斥，又生著重病，對此，憂鬱症是一個自然的反應。所有這些因素都是不可分割的；這些因素全都促成了他的垮台。沙阿永遠不可能自願走下王位。必須有西方政府以疾病為由來逼迫他，他才會走。

英國歷任大使跟許多其他國家的大使們一樣，幾十年來都關注伊朗動盪的訊息。一九六〇年代中，英國駐德黑蘭大使館有報告稱，沙阿政權的倒台可能已經不遠，但可能不會很快發生；大使館方面另外擔心，伊朗舊社會受到新觀念的入侵，工業化的生產關係凌駕於傳統的生活方式之上。一九七〇年代裡，西方政府不斷地為了沙阿政權是否能夠支撐下去而焦慮萬分。一九七七年八月，英國駐德黑蘭大使向倫敦英國外交部發出的急件電報，標題是「國王衣服全穿好了嗎？」真正值得批判的並非西方政府預測能力不佳，沒能算準即將來臨的革命，而是我們對待沙阿的方式。我們沒能記得，在他穿上一位專制君主的外殼之前，他是一個多麼脆弱的人。我們對他太過恭順。在協助罷黜了默撒迪克之後，我們本來應該堅持要求他進行真正的民主改革，並且為君主立憲制預做準備，如佛郎哥在西班牙所做的那樣。這些改革不只對他自己以及他的繼承人的王位是必要的，對於他的國家能否抵抗伊斯蘭的極端主義也是關鍵所在。

流亡

沙阿流亡以後，在一九七九年三月中，國務卿凡斯向總統建議，不能讓沙阿到美國來。凡斯說：「這是我向總統做過的建議當中最令我厭惡的一個。」我也帶著類似的慚愧之感向首相卡拉漢送出了一份短信：沙阿未曾提出要到英國來的申請；如果他申請的話，建議禮貌地予以拒絕。我們這些決定一點也不光彩，僅僅只是冷酷的國家利益計算而已。想到英國提供政治庇護有長久的歷史，看到下議院議員除極少數以外全都徹底反對沙阿，這些事令我感到沮喪。一九七九年二月二十日，我在下議院發言時說：「我心中有底，歷史將會證明我們過去對沙阿的支持是正確的。」我的話換來了哄堂大笑，保守黨議員彼得．塔普塞爾爵士（Sir Peter Tapsell）用辛辣的嘲笑回答我：「歷史可能有別的事情要忙。」《觀察者》（*Spectator*）雜誌上一篇由愛德華．默迪梅爾（Edward Mortimer）撰寫的文章，甚至提到一七八九年法國大革命與一九一七年俄國革命，以此推崇伊朗革命，並且預期柯梅尼不太可能把宗教的保守主義強加於整個伊朗社會之上。[11]短短幾年以後，那些當年握有權力的英美官員包括我在內卻面臨了另外一種批評：不是批評我們捍衛沙阿，而是指責我們因為顧著強調人權，讓他太快倒台了。

一九七九年四月底，當沙阿還在巴哈馬時，他脖子上出現了腺體腫脹。福蘭德林醫生飛過去看他，診斷結果為淋巴組織瘤，他為一個腫大的淋巴結抽液並且採集了另一個骨髓樣本。檢查結果顯示，他的病情已經惡化。（沙阿的淋巴結腫大呈現出異常的淋巴細胞與淋巴母細胞，表示這些細胞已經發展出不受目前療程控制的能力，雖然沙阿的血液與骨髓狀況仍然十分正常。）沙阿現在知道他是真正地病了，而福蘭德林建議採取更為侵入性的治療，最理想是能在醫院待一段時間，以便準確地評估病情到了什麼階段。然而沙阿仍然不希望真相被揭穿；他對福蘭德林說：「就在此刻，革命者正在我的國家殘殺那些效忠於我的官員。我不能讓他們因為聽到了我的病情而陷入完全的絕望之中。」於是他讓沙阿密集注射氮芥（Nitrogen Mustard）、長春新鹼（Vincristine）、甲基苄肼（Procarbazine）以及去氫可體醇（Prednisolone），由他的夫人擔任護士。

同一時間，柴契爾剛剛當選首相，正忙著撤回她在野的時候所採取的立場——在野時她是支持讓沙阿到英國來的。她曾在非公開的新聞簡報中抨擊前任工黨政府，說我們應該為拒絕收容沙阿而感到羞恥。她也曾經私下對沙阿做過承諾，一旦上任她就會撤銷英國政府的決定。但是她並沒有公開宣布她改變了想法——那樣的話至少還算是保住一點榮譽——而是選擇偷偷摸摸地處理此事。她派英國前任駐德黑蘭大使丹尼斯．萊特爵士使用假名與假護照前往巴哈馬群島。於是，根據威廉．蕭克羅斯所記載，在五月二十日那天，萊特是以愛德華．威爾遜（Edward Wilson）之名住進巴哈馬的海洋俱樂部，並且以威爾遜先生的身分被請進沙阿在海灘邊上的宅邸，與沙阿共進午茶。沙阿必定非常鄙視這一切。卑劣之處還不止於此，因為英方政府還要求，如果有人問起的話可以對外宣稱，沙阿接受並且了解英國無法向他提供政治庇護的理由。對於沙阿來說，這是羞辱之上再加羞辱。不過他顯然接受了柴契爾政府的決定，條件是英方將宣稱，他從未正式向英國提出任何申請要到英國來。他在自傳裡寫道：「我長期以來對英國的動機與政策都感到懷疑。我從未找到讓我改變態度的理由。」[12]把一切狀況考量進來，這個判斷不算太過苛刻。

一九七九年八月，福蘭德林飛到墨西哥去治療沙阿。沙阿與他的夫人在巴哈馬群島的簽證已經到期而且未獲延長，所以到了墨西哥。福蘭德林發現沙阿的白血球數量下降，於是他減輕了化療的劑量。然而九月時，沙阿出現黃疸，由於身旁人懷疑可能是瘧疾，所以請紐約的寄生蟲病學專家班哲明．金恩醫生來看病。金恩於九月二十九日抵達墨西哥，他的診斷是阻塞性黃疸（Obstructive Jaundice）。福蘭德林從巴黎飛來與金恩一起診斷沙阿。然後據福蘭德林的說法，兩人發生了爭執：該由誰來掌握病人，美國的寄生蟲病學家還是法國的腫瘤專家？根據金恩的說法，這項爭執於十月十八日得到解決，因為福蘭德林正式卸下沙阿私人醫生的職務。然而為什麼沙阿不繼續留在墨西哥，這一點仍然不清楚。金恩極力推薦沙阿前往紐約，並且為此打電話給在國務院的醫生艾本．杜斯汀（Eben Dustin）。一九七九年十月十九日，在每週例行的早餐會報上，國務卿凡斯與卡特總統討論是否應該准許沙阿到美國來。凡斯現在改變了意見，主張應該讓沙阿來。卡特仍然相當不願意，但是布里辛斯基以人道的理由支持凡斯的主張。

美國駐德黑蘭大使館諮詢了梅迪．巴薩爾干跟他外交部長的意見，但是他們兩人都不樂見沙阿前往美國。不過他們願意強化大使館周邊的警衛。這時在德黑蘭仍然沒有人知道沙阿得癌症的事。十月二十日，國務院向總統舉出應該准許沙阿前來美國的理由，卡特的立場軟化。事後看來，卡特反對接納沙阿的政治直覺比他的顧問們要更準確的多。沙阿於十月二十二日抵達美國，住進紐約醫院暨康乃爾醫學中心（New York Hospital — Cornell Medical Center）。他移除了膽囊，但是沒有割掉脾臟。福蘭德林一直是希望脾臟被移除的，他與沙阿的家人開始對美國的醫生們很不滿意。沙阿脖子上淋巴腫脹的活體切片檢查顯示，他的淋巴細胞性淋巴組織瘤已經轉變為淋巴肉瘤，這是一種致命程度高出許多的癌症。一九八〇年在《科學》（*Science*）期刊上登出的一篇論文認為：

班哲明．金恩這位在墨西哥照料沙阿的美國醫生，不但誤判了沙阿疾病的性質，也沒有正確評估墨西哥醫院處理此一狀況的能力。紐約醫院的醫生或者史洛安與凱特林癌症紀念醫院（Memorial Sloan–Kettering Cancer Center）的醫生所做的手術，技術性一點也不比墨西哥醫生的日常工作更高。也許有不錯的理由支持讓沙阿到美國去，但那些都不是非常有說服力的。13

一九七九年十一月四日，美國駐德黑蘭大使館被示威者劫持，裡面的六十六名美國人成為人質，時間長達四百四十四天。柯梅尼在此之前已經宣稱美國人陰謀繼續支持沙阿，如我們老早預料到的，他甚至還鼓勵伊朗的學生們採取行動來「迫使美國交出那位被革除的罪犯沙阿」。

十二月十二日，墨西哥拒絕再收留沙阿，白宮幕僚長漢彌爾頓．約爾旦（Hamilton Jordan）到德州，沙哈當時暫居在那裡的美國空軍基地，約爾旦告訴沙阿他可以到巴拿馬去。沙阿於十五日離開美國後，伊朗人開始了釋放人質的程序。在這期間，醫生之間為沙阿的治療而爭論，但他們都不懷疑他的健康已經急轉直下。在巴拿馬的狀況，金恩的描述十分詳實。巴拿馬方面堅決要求沙阿的手術在巴拿馬市中心的派提拉醫院（Paitilla Hospital）進行，而不是在美國的運河區內的高爾吉斯醫院（Gorges Hospital），而且他們還要求必須由巴拿馬籍的外科醫師來開刀。金恩完全反對在派提拉醫院動手術。

一九八〇年三月二十三日，沙阿從巴拿馬飛往埃及。幸運的是，埃及人沒有干預誰來開刀的問題，且願意提供最好的醫療照顧。金恩、美國外科醫生麥可．德巴奇（Michael DeBakey）以及福蘭德林在開羅與埃及的醫生會商，大家同意脾臟應該儘快割除。開刀過程中，他們從肝臟採取了活體切片，檢查的結果顯示為淋巴肉瘤。金恩不希望採取完整的化療來使沙阿最後的日子太痛苦，但是福蘭德林、埃及的醫生以及沙阿的家人覺得他應該接受這樣的療程。所以金恩於三月三十一日返回美國，而福蘭德林再度接手了沙阿的醫療照顧。

埃及總統沙達特邀請沙阿到埃及來是一項勇敢而高貴的決定。這個決定點燃了基本教義派的憤怒；當時在埃及這樣的情緒原已在蔓延之中。後來一九八一年十月六日，沙達特在一次閱兵典禮中遭到暗殺，這件事一定脫不了關係。

一九八〇年四月，美國軍方嘗試用直昇機解救德黑蘭的人質，結果在沙漠中慘遭失敗，無以為繼。之後凡斯採取了表裡如一的消極態度，先前他就建議卡特總統，這項任務在軍事上與政治上都不可行。[14]一直到一九八一年一月，在雷根接續卡特當上總統的那一刻，美國人質才終於被釋放。這個人質事件給卡特的聲望帶來重大的打擊。

一九八〇年七月二十七日，沙阿死於開羅。他的墳墓位在阿爾里菲寺（al-Rifai mosque）。出席國葬典禮的有前美國總統尼克森以及美國與法國駐埃及的大使。英國派出的是代辦。威廉．蕭克羅斯如此總結這齣悲劇：

沙阿的朋友亨利．季辛吉說他是「漂泊的荷蘭人」，說的沒錯。他的最後一程走遍了西方世界褪色了的邊界；他受此懲罰是爲了他的狂妄。在這趟孤獨、悽涼而且俗麗的旅程中，沙阿一直保持著勇氣與尊嚴。然而許多他從前的朋友與盟國卻視他的到來爲詛咒。[15]

後記

如果一九七八到七九年之間沙阿的統治能夠轉型為民主制度，那麼後來一連串深遠影響波灣地區和平的事件就都可以避免。伊朗在區域內的影響力在革命的短短數月之內就消散與崩壞了。如果伊朗能夠維持區域強權的地位，那麼一九七九年蘇聯可能不會入侵阿富汗，一九八〇到八八年的兩伊戰爭鐵定不會進行，伊拉克不會入侵科威特，所以一九九一年美國也不需要為了把海珊趕出科威特而發動伊拉克戰爭，也因此，美國不必從一九九〇年起在沙烏地阿拉伯駐軍。美軍將常駐在當地激怒了沙烏地阿拉伯人奧薩瑪·賓拉登。他嘗試晉見親王來阻止此一決定；接見他的是沙烏地防衛部長蘇爾坦王子（Prince Sultan）。賓拉登痛恨海珊，認為他是一個不信阿拉的人，雖然他們同屬遜尼派穆斯林（Sunni Muslims）。賓拉登在一九八〇年代大部分的時間裡都在阿富汗與蘇聯作戰，因此在他的家鄉成為一位名人。他倡議要招募一支聖戰者（Mujahideen）軍隊代替美軍來保衛沙烏地阿拉伯，並且宣稱數百萬的穆斯林會集結起來加入這一事業。蘇爾坦王子聽他講了將近一個小時，才禮貌地拒絕了賓拉登的計畫。當美軍確定要來沙烏地阿拉伯的消息傳來時，賓拉登強烈譴責親王。一九九一年三月，他號召推翻沙烏地王室；四月時，因為擔心遭到逮捕，他離開沙烏地阿拉伯前往巴基斯坦與阿富汗邊境。因此九月十一日對美國世貿雙子大樓以及五角大廈的攻擊，事先並非沒有警訊。從一九八〇年代起，超過一百萬的穆斯林在許多不同戰場上死去，給遜尼派與什葉派穆斯林之間造成嚴重的敵意，也助長了伊斯蘭基本教義派的浪潮。

美國在二〇〇三年入侵伊拉克之後陷入泥沼；在那之後，當世界把注意力聚焦在伊朗身上時，我們再度清楚地了解到，伊朗在區域內是何等的重要。二〇〇七年年末，伊朗看似下了決心要違反聯合國的武器禁令，繼續進行濃縮鈾計畫。自從一九八〇年遭到伊拉克入侵之後——而且伊拉克當時已知正在發展核子武器——德黑蘭的歷任政府都一定會推動核武計畫。海珊於一九九一年被趕出科威特之後，伊朗繼續發展核武的決心則是受到另一位遜尼派的鄰居——巴基斯坦——的鼓舞，因為儘管西方民主國家非常努力地防堵，巴基斯坦還是成功地側身於核武國家之列。伊朗人知道沙烏地阿拉伯給巴基斯坦的核子武器贊助了經費，也因此，他們知道，只要想要的話，他們也能很快地取得這類武器。

協商將會非常困難；二〇〇七年十二月美國的《國家情報評估》（*National Intelligence Estimate*）宣稱「我們懷疑伊朗有意發展核子武器」，美英法德認為必需實施更加嚴苛的經濟制裁措施，但很難想像俄羅斯與中國也會認同。協商若要成功，必須要有真正夠份量的誘因，伊朗才有動機改變。比如同意一旦伊朗放棄提煉高濃度鈾，就立刻中止自一九七九年革命起對伊朗所實施的一切制裁。而如果一個新的與穩定的伊拉克能從動亂中脫胎而起，成為伊朗可以信賴的國家，那麼與伊朗的協商也會有較大的希望。

民意調查顯示，大多數伊朗人希望返回與美國維持良好關係的時代，那是從一九四三年的德黑蘭會議之後就一直保持的。難解的問題在於，要如何動員這樣的民意。有些人考慮出動美軍對伊朗的核子設施進行轟炸；這些人必須面對的關鍵議題是：這能夠促使伊朗人停止核武計畫嗎？還是，他們在被打斷一段時間之後會回過頭來加倍努力？現在到了二〇〇八年與二〇〇九年，已經很少人還鼓吹轟炸伊朗了。轟炸可以影響地面戰鬥，但是當地面並無部隊作戰時，那它能強化的只剩外交。伊朗的基本教義派人士如果遭到軍事攻擊，態度只可能比原先更為死硬，而不太可能重新思考。如果二〇〇三年入侵伊拉克的後續收尾處理得更成功一點，現在要說服伊朗放棄高純度濃縮計畫就會容易許多。在二〇〇三年五月，伊朗是願意協商的，但是從二〇〇五年開始，伊朗的立場似乎越形強硬。外交領域就跟真實人生一樣，失敗了就會付出代價。在二〇〇八至二〇〇九年裡，保有耐心，準備好開啟長期的外交交涉（有必要的話再以嚴厲且有明確目標的制裁作為後盾），這會比狹隘的武力展示更有成功的機會。

6 密特朗總統的前列腺癌

「或許有些事情是密特朗連自己也瞞的！」密特朗長年的伙伴喬治・奇澤曼（Georges Kiejman）開玩笑說。

——羅納德・提爾斯基（Ronald Tiersky）[1]

法蘭索瓦・密特朗一直以來都是令我著迷的政治家。我認識他不深，真正認識他的人也很少。我第一次遇見他是在一九六〇年代中期的巴黎，當他主持歐洲左派政黨（Gauche Européenne）的歐洲議員會議時。我見到他從一個穿著邋遢的知識分子整個人轉型成一個聰明、超然的領導者，穿戴著歐洲社會主義新時代的紅玫瑰。我跟他有過幾次交談，一次是在一九七八年的工黨會議上，然後在一九八六年在艾麗榭宮討論英法核子合作（當時我是社會民主黨主席），再來是一九九二年九月上旬，也是在艾麗榭宮，那是在歐盟任命我為前南斯拉夫的協調者之後；在這之後也還有好幾次。

在一九八一年四月二十六日法國總統選舉的第一回合投票裡，社會黨的候選人密特朗票數輸給仍在第一任任期上的瓦勒里・季斯卡・德斯坦總統。但是他擊敗賈克・席哈克（他後來的總統繼任者）以及共產黨候選人喬治・馬夏斯（Georges Marchais）。共產黨的得票率通常在百分之二十上下，這次卻只得到百分之十五點五的選票，而密特朗獲得超過百分之二十五的票。在第二回合投票裡，只剩下密特朗與德斯坦競爭。德斯坦這時承受相當的政治壓力，因為一九七九年第二次石油危機給國內帶來了衝擊。他的問題不止於此：蘇聯在東歐部署了SS—20核子飛彈，他的回應卻顯得語焉不詳；中非帝國的皇帝波卡沙（Bokassa）致贈鑽石的相關醜聞中，有人指稱他直接涉入——這些都開始腐蝕他的人氣。在五月十日，密特朗以百分之五十二的票數贏得第二回合的選舉。五月二十一日就職上任，密特朗在政治上似乎無事不可為，彷彿來到權力之路的頂峰，身體精神都狀況絕佳。密特朗立刻解散國會，並且贏得法國國民議會裡絕對多數的席次，他的社會黨獲得百分之三十八的選票。

國家機密

公開健康狀況是密特朗在選戰期間做過的一個特殊承諾。他保證，如果當選的話，他的醫生團隊將每隔六個月公布一次他的健康狀況。龐畢度總統生病的祕密公諸於世時，人民才知道他在何等可憐痛苦的狀況下死於血癌。他患了骨髓性白血病，但這個國家對於他的總統發生了什麼卻一無所悉，包括密特朗在內的許多法國人都深表震驚。德斯坦在一九七四年競選時也曾承諾要定期做健康簡報，但是當他就任以後，沒有任何明顯的理由就放棄了。在一九八一年的夏天，第一份密特朗健康公報由克勞德．古柏勒醫師（Claude Gubler）發布；他從一九六九年起就擔任密特朗及其家人的私人醫生，他真心地相信總統的狀況是非常好的。

忽然間，在任期開始了六個月的十月底，密特朗從墨西哥的坎昆高峰會回來以後，他開始抱怨背部與手臂疼痛，更嚴重的是他跛腳的問題。古博勒給密特朗做了檢查，發現他的前列腺肥大且硬化。（前列腺位於尿道附近；尿道在男性身體裡是上接膀胱，往下進入陰莖的一條管子。兩個腎臟分泌出的尿液先經由兩條輸尿管向下進入膀胱，然後從那裡再經過單一的尿道排出身體之外。在射精時——通常由性行爲所引發——前列腺分泌的精液也會通過尿道。這個腺體在成年過程中成長，之後則有隨時間繼續增大的傾向。四十到五十九歲的男性平均有百分之五十的發病率，七十歲以上者則高達百分之九十。這被稱爲良性的前列腺增生症會造成滴尿以及排尿潺弱。前列腺癌是第四常見的癌症，治療方式是投以抗雄激素藥物、雌激素、放射性治療或者外科手術，但今日已經較少使用手術治療。）

十一月七日，在沒有警察的伴隨之下，古博勒用他老舊的汽車載總統從艾麗榭宮到聖寵谷軍醫院去。他用假名艾柏特．布洛特（Albert Blot）幫他安排了一整套的檢查。骨骼掃描是檢查的其中之一，結果顯示狀況非常糟糕。在一九八一年十一月十六日的傍晚，古博勒由阿多爾夫．史台格教授（Adolphe Steg）陪同前往艾麗榭宮；史台格是一位著名的外科醫生，專精的領域是治療前列腺疾病。史台格對古博勒表示，早先拍攝的X光照片上可見的骨骼損害是前列腺癌的轉移造成的。他們告訴密特朗總統，他得了前列腺癌，而且是晚期。一個癌症已經如此晚期的病人平均存活時間是三年。當然，也有很罕見的例外，但整體來說希望不大。

根據古博勒的敘述，史台格並未閃爍其詞。[2]早先，在十一月十三日上，古博勒告訴密特朗，檢驗的結果並不好，但是他並沒有使用「癌症」這個詞，更沒有告訴他已經擴散。然而史台格是單刀直入。他對總統說：「我的工作不是在你面前隱藏真相。你得的是前列腺癌，已經擴散到你的骨頭，而且這個擴散不是輕微的。」總統喃喃地說：「我完蛋了。」史台格回答他：「這話你不能說，我們會看看該怎麼辦，沒有人可以說事情已經完蛋。我跟古博勒醫生將會做必要的處置。」總統打斷他：「別跟我說笑——我完蛋了。」「是的，情況很嚴重，」史台格答道：「但是我們會著手治療。你必須讓我們接手。你必須同意我們決定的任何事，這很重要，不然的話——」總統又打斷他：「不然的話，我就完蛋了，你們沒有給我任何選擇。」史台格對古博勒說話甚至更直接：「狀況一開始就非常糟，特別是前列腺癌已經開始轉移了。」他繼續說到預後：「如果我們沒能控制住，那就是幾個月之內的事。」（一九八一年時，前列腺特異抗原〔PSA, Prostate-specific Antigen〕檢測尚未問世。這是今天廣泛被運用的檢測，但是對於其有效性，醫生們看法互有出入。雖然這個檢測不能確診前列腺癌，但是具有指標性。PSA測量一種由前列腺裡的腺體組織所製造的酵素。如果腺體肥大，尤其是有癌症時，那麼就會分泌出較多這種酵素。密特朗初就任總統時，適當的、獨立的醫療評估應該要包括直腸檢查，那時可能會發現的前列腺硬化或不規則腫大。然而在一九八一年年初時，密特朗尿液沒有異樣所以沒有進行這樣的檢查。在那個時期，他也還沒有任何症狀顯示癌細胞已經轉移到骨頭上；骨骼X光檢查通常都必須先有某些可疑的徵兆進行。如果他的前列腺癌在一九八一年年初就被發現，密特朗還可以選擇是否要說服黨內同志讓他競選總統，他可以對法國的選民解釋，早期的癌症治療已經根本地改善了病人的預後，而且他的身體仍然足以領導人民。然而，如果大眾知道他得了癌症，是有可能減低密特朗擊敗德斯坦的機會。）

同時，密特朗在艾麗榭宮裡的機要祕書皮埃爾·貝雷戈瓦（Pierre Bérégovoy）對於有人聲稱總統生了重病予以否認——就在同一天，史台格把完整的檢查結果帶給總統。《巴黎競賽》上刊出的一篇長達四頁的報導給這些傳言火上加油，描述了密特朗上星期進醫院的經過，還附有幾張照片。

這不只是一個醫療診斷，密特朗現在面臨一個政治危機。這個危機只有他能解決，而且，既然他先前做過承諾，此刻人們期待他選擇坦誠開放，發布一個簡短的聲明，說明總統得了前列腺癌將接受治療，但無需住院。一個這樣的聲明或許就夠了，他不必提到癌症已經侵入骨頭的事實，他同時也可以堅定地宣告他有百分之百的意志來繼續承擔總統的職責。輿論界可能會冒出一些異議，可能有幾篇報導會推敲他必須辭職，但絕大多數的法國選民應該會願意先相信這位新任的總統並靜觀後續的發展。他的社會黨可能不會太高興，但是一個法國總統一旦勝選，在政治上無需他的政黨同僚支持也能存活。

然而密特朗選擇的不是公開，而是掩蓋。根據古博勒的敘述，密特朗立刻就說：「不管發生任何事，你不得洩漏任何消息。這是國家機密，」他又補上一句，以便古博勒絕對沒有誤解他的意思：「你有義務保守這項機密。」事後回顧，有些人認為，當總統命令他不計任何代價也要保密時，古博勒應該表示無法接受。但是他已經當密特朗的私人醫生十二年了，這樣做幾乎等於辭職，也等於在他的病人陷入最大的困境時丟下照顧他的工作。古博勒與史台格感到無法不接受病人保密的要求，他們認為這是為病人服務。密特朗甚至禁止古博勒把病情告訴總統夫人丹尼爾麗・密特朗（Danielle Mitterrand），密特朗自己也對妻子與孩子們三緘其口。密特朗直到一九九一年才告知丹尼爾麗，而她毫無芥蒂地幫他解釋：「他只是為了保持我們心情平靜。」[3]

確實有些病人會將疾病的訊息完全隱瞞，甚至是在最親近的家人面前。但是一個由民主程序選出的政府領導並非普通的病人。他有公開坦誠的義務；密特朗也了解這一點，但他決定不予理會。

一開始，密特朗對於保密的決定可能還有點動搖，因為古博勒聲稱，總統一定跟最接近他的助理賈克・阿塔利（Jacques Attali）直接談過他的病情。根據古博勒所言，阿塔利在一九八一年十二月一則日記裡寫下：「總統告訴我他得了癌症，說他完蛋了。」不過，幾天之後在日記上他寫道：「總統對我說：『那些醫生都是蠢蛋，他們搞錯了，我沒得癌症。』」這顯示了密特朗經過起初的動搖之後，決定要堅守他的立場，要求旁人百分之百保密。但是古博勒提到的這兩段話都沒有出現在阿塔利出版的日記《一字一句》（*Verbatim*）裡。[4]密特朗的決定給古博勒帶來巨大的倫理與道德兩難。因為每六個月發布一次的總統健康公報上簽署的是他的名字。用古博勒自己的話來說：

我落入一個陷阱，被推進一個謊言之中；整整十五年之後，我才終於逃脫出來。這個謊言遮蓋了一切。醫生們撒了謊，因爲我們最後對病人宣布，他可能存活的時間還有五年——儘管他的預後其實只有三年，或甚至只有三個月，如果他的身體對治療沒有反應的話。病人也決定撒謊：一開始對自己（這是人之常情），然後對別人：十二月裡我開始準備第二次總統健康公報，從他叫我做假的那一刻起，他就是在對別人撒謊。

發出第二份健康公報，代表古博勒跨過了一個重大的門檻。如果病人的私人醫生得在聲明上署名，而病人又不願意真相被揭露，那麼報告的真實性根本不可能維持。古博勒本來可以試著勸密特朗放棄發表健康公報的承諾，就跟德斯坦一樣；或者他可以向密特朗堅持，健康公報以發言人的名義從艾麗榭宮發出，而不要有他的署名。但是事實上要提出這樣的要求十分困難，因為他先前已經以自己的名字與誠信發布過一份公報了，而且以前政府首長的身體健康報告向來都有他們私人醫生的署名。

健康公報就這樣每六個月按時發出，古博勒越來越感到自己處在一個不可能維持的立場。可以選擇的話，他寧願不要做這些聲明，但是他的病人要求他提出。最後，依照他的說法，他所選擇的措詞既不是謊言也不是掩蓋，只是不完整。但是每隔六個月發健康公報的目的就在於讓法國人民相信，如龐畢度總統那種隱瞞重大健康狀況的事情不會再發生。古博勒一直記得，當時他的立場變得多麼困難。一九八二年，他的童年好友（也是醫生以及密特朗的支持者）問他：「總統說他不會隱瞞任何的健康問題。如果他生了嚴重的病，你會說出來嗎？」古博勒回答道：「那是當然。」心裡卻十分明白，他在做的事情與此正好相反。照古博勒的說法，他如今在這場欺騙當中涉入的程度，令他十分疲憊。

一九八一年十一月，密特朗開始接受雌激素荷爾蒙治療。這必須配合抗凝血劑來使用，因為雌激素本身有一個嚴重的副作用，即造成血管栓塞，有百分之三十的病人會因此在兩年之內死去。一開始他每天接受非常強的雌激素靜脈注射，為期兩週，之後每隔一天注射一次，一直維持到一九八二年二月底為止。醫療檢查在聖寵谷醫院進行，結果再交給私人檢驗，病人使用的假名為夏維爾·卡本耶（Xavier Carpentier）。那荷爾蒙作用如此強烈，以至於無法用相同劑量繼續療程，因而中斷了三到四個月。（雌激素是自然或人工合成的荷爾蒙，作用是在排卵之前讓子宮壁發生改變，以及促成青春期年輕女性的身體發展，比如乳房的發育、恥毛與腋毛的生長、臀部與大腿周邊出現典型的脂肪包覆，使線條呈現渾圓狀態。雌激素可以用於治療前列腺癌。自然生成的雌激素在身體裡很快就會被吸收掉，所以爲了治療的目的而使用的雌激素都是人工合成的。乙炔基雌二醇〔Ethinyl Oestradiol〕是作用最強的口服雌激素，比己烯雌酚〔Stilboestrol〕強約二十倍，並且可以用於靜脈注射。）

總統的任何行程古博勒都陪同前往。他親自操作療程，隨身攜帶必須的器材，親自將靜脈注射瓶掛到圖畫或外套的掛鉤上，因為他們不能在大使館或其他政府招待所的牆上釘釘子。他還得收好用過的器材帶回巴黎丟棄，這麼做是因為密特朗與古博勒都擔心外國的醫療間諜。密特朗相信布里茲涅夫在蘇聯第一書記任內曾經從梳子上蒐集到他的頭髮並加以分析，以便研究他的藥物治療是什麼性質。這種顧慮有時候甚至使他們的遮掩行動染上喜劇元素。法國方面懷疑有些國家為了調查來訪元首的健康狀況，甚至會蒐集馬桶沖掉的物體。他們相信，龐畢度的病情早就被某個外國政府發現了，因為他們偷偷採集了他的尿液樣本。所以古博勒也會周全謹慎地檢視總統的浴室，並且幫他沖掉使用過的馬桶。

這整個時期，如古博勒所寫，是「一場為時十一年、逮到就死的捉迷藏」。因為必須保密的緣故，醫療風險無疑地也升高一些。然而這是病人為了繼續遮蓋真相而願意付出的代價。有一次，在一九八二年年底，密特朗發生了一個危險的併發症：他的肺部發生血栓，在投入抗凝血劑肝素（Heparin）之後問題才解決。

獅身人面獸

密特朗總統自己掩人耳目的辦法是推說他不知道自己服用的是什麼藥物，只說這是古博勒醫師開給他治風溼的藥。不過，這類欺瞞是密特朗的第二天性。描寫他性格的書已經很多，以後也一直會有人寫，要理解他為何決定選擇保密，他的性格實是關鍵所在。在他整個政治生涯裡，保密與托詞一直都是最自然的伙伴。他有時候被稱為「獅身人面獸」並不是沒有原因的。

這個稱號最早是源自於他處理自己在二戰期間活動紀錄的方式。二次大戰末期，他加入法國的反抗運動，從事偽造文件、替戰俘規畫逃亡路線等工作。在一九四三年裡，他使用「摩爾藍船長」（Captain Morland）的假名，與委員會主任摩利斯．皮諾（Maurice Pinot）聯手，開始拓展一個反抗運動的網絡，即「戰俘與遭逐者國家運動」（Le Mouvement National des Prisonniers et Déportés de Guerre）。但是，後來在一九四三年十一月，密特朗獲得維琪政府領導人貝當元帥頒發法蘭奇斯科動章（Francisque）。維琪政府是跟佔領法國的納粹德國合作的，而這個勳章是為了獎勵功勞卓著的公務員，於是，密特朗獲頒此勳章引發了他從此以後再也沒能擺脫的爭議：他是否跟納粹佔領的法國偽政府有所勾結。多年以來，每當有人攻擊這件事，密特朗都傲然地拒絕評論，認為回應這種攻訐有損他的尊嚴。但是一九九二年他做了一件事，毫無必要地挑釁了他的批評者，也等於給增加他與納粹勾串的可信度——他以總統的身分到貝當的墳墓獻上花圈。給貝當獻花本來並非全無先例。戴高樂與德斯坦兩位總統分別在一次大戰結束五十周年與六十周年紀念時，都曾派人在貝當墳上放置花環——因為他是凡爾登戰役裡的法軍指揮官。但是密特朗的行動引起了眾怒，賈克・朱利亞（Jacques Julliard）寫道：

> 歷史家們將會記住這一年，當波士尼亞經歷無以名狀的恐懼時，法國的人權捍衛者也深感痛苦，因爲有人在貝當這個叛國前陸軍元帥的墳墓上獻一束花——而這個人還是法蘭西共和國總統。在法國，關係到象徵符號的事，沒有人會支持荒唐之舉。可惜當關涉到現實之時，荒唐的事卻大有人做。[5]

也許密特朗覺得他知道法國人的深層想法，也就是，這個國家並不希望「維琪政府年代裡究竟發生了哪些事」這個議題最終被解開。在這個意義下，密特朗的模稜兩可其實反映了更多法國人的意見，而不僅僅是在那個期間裡法國成年世代的想法。然而，他自己多大程度涉入了維琪政府的事情仍然並不明朗。

在等待戴高樂回國（於一九四四年八月）的臨時政府裡，時年二十七歲的密特朗獲任命為祕書長，為期兩星期。但是在戰爭期間，他曾與戴高樂在阿爾及爾有過一次不愉快的會面，因為密特朗拒絕戴高樂要求他把三個互相競爭的反抗運動合併起來。密特朗也從未得到戴高樂的邀請到他的政府裡服務。一九四七年密特朗進入保羅・拉馬迪（Paul Ramadier）的政府主掌退除役官兵委員會；從一九四七到一九五八年，密特朗在第四共和內的十一任政府裡服務，被視為一位非社會主義的以及新激進主義的部長，曾經獲選為法國中部的涅夫勒省（Nièvre）的代表。

他之所以得到善於耍詐與欺騙的評價，主要來自一個奇怪的突發事件（有些人聲稱這是有意設計以便獲取知名度）：一九五九年十月十六日，媒體發出消息，稱有人嘗試暗殺密特朗，但被他躲過了。右翼議員羅伯・佩斯格（Robert Pesquet）指控他假造這起事件來騙取公眾的同情。密特朗的國會免責權被解除，使得他可以上法庭面對這項指控；但是這案子卻從未開庭，因為佩斯格逃到外國去了。這起所謂的「天文台事件」（Observatory Affair）損害了密特朗，但是比事件本身更損害他的，是他採取一貫的保密的態度，沒能捍衛自己的清白。[6]

同樣神祕的，是密特朗在法國政壇上從右翼轉向左翼謎一般過程，在其中他創造了一層煙霧罩，自己則完全躲到後面去。一九六五年他在總統選舉中挑戰戴高樂。選舉結果顯示，他有能力把左翼統合起來，因為在第二回合投票裡他獲得百分之四十五的支持。在那以後他成為前景看好的政治人物，名目上屬於左派，但是帶有一個勉強拼湊出來的形象——他希望被視為一個知識分子、藏書家以及地方人士。也有人形容他是「小說中的角色」，以及「像果陀一樣的拖延者。」[7]

在疾病被發現之前，密特朗最大的祕密是他的婚外情。他長期與婚外伴侶安娜・潘若（Anne

Pingeot）有家庭生活，兩人還有一名女兒馬札莉娜（Mazarine Pingeot）。法國民眾對此從不知情，一直到《巴黎競賽》雜誌於一九九四年十一月十日將此事公諸於世。這時馬札莉娜已經二十歲，離密特朗辭去總統職位只有六個月。

所以，當一九八一年前列腺癌被診斷出來時，密特朗維持他保守祕密的習慣。密特朗對疾病保密造成嚴重的政治效應，他的立場開始快速轉變：原本他是一個民主政治人物，敏銳地關注社會黨、廣大選民以及個別公民的權利，但是在短時間內就變成一個獨裁的政治人物，沉湎於掌握大權，也被大權包圍。民主在他走向權力的路途中一直是他生活的一部分，但現在忽然成為可有可無的事。他的政黨、選民、法國男性與女性的人權等等，這些都成為次要的，只剩下一個最重要與壓倒一切的要求：必須守住疾病的祕密。

密特朗成立了一個反恐小組，這個小組迴避了既有的程序，直接對共和國總統負責。在這之前，恐怖份子的活動是由法國警憲部（French National Police and Gendarmerie）負責處理，而這個單位則是向總理與內閣負責。這個小組接受的命令從來沒有一個適當的法律基礎，他們為總統進行竊聽，後來被《解放報》（*Libération*）揭發。

密特朗以國安之名堅持保護他生病的機密，結果導致共和國史上規模最大也最嚴重的對人民隱私的非法侵犯。在密特朗的命令下，特勤小組對數以百計的法國政治人物、記者、出版商以及巴黎名流進行未經授權的電話竊聽。總統的理由是他需要知道這些人當中是否有人打算揭發他的疾病。但這有一部分也是由於他想藉此保護他婚外的家庭生活免於曝光，避免損及潘若女士與女兒的安全。她們的居住與護衛都是由國家的祕密預算來支出的。當一九九三年接受比利時電視訪問時，密特朗激烈地否認任何竊聽的傳聞。「艾麗榭宮什麼也沒竊聽。這裡沒—有—竊—聽。」他說。

當密特朗到外國訪問時，這個保密的蜘蛛網也仍然包圍著他。他會安排兩架飛機，一架自己搭乘，另一架會稍晚抵達，上面載的是他的祕密家庭。外國元首知道這事，外國媒體可能猜到，但很少人說或報導此事。撒謊已經成為他日常生活的一部分，甚至擴散到施政的領域裡來。舉個例子：我們現在知道，雖然密特朗否認，但是一九八五年七月密特朗確實授意法國情報單位將綠色和平組織的彩虹勇士號弄沉。當時這艘船正準備干擾法國在太平洋的核子實驗。這件事在二〇〇五年七月得到海軍上將比耶・拉寇斯特（Pierre Lacoste）的證實。

法國作家提瑞・費斯特（Thierry Pfister，曾經為密特朗第一任社會黨政府的首相比耶・茅洛伊〔Pierre Mauroy〕擔任發言人）用一種非常奇特的歷史觀點來看待密特朗面對真相與事實的態度。戴高樂將軍曾經咆哮過：「真相！你以為我靠真相就能建立自由法國政府來對抗英國人跟美國人？寫歷史要靠企圖心，不是靠真相！」[8]費斯特引用這句話來說明他的論點，他認為對法國人來說，在政治領域裡撒謊是正常的；拿真相與事實的標準來衡量政治人物是太過天真了。他繼續申論，法國人，特別是法國的精英，從來不理解為什麼柯林頓總統會被彈劾。因為那意味著政治人物會因為他們有能力保護私生活——特別是性癖好——而被彈劾，這讓法國精英感到震驚。費斯特相信，這解釋了法國對柯林頓事件的反應，相對於其他許多民主國家，他們的反應更多是嘲笑與自我滿足的正義感——他們又找到一個理由來鄙視美國人的生活方式。

但是更難回答的問題是：如果不考慮疾病，密特朗也無論如何都會走上這條祕密、神祕與獨裁之路嗎？他是本質上就狂妄，並且對權力的派頭依依不捨，天生就權力中毒嗎？在對他掌握大權之前的表現進行觀察之後，我看不到他有任何這類潛在的傾向，因此我想，疾病是使他急轉直下的因素。不過就像跟密特朗有關的其他許多事情一樣，沒有人真能說的清。

總統的紀錄

密特朗證明了一件事：政府的首長可以生病，病況可以很嚴重，治療可以很艱鉅，但他們仍能有效地統治。在這一點上他們跟其他人沒有兩樣。癌症治療已有長足的進步，病人今天可以順利接受許多困難的療程。密特朗在這個階段仍只接受荷爾蒙治療，這不像化療那麼使病人感到虛弱。然而即便如此，回顧那些年裡，特別是在第一任總統任期內（一九八一到一九八八年）他能夠達成如此多的政治成就，還是令人十分驚嘆。

密特朗在第一任內是一位十分活躍的總統。他在公開場合發表過一千七百次談話，儘管隨時面臨失去聲音的風險，這是他的治療的副作用之一。他出國一百五十四次，對五十五個國家進行過一共六十次的正式訪問，做過七十次一日旅行，出席過十八個歐洲議會的會議，並且參加過六次高峰會談。這樣活躍的紀錄讓我們很難主張他應該在一九八一年十一月時辭職，也很難聲稱在他當總統的頭七年內，他的疾病曾嚴重損害他的決策能力。

在他早期的治療過程中，他的批判者對疾病仍一無所悉時，密特朗受到法國右翼相當大的壓力；他們痛恨他的新社會主義以及他背叛法國資產階級。他們集中攻擊的領域，是密特朗一開始處理得很狼狽的經濟問題，以及他無視一九八一至八二年間國際景氣循環的低潮而猛衝經濟成長的政策。但是左翼也給密特朗壓力，他們要求他兌現選舉支票，特別是他還有不只一位共產黨籍的部長在他的政府裡。後來他做了一次罕見的公開道歉，說：「我太容易被我們的勝利影響了，勝利把我們沖昏了頭。所有人都預測一九八二年時經濟會再度成長，但是誠實地說，我不具備必要的專業能力來反駁他們。」[9]值得疑問的是，如果他身體狀況更好的話，他會不會更傾向打擊左派。作為一個永遠在計算政治利益的人，他一定了解到，他可以負擔的起一次左派經濟處方的失敗，只要這失敗在他總統任期內發生的夠早，使他來得及轉向。而且在他開始接受治療的最初幾個月裡，跟左派保持和平而讓右派來攻擊，也比較符合他個人的狀況。

一九八三年三月二十三日，密特朗改變了他的經濟政策。他加稅，並且讓法郎留在歐洲貨幣體系裡。在財政部長賈克・德洛的協助下，他說服了德國總理柯爾調高德國馬克的兌換率百分之五點五。後來柯爾、密特朗以及德洛（這時是歐洲委員會的主席）是讓一九八五年的單一歐洲法案（Single European Act）獲得通過的主要推手，之後馬斯垂克條約（Maastricht Treaty）裡單一貨幣以及歐元區的構想都由此而來。他們三人都是堅定相信歐洲整合的人，而密特朗以良好的態度與確定的信念推動這件事，並且於一九九二年九月以些微的差距通過對馬斯垂克條約的公投，使歐元得到法律的基礎。

從總統任期一開始，密特朗就支持加斯頓・德費爾（Gaston Defferre）推動的地方分權。德費爾是頗負眾望的社會黨領袖以及前任馬塞市長。從拿破崙時起一百五十年來，治理法國各地行省的省長（Préfet）都是由巴黎任命，但現在他們開始縮限法國憲法裡中央的權力。密特朗也充滿創意地提出一整串提升婦女權益的政策。

在我的觀點裡，密特朗最漂亮的一次政治演出是在一九八三年一月二十一日，當他對德國國會發表演說：「蘇維埃用他們的SS－20飛彈單邊破壞了歐洲勢力的均衡……我不會接受這件事，我們必須武裝起來以重建平衡。」他靠著法國總統身分的份量，單槍匹馬使德國的社民黨——當時在野——重新回到理性的防衛政策。密特朗的表態鞏固了大西洋兩岸聯盟，也一口氣解除了華盛頓方面稍早對於密特朗的憂慮——原本他們不知道密特朗會怎樣處理法國的共產黨。法國共產黨從那時起就被巧妙地邊緣化，這個結果有很大成分是密特朗的貢獻。

一九八二年時，在阿根廷入侵福克蘭群島事件上，他全力支持英國與柴契爾夫人。法國曾出售超級軍旗攻擊機（Super Etendard）以及飛魚反艦導彈（Exocet）給阿根廷。他提供這兩項武器的軍事機密給英國，以協助英方作戰。密特朗對柴契爾十分著迷。他曾經對他親密的盟友以及後來的外交部長羅蘭．杜馬斯（Roland Dumas）說過：「柴契爾這個女人真不得了！她有羅馬皇帝卡利古拉（Caligula）的雙眼，但又有瑪莉蓮．夢露的嘴唇！」英法兩國在他擔任總統的期間，關係是令人驚訝地良好。

儘管在第一任內有出色的政治成就，但從任何合理的醫療評估來看，密特朗都不應該在一九八八年競選連任。他之所以決定要這麼做，背後的原因是他想要讓自己在政治上的成功更加鞏固。他在與總理席哈克為時將近兩年的左右共治爭鬥中佔了上風：席哈克是右派協力推出的代表，一九八六年時右派在國民議會贏得多數，就強迫密特朗接受席哈克出任首相。密特朗輸掉國會多數時實力變弱，席哈克成為呼聲最高的總統人選，但密特朗讓反對者跌破眼鏡。在這兩年的左右共治將結束時，反而是密特朗成了選民眼中更值得信賴也更有好感的人。他把責任加以區分，建立了一種可作為未來先例的左右共治形式。大致上來說，總統保留外交與國家安全的領域，總理則在內政上有決定權。他使用氣度宏大的措詞說：「一方面，在經濟與社會問題上，最後的決定權歸於國會。」但是他將會在上方擔任主持與裁決者。此外，「對於我國武裝力量的使用，國家元首承擔最終的責任」。如此他定義了自己的新角色：「我絕不可能就此變成一個空殼子總統。」

一九八八年三月二十二日，在些許的猶豫之後，密特朗正式宣布投入總統大選。當時沒什麼人認為他會輸。然而古博勒醫師表示，密特朗從未諮詢他或者史台格教授；這兩個人都希望他不要繼續選舉。古博勒相信，如果當時問史台格的話，他的回答會是，醫學上他不能做任何確定的預測，但是風險一定非常高。史台格先前給密特朗的統計數字十分樂觀，指出至少有半數的前列腺癌症病患存活超過四到五年，而且一旦跨過這個門檻，壽命就跟一般大眾是一樣的；這樣的病人最後常常不是死於癌症而是別的原因。幾乎每個病人都具有一種能力，能夠把他們不想聽到的資訊屏擋在外，然後把他們覺得稱心合意的部分累加起來。密特朗也不例外。他或許在心裡緊緊抱住這次談話的內容，而且不想給他的醫生任何機會來破壞他想多當一任總統的美夢，所以才沒有問他們的意見。他有可能真的開始相信自己這時已經擊敗了癌症，接下來也能夠擊敗席哈克。一九八八年五月裡，密特朗在第二回合投票中以顯著差距贏了選舉，獲得百分之五十四的選票，席哈克只得百分之四十六。

為了某種仍然不明的原因，密特朗曾經於一九九〇年六月考慮辭職，理由是身體不佳。古博勒的描述是這樣：他為了六月的健康公報前去見總統，而令他驚訝的是，密特朗提議揭露他健康真相的一部分。古博勒回憶他在幾天之後說：「我有可能在八月決定離職。在這個假定下，你必須為我的健康狀況事情預先打個底。如果我決定要走，我們就會對所有人說，但是只到那時候才說。我會再給你打電話。」在古博勒為這個狀況所撰寫的草稿裡，總統承認，由於一個還不明確的原因，他感到非常疲倦需要休息，而且他將接受進一步的健康檢查。總統的機要顧問讀過之後，認為這樣的措詞會帶來政治的「大地震」；在他們的要求之下，這段話被從健康公報中刪去了。最後發布給媒體的是一份例行公報。然而古博勒還是保留了一個小小的醫療警告，提到總統的血液檢查顯示出紅血球的沉降率過高；有時候這是健康轉壞的前兆。古博勒後來聽說密特朗打消了他神祕的辭職考量。依他的理解，那絕不是出於健康的因素。（紅血球是血液中的紅色細胞，當空氣被吸入肺部時，它們可以從肺部吸收氧氣，把這氧氣經過血管送到身體組織，帶走二氧化碳與水蒸氣，當人吐氣的時候，這些東西再被肺部送出體外。紅血球的壽命大約是一百二十天。紅血球沉降率〔Erythrocytes Sedimentation Rate，ESR〕是紅血球從血漿中分離出來並沉降到底部的速率〔血漿或血清是血液的一部分，是像稻草一樣顏色的液體〕。在某些疾病或感染時，血漿中的蛋白質會增加，而這表示紅血球會沉降得比較快。紅血球沉降率基本上是檢查身體發炎的觀察指標。）

密特朗應該滿足於只當一任總統，並且在一九八八年從公共生活裡退休下來嗎？持這種看法的人主張他在第二任期裡的政治判斷能力比較差。他們特別指出，在一九八九年柏林圍牆倒塌後，他一開始是反對德國統一的。在這個立場上他跟柴契爾夫人一致，也損害了他以及法國跟德國的友好關係。在這之前，密特朗跟柯爾總理的來往一向都展現出近乎零缺點的判斷力。在一九八四年九月二十二日，一次大戰凡爾登之役的紀念典禮上，他們緊握著對方的手，兩人合作的關係來到了一個頂點。結果現在密特朗在統一的問題上給德國彈了一個刺耳的音符。他擔心的是，統一的德國不會像西德那樣強力地支持他進一步整合歐洲。柴契爾擔心的地方不一樣；她憂慮的是兩德國力的整合。她試著讓密特朗跟她一起公開反對德國統一，但最後沒能成功。密特朗改變了作法，他用一種最擅長的方式解決了這個議題：他私下跟柯爾做了一個政治交易。他請柯爾支持歐元，這可以終結德國馬克宰制法國法郎的局面，而他將以支持德國統一作為回報。在這之前，歐洲的領導人對德國統一意見十分分歧，給柯爾提供最關鍵政治靠山的，是美國總統老布希。

在他第二任任期裡雖有上述判斷力衰退的例證，但是持平來說，我們也必須提到密特朗在庫德族問題上的態度，特別是他願意支持軍事干預。在這一點上他拓展了人道干預（Humanitarian

Intervention）的新領域。

干預的義務

海珊於一九九〇年八月二日入侵科威特，這件事被密特朗當成一個機會，來行使他在國安政策這個「保留領域」上的完整權力。他已經努力凸顯自己的權威好一段時間了。米歇·羅卡德（Michel Rocard）是他百般不情願才任命為首相的社會黨同事，能力很強，支持度也很高。密特朗的威望從選舉結束之後就開始走下坡，他希望在這個全球性的議題上能搶回主導權，所以叫羅卡德不必為了處理此事而中斷他的航海假期。密特朗的直覺判斷是要跟巴格達維持一個對話管道，但是完全支持美國人在必要時動用武力對付海珊。密特朗雖不是現實主義者，但仍足夠現實到能夠了解，如果法國部隊要加入戰鬥，他作為總統，有可能必須接受這些部隊要在美方的最高指揮之下作戰。他知道這一點會使得有強烈國族意識的國防部長尚－皮埃爾．舍維納門（Jean-Pierre Chevènement）感到深惡痛絕，便也勸他繼續休假不要回來。所以最後是密特朗做出決定，派出法國部隊在美國人的指揮下協同作戰。這個決定後來在國民議會裡以五百二十三票比四十三票通過。一九九〇年九月十四日，第六輕裝師的五千名法國軍人被派往沙烏地阿拉伯，同時派出的還有五十架飛機；法國最後一共派出了一萬兩千人的兵力參戰，而多國部隊總數達五十萬人。對伊拉克陣地的轟炸從一九九一年一月十七日開始，但是法國的角色並不像英國那樣重大而且核心；這一點令法國軍方裡有些人覺得焦躁難堪。舍維納門對伊拉克的鴿派立場在國內遭受攻擊，因此於一九九一年一月三十日辭職。兩相對照，密特朗是堅決而大膽的。在這段期間內，他向外沒有絲毫露出疾病對他的任何影響。

不過，是在保護庫德族這個議題上，密特朗才表現出願意支持干預主義的態度；這在當時是相當激進的。他的妻子丹尼爾麗好一段時間以來都是毫無保留的庫德族捍衛者與支持者。當在伊拉克北部的庫德族人於一九九一年的四月一日開始大批逃難時，她說服她的先生收看關於他們慘況的新聞報導。四月三日，密特朗派了柏納德・庫許納（Bernard Kouchner）這位有群眾魅力的人道事務部長（後來在二〇〇七年由薩科奇任命為國防部長）前往安卡拉與土耳其政府仔細磋商一個可接受的聯合國安全理事會決議。庫許納創造了一個辭彙：「干預的義務」（Devoir d'ingérence）。土耳其總統圖爾古特・扼扎爾（Turgut Özal）最不希望看到的，就是庫德族難民從伊拉克進入土耳其東南部。然而，令許多外交人士感到驚奇的是，四月五日安全理事會通過了一個聯合決議——編號UNSC 688，這是聯合國首度在決議上提到庫德族的名字——而且得到土耳其政府的支持。這在區域內是關鍵性的決定。四月七日，美國空軍開始空投補給品到白雪覆蓋的高山上，許多庫德族難民在那兒面對原始且絕望的環境，試著存活下去。

四月八日，英國首相約翰・梅傑提出使用部隊來保護「安全港」（Save Haven）的構想，歐盟內部普遍支持他。這是指劃出一個區域，伊拉克的部隊、坦克、裝甲車、飛機以及直昇機一旦進入該區，就會遭到空中火力攻擊。英國積極推動這個構想，但與華盛頓的想法衝突，這讓法國既意外又高興，於是巴黎也就不主張這是法國最先想到的了。倫敦與巴黎攜手合作，最後終於說服了不太情願的老布希總統（他將於五月裡被診斷出罹患甲狀腺機能減退症），發布了一個禁令，禁止伊拉克政府在北緯三十六度以北進行任何活動。因此在伊拉克北部部署聯合的地面部隊是至關重要的。四月十六日，在庫德族被迫開始大批逃難的兩星期之後，在伊拉克北部，美國、法國、英國、荷蘭、義大利與西班牙的部隊於地面實施了「安心行動」（Operation Provide Comfort）。

我曾用低調的方式拯救庫德族人。我於一九九一年寫信給梅傑首相，並且動用了我所有的影響力來勸英國政府介入。這使我非常仔細地追蹤了密特朗的行動以及國際上關於有無權力干預的爭論。[10]在冷戰期間，聯合國大憲章一直都被狹義地詮釋，人道干預的先決條件是地主國先向國際社會求援。這是一個法門，用來確保沒有人能以解除困厄與苦難之名對他國進行干預。但是現在密特朗與梅傑的手段改變了這一點；援助庫德族人成為有軍事後盾的人道干預的第一個案例。接下來在一九九〇年代裡，在索馬利亞、波士尼亞與科索沃，這樣的軍事人道干預成為國際行動的一個特點。

密特朗相信，既然聯合國安理會六八八號決議案呼籲伊拉克停止攻擊庫德族人，也堅持伊拉克應允許人道救援組織進入伊拉克境內，那麼，這就表示聯合國授權他國進行軍事干預（對照席哈克在二〇〇三年對伊拉克問題的不同立場，密特朗的態度是很有意思的）。他說：「這是第一次我們認為『不干預』就是『沒能救援處在危殆之中的民族』。」美國的解釋更進一步；美國主張，六八八號決議納入了較早的六七八號決議裡的干預概念，其界定為「動用所有必須的手段」。然而有人認為應嚴格解釋聯合國決議文，所以反對這種詮釋，並認為六八八決議並未回溯參照六七八決議。不過最重要的是，安理會成員國同意了這次行動，使得對決議文的法律詮釋成為多餘。

雖然密特朗在庫德族問題上為了倡導「干預的義務」展現了令人讚賞的熱誠，但是在其他案例上，他為了「救援處在危殆之中的民族」而進行干預的紀錄就沒有這樣漂亮。事實上，他在這方面的失敗給他第二任總統任期的表現投下了一道長長的陰影。這在巴爾幹種族衝突上特別顯著。關鍵的問題是，這多大程度是他態度的轉變，又有多少可以歸因於他的疾病。

一九九一年十二月，德國要求歐盟承認克羅埃西亞，這時前南斯拉夫境內的動亂大體而言尚未解決。密特朗與外交部長羅蘭·杜馬斯原本反對德國的主張，這時卻又改變了意見。這使得英國的立場變得突兀，所以約翰·梅傑與他的外長道格拉斯·胡爾德立刻跟上隊伍，同意承認克羅埃西亞，違反了自己更正確的判斷。較明智地反對這項請求的有歐盟調停代表卡靈頓勛爵（Peter Carrington, Lord Carrington）、聯合國代表塞魯斯·凡斯以及美國政府。

幾個月之後，這次換成美國領頭，歐盟決定承認波士尼亞與赫塞哥維納（Bosnia-Herzegovina），但是並沒有同時部署象徵性的聯合國部隊來嚇阻塞爾維亞人與克羅埃西亞人。可以預期的是，這點燃了波士尼亞境內戰爭的導火線。波士尼亞的塞爾維亞人在得到塞爾維亞當地的同胞幫助後，開始在波士尼亞境內大範圍地進行種族清洗，以殘酷的手段把波士尼亞的穆斯林與波士尼亞的克羅埃西亞人從他們的家園趕出去；塞爾維亞人聲稱，歷史上這些區域都是他們原本居住的村落或城鎮——但那些歷史證據常常只是捏造的。在驅趕的過程中，塞爾維亞人任意進行屠殺與強暴，並且把受害者成群關進營區裡，令人想起二次大戰時期的納粹集中營。跟世界上很多人一樣，我對歐洲與美國能夠容忍這些駭人的事件感到震驚，所以在七月初公開要求軍事干預。我很驚訝，也很生氣地看到，英國與法國都不願意動用軍隊或空中武力來阻止塞爾維亞軍方繼續他們人神共憤的種族清洗。北約成員國的說法是，這不可能干預。

一九九二年八月，我獲邀在一個討論前南斯拉夫會議上擔任歐盟的共同主席。這令我倍感驚訝，因為我曾公開批判歐美各奪的立場。然而聯合國共同主席塞魯斯·凡斯力爭要任命我擔任此職。在謹慎的考量之後，既然我們是代表歐盟與聯合國，所以主要的任務是要發展出詳細而公平的和平計畫。如果塞爾維亞人拒絕這項計畫，那麼我們將敦促密特朗、梅傑與新任美國總統柯林頓授權他們的部隊來強制執行。雖然密特朗與梅傑都已經承諾要全力參與聯合國的人道干預行動，但是他們兩人都不願意看到他們的部隊跟波士尼亞的塞爾維亞軍全面交戰，除非美國也投入他們的部隊。我也許太樂觀了些，不過在一年之前，他們兩人都義憤地表示，他們願意採取軍事行動來制止伊拉克並且保護庫德族人（雖然在那次干預行動中美國部隊才是最主要的力量），這種態度給我希望，也許他們現在仍有可能改變意見。我個人很期待指揮權能從聯合國轉移到北約組織，我也支持北約設立禁航區；一九九二年十二月，在聯合國祕書長的支持之下，我到北約進行訪問。

九月初我在艾麗榭宮見過密特朗，在那之前我在倫敦見過梅傑。密特朗看上去臉色蒼白，但是言談舉止仍十分清楚、冷靜與禮貌。他對我說，雖然我先前鼓吹了對塞爾維亞人進行空襲，但是我對法國的立場不應該有任何懷疑——法國不會支持。我對此完全不驚訝，因為幾天之前在倫敦，法國國防部長就已經向我表示密特朗的立場就是如此。部長本身倒是比較支持我。儘管如此，密特朗回答我的語調仍然讓我深感失望。但是我還是繼續期待，他會找回當時為了保護庫德族的時候所表現過的熱忱，並且授權採取積極的干預行動以支持凡斯與我將要提出的和平解決方案；我們決定這個計畫一定要盡快提出來。幾天之後，總統的疾病機密就爆發出來了。

機密的終結

密特朗生病的事在一九九二年九月十一日被公開了，因為他已經不能再推遲進醫院接受手術，他的前列腺已經過度地壓迫到尿道。這個腫大的前列腺使他的尿液無法從膀胱中完全排出——這是十分常見但也非常困擾的症狀。在手術之前，由於前列腺肥大的緣故，他必須非常頻繁地上洗手間。九月三日他為了支持馬斯垂克條約跟菲利浦・塞更（Philippe Séguin）進行了一場關鍵的電視辯論，結果十分成功，但是在前一天夜裡，他得起來跑廁所十二次。辯論場上，他只有一次電視廣告時間可以上廁所。在這裡，密特朗展現了他鋼鐵的意志，勇氣與耐力，跟他在生病期間遇到許多其他狀況時一樣。

但是這項手術使他不可能繼續保密。古博勒醫師回憶說，艾麗榭宮祕書長于貝爾・韋德里納（Hubert Védrine）一聽到總統生病的時間如此之久，隨即驚呼：「你是開玩笑的吧！你怎麼能在這個角色裡撐這麼久！」

在他的疾病隨著手術（稱為內視鏡切除手術）被公開之後，密特朗回過頭來表明他的醫療歷程。他公開談起醫生在一九九〇年診斷出某種異常的狀況。他顯然認為，如果情況惡化的話，這可以表示自己已提過這件事。就算他的癌症已為大眾所知，他的遮掩行動在手術後也仍然繼續著。他採取了精心規畫的程序，手術中被切除的前列腺檢體由特定的醫生來做組織學檢驗，而這位醫生只會說這組織確實有癌症。他們特意地要求這位醫生不要說謊，但是會做好一切安排，他不會在報告上指出這組織有接受過放射線治療的跡象。在艾麗榭宮裡，他們確保沒有任何文件檔案能指出，在長達十一年的時間裡，密特朗總統曾經授意他的醫生每六個月發布假的健康公報，還隱瞞總統先前就接受過藥物與放射線治療癌症。密特朗仍然把一些跟他的狀況相關的事實保留起來，並且命令他的醫生——這時是衛生部裡的一位督察——繼續每六個月發行一份誤導外界的醫療評估。一九九二年十二月，他停止服用雌激素荷爾蒙藥丸，轉而開始接受化學治療。這是一位美國醫生提出的建議，古博勒反對這個療法，他對化療並不熱衷。

密特朗總統有資格留在位子上繼續服務法國人民嗎？法律上來說當然他有這個資格。民選的總統得到人民直接授權，而密特朗的授權還有兩年半才結束。但是他失能的風險在第二個任期裡比在第一個任期裡要大的多，而且後來這也真的發生了。密特朗的身體撐的夠久，讓他能夠在一九九二年九月十七日法國針對馬斯垂克條約的公民投票中贏得「同意」的結果，即便勝差非常小。日後二〇〇五年法國就歐盟憲法草案的公投沒能通過，密特朗當年這場勝利看來更是非比尋常。一九九二年公投一結束，再沒有急迫的政治理由不讓密特朗以健康的理由辭職。令人遺憾地，他決定繼續熬下去。

密特朗的疾病公開了之後，到底對法國的外交政策運作有什麼影響？有任何影響嗎？我在這方面的親身經驗是關涉到法國從一九九二年九月起面對前南斯拉夫內戰採取的外交政策。一九九二年聖誕節前夕，法籍的聯合國駐塞拉耶佛部隊指揮官菲利浦．模里昂（Philippe Morillon）將軍跟我協調停火條件。我試著說服英國政府把駐紮在克羅埃西亞的戰士履帶裝甲車（Warrior armoured vehicle）調派到塞拉耶佛來，但我的請求遭到拒絕。模里昂也不比我成功，他想請法國考慮一下額外的裝備。我們需要的是口徑夠大的機砲，最好配備有雷達，以確保不受威脅。有這些機砲，當塞爾維亞方面有任何重型武器侵犯時，我們就能打回去。事實上，在塞拉耶佛境內與四周，波士尼亞政府的地面部隊比塞爾維亞人的還多。

一九九三年一月，所謂的凡斯—歐文和平計畫（Vance-Owen Peace Plan）正式宣布。但是法國與英國都只願意在波士尼亞繼續進行純粹的人道軍事干預，而不準備扮演強制執行和平計畫的角色，除非美國也願意派遣地面部隊來參加。這種消極態度的其中一個原因是，到了二月，他們對美國的外交手法感到不信任，他們相信美國有投機的想法，對同情波士尼亞的各國政府譁眾取寵——這些政府是希望西方國家對塞爾維亞人開戰的。許多美國人沒有認識到，這是一場在極端複雜局勢裡發生的侵略戰爭（塞爾維亞與克羅埃西亞的種族清洗在其中佔據首要的地位），與此同時，這還是一場真正的內戰。密特朗是凡斯－歐文和平計畫熱切的支持者，他很高興我準備在聯合國上為了歐盟向柯林頓的新政府抗爭，因為柯林頓試著讓這個和平計畫出局，儘管歐盟、俄羅斯以及聯合國安理會多數支持這呃計畫。

最後到了二月，新任的美國國務卿華倫．克里斯多福（Warren Christopher）同意與我們合作推動凡斯－歐文和平計畫，也準備讓北約來規畫實行。但是他非常不明智地拒絕強制執行解決方案，兩年半之後這樣的立場變得對塞拉耶佛的穆斯林政府不利，而美國人想支持這個政府，也想對塞爾維亞人友好。

為了突破協商中的死結，凡斯與我向密特朗請求，請他出面邀請米洛塞維奇總統（Slobodan Milošević）與我們見面。密特朗很樂意地答應了，會談在三月在巴黎舉行，由他擔任主持人。從國內政治的氣候看來，密特朗邀請塞爾維亞的領導人到巴黎來並非輕鬆的事。因為這時法國國內正在爭論法國的前南斯拉夫政策，知識分子如貝爾納－亨利．列維（Bernard-Henri Lévy）為波士尼亞政府辯護，而阿蘭．芬基爾克勞（Alain Finkielkraut）則擁護弗拉諾．圖吉曼（Franjo Tuđman）的克羅埃西亞。但是密特朗樂於主持這次會談是關鍵性的，而他主持的方式顯示出他仍是令人敬畏的一號人物。

一九九三年三月十一日的會談當天，我跟密特朗在一起好幾個小時。除了臉色蒼白之外，略帶透明的膚色跟我於一九九二年九月與十二月時所見過的一樣，他看上去比我預期的好的多，似乎從他的手術中恢復過來了。在艾麗榭宮下午的會談裡，他的狀況非常之好：他有周詳的資訊，插入討論的時點恰到好處，而且發言時常伴有豐沛的情感，特別是當他提到塞爾維亞與法國的歷史牽繫，以及當他以個人的經驗做例子時。密特朗不只一次提到他在二戰期間從一九四〇年六月到一九四一年十二月當戰俘的經驗，之後他逃進了尚未被佔領的維琪法國。他講述當時他所住囚營的馬路對面，是另一間塞爾維亞戰俘囚營；他們的居住條件比密特朗這邊的要惡劣的多，但塞爾維亞人的適應力之強，到現在都讓他印象極為深刻。密特朗說，前塞爾維亞從歐洲舞台上的消失，它所留下的缺口讓他的心裡幽幽地浮起了憂愁，就像他於一九四一年聽到貝爾格勒被攻陷的消息時一樣。之後的大部分時間裡，他讓凡斯與我主導談話，只在適當的時候補強我們的論據，而且相當有幫助。當他回答問題時，會接著我們的話，並且一再強調他全力支持我們的提議。有一次他形容凡斯－歐文和平計畫是一個「比父母所想的還漂亮的嬰兒」。我被他所展現的熱情與毅力深深的打動了。密特朗的狀況如此之好，其中一個我當時還不知道的原因是，他新接受的化學治療效果不彰所以停止了，又重新回到原來的荷爾蒙治療。化療對許多癌症都有減輕病情的良好紀錄，但是在治療前列腺癌上卻令人失望。

看密特朗用層出不窮論辯技巧與米洛塞維奇過招是令人著迷的事情。他說，法國是塞爾維亞的傳統友邦，他並不希望看到塞爾維亞遭到孤立或被不公正地懲罰；但是米洛塞維奇必須面對當前局勢的現實，也得認清國際上的氣氛。如果內戰持續下去，塞爾維亞將會被進一步的孤立，屆時即便交情最深遠的邦國與盟友也都將幫不上忙。如果國際社會共同要求更嚴厲的制裁，連俄羅斯也不太可能站出來說話，可是現在情況已經差不多是那樣了。所以在接下來的數日之內，各方絕對要達成協議。米洛塞維奇面臨一個歷史的抉擇。雖然他不至於可以用一隻小指頭就讓波士尼亞的塞爾維亞人掉過頭來，但是他們都把他當成「老大哥」：他擁有實質上的威望。兩個選擇：要麼戰爭繼續下去，悲劇越來越慘，制裁越來越嚴厲，或者停止戰爭，讓塞爾維亞重建國內經濟，也在歐洲扮演一個正當合宜的角色。這個會議在時間上緊湊地夾在密特朗走訪華盛頓與訪問莫斯科之間，更顯時機的恰到好處。

在密特朗完成慷慨激昂的結語之後，米洛塞維奇在當日下午離開前對我說的話是：「為什麼他不提出要解除制裁？」這是他典型的反應。他是從不受情緒干擾的人，看起來他一點也沒受到密特朗勸說的影響。米洛塞維奇準備與我們達成協議，即便這表示塞爾維亞人必須從他們目前佔有土地的百分之七十中撤退出來，並且滿足於在波士尼亞與赫塞哥維納全境內只佔百分之四十三的土地。諷刺的是，柯林頓政府一開始批評凡斯—歐文和平計畫對塞爾維亞人太過優惠，可是理查．霍布魯克（Richard Holbrooke）於十一月二十一日成功簽訂岱頓協定（Dayton Accords）的時候——在這期間又有許多人喪失了生命或遭受沉重的苦難——塞爾維亞人保留的土地卻多出了百分之六！有趣的是，各國政府首長包括米洛塞維奇在內，於一九九五年十二月十四日回到巴黎來簽訂協定時，主持會議的人已經是席哈克總統。

米洛塞維奇不是一個種族主義者，甚至不是極端民族主義者，儘管他毫不掩飾地利用而且操弄塞爾維亞人的民族情感。他也不是原來的那個共產主義者。他只不過是一個殘酷無情的政治領袖，極端專注於施展與維繫權力，為此他能夠發動戰爭，授意民兵進行殺戮，以及暗殺政治對手。他的雙親以及一位他非常敬愛的叔叔都自殺了。在我跟他會面的期間，他沒有精神不穩定的明顯徵兆，雖然偶爾他似乎有點沮喪，但也不到患有心理疾病的程度。

在這場巴黎的會面結束九年之後，在二○○一年，米洛塞維奇被捕，被送往海牙的前南斯拉夫問題國際刑事法庭（International Criminal Tribunal on Yugoslavia）接受審判。然而在這之前，他與歐盟、聯合國、美國與俄羅斯多次磋商，也與各國外長、首相與總統見面；對於最終可能被國際刑事法庭逮捕，他從來沒有表露過任何明顯的擔憂。沒有誰向他提出過赦免作為交換條件，但他簽訂種種和平協議時也沒要求過這樣的條款。到了海牙之後，米洛塞維奇被診斷患有高血壓。之後開始了超出常例的漫長審判程序。在審判程序還沒達成周延的判決之前，他就於二〇〇六年死在監獄裡。驗屍報告的結論是，他死於冠狀動脈阻塞或者心臟病發作。在他死亡之前不久，有些經過詳細調查的報導稱，他一直偷偷服用藥物以阻斷他降血壓藥的效果，目的在於——如大多數人所相信的那樣——延長他的病情，以及因此拖長他審判的程序。在判決宣布之前不久會有防止自殺的特別監護，而米洛塞維奇死亡的時間點正好落在這特別監護實施之前。若上述偷服藥物的報導為真，他的死亡是啟人疑竇的。

當我二〇〇三年以證人身分在法庭上作證時，一連兩天都在法庭上見到米洛塞維奇。他看上去健康狀況還可以。他在辯護裡從未以精神失常為理由。在調查庭開庭時，他的表現是全場的焦點：他親自進行辯護，交叉詰問我與其他許多證人，辯護目標是塞爾維亞這個國家，作為總統的自己只是間接的辯護標的。當時我就想，他會不會嘗試自殺，以免被當成普通罪犯來判刑。我相信他的自我欺騙還沒強烈到那種程度，所以他應該了解，他的罪一定會成立，至少在最主要的起訴範圍內。或許這是一個因素使他決定要干擾他病情的治療，並因此有意識地危害自己的生命。媒體給他打上怪獸或瘋子的標籤，但米洛塞維奇兩者都不是。他是一個惡劣的人，大多時候在缺乏制衡的情況下，殘忍無情地要弄著可觀的權力，只為了滿足他個人權力的飢渴。

會面的那天晚上，密特朗又到位於奧塞堤岸（Quai d'Orsay）的外交部來跟我們共進晚餐；這是許多年來沒有法國總統再做過的事。他顯然已經決定，如果跟米洛塞維奇的協商有所進展的話，他咬著牙也要解除制裁。他用張力十足的措詞毫不含糊地鋪陳法國的立場。如果凡斯—歐文和平計畫能被接受：「那麼我們就得儘快地解除制裁措施，能早一天就要早一天。」他承認，這種立場無疑會遭到某些陣營的反對，所謂某些陣營他是說美國。但是密特朗將會在檯面下動用他一切的關係讓其他人如柯爾總理一起來支持解除制裁。「法國會努力爭取解除制裁，也一定會贏」。密特朗很清楚地理解到，米洛塞維奇對於解除制裁有多麼在乎。密特朗是對的。因為六星期之後，四月二十五日，米洛塞維奇顯然為了試著躲開制裁而同意凡斯—歐文和平計畫當中波士尼亞的穆斯林所能接受的修正條款。不幸的是，波士尼亞的塞爾維亞人在他們位於比耶吉納（Bijeljina）的議會上否決了這一塊，於是塞爾維亞又合理地受到了更嚴重的制裁。

在巴黎的那天晚上，密特朗讓米洛塞維奇無法再懷疑他們提出的條件，但是他也清楚指出，風險在於米洛塞維奇有可能錯失這次機會，因為他必須在很短的時間之內下決定。密特朗坦白的承認，幾個星期以後，他就會失去在法國國民議會裡的多數優勢，他的政治力量將只剩下眼前的六成。屆時他要再就解除制裁問題說話就困難許多。密特朗這時是一個在兩個月後就將遭受嚴重疼痛、需要服用大量止痛劑的病人。他此時的演出可以說是精彩而令人激賞的。某種面向上，這是密特朗個人在國際事務上最後一次的重大投入。這是一個壯舉。

左右共治

如密特朗對米洛塞維奇所預測的，法國社會黨在三月底的國民議會選舉裡遭到嚴重挫敗，只獲得百分之二十點二的選票。社會黨的國會黨團成員從二百八十二人降到七十人，這是自從一九七一年社會黨改革以來的最低紀錄。密特朗總統任內最後一位社會黨首相皮埃爾．貝雷戈瓦（Pierre

Bérégovoy）下台了，換上來的是右派的愛德華．巴拉迪爾（Édouard Balladur）。

在他第二次左右共治的期間裡，密特朗換了一種很不一樣的方式出牌，新任首相的性格是關鍵因素。在與席哈克共治的時候，一直上演著爭奪控制權的戲碼，但是跟巴拉迪爾時，他們卻發展出一個相敬如賓的伙伴關係。我在一九九三年四月二十七日與巴拉迪爾見過面。他是一個極有才智的人，法國防衛部參謀長海軍上將賈克．蘭沙德（Jacques Lanxade）提醒過我，他做事一絲不苟，對於法國部隊在南斯拉夫任何進一步的投入都極端審慎。密特朗新任的外交部長阿蘭．朱佩（Alain Juppé）跟席哈克走的很近，有一種摩登、舒緩的談話風格，跟他比較起來，首相巴拉迪爾的每一個姿勢都是經過仔細計算，也十分拘束的。

巴拉迪爾知道，就算總統即將死去，法國政府仍可以繼續有效地運作，只要總統與首相的想法彼此契合就行了。這是他的親身體驗。他曾經在龐畢度總統手下擔任過艾麗榭宮祕書長直到龐畢度過世。有一次龐畢度發作劇烈疼痛，他對巴拉迪爾說：「讓我一個人在這裡。我不想你看到我哭出來。」這讓巴拉迪爾感傷不已。巴拉迪爾也知道，龐畢度在死去之前離辭職只有一步之遙，也承諾過很快將對他的人民發表演說。他說：「我將對法國人民講話。我有事情要告訴他們。」然而他從來沒有時間做這次演講；一九七四年四月二日，他在任期上過世了。

巴拉迪爾的挑戰是，要利用首相的優勢建立起他的聲望，好讓中右政黨聯盟推派他自己而不是席哈克出來競選總統。（在這次左右共治裡，有一段時間巴拉迪爾的民調一直上升，席哈克則呈下跌走勢，看起來好像巴拉迪爾將會出線擔任總統候選人。但是結果是，席哈克運用了他所有的政黨政治手腕以及他作爲巴黎市長的地位，富有技巧地擊敗了巴拉迪爾，成爲中間與右派政黨聯盟的候選人，於一九九五年五月參加並贏得了總統大選。）一九九三年，巴拉迪爾需要一切他所能運用的時間。在他的《在馬提尼翁府的兩年》（*Deux ans à Matignon*）裡，巴拉迪爾如此描述密特朗：

在我的印象中，法國民眾對總統的疾病非常重視。關於他的病，我所知的一切都是他告訴我的。他常對我提到他的病，有時很詳細。他知道他可以信賴我的審愼，也相信我不會利用他身體的病痛來獲取個人或政治上的利益。那樣做會讓我覺得很可恥……我還想加上一句：如果我眞的用惡劣的手段來對付一個病重的人，我無法爲自己感到光榮。[11]

密特朗跟巴拉迪爾合作良好，這是他先前跟席哈克左右共治時不會願意的事。《世界報》（*Le Monde*）的主筆在一九九三年七月十六日寫道：

密特朗這一次實現了左右共治的完美理論。這理論建立在一個簡單的原則上：不要把意見不合轉變成衝突。他們可以把差異表達出來，可以提出批評，但是不要成爲權力鬥爭的武器，像一九八六年所發生的那樣。[12]

從艾麗榭宮的角度，祕書長韋德里納的看法十分正確，他說：右派執政的左右共治對密特朗來說是一個福音，因為有許多的總統職權被交到了首相的手裡。「我們覺得很滿意。馬提尼翁府的人馬展現了善意。巴拉迪爾跟巴奇爾（Nicholas Bazire，巴拉迪爾的幕僚長）本來輕易就能架空我們。但是說也奇怪，他們對待我們非常公平。」[13]

密特朗在三月裡對米洛塞維奇計算過在即將來臨的一九九三至一九九五年的左右共治裡他會喪

失多少權力，到了一九九三年五月時，他的健康惡化的很厲害，所以他的權力也因為健康關係逐漸地消逝。那時他每天早晨從他的公寓出門到艾麗榭宮後就會直接躺到床上，然後當天大部分的時候都下不了床。

所以不令人訝異地，密特朗從那時起在法國的外交與內政政策上扮演的角色就非常有限。[14]從一九九三年五月起，在前南斯拉夫解體的議題上，他個人的參與比起先前是少得太多。在一九九三年四月與五月間，當我為和平協議發聲，立場也從和平協商移轉到軍事強制執行時，我都無法喚起密特朗的注意。他這時關注的焦點很自然地已經變成他個人對死神的戰鬥。

我們現在已經無法確知，如果他健康良好的話，他會不會堅持強制執行雅典和平計畫。這個計畫被波士尼亞的塞爾維亞人拒絕，但是從過往歷史上看來，他有可能會堅持。他不只在一九九一年了解到有必要對庫德族進行人道干預，甚且在一九九二年六月，在沒有事先知會任何其他歐盟國家的情況下，戲劇性地飛往塞拉耶佛，甘冒一定程度的人身危險，成功爭取讓機場保持開放。左右共治的政治柵欄應該不會把他擋住。在他與巴拉迪爾與朱佩所約定的條件下，如果他要讓法國支持強制執行雅典計畫，他們應該不會阻擋他，外長朱佩甚至可能支持他。然而法國、英國與美國都沒有大力支持一連三個和平計畫——一九九三年五月的凡斯–歐文和平計畫、一九九三年十二月的歐盟行動計畫（EU Action Plan）以及一九九四年夏季的連絡小組計畫（Contact Group Plan）。（有人認爲法國的右派政府在巴爾幹半島問題上比左派政府更積極地想要動用軍隊。見 Brian C. Rathbun, *French Party Positions on Humanitarian Intervention*, Washinton, D.C: Brookings Institution, 2003。但是在巴拉迪爾與朱佩在位的時候，這種說法是不正確的。席哈克總統是否符合這種說法，就比較難判斷。撇開他早期傾向動武的政治修辭，在他於一九九五年五月七日當上總統之後，波士尼亞的局勢發展非常快速，而且是當年七月的斯雷布雷尼察大屠殺〔Srebrenica Massacre〕才終於震驚了柯林頓政府，促使他們採取了政治與軍事行動。譯按：斯雷布雷尼察是波士尼亞境內的穆斯林居住區，一九九三年被聯合國劃定爲安全保護區。塞爾維亞軍隊企圖將該地清洗爲塞爾維亞的領土，強行進入該區並屠殺了七千至八千名的波士尼亞穆斯林。這是二戰以後歐洲最大的屠殺事件。海牙刑事法庭將這場屠殺認定爲種族滅絕事件。）

密特朗失去了積極干預的熱忱之後，南斯拉夫不是唯一遭受損失的地方。若是密特朗健康一點，應該會敦促巴拉迪爾與朱佩，請他們在聯合國安全理事會上同意聯合國指揮官羅密歐・達萊爾將軍（Roméo Dallaire）的請求，准許派出六千人的部隊來阻止一九九四年發生在盧安達的種族屠殺事件。而且如果法國在聯合國採取了更負責的積極干預立場，或許能克服英國與美國的消極意願，聯合國可能在一九九三年派出更大規模的部隊到盧安達，那麼八十萬在暴行中喪生的盧安達人的性命就可能被挽救。[15]

密特朗給盧安達總統哈比亞利馬納（Juvénal Habyarimana）的胡圖族（Hutu）政府提供武器、人員訓練以及政治支持，因此他在法國內部受到嚴重的批評。一九九四年一月，達萊爾（Roméo Dallaire）請求當時的聯合國維和部隊指揮科菲・安南（Kofi Annan）准許襲擊盧安達軍方的軍火庫，但是遭到拒絕。[16]哈比亞利馬納在一九九四年的一場飛機失事中喪生之後，胡圖族開始大規模屠殺圖西族（Tutsi）。許多評論家觀察到，密特朗總統與巴拉迪爾首相表現出妥協退讓的樣子，遲遲不做出回應。法國的維和任務「綠松石行動」（Operation Turquoise）沒能阻止殺戮，而且依照盧安達的圖西人所說，法國人當時甚至建立了一個緩衝區，讓胡圖族的兇手得以逃逸。

我情願相信，密特朗是因為受到疾病的影響才在盧安達與南斯拉夫問題上如此決策。而且這是有理由的。生病中的人常常為不願冒險，對採取行動感到猶豫，寧可先看看事情如何發展，而不願先插手干涉。話說回來，沒有人能真正確定密特朗的心思。越是考察他的行為與動機，就越能發現他深藏於心底的雙重情感與矛盾。我們如果把他最後的無所作為歸因於他的疾病，也許只是因為沒有什麼證據顯示裡面有他的算計。

臨死之際

密特朗的疾病公開之後，病情的種種轉折以及治療的過程古博勒醫師都有詳細紀錄。不過從一九九三年五月起，當密特朗的病情加重時，紀錄就開始少了些。在十一月裡，紀錄更是稀少。密特朗接受過各種不同的治療組合，因為不同的醫生與外科專家意見都不一樣。然而古博勒不再是備受信賴的醫生，不再能肯定他與病人之間的關係。不過，醫生之間的種種爭執以及一直改變的療法，對於密特朗每況愈下的健康並沒能帶來多少改變。

然而他的治療裡有一個面向是值得加以強調的，那就是密特朗使用了疑問重重的另類療法。這可以拿來跟甘迺迪總統的案例互相比較：甘迺迪有一段時期也對可疑的「包你嗨醫生」雅可布森十分依賴。當密特朗的健康日漸惡化，他對身邊的醫療顧問也就失去了信心。許多人在這樣的情境下忍耐不住，密特朗的情婦安娜·潘若也開始尋找旁門的意見以及另類的治療法。他的哥哥羅伯特也研究美國的醫療圈，希望能找到某些新的治療途徑與特效藥。

根據此時被邊緣化的古博勒所言，有一位米爾科·貝爾楊斯基醫師（Mirko Beljanski）加入了治療。他曾任巴斯得機構（Pasteur Institute）的研究員，拿過科學博士，在另類醫療的執業者之間享有盛名。菲利浦・德・居培（Philippe de Kuyper）醫師也是一位另類醫療執業者，他也曾被請進艾麗榭宮。古博勒概括描述了這個特殊爭鬥的雙方（但當然還有其他許多的鬥爭）：一邊是傳統的醫學，如他自己與史台格醫師，另一邊則是採取另類醫療的居培與貝爾楊斯基醫師。貝爾楊斯基的療法使用從天然成分裡萃取的無毒分子。這些分子再與放射線治療搭配使用，以保護病人不受到放射線治療的副作用傷害。居培認為貝爾楊斯基的產品是市面上最好的，也讓他的病人使用，但是他拒絕證實他是否也拿這些產品用在密特朗身上。總統顯然在一九九四年十二月在貝爾楊斯基的家裡見過他，雖然聖艾蒂安（Saint-Étienne）法庭上曾經有過關於他醫療與用藥的合法性的訴訟。該案於一九九五年四月宣判後，貝爾楊斯基的非營利機構就解散了。

雖然他再度開始接受荷爾蒙治療跟放射線治療，但是也一直嘗試各式各樣的順勢醫法與另類醫療。然而密特朗的狀況還是越來越壞，此時他一天中有許多時間都在床上度過。在一九九四年十一月裡，古博勒仍然伴隨總統前往接受各種治療，但他已經不抱太大希望了。其他醫生對他的敵意日漸升高，總統的醫療方式又互相扞格。古博勒這時已經確定一件事，總統已經沒有能力遂行他的職責，也已經不再履行法國人民透過選舉責令他完成的義務了。到了十二月，密特朗的聲帶受到波及，說話非常困難。古博勒簽署了他最後一次的半年健康公報；他仍然沒有揭露總統失能的全部真相。實際上來說，從這一刻起，古博勒就不再是總統的私人醫生了。

一九九六年一月八日，離職後八個月，密特朗在睡眠中過世，享年七十九歲，在這之前他已經決定停止接受治療。他此時的醫生尚—比耶・塔洛（Jean-Pierre Tarot）先通知了潘若以及他們的女兒馬札莉娜，然後才知會丹尼爾麗以及他們的兒子。

密特朗死後不久，古博勒打算出版一本書，內容是描寫他擔任密特朗醫生期間的事情，但這本書被禁止出版。丹尼爾麗與她的孩子向法國法院提出控訴，而法院裁定古博勒的書嚴重侵害密特朗的家庭隱私。法院禁止此書繼續銷售，違犯禁令售出的每一本書都要課徵罰款。法國法律承認隱私權至少已有一百五十年。一九七〇年時，法國在民法典的第九條裡對隱私權做出了法律上的描述：「私生活得到尊重是每一個人都有的權利。」這種權利在死後仍然存在，家庭成員可以為死者主張隱私權保護。公眾人物的私生活也不例外。

然而法庭的禁令發布後幾個星期，這本書的英文版被放上了網際網路。在一九九六年三月時，這本書可以在美國的許多網站上找到，法國網路使用者當然也讀得到。法國上傳這本書的網站被關閉之後，法國民眾就透過美國的伺服器閱讀，這等於是違犯自己國家的法律。我最早是在網路上閱讀了古博勒書的英文版，我在本書中大量使用與引用的也是那個版本。此外我還補充了直接與古博勒談話所得的內容。

古博勒應該在密特朗死後這麼快就把掩蓋疾病機密的事情寫出來嗎？大體而言，我相信他應該這樣做，但是比較好的作法是，他應該先發表在醫學期刊上，這類發表需要同行評審（peer review），這會給他帶來一些限制、保留以及保護。圍繞在密特朗疾病周遭的事實被揭露以後，醫學倫理中一些深層而根本的問題變得非常醒目。希波克拉提斯誓言今天仍然指導著醫生的行為，那麼這誓言真正要求了些什麼事？我們的社會珍視這些準則嗎？如果答案是肯定的，那麼這社會準備做些什麼來幫助醫生遵守這些準則？特別是，私人醫生一方面扮演了病人的私人顧問的角色，另一方面在實務上也是病人對外發言的代表（在許多國家裡這種做法越來越普遍），我們能夠把前面的角色保留下來，但是把後面這個實務功能給廢除掉嗎？這些種種問題我們將會在第八章裡檢視。

最後，古博勒出書被證明無罪了。二〇〇四年五月，歐洲人權法院（European Court of Human

Rights）認定，法國法院決定禁止古博勒著作的散布是違犯了歐洲人權公約的第十條。

密特朗的遺產

密特朗死後一年，在一九九七年一月，我受邀在巴黎一場為期兩天的研討會上講話，這是聯合國教科文組織為了追念密特朗的生平所舉辦的。一九六六年以來，我在法國政壇最緊密的朋友就是米歇・羅卡德（Michel Rocard），到現在也還是。他是一位成功的社會黨首相，但是深受密特朗的憎恨。早在一九九三年三月，密特朗在《費加洛報》（*Le Figaro*）上曾輕蔑地列舉了他選定的接班人，依順序是德洛、李歐塔（François Léotard）、巴爾（Raymond Barre）、席哈克、他的狗、最後是羅卡德！密特朗故意有系統地摧毀社會黨裡所有可能的繼任者，愉快地把位子交給右派的總統席哈克；他一直都說，席哈克有很大的功能，幫助他擊敗喜歡中央極權的德斯坦」。

我講話的時候並沒有假裝我是立場公正的。然而，在認識他三十年以後，而且充分注意到與他有關的種種陰謀、操弄以及甚至腐敗，我承認在密特朗這個人身上，有一種恢宏的氣度與優美的風格。我讚賞他在最後幾年裡的行為充滿尊嚴與勇氣，也欣賞他在一九九五年五月處在殘酷疾病的末期時，把總統職位交出去的漂亮身影。這給那些在法國之內與之外關注他的人心裡留下了無法抹滅的記憶，也正面地影響了人們對他整體功過的觀感。

在他逝世十周年紀念時，韋德里納說：「法蘭索瓦・密特朗給人留下強大與成功的印象。他讓所有人傾倒。」密特朗的許多對手已經發現一件事：當他們試著往前翻新一頁，卻發現——用密特朗的話來說——「這不是你隨便可以撕掉的一頁」。他作為總統時的優勢領導、他的政治成就以及他對癌症超乎尋常的戰鬥，都使密特朗在法國仍然是一個影響遍及各個角落的人物。

密特朗擔任總統的紀錄整體來說，在法國之內、在歐洲以及在世界上都展現可觀的成就。歷史會記下他是如何處理兩次的左右共治。他堅持留在位置上實踐了他的企圖心，成為法國從拿破崙三世以來服務最久的國家領袖。

法國仍然在消化密特朗執政時的複雜、傑出、矛盾、無情以及繁複。他維持機密的習慣以及保護政治人物隱私的法律現在都得到仔細的審視。同樣被仔細關注的是密特朗的一個承諾：法國要不斷與歐盟進一步整合。雖然為時尚早，但這個承諾似乎為薩科奇總統所認同。密特朗對他的傳記作者喬治—馬克・班納穆（Georges-Marc Benamou）說過，他是「最後的總統」；一部關於他的影片也以此為標題。究竟在這個全球化的世界與整合的歐洲裡，密特朗會不會是最後一個真正能夠完全代表法國這個民族國家的總統，要取決於關於歐洲整合那場辯論的結果，很大程度也取決於薩科奇會不會改變方向。

密特朗最親近的顧問賈克・阿塔利在二〇〇六年席哈克仍是總統的時候說過：「法國今天不再是一個真正獨立的國家，但也還不是全球化歐洲國的一部分。我們現在處在一個界定不清的狀態裡。許多人渴望一個君主，要求一個更強大的總統。」關於他的昔日的老闆，阿塔利的意見十分清楚：「法蘭索瓦・密特朗是法國最後一個國王。」[17]

7 布希、布萊爾與伊拉克戰爭

狂妄與無知讓小布希貿然行動，那些在海外的、更該關心的嚴重問題，他卻視而不見。

——史帝芬．格勞巴德（Stephen Graubard）1

布萊爾這時看似一個政治巨人，半邊是凱撒，半邊是彌賽亞。但是當伊拉克的局勢開始呈現糾結與混亂，他又以同樣的幅度變成一個孤立無援、失去保護的犧牲者，還因爲陷入「金錢換爵位」的醜聞而被打上恥辱的烙印。布萊爾跟在他之前的勞合．喬治與柴契爾夫人一樣，忽然發現英國政治並不輕易接受拿破崙的統治風格。

——摩爾根勛爵（Lord Morgan），評論東尼．布萊爾二〇〇一年在工黨大會上發表的演說2

美國總統喬治．布希（George W. Bush）與英國首相東尼．布萊爾兩個人，在決定發動伊拉克戰爭以及處理戰爭後續發展的過程中，清楚地演示了狂妄症候群上身是怎麼一回事。我做這樣的詮釋，證據一方面來自於目前已經公開的大量資訊，這些資訊說明了這場戰爭是如何發生的；但是另一方面，特別關係到布萊爾，證據還來自於我就此事親身與他的交涉，時間是在一九九八年到二〇〇三年之間。這一章跟本書其他章節的案例研究（第三至六章）有所不同，先前的章節對於所描述的歷史時代，有較大的觀察距離與縱深。

東尼・布萊爾

雖然伊拉克戰爭在壓倒性的比例上是由美國主導的行動，但是我相信，先討論布萊爾從一九九七年五月掌握大權時起（比布希總統進入白宮早三年半），在處理伊拉克問題的方式上有怎樣的演變，會是一個有意義的談法。我第一次與布萊爾討論重大議題，是在一九九六年七月十五日在他家裡，當時他是在野黨領袖，討論的議題是我是否願意公開支持新工黨。我第一次與他討論伊拉克問題是在一九九八年三月二日在唐寧街官邸；為了讓他知道我對薩達姆・海珊政權的深刻感受，我送給他一本由約拿珊・藍道爾（Jonathan Randal，華盛頓郵報資深的戰地通訊記者）所寫的關於庫德族的書。這本書說出了我當時對庫德族問題的深刻關切，也說明了為何我相信西方民主國家長期所忽略的對庫德族處境的處理，已經變成如此關鍵的問題。我希望布萊爾的幕僚長約拿珊・包威爾（Jonathan Powell）能讀一讀這本十分精彩的書，因為這本書為將來指出了許多問題。比如說，書中討論了一九九一年在擊敗伊拉克部隊之後，其事態的後續發展卻是問題百出。藍道爾寫道：

> 美國的計畫是由頭腦簡單與拳頭政治兩個元素拼貼起來的，有很多戰術卻欠缺戰略，表面上看起來前後一貫，卻建立在一些未必成立的奇特假定前提之上。從一九九〇年八月二日起，當伊拉克入侵並佔領科威特，到次年的三月底薩達姆・海珊鎮壓什葉派與庫德族暴動時，這當中所發生的所有事情，若我們考慮到美國是如此計畫，也就都不令人感到訝異。[3]

在那次會面之後，我於十一月十二日寫了一封信給布萊爾，重申我會面當時所表達的關切，主張我們需要一個政治策略來納入庫德族的力量，以協助推翻海珊。布萊爾的回答是：「我們工作的目標並非推翻薩達姆．海珊及其政府。我們沒有立場來指定誰應該擔任伊拉克的總統，不管我們多麼希望看到巴格達能有一個不一樣的政府。」這個回答具體而微地點出了英國一個特別的問題：歷任英國政府都覺得，在就外國政權更替問題發言時，措詞必須遵守聯合國憲章——但這是建立在一種對憲章特別缺乏彈性的詮釋之上。這樣的立場需要被重新檢視。

一九九八年十二月，在聯合國的調查人員由於海珊的拒絕配合而撤離伊拉克之後，美國與英國對伊拉克境內目標發動了一次為期四天的轟炸行動。英美在這次軍事行動中所主張的法律基礎，跟先前一九九三年與一九九六年時，以及日後的二〇〇二年與二〇〇三年時相同，都是聯合國大會於一九九〇與一九九一年通過的決議案，此外還加上聯合國安全理事會的一二〇五號決議案。在這次閃電轟炸開始後的第三天，一九九八年十二月十八日，布萊爾請我到唐寧街十號用晚餐。這次邀請的主要原因，是布萊爾希望說服我放棄建立一個跨黨派的組織——後來稱為「新歐洲」——其立場是反對英國加入歐元。但是我們也花了一些時間討論伊拉克。他此刻的心情跟兩天之前已經很不一樣：據稱兩天之前當他與夫人以及兩位好友共進晚餐時，他看上去「明顯頗為焦慮」。4

但是在十八日的晚餐上，同樣是雙方夫人都出席的場合，我注意到他顯得輕鬆，幾乎是高枕無憂的模樣。他出任首相一開始就很順利，特別是在處理北愛爾蘭的問題上；種種跡象顯示他會成為一位成功的首相。那天他並沒有不恰當的亢奮言行，也沒有請求離席去掌握發動攻擊的最新匯報。我覺得他冷靜、理性，沒有絲毫的狂妄。他願意跟我討論伊拉克境內佔多數的什葉派穆斯林、庫德族人以及什葉派穆斯林之間錯綜複雜的關係，但只能談到某個程度；他對這些事情的知識並不十分豐富，顯然也還沒讀過藍道爾的那本書。我們都同意，目前的狀況海珊還能夠維持權力，這是令人完全不能滿意的。我們對於聯合國的相關限制也都感到挫折；布萊爾認知到，在形式上他只能在這些限制之內操作。關於伊拉克政權更替問題，美國國會此時已經以壓倒性的多數通過了《伊拉克解放法案》（Iraq Liberation Act），而柯林頓總統並未動用否決權。法案中所稱對美國最大的威脅，並非大規模毀滅武器，而是海珊繼續掌權。法案裡對大規模毀滅武器著墨不多，雖然我們兩人都相信伊拉克仍然擁有這些裝備。

美方與英方在這次行動中針對伊拉克境內目標一共投放了超過六百顆炸彈，發射了四百一十五枚巡弋飛彈，並且根據估計，殺死了伊拉克共和國衛隊一千四百名成員。被攻擊的目標包括部分核子設施；後來的評估是，海珊的核子武器計畫因此延遲了兩年的進度。[5]國會所通過的要促成伊拉克政權更替的法案，柯林頓雖然堅定支持，但他卻從未傾向授權全面性的軍事行動來達成此一目標。美國輿論的意見並不支持在伊拉克地面上再次發生戰爭。一九九九年二月，柯林頓的彈劾案雖未通過（由於與莫妮卡．柳文斯基發生性醜聞），但也削弱了他的聲望以及號召美國人民行動的能力。當柯林頓在決定該如何回應奧薩瑪．賓拉登以及蓋達組織（al-Qaeda）對美國日漸增加的威脅時，這或許也是一個左右他決策的因素。在北約方面，在可預見的一年之內，軍事行動的第一優先都是科索沃。

我下一次與布萊爾談話是在科索沃危機期間，當時北約正忙於對塞爾維亞實施空中攻擊。一九九九年四月十六日，布萊爾首相出乎意料地撥電話給我，想跟我做一次詳細的長談，討論他對局勢惡化的憂慮。塞爾維亞的軍隊很大部分仍未受到北約轟炸的影響；而他想跟我談一談我已經公開表達過的觀點：我們應該一開始就啟動北約的地面部隊。我這些看法與季辛吉相左，也曾經被當時的英國國防部參謀長查爾斯．古特里將軍（Charles Guthrie）在一篇文章中點名批判。[6]這多少是有點悖於慣例的，因為參謀長不應該有政治化的發言；這是個雖然微小但不容忽略的警訊。柯林頓的軍事顧問顯然讓總統以為可以用威脅的方式讓米洛塞維奇退縮，如果他不退縮的話，來一次四十八小時、最多七十二小時的轟炸就能搞定他。[7]結果最後北約花了七十八天進行空中轟炸，而且更重要的是，還需要葉爾欽的強力介入才讓米洛塞維奇同意撤回塞爾維亞的武裝軍警。他們離開時極不情願，也從未承認是軍事上的敗退。

電話開始不久我提醒布萊爾，我人在柏林，使用的是公共線路。布萊爾笑了出來，他說他希望每個側聽的人都知道他的焦慮何在。他是出奇地坦率，我們進行了一場熱烈的討論。然而這是我第一次留意到他的音調裡有一種亢奮的味道。不久之後布萊爾與柯林頓之間產生了實質的緊張關係，因為他們對於是否需要準備派出地面部隊意見不同。四月二十一日，布萊爾對國會說，地面部隊是一個選項。

次日布萊爾在芝加哥發表了一場演說，演說中他試著界定一件事：英國「應該在什麼樣的狀況下積極地介入其他民族的衝突」，以便捍衛英國信奉的價值。先不管布萊爾的論點有何正確或錯誤之處——事實上那些觀點我大多也都同意，真正令人驚訝的是，為了這場如此重要的演說，白廳內部事先所做的研究與準備是如此之少。演說是由一位研究戰爭的教授勞倫斯．傅利德曼（Lawrence Freedman）起草的，當他看到布萊爾近乎原稿照用也感到意外。外交部與國防部只做了微乎其微的貢獻。

科索沃戰爭造成的一個有害副作用，就是讓布萊爾在處理外交事務時，開始展現出自信滿滿的氣勢以及個人主導的風格。科索沃是布萊爾第一次在重大的國際危機裡遭遇到的考驗，過程中出現的一些徵兆，顯示他毫無疑問開始有狂妄的態度。在參訪難民營時，他接受英雄式的歡迎。有一次柯林頓生氣地叫布萊爾要「自我控制一下」，別「儘朝國內表演賣弄」。[8]他開始在自我評價中展現出過度的傲氣。柯林頓的助理嘲笑布萊爾「講起話來有邱吉爾的口氣」。[9]一位時常見到他的官員說：「東尼做太多，做過頭了，把自己估得太高。」[10]一位柯林頓的助理暗示，布萊爾「在他的麥片早餐裡撒上太多的腎上腺素」。

值得注意的是，在討論到躁狂或狂妄行為時，腎上腺素（Epinephrine，英式英文為 Adrenalin）這種由腎上腺髓體分泌的荷爾蒙總是一再地被提到。但是如果在這兩者間有任何連繫的話，那也是透過情緒雙重因素理論才能解釋的複雜關係，意思是說，腎上腺素可以製造生理上的激勵作用，但還是需要思想或認知的過程來詮釋這個激勵有什麼意義。[11]

自從我與布萊爾的那次電話討論之後，我開始體會到，他的領導風格是多麼地個人化，跟我見過的詹姆斯・卡拉漢擔任首相時所採取的分寸嚴謹與步驟井然的風格是多麼地不一樣。布萊爾喜歡說自己是追隨柴契爾的領導風格，但此一宣稱在許多面向上都不正確，特別是當我們觀察她處理福克蘭戰爭時精準的手法。跟布萊爾不同，她對自己的政治哲學有一種令人敬畏的堅持，而且她對細節的關注是出了名的。但是最大的差異，還在於當上首相時她已經是一位老手，先前在哈洛德・麥克米蘭與愛德華・希思所領導的政府裡已經服務過許多年。相反地，當布萊爾走馬上任時，他是英國繼一九二四年的蘭姆塞・麥克當諾首相之後最缺乏行政經驗的首相——這兩人在進駐唐寧街十號之前，都不曾擔任過任何部長的職務。事後來看，經驗不足對布萊爾施政表現所造成的損害，比我一開始想像的還要嚴重。

更甚者，布萊爾在經營管理上沒有受過任何正式訓練或有過什麼經歷。他試著彌補這個缺口的辦法，是跟管理學大師請益；而根據《今日管理》（*Management Today*）一篇文章的說法，他似乎想要做得像一位企業總裁：「腳步迅捷，思路充滿彈性，能快速做成決策，而且這些決策常常無需繁複的準備，可以在悠閒之間、在沙發上、一手端著拿鐵另一手抓著手機就指揮若定，經營著大英國協股份有限公司，像在經營一家城市投資公司一樣。」[12] 但是，首相的角色並非企業總裁，英國政府也不是一間為股東謀取利潤的商業公司。

跟布萊爾一樣，柴契爾也尋求把更多權力集中到十號官邸裡來，但她是在既有的內閣架構裡推動這件事。即便柴契爾相當倚仗一位私人外事顧問，但是查爾斯·包威爾（Charles Powell，當時的內閣祕書長與現役外交官）仍然是一號獨立而有力量的人物。相較之下，布萊爾選擇的作法卻是在制度上漸次地摧毀內閣系統。他先是任命了政治性格強烈的約拿珊·包威爾（查爾斯的弟弟）擔任官邸幕僚長，然後違反慣例賦予他政務官的職權；發言人阿拉斯泰·甘貝爾（Alastair Campbell）的情形也是這樣。這樣的作法逐漸侵蝕了內閣祕書長的威望。此外，內閣的集體討論、集體負責的文化也被顯著地縮限了。後來在二〇〇一年贏得第二次大選後，布萊爾挾著勝選的旋風，未經國會的審核在外交與國防的事務上改變了內閣政府的運作基礎。這個在一次大戰期間發展起來的施政系統就這樣一口氣被掃到角落裡，事先連一個客觀與嚴肅的研究都沒有。這不叫政府的現代化，而叫狂妄的蠻幹與破壞；要負唯一責任的，就是首相布萊爾本人。

這個新的政府架構在布萊爾特意的設計之下，確保了首相在國際政策上能夠享有相當於美國總統的權力。在此之前，內閣辦公室處理外交與國安問題的程序，其設計都是為整個內閣服務的。但是從二〇〇一年夏天起，外交、國防與歐盟事務的主要官員及其幕僚都被重新整合到唐寧街十號——這個充滿政治氣氛的溫室——內的兩個祕書處裡。13 這兩個官邸祕書處的設置在政治上與技術上是只為首相一個人服務的。後來布萊爾也對聯合情報委員會做了差不多相同的更動，雖然他改變的只是聯情會的工作調度，而不是其官方隸屬。這個十號官邸內的新結構，目的是在使外交部與國防部及其相關部會首長的重要性逐漸降低。無法解釋的是，這個問題幾乎被媒體整個忽略掉了；布萊爾開始投射出一種成功首相的神奇魅力，擄獲了媒體的芳心。

在十號官邸的兩個祕書處成立後，過了幾個月就發生了在紐約與華盛頓的九一一恐怖攻擊；這時布萊爾就透過此一新架構，展現了他對此事非常個人化的反應。

喬治・布希

喬治・布希在二〇〇一年一月成為國家領袖，此前他從未擔任過任何聯邦政府部門的職務。雖然他確實當過德州州長，但是德州情況特別，其州長行使的行政權力比美國大多數州的州長都小得多。布希當選總統時，他一開始說他會任命優秀的人才、下放權力，並且讓他們為施政結果負責——他追隨的是哈佛商學院奉行的最佳作法；他曾讀過這間學校。這種統治方式正好是狂妄的反面。他在競選期間對外交政策的描繪也是如此：他說，他要讓美國以一種「強大但謙卑」的姿態立足於世界。

二〇〇一年二月十六日，布希同意美國與英國的轟炸機應該對伊拉克的雷達與指揮中心進行破壞——這是繼承自柯林頓總統過去八年所進行的現行政策。八月十日，美國與英國又對伊拉克三處國防設施實施轟炸。媒體對此只有十分收斂的評論。

究竟布希是否曾經真的想過要「在國外保持謙卑、不涉入他國的重建」，並且當一個權力下放、無為而治的領袖，這將永遠是歷史的謎團。不過在二〇〇一年九月十一日，也就是九一一攻擊之後，很明顯地，任何美國總統都不可能再這麼做。事發當時布希在佛羅里達的一所學校裡，當幕僚告知有一架飛機撞上紐約的世貿大樓時，他最初的反應是驚嚇，如他臉上的表情所示。攻擊發生之後，美國人民感到強烈的悲傷與憤怒，這表示他們準備放棄約翰・昆西・亞當斯於一八二一年擔任國務卿時所立下的哲學指導原則；此一原則長久以來為美國人所奉行，而越戰帶來的警告似乎證明這個原則是對的。亞當斯說：「美國並不到海外尋找怪獸來加以摧毀。它樂於希望所有人都得著自由與獨立。它戰勝與護衛的對象，永遠只是它自己。」但是當布希於九月十五日站在廢墟當中，抓起大聲公說：「那些把這些建築打倒的人，很快就會聽到我們所有人的聲音。」從這一刻起，他就稱自己為「決斷者」。他要當一個「戰時總統」，並視自己最優先的任務為動員美國人與準備作戰。他這麼做時，所使用的「反恐戰爭」這個語彙並不精確，甚至有點誤導，但是緊接在事件發生之後的情境裡，這是可以理解的，因為他需要讓他的國家振作起來，來面對那個由蓋達組織所代表的敵人。問題在於，沒有多久，他的自我形象跟著也誇大起來了。他發出豪語，一定要「把他們查個水落石出，讓他們屁滾尿流」，並且在九月十六日那天，他發誓要「除掉世界上所有作惡的人」。這不只是說說而已，而是真實地反應了他採取的方式。他視這場戰爭為軍事戰爭，就跟第一次與第二次世界大戰一樣。但是他（至少有好一段時間）沒有認識到，那些戰爭已經一去不復返，而眼前的戰爭，用英國將軍魯培特・史密斯（Rupert Smith）的話來說，是「在人民之間進行的戰爭」。14

那個要拾起武器走向國際的意志，在二〇〇一年九月十一日之後，又回到了美國身上。布希總統相當正確地把握了這個時機。首先，他選擇對阿富汗及其塔里班政府採取軍事行動，因為他們庇護了九一一的攻擊者——蓋達組織。先前就有其他問題重重的國家，如索馬利亞與蘇丹，跟蓋達組織有所來往；而阿富汗窩藏國際恐怖組織的行為，在九一一之前就已構成軍事制裁的原因，現在則讓美國更有壓倒性的理由用先發制人的行動來對付它。在蓋達組織對紐約與華盛頓的攻擊發生之後，世界主要國家中很少有人還會懷疑，作為第一步的回應，對阿富汗採取軍事行動有什麼不對。我們也應該記得，九一一攻擊並非針對布希個人的政策或行動而來，雖然今天世界上有許多人似乎是這麼想。它更不是對阿拉伯與以色列爭端的直接反應，而是源自更早的事件——當柯林頓總統積極介入巴勒斯坦領袖亞瑟爾・阿拉法特（Yasser Arafat）與以色列總理埃胡德・巴拉克（Ehud Barak）之間的和平談判時。

很多人容易忽視一件事實：賽繆爾・杭廷頓（Samuel Huntington）的《文明衝突與世界秩序的重建》（*The Clash of Civilizations and the Remaking of World Order*）早於一九九六年就在美國出版了，而論者對伊斯蘭基本教義派的爭論也已經熱烈地進行了好些年。蓋達組織本身曾經宣稱，一九九三年美國在索馬利亞時不敢在地面上跟它正面遭遇，而是選擇逃跑。這比布希登上世界舞台的時間還要早好多年。

在一九九三年二月，世貿大樓就已經是被選定的目標了：一輛裝載了一千五百磅硝酸尿素的有篷貨車駛入地下停車場，接著被引爆，導致六個人喪生。當藍茲・約瑟夫（Ramzi Yousef，他是蓋達組織關鍵人物卡力・謝克・穆罕默德〔Khalid Sheik Mohammed〕的姪子）在巴基斯坦被捕並且經查明參與了這次貨車炸彈攻擊時，警方發現他累積了大量的剪報。大量剪報意味著「名聲」（Renown），所謂三個R的其中之一；另外兩個R分別是復仇（Revenge）與反擊（Reaction）——這些是恐怖分子之所以採取這類行動的原因。[15]

一九九五年十一月，蓋達組織在沙烏地阿拉伯殺死了五名美國人，他們是美沙兩國聯合軍事訓練團的成員。這件事引起了各方對美國在沙烏地阿拉伯駐紮武裝部隊的矚目。[16]隨後不久，黎巴嫩真主黨（Hezbollah）在伊朗的奧援之下，用一部裝載了炸彈的卡車，對沙國首都利雅德城外的一處住宅區進行自殺攻擊，殺死了十九名美國人。之後是賓拉登發布了一個教法判決（Fatwa），號召所有的穆斯林加入一場聖戰，來把美國軍隊從沙烏地阿拉伯趕出去。

一九九八年八月七日，蓋達組織對位於肯亞首都奈洛比與坦尚尼亞首都沙蘭港（Dar es Salaam）的美國大使館進行卡車炸彈攻擊，讓美國既震驚又氣憤；柯林頓總統則以對阿富汗與蘇丹發射戰斧飛彈作為回應。結果美國國務院的一位資深官員接到了穆拉・歐瑪爾（Mullah Omar）的一通電話：他是阿富汗的塔里班政府領導人，電話裡他只是哈哈大笑。[17]

在布希當選總統之前不到一個月的二〇〇〇年十月，蓋達組織襲擊了停泊在葉門亞丁（Aden）港內的美國現役軍艦「柯爾號」（USS Cole）。此外，早在一九九五年，菲律賓政府就曾在一部被忘在飛機座位底下的筆記型電腦裡發現一個恐怖攻擊計畫，內容是如何駕駛飛機以衝撞美國的主要建築，如世貿中心大樓。

規畫者是卡力・謝克・穆罕默德，就是後來九一一攻擊的首腦。他在二〇〇二年三月在洛瓦平第（Rawalpindi）被巴基斯坦的安全官員逮捕，從對他的審問裡，發現他還有另外不下二十個針對美國的攻擊計畫，包括通訊中心、核能電廠、水壩、橋樑以及隧道。當時的中情局局長喬治・提納特（George Tenet）認為，如果給穆罕默德一般白領罪犯的待遇，在他宣讀憲法權利之後就立刻送到紐約受審的話，那麼這些額外的恐怖計畫就不會被發現了。[18]

在九一一之前，柯林頓政府就應該對蓋達組織採取更多緊急措施才是。布希於二〇〇一年一月二十五日就職，但是針對蓋達組織的主管會議——參加者有國家安全顧問康多莉莎・萊斯（Condoleezza Rice）、國務卿柯林・鮑威爾（Colin Powell）、國防部長唐納德・倫斯斐（Donald Rumsfeld）以及中情局長提納特——要到九月四日才第一次進行。

九一一調查委員會報告應該要停止找尋替罪羔羊以及用後見之明來討論，將近三千人在這次蓋達組織的行動中喪生了，究竟是柯林頓政府還是布希政府要負較大的責任。他們的答案是，兩個政府都很失敗。不過布希有個值得稱許之處：九一一剛發生之後，在仇恨高漲的情況下，布希對居住在美國許多愛好和平的穆斯林發表溫暖的談話，試著讓他們鎮定下來。他也沒有重複小羅斯福總統在珍珠港事變之後所犯的錯誤：當時羅斯福拘留了不少日籍人士，但是布希沒有這麼做。

布希與布萊爾與日俱增的狂妄症

一個恐怖組織竟有能力在美國兩個最重要的城市裡製造出如此重大的破壞，這毫無疑問是前所未見的。布希以及布萊爾據此宣稱，這表示他們現在所面臨的挑戰是人類史上從所未有的。這種說法很快就變成布希與布萊爾在九一一之後發表談話時一個特殊的重點：他們現在所生活的世界，從定義上來說，跟從前的領袖們所生活的世界幾乎已經不再是同一個；他們面臨的問題從某種角度來說勢必更大也更具挑戰性——不過，任何人只要稍微思考一下第二次世界大戰以及隨後冷戰時期的核武對峙給戰後世代的領導人帶來何等艱鉅的任務，就知道上述這種宣稱誠屬可笑。這兩位先生使用的語言與修辭開始染上激進狂熱的意味：言談中微妙的差異與修正日漸稀少，簡單的陳述與確定的語氣則越來越顯著。

即便進軍阿富汗有正當理由，但是布希從這場戰爭一開始，就漸漸顯現出狂妄症令人憂慮的徵兆。首先，布希從頭就嚴重低估了一個問題：在完成入侵任務之後該如何控制這個國家。再者，布希專注於使用軍事手段來對付世界恐怖主義的新面向，卻沒有向穆斯林社會尋求支持，這使得蓋達組織得以繼續在他們之間運作，並獲得了更大的力量。[19]這種戰爭心態使他沒能正確考慮其他長期既有的方式，來跟這些國內不穩定、時常窩藏恐怖分子的國家打交道。事實上關押囚犯的新手段（比如關塔那摩拘押營）以及引渡措施，反而助長了恐怖主義。在布希身邊主導行動的圈子裡，沒有人考慮到他們所採取的手段可能反而使他們想解決的問題變得更為棘手。這就是狂妄症候群的特徵。另一方面，可為布希及其顧問們辯護的是，在九一一之後，他們確曾真正地關切過既有的處理恐怖主義的方式，不過他們僅止於重新檢視當中的許多問題，卻並不優先予以採用。此外，對這些程序的重新檢視本來應該要與其他國家聯手進行，也應該自動納入負責相關領域的政治人物。但實際上真正更新了的，只是情報機關、政府律師與其他國家之間的祕密協定，完全繞過了國會的審查。（民主國家的政治人物也體認到，在九一一之後必須要做某些改變。下議院的外交事務委員會在二〇〇七年要求英國政府承認日內瓦公約「不夠清楚，也過於老舊」，並敦請政府設法「使公約得到適度的更新，以使得不對稱戰爭、國際恐怖主義、非法戰鬥人員以及被拘留人士的處置等新問題，能得到更適當的處理」。見 Foreign Afairs Committee, *Visit to Guantánamo Bay*, Second Report, Session 2006/07, HC 44.）

布萊爾在九一一之後不久的工黨大會上做了一場演說，演說中他向美國人民承諾：「我們一開始就與你們站在一起，也會陪你們走到最後。」這種令人瞠目結舌的語言，就是他染上狂妄症的一個警訊。布萊爾現在完全依靠十號官邸裡新設的祕書處，結果使他的決策缺乏客觀、正直以及集體性。他在處理二〇〇一年入侵阿富汗與二〇〇三年入侵伊拉克的後續發展時有許多錯誤判斷，表現也相當無能，這三項缺點在其中都十分突出。

以前當然也有過許多無能的總統與首相，但是布萊爾的無能屬於一種非常特殊的類型，而且在這一點上布希跟他有很高的類似性。這種無能是由狂妄的三個典型症狀所引發的：過度自信、無法停止的躁動以及疏於考慮細節。如果一個人對自己的信心，使他把決策權力完全保留在自己手上，不尋求諮詢，聽不進甚至輕視其他人的智慧——特別是當這樣的智慧與領導者自己的觀點相衝突時——這樣便是狂妄了。如果再加上停不下來的行動熱情，而且只靠粗略的觀感就準備出手干預，而沒有事先把所有相關的資訊做過詳細的研究，那麼，要避開嚴重的錯誤幾乎是不可能的事。這就是布希與布萊爾處理九一一後續事態的問題所在。他們的錯誤判斷，是源自於狂妄的無能。稍後我們將仔細討論這一點。

布希與布萊爾喜歡自詡為「大格局」的政治人物，自認深刻了解到，從二〇〇一年起，這整個世界——不只是阿富汗與伊拉克——必須用從根本上不同的觀點重新加以審視。不過實際上，如果用數個世紀的長期視野來看，這個世界在經過九一一事件之後並沒有根本地改變。但是非理性的元素確實增加了，可預測性也隨之減少。伊斯蘭的基本教義信徒在進行恐怖主義行動時，願意犧牲自己的生命；這提升了炸彈攻擊對人命的殺傷力，也使得手提箱式的簡易核武成為可想像的攻擊形式。這類「後九一一」的修辭要許多年後才逐漸冷卻下來。二〇〇七年四月英國政府正式宣布，將停止使用「反恐戰爭」這個字眼。

布希與布萊爾兩人對於過程與細節並未表現多少關注，對於事實也不是特別的尊重。在這個二人組裡，兩邊的權力雖然有巨大的落差，但是布萊爾用一件事彌補了他權力的弱勢：他流暢的口才與熱情的語言遠遠勝過布希。布萊爾在政治上的重要性，在於他強化了布希的信念與偏見：不只在入侵阿富汗之後，也在醞釀進軍伊拉克的期間裡。這就像感應性精神病（folie à deux，譯按：又稱二聯性精神病，或誘發型妄想症，指兩個關係親密的人當中，其中一人爲精神病患，另一個健康的人跟著染上患者的妄想。當患者痊癒，健康者的幻想會跟著消失）的一種類型。布萊爾跟柯林頓的關係對布希也頗為有用，這讓民主黨人跳進來支持戰爭，共擔責任。

柯林頓擔任總統時，布萊爾跟他的關係似乎非常好。不過布萊爾後來對他的一位助理說：「柯林頓說話不太可靠，但是布希答應過的事，都會認真到底。」[20]然而閱歷豐富的官員懷疑，布萊爾對於他與布希之間的關係可能是在自我欺騙。他們認為布希與布萊爾之間的對話欠缺真正的份量，兩人互相擺弄姿態的情況相當嚴重，並為此感到憂慮。他們指出，柴契爾夫人掌握雷根的程度，是布萊爾對布希從來辦不到的，而梅傑雖然在一九九一年波灣戰爭之前跟老布希總統來往的時間不長，在那之後卻能跟他建立相當深入的關係。

布萊爾的狂妄症有一個特殊的形式，就是他像著魔一樣地喜歡表現，需要把自己放在事件中最醒目的位置上。二〇〇二年時他寫給幕僚的一張備忘箋被洩漏出來，坐實了這種說法。在箋條上他要幕僚們四處看看，「找出兩到三個能吸引目光的新主張……而且要能夠跟我個人關聯起來，越明顯越好」。[21]為另一位工黨首相蘭姆塞．麥克當諾撰寫傳記的作家，對布萊爾十年執政有如下描述：

> 他的悲劇從根源上來說，是來自於一種智性的畸形化；在我們的公共文化越來越瑣碎的過程中，這種智性的畸形化就越來越盛行。用一個字來表達，就是「現在主義」（Presentism，譯按：指

把今天的觀點、立場、態度等，時常是盲目且未經批判地套在過去之上，並藉此衡量過去歷史的價值）……他對於時下流行的炫目風格的著迷，他侈談「新英國」與「少年國家」的蠢笨發言，以及他對專家見解的蔑視——這些人從過去歷史中所汲取的智慧遠非他所能及——全都是這個要命的症候群的一部分。[22]

九一一之後的世界，給布萊爾提供源源不絕的機會做這類吸引目光的新主張，讓他沉迷於擺弄誇張的姿態。在九一一之後，他的行程表可用狂熱來形容。他與外國領袖進行了五十四次會談，這是三十一次不同的旅途與四萬哩飛航里程累積下來的結果。

相較之下，布希安排他的行程比布萊爾有紀律，會堅持有足夠的睡眠時間，表現上也較能自制，不像布萊爾那樣狂亂。英國媒體受到十號官邸——現在配備了新的外交事務與國防部——的鼓勵，把英國在阿富汗戰事初期的參與程度向英國大眾做了誇大的描繪。不過英國其實只發射了幾枚巡弋飛彈，以及派空降特勤隊做了一點貢獻。除此以外，這次入侵從頭到尾都是美國的行動：中情局設定所有的主要參數，投入美金建立起北方聯盟（Northern Alliance）；五角大廈動用特種部隊與空中火力，以使得那些願意與塔里班政府戰鬥的阿富汗領袖獲得戰場優勢。但是布萊爾為了強化他在其中扮演核心角色的印象，在二〇〇二年一月月初飛到喀布爾，這時北方聯盟從塔里班手裡奪回這座首都才八個星期。布萊爾長期睡眠不足，雖然不久前在埃及度過一個假日，這時還是顯得筋疲力竭，精神上與體力上都是如此。[23]

布萊爾試著以同樣的節奏走過二〇〇二年以及二〇〇三年的大部分時間。他執意在任何事件中都要站到焦點上；這是針對英國媒體所做的努力，也得到媒體的加強報導。相對來看，美國的大眾輿論其實挺喜歡布萊爾輕鬆的風格，並且讚賞他的妙語如珠與表現技巧。因此對布希來說，讓布萊爾在伊拉克議題上顯得重要，對他自己也有好處。

布萊爾在二〇〇二年三月一封給坎特伯里大主教喬治・卡瑞博士（George Carey）的信上，把他的策略做了一個總結：

容我直說，在這些議題上，我是美國唯一真正會聽從的西方領袖。這是要付出代價的。這表示我對他們不曲意討好，不公開協商，以及我不列舉要求。這是在走一條非常困難與微妙的鋼索。當然，如果我從根本上不同意他們的目標，那我也得說出來……我的目標必定得是把美國人拉到一個有意義的伊拉克策略上，只在正確的情境下考量軍事行動，以及擴大這個策略的適用範圍，讓它也能用在中東和平進程、非洲，還有阿富汗。[24]

至此，英國的外交政策已經毫無遮掩地由唐寧街十號主導，而外交部則逐漸被置於一旁。英國駐華盛頓大使有一筆紀錄：「從九一一起到我退休的二〇〇三年二月底之間，外交部沒有撥過一次加密電話跟我實質地討論外交政策。但是相較之下，我跟十號官邸就有許多的連絡與討論。」[25]時時想在事件中站到目光焦點、就算實質上達成不了什麼也無所謂——布萊爾的這個狂妄毛病，在二〇〇六年於聖彼得堡舉行的八大工業國高峰會上仍然清楚可見。布希與布萊爾的某次談話，在他們不知情的狀況下，有一支麥克風忘記關上，外界於是聽到了這兩位領導者對彼此說了些什麼。透露最多訊息的部分是，布萊爾向布希提議，願意在黎巴嫩危機上做點穿梭外交的工作。布萊爾明白表示，他的構想是，他可以「去到那邊，說什麼都好」，就算他的部分什麼事都無法達成，也不會影響到之後美國國務卿萊斯預定的訪問。布萊爾就算當她的先遣人員也高興。問題不只在於，這對一位英國首相來說是自貶身分的，也不只是布希用含混不清的表達方式把布萊爾提出的建議晾在一邊，更糟糕之處在於，這件事活生生地顯示出，布萊爾首要關注的焦點已經變成他自己、他個人的地位以及如何透過「吸引目光的新主張」來向外表現。這對他來說，重要性已經超過了議題的實質進展以及複雜內涵。在他汲汲追求個人歷史定位的路上，一直到二〇〇七年離職，這一點都沒有改變過。

二〇〇一年九月二十日，布萊爾與布希在美國會面，當布萊爾問起伊拉克，總統答道，伊拉克不是最直接的問題。總統補充說，他的政府裡有幾位成員表達了不同的看法，但他才是負責做這個決策的人。[26] 要等到入侵阿富汗之後，布希才選擇要讓海珊倒台。二〇〇一年十一月二十一日，他要倫斯斐準備一個入侵計畫，「讓中東地區的美軍司令湯米・法蘭克斯（Tommy Franks）瞧一瞧要用到多少東西」。布希政府現在開始公開與有意地把伊拉克與蓋達組織連結起來，也開始對全世界傳達一種美國的形象：這個國家要做什麼就會去做，不需要考慮其他國家。國際法他們也不放在眼裡。這是布希的政策，但是倫斯斐與副總統迪克・錢尼（Dick Cheney）的想法也分毫不差。布希本人在伊拉克問題上開始露出一種急躁的態度，隨時準備衝破國際上所有限制，幾乎不考慮可能帶來的結果。

這當中也許有一個非常私人的原因。一九九三年六月二十六日，海珊的軍事情報總部遭到戰斧巡弋飛彈的攻擊。這是柯林頓總統所採取的一項行動，其官方依據是聯合國一九九〇與一九九一年的決議案（內容為宣布伊拉克對世界和平造成威脅）。他下令進行這項攻擊，是因為美國發現，伊拉克的祕密情報單位打算在美國前總統老布希及其家人在四月十五至十八日拜訪科威特期間進行暗殺。小布希總統的兩位重要女性家人——他的母親以及妻子——也在這次參訪之列。我們不難相信，布希就是在這時候對海珊鐵了心腸，從此將他認定為一個邪惡之人。

我最早是在一九七八年的夏天體會到海珊是個怎樣的人。那時候，伊拉克前財政部長在倫敦街頭被暗殺身亡。海珊那時是巴格達最有權力的人，雖然還不是伊拉克總統。在很短的期間內，英國的警方與情報單位MI5與MI6就調查出來，海珊在這次暗殺中涉入甚深。

已經有許多文獻嘗試分析海珊。有一個對他的人格側寫稱：「他自況為民族救星，企圖握有無限的權力，毫無良心或愧疚感，侵害他人從不縮手，對未來的展望充滿妄想——是這些人格組成，使海珊在政治上成為一個如此危險的人物。」[27]瑞士醫生比耶·倫特奇尼克（Pierre Rentchnick）一九九〇年十一月在電視上看到海珊反應遲緩，覺得不尋常，於是跟途經日內瓦的另外兩位醫生討論此事。[28]他們的結論是，海珊患有躁鬱症接受過鋰鹽治療，他經歷過兩次鬱症的階段，一次在持續八年的兩伊戰爭期間，另一次則在一九九〇年秋天。[29]不過當海珊在伊拉克受審時，他從未在辯護中使用精神疾病來當作減輕罪責的理由，而伊拉克特別法庭於二〇〇六年判處他絞刑之前，也不覺得需要調查他是否患有精神疾病。

他被裁以這項判決，是因為他於一九八八年在哈拉比亞（Halabja）對庫德族民眾使用毒氣瓦斯，當時伊拉克的噴射機在兩天裡空投含有氰化物的化學藥劑（這是伊拉克在一家德國公司的技術支援下研發出來的），超過五千名平民遭到毒害喪生。可恥的是，中情局當時給它的駐外單位送出一個簡訊，指稱這毒氣彈有可能是伊朗方面投放的。[30]在對自己的國人做出這項種族屠殺的犯行之後，海珊的行為就跨過了一個門檻，直接挑戰到聯合國成立的目的本身。當時安全理事會沒有對伊拉克做出嚴厲的、報復性的制裁，而世界各國對此事也只有聲音微弱的抗議——這是不可原諒的，不道德的，也清楚地違反了一九四八年的《聯合國禁止種族屠殺公約》（UN Convention on Genocide）。由於美國的反對，使得海珊免於在海牙的國際刑事法庭接受跟米洛塞維奇類似的審判；就國際正義而言，這是一件非常可恥的事情。

當然，美國與英國政府之所以不太願意見到海牙審理此案，部分原因是，他們過去姑息與縱容伊拉克入侵伊朗的事可能會因此被揭發出來。無可否認地，這個姑息的態度全都是由於一種現實政治而產生的，其唯一的解釋，是英美希望藉由八年持續的戰爭，讓伊朗革命的力量消耗殆盡。但是這個想法是嚴重謬誤的，因為伊朗宗教領袖的激情，即使經過戰爭也絲毫沒有減退。在一九八〇年時對美國與英國最有利的作法，本來應該是高舉國際法，並讓海珊受到懲罰。英美政府為了沒有這麼做而付出的代價，就是伊拉克在一九九〇年入侵科威特，而且他們無法置之不理。當伊拉克部隊向南推進到科威特與沙烏地阿拉伯的邊界，離沙烏地石油重鎮達哈蘭（Dhahran）不到六十哩的地方，老布希總統十分勇敢地做出回應：他派遣部隊進入沙烏地阿拉伯。儘管當時的情況是，如果海珊對沙烏地發動攻擊，美軍一開始會暴露在很大的危險之下。老布希也十分老練地採取了必要的外交交涉，促成了真正的多國軍事合作，迫使伊拉克部隊在一九九一年年初撤出科威特。這個多國軍事合作不只包括沙烏地阿拉伯、約旦與埃及，也納入了敘利亞。

那年春天在停火之後，美國、法國與英國在伊拉克北部劃定了一個禁航區，是一項為了保護庫德族的人道軍事干預（次年為了保護沼澤地阿拉伯人〔Marsh Arabs，譯按：伊拉克南部兩河流域沼澤區的阿拉伯人，在伊朗與伊拉克邊境上〕也設置了一個類似的禁航區）。一九九一年九月二十四日，聯合國檢查人員在巴格達發現大批與伊拉克核武計畫相關的文件；發現地點不是在一個軍事設施裡，而是在一家外國記者常駐的大飯店對面街上。

不管有多少論述指出海珊是如何違犯聯合國對大規模毀滅武器的禁令，同時又千方百計地阻撓聯合國武器檢查，論者卻非常容易忘記，他是如何持續不斷地在這個區域內擴大施展他惡質的政治手腕。他這麼做，一方面並不顧慮英美持續強加於伊拉克之上的禁航區，而且或許是為了做給某些國家看，這些禁航區的設置反而讓他變本加厲。他為了反對聯合國的經濟制裁，展開了非常殘忍的反制行動：他讓伊拉克的兒童得不到迫切需要的醫藥供應，卻責備聯合國沒有善盡職責。整個一九九〇年代的世界衛生組織報告全都指出，伊拉克的新生兒死亡率急遽上升，伊拉克兒童則大量染上許多原可避免的疾病。結果在國際間卻越來越難尋求各國支持對伊拉克實施制裁。聯合國安理會選擇了容忍約旦與土耳其不加入對伊拉克實施石油禁運，而不是選擇以補償其財政損失的方式來貫徹石油禁運。這表示美國與英國正在削弱自己主張制裁的立場。幾年下來，在一種偽善的風氣中，國際上反對對伊拉克實施制裁的聲音越來越大。法國伺機撤回了巡邏禁航區的法國軍機，而俄國、德國與其他許多國家，也越來越不把聯合國經濟制裁看在眼裡，開始逐步跟伊拉克恢復商業關係。美國與英國還能夠壓制伊拉克的飛機坦克與直昇機，使其無法跨過北邊的禁航界線，但是在南邊，沼澤地阿拉伯人不僅遭到洪水肆虐，還被海珊趕出了家園。這個世界似乎很想忘記，一九九一年時由美國領導的多國部隊之所以刻意不要拿下巴格達，以及為了人道因素停止對撤退中的伊拉克部隊開火，都是因為有聯合國安理會認可的停火條件。現在這些聯合國的停火協議持續地遭到海珊的蔑視，伊拉克兒童健康惡化的統計數字沒有得到恰當的解讀，這不能不說是聯合國體制——特別是安理會——的恥辱。安理會上所有的人都知道，伊拉克境內的衛生緊急狀況是海珊出於政治的理由操弄出來的，但是很少有人願意明白說出來。

一九九六年，當海珊在阿比斯（Arbis）違反了北邊的禁航區時，柯林頓政府無法從土耳其或沙烏地阿拉伯取得許可，讓美軍使用他們的空軍基地來攻擊伊拉克。美國於是在九月三日發射了四十枚戰斧飛彈，以摧毀南部禁航區裡的一座伊拉克空軍防禦設施。但是這座設施距離阿比斯有五百哩之遙：美軍的回應如此不恰當，清楚顯示了海珊所受的制約是多麼有限。他也許沒有能力攻擊他的鄰國，但是在這整個時期裡，他危害人類的罪行並沒有稍減。而且他仍有足夠的自信來反抗聯合國，拒絕與調查員合作——這些調查員的任務在於查核他是否遵守不發展大規模毀滅武器的承諾。由於他拒絕合作，聯合國調查員於一九九八年撤回。在十二年期間裡，美國與英國的飛機也不斷地遭到擊落。說海珊在二〇〇二年時有遭到牽制，是在真相面前開玩笑。

儘管海珊多年來對伊拉克境內的什葉派穆斯林與庫德族做了這許多殘酷的事，美國或任何其他國家卻都沒有意願要動用軍力把他趕下台。聯合國安全理事會所採取的措施沒能減緩嬰兒的死亡率以及改善數百萬伊拉克人惡化的健康與社會處境，這是國際間的一項可恥之事。

聯合國的以油換糧計畫衍生了許多腐敗問題，如祕書長安南委任完成的一份調查報告所揭露。這項調查由前任美國聯邦準備理事會（US Federal Reserve）主席保羅·伏克爾（Paul Volker）領導，報告於二〇〇五年九月十四日出版，其中顯示安南「至少早從二〇〇一年二月起」就注意到，以油換糧計畫裡有兩千五百家公司牽涉了一項回扣的計謀。報告根據事實批評了安南，指出他在了解狀況之後，從未在對大會公布的季報裡提到給伊拉克政府回扣的腐敗行徑。整個以油換糧計畫的總值超過一千億美金，其中涉及回扣的事證包括：法國公司賣給海珊的「人道援助」價值三十億美金，俄國公司與伊拉克達成交易的價值則達一百九十億美金。（譯按：作者未列舉回扣金額。回扣的方式是，西方國家的公司浮報所出售物品的價格，超額換取伊拉克的原油之後，在國際市場上出售，將一定比例的金額回饋給伊拉克政府官員及海珊。）雖然所有安理會的成員國都知情，但這並不能作為祕書長與祕書處開脫的理由。由於祕書處在此案涉及同謀，聯合國的聲望受到了嚴重的損害。當然，祕書長必須與安理會成員國共同合作，特別是與五個常任理事國，但是他也有責任維護聯合國的清廉與聲譽。安南在許多方面都是一位非常成功的祕書長，但是他應該逼迫此事浮上檯面，讓安理會正視此計畫所涉及的欺騙與犯罪。

海珊的這些行為明白顯示出，美國與英國對伊拉克的遏制政策非但不起作用，甚且海珊還能在國內以及區域內繼續製造重大傷害。在暗殺嘗試都失敗以後，用軍事行動除掉他成為唯一的選擇，但這表示美國必須不只願意動用足夠的武力推翻海珊，還必須在軍事行動後主導一個國家重建的計畫。

走向戰爭

九一一之後，美國再度發展出政治企圖要用一九九一年的地面部隊規模重返伊拉克。我當時覺得，伊拉克的大規模毀滅武器問題，最好是在推翻海珊後再處理。跟其他許多研究此問題的人一樣，我也相信海珊在發展大規模毀滅武器，但是這不應該成為入侵伊拉克唯一的正當理由。海珊當時已經嚴重違犯了許多聯合國決議案，那些是他在波灣戰爭被擊敗後必須遵守的。

我太太跟我於二〇〇二年七月二十四日再度在十號官邸與布萊爾夫婦共進晚餐。我清楚了解到，布萊爾打算讓英國追隨布希的伊拉克政策，而且我的意見與他一致。但是引起我注意的是，一九九八年晚餐時他還願意與我推敲伊拉克複雜的國內政治，此時他的態度卻迴然不同，完全不願意就入侵伊拉克的後續發展做任何細部討論。我認為，在終結海珊與伊斯蘭遜尼派的統治之後，必定會遭遇複雜的政治困局，因此需要冷靜的探討。所以我試著故意站在伊拉克的立場來跟他談這個問題，但是布萊爾卻完全拒絕討論。他似乎相信沒有問題是不能解決的，就算有也正在解決當中。我當時誤以為他之所以不願詳談，是因為他視這方面的資訊為高度機密，而且這類資訊某種角度而言也確實是機密。但是談到科索沃時，他卻又願意談敏感的軍方事務，態度很不一樣。

當天晚上布萊爾跟我談伊拉克的目的，顯然不是要諮詢我的意見，而是要讓我了解他接下來的行動，並要我加入他支持者的「龐大陣營」——每次有爭議性的新政策，他總喜歡在身邊營造出這種聲勢浩大的陣仗。當時我十分清楚看到，布萊爾在伊拉克問題上已經做好決定；如果接下來布希授權入侵行動，布萊爾會向布希保證英國將與他同進退。布萊爾希望我以不具名的方式，對我新聞界的朋友放出這次會談的訊息：英國絕對會加入戰爭。我照他的希望做了，其他人無疑也都這麼做。後來當布萊爾準備投入戰爭的計畫被揭露時，引起了很多人的義憤。然而公平來說，布萊爾跟布希一樣，除了透過這種選擇性的幕後管道透露他的決心以外，並沒有太多的手段可以運用。這時距離入侵行動還有好幾個月的時間。作戰的計畫、甚至只是虛張聲勢宣戰都必須在某種程度的祕密中進行。正如一九九〇至九一年的波灣戰爭，大規模的武裝部隊需要相當時間來部署，特別是坦克與重裝武器。

在那次餐會上，布萊爾令我關切之處，並非他支持入侵的立場——這個立場我同意；也不是他希望間接地把訊息放出去——這個作法我了解；而是他思維的封閉性格。我很遺憾這一點當時沒有讓我產生足夠的警覺，但是我走出官邸時有一個強烈的印象：跟三年半前會餐時相比，這時的布萊爾已經變了一個人。在這第二次餐會上，狂妄症的幾個症狀已經明顯地浮現出來。他除了對戰爭目的懷抱堅定信念之外（那天我開車回家與太太一路上都在討論這個話題），還對自己有絕對的信心，另外他也表現出新的特徵：一副無法停止與過度躁動的模樣。入侵之後的局勢很可能給他帶來一些棘手的困難，他卻一個字都聽不進去，對我來說，這代表他已經鐵了心，要強制伊拉克更換政權。跟上次一樣，在他的談話中，大規模毀滅武器並不是主要的話題。他所專注的就是出於道德與地緣政治的理由，海珊必須被除掉。他的這些決定我都支持。但是如同我太太事後所說，他彷彿當自己是救世主。

代議民主制的一個優點，是領導者有機會採取斷然與爭議性的行動；有些情況確實需要一定的果敢與大膽才能處理。但代議民主制也要求領導者所做的決策必須公開接受民主的審議，要求他們不得說謊欺騙，並且在做過關鍵決策之後，他們應該對這決策負責，如果出了問題，他們也應該有辭職下台的準備。

布希與布萊爾在決定入侵伊拉克時展現了勇氣；作為一個相信代議民主制優點的人，我願意政府首長遂行領導。對這樣的領導人來說，特別是（但不只是）在戰爭期間，去推動、激勵與挑戰他們在外交與軍事方面的顧問也是必要的。這種對領導的觀點，在艾略特．柯亨（Eliot Cohen）的《最高指揮》（*Supreme Command*）裡有很好的陳述。然而布希與布萊爾並沒有充分地遵循這種領導概念。柯亨在他四個案例研究裡寫道：「林肯尋找戰爭概念跟他自己相同的將軍；法國總理克里蒙梭試著在有同樣能力但是彼此衝突的軍事將領之間維持一個均衡；邱吉爾毫不容情地探究更多選擇；以色列總理本－古里安決心在複雜的狀況裡只掌握根本要項。」[31] 然而布希或布萊爾似乎都沒有在伊拉克戰爭的軍事計畫或實際執行上投注多少思考。

種種陰謀論對我沒有太多說服力。我相信，布希與布萊爾在二〇〇三年時，確實認為伊拉克境內有毒氣與化學武器；這也是當時法國、俄羅斯與以色列各國情報單位的看法，雖然批評他們的人不信這回事。我相信他們真的擔心這些武器可能被使用，既然伊拉克此前曾對伊朗使用過毒氣。他們也關切伊拉克核子武器最終的發展。華盛頓與倫敦都嚴肅討論過伊拉克會不會把大規模毀滅武器轉交給其他穆斯林國家，雖然大多數專家考慮到海珊對所有鄰國都懷有猜忌與敵意，因此都覺得這個情況不太可能發生。但是最嚴重的是，布希與布萊爾兩人都沒有表現出足夠的準備，來了解他們著手進行的戰爭其性質與複雜程度。兩人的戰略目標都是政權更替，所持的理由完全成立。對於發動戰爭的理由，布希的態度是開放的，布萊爾則彈性較小。當時的中情局局長提納特坦承：「美國並非僅僅為了大規模毀滅武器的緣故才發動戰爭。以我看來，我甚至懷疑這能不能算是主要的原因。然而我們對外是用這個作為理由。」[32]

這種無能，照我看來，跟他們的狂妄症息息相關。在布希這邊，還跟他過度信賴錢尼與倫斯斐等與他關係緊密的保守派同事有關。至於布萊爾，相較之下，則沒有任何部長同事跟他親近。許多嚴肅的評論家在伊拉克問題上已經多次指出，在狂妄與無能之間存在一種連繫。[33]但是僅僅把這種連繫提出來，對於說明他們的狂妄症候群是不夠的。我們還必須細部地檢視他們的無能是何種性質，以及他們（總是伴隨狂妄而出現）的決策混亂是怎麼回事。當然，只要是在戰爭中，一定會有許多簡單而直接的判斷失誤。我把焦點聚集在狂妄式無能上，並不是要暗指錯誤只有這一種來源，但這確實是絕對權力的決策過程中一個無法忽略的部分。

狂妄式無能之一：沒做好後續規畫

喬治・布希享有一項優勢，他有兩位經驗老到的同事：柯林・鮑威爾與迪克・錢尼；當年海珊入侵科威特時，他們兩人都在他父親的內閣裡任職。海珊當時的首要目標，是要除掉科威特對伊拉克三百億美金債權的威脅。這就是為什麼他不去佔領引發爭端的魯麥拉（Rumailah）油田，而是奪下科威特市，並且極其挑釁地向南推進到科威特與沙烏地阿拉伯的邊界，對沙烏地阿拉伯做出直接的威嚇。美國從一開始，在一九九〇年八月三日總統主持的第二次國家安全會議上，就評估了海珊的個人狀況。鮑威爾——當時是參謀聯席會議主席——提問：「這次進犯在多大程度上是他個人的行為？如果他不在了，能找到一個更適合的替代人選嗎？」國家安全顧問勃蘭特．史科克羅夫(Brent Scowcroft）說：「伊拉克可能會分裂。」然後外交政策專家李查．哈斯(Richard Haas）說：「任何其他人都不太可能擁有跟海珊一樣的個人崇拜來讓這個國家免於分裂。」[34] 這次談話一直是一九九一年沙漠風暴行動的基礎。美國打算把伊拉克軍隊趕出科威特，但不會攻擊巴格達。（一九九〇年八月七日，當時任國防部長的錢尼在吉達見了法赫德國王〔King Fahd〕，尋求他准許美軍進駐沙烏地阿拉伯。他保證，美軍在威脅被排除之後就會撤出，美國將不會尋求在沙國建立常設的基地。王儲阿布都拉〔Abdullah〕——當時繼位名單上的第一號人物，現在的國王——表示反對任何美軍進入國內。他的意見反映了絕大多數沙烏地親王的看法。他說，這個決定將會令很多人不快，也應該先經過部族長老與伊斯蘭學者的諮商。但法赫德國王對當前的危險有更高的警覺性，於是決定接受美軍進駐——這是他在位以來做出的第一個沒有共識支持的決策。見 Christian Alfonsi, Circle in the Sand: Why We Went Back to Iraq, New York: Doubleday, 2006, pp. 89, 115-20.。）

老布希總統召集了一支龐大的多國部隊，許多國家都援助了相當的軍力，其中貢獻最多的是英國、法國、沙烏地阿拉伯與埃及。一九九一年一月十二日，國會投票通過授權使用武力，參議院也通過了，不過票數差距很小：五十二票比四十七票，許多民主黨參議員投反對票。一開始的軍事成功來自為期六週的空中轟炸，之後在二月二十四日進行了坦克的快速攻擊以及大規模的戰鬥直昇機突襲。二月二十七日，在錢尼與鮑威爾的支持下暫時停火。後來錢尼覺得當時沒把海珊除掉是個錯誤。但是這個回顧的觀點並沒有得到老布希總統、當時的國務卿詹姆斯．貝克（James Baker）、國家安全顧問史科克羅夫或鮑威爾的贊同。既然有這樣的背景，十二年後當布希總統打算把海珊除掉時，理應特別注意到入侵成功之後該如何掌控局勢發展的問題才是。然而他似乎以為，打倒海珊之後問題都不難解決，因為美國人會被當成拯救者來看待。然而殘酷的事實是，布希與布萊爾都嚴重地低估了這個狀況；湯米．法蘭克斯也沒意識到這個問題，他沒有把海珊策畫暴動這個早期警訊當一回事。[35]

二〇〇三年，在拿下巴格達之後，布希的選項有兩個：要麼在政治上稍做整頓，早早把政權還給伊拉克人，美國便可快速退出；要麼就得長期佔領，在伊拉克境內實行一個國家重建計畫，美國則必須等到計畫完成後才能退出。布希與布萊爾在入侵之前，就應該就其中之一做出選擇。然而實際上發生的是，由於布希注意到他的顧問們對此意見分歧，所以直到入侵之後許久也還遲遲不下決定；布萊爾對此的態度則是默許接受。早在入侵之前許久，從錢尼與倫斯斐對阿富汗問題的立場上，就可以清楚知道他們是排斥國家重建的選項，是很不願意涉入伊拉克問題太深的。他們兩人，以及新保守派的領導人物如國防部副部長保羅．佛福維茲（Paul Wolfowitz）與他的同僚道格拉斯．費斯（Douglas Feith）「不相信美國在衝突結束後有必要負責伊拉克的運作」。他們的目標是把伊拉克國民議會（Iraqi National Congress, INC）裡他們所偏好的流亡者找回來，把國家交給他們，然後就快速退出。依照這個政策構想，所以錢尼才會在二〇〇三年年底時，用手指用力戳鮑威爾的胸膛，說：「如果先前不是你反對伊拉克國民議會跟議長阿赫瑪德．夏拉比（Ahmed Chalabi），我們現在就不會卡在這個爛攤子裡！」[36]另外一邊，以鮑威爾為首的國務院自始至終都偏好國家重建的選擇。不管布希要做什麼，他都必須做出一個選擇。結果布希讓這個關鍵的戰後規畫議題一直停留在尚待解決的狀態；這是一個重大的錯誤。雖然他確實決定由倫斯斐而不是鮑威爾來處理入侵的後續問題，但這不能代表一個完整清楚的決策。

在英國，從許多後來被洩露出來的官方文件裡，我們清楚知道這些後續規畫的議題如何被提供給布萊爾，以及他如何一再忽略官員們所明白表示的顧慮。[37]誰要是有興趣分析這時英國政策的決策錯誤與執行無能，這些外洩的文件是一個裝滿內幕訊息的藏寶窟。彼得・黎克茲爵士（Peter Ricketts，外交部的政治主任）在二〇〇二年三月二十二日發出警告：「美國急就章地把伊拉克跟蓋達組織關聯起來，目前看來，老實說，沒什麼說服力。」[38]關於伊拉克與蓋達組織，先前就出現過一些故事稱兩者之間有所連繫。其中有一個流傳特別久的，描述了九一一的首謀穆罕默德・阿塔（Mohammed Atta）在劫持飛機的五個月之前，曾在布拉格與一位伊拉克情報局幹員見過面。有一段時間我也相信這個故事，並且在《華爾街日報》上寫文章談過。[39]但這個故事是假的，而且早在入侵伊拉克之前許久就被推翻了。儘管如此，錢尼的首席助理路易斯・李比（Lewis Libby，綽號「速克達」）還是孜孜不倦地到處宣講這個故事；《時代》雜誌後來形容這個故事是「李比打不死的最愛」。[40]從這裡我們也見到一個跡象，在這整段期間裡，白宮使用情報資料的方式是多麼地鬆散。

四月裡，布萊爾到德州的克勞福德（Crawford）與布希見面。在這之前布萊爾已經得到了清楚的警告，他在自己腦裡已經踏上的那條進軍道路仍是問題重重。英國外交大臣傑克・史卓（Jack Straw）在三月二十五日給他的信函上寫道：

我們也必須回答一個大問題：這次行動將達成什麼？比起其他所有問題，似乎在這點上有一塊最大的空白。美國送來的評估報告裡，大多都把政權更替設定爲一種手段，是爲了要排除伊拉克大規模毀滅武器所造成的威脅。但是沒有一份報告令人滿意地回答下列問題：要如何確保更替後的政權能夠穩固？以及，如何能確定新換上來的政權一定比海珊好？41

七月二十一日，一位官員所寫的箋條被傳送給所有表面上負責伊拉克問題的諸位部長，標題為「軍事行動的先決條件」。這張箋條警告：

採取軍事行動所需的政治條件該怎麼創造，以及行動後的後續發展該如何策畫，這些問題都太少被考慮了……當首相四月裡在克勞福德與布希總統會談伊拉克問題時，曾說英國將會支持軍事行動來促成政權更替，前提是下列幾個特定條件都滿足的話：有足夠的能力來組成一個聯盟以及形成大眾輿論、以色列與巴勒斯坦的危機維持平靜、透過聯合國武檢人員來移除伊拉克大規模毀滅武器的這個行動選項已經走投無路……戰後佔領伊拉克可能使我們走上國家重建一途，那將會十分漫長與極其昂貴。如先前我已闡明的，美國軍方的計畫在這一點上幾乎是不置一詞。42

兩天之後布萊爾又得到一個警訊：華盛頓提供的情報是經過安排的。這是一個比史卓在三月所發出的更為嚴重的警告。有一份日期為二〇〇二年七月二十三日、機密等級為「保密、絕對私人、限英國官方」的備忘錄，在入侵後的兩年落入英國媒體的手上；備忘錄記載的是一次由三位內閣成員——首相、外交大臣以及國防大臣——與檢察總長所舉行的祕密會議。布萊爾的副首相約翰・普雷斯考特勛爵（John Prescott），以及財政大臣戈登・布朗兩人都沒有參加。聯合情報委員會主席約翰・史加列特（John Scarlett）以及英國祕密情報局局長李查・迪爾羅夫爵士（Richard Dearlove）則在場。備忘錄上迪爾羅夫的代碼為「C」，他報告了他最近在華盛頓與美方進行的談話。他說：「美方現在視軍事行動為無可避免。布希總統打算透過軍事手段除掉海珊，理由是他同時搞恐怖主義與大規模毀滅武器。但是那些情報與案情都是為這個政策而量身安排好的……在華盛頓他們不太討論軍事行動之後的後續問題。」[43]後來迪爾羅夫對喬治・提納特說，他對會議備忘錄中使用了「經過安排的」的字眼提出抗議，並且修正了措詞以反映他的觀點：他的意思是「使用情報的方式不當。」他也說，他曾對李比禮貌但明確地表示，不能同意他所相信的、所謂在伊拉克與蓋達組織之間有所連繫這樣的說法。[44]

國防部參謀長海軍上將麥可・波伊斯（Michael Boyce）也出席了那次會議。他說：「軍方一直在問的問題是長長一串。比如說，如果海珊在開戰第一天就動用大規模毀滅武器，那會造成什麼結果？或者，如果巴格達沒有潰敗，而開始打起都市游擊戰的話，那該怎麼做？」[45]同樣在場的還有三位布萊爾政治任命的官員：約拿珊・包威爾、阿拉斯泰・甘貝爾以及莎莉・摩爾根（Sally Morgan）。自此十號官邸裡的焦點就不再是軍事戰略，而是政治，因為他們開始著手讓英國的輿論大眾接受戰爭。要命的是，他們選擇的方式，是把海珊握有大規模毀滅武器的議題推到最前線。

從這些曝光的文件裡我們可以清楚看到，在二〇〇二年七月底時，白廳的政府機器似乎是假定，英國很有可能被迫承擔一個漫長與燒錢的國家重建選項；而軍方連同情報單位，對於華盛頓方面沒有戰爭後續的任何計畫則深感憂慮。但是布萊爾顯然對自家官員給他提出的警告置之不理，並且就在上述會議的次日、跟我在晚餐聚會上談話的時候，他輕蔑地打發所有的質疑，並試著給我一種「一切都在掌握中」的印象。這不是一種尋常的無能，而是由於狂妄而來的無能。對任何論述，只要一提到可能有哪些實際的困難，布萊爾都毫無反應。而對他做這樣提醒的人其實相當不少。一位資深官員回憶，當他建議布萊爾考慮橫在眼前的困難時，布萊爾就會說：「你是納維爾．張伯倫，我是溫斯頓．邱吉爾，而海珊就是希特勒。」面對一位用這種情緒性與過分簡化方式思考的領導人，要進行嚴肅的對話是非常困難的。

在面對外部的顧問時，布萊爾的思考框架也沒有兩樣。有一次查爾斯．特利普（Charles Tripp，一位學院的中東政治專家）跟其他幾位學者一起被請到唐寧街提供國政諮商。他後來描述了這次會面：

> 二〇〇二年十一月在唐寧街的這場出席的有布萊爾、外相史卓以及其他六位專攻伊拉克與中東的學者出席，有兩件事變得十分明白。第一，史卓認爲海珊倒台後的伊拉克很大程度會跟蘇維埃瓦解後的俄羅斯類似，因此可以方便地對號入座，把它視爲一個所謂「過渡性社會」的奇怪產物。要麼他是被那些圍繞在布希政府身邊、被廢物利用的冷戰理論家說服了這一點，要麼就是這些理論家忘記告知他們「關鍵的盟友」，布希政府決心把伊拉克的國家與安全結構完全拆除。令人更感到烏雲罩頂的是，布萊爾似乎對伊拉克複雜與錯縱如拼圖的政治生態完全沒興趣，他只希望學者向他確認一點：打倒海珊就能把「邪惡」趕出這個國家。[46]

布萊爾的興趣只在於讓別人確認他是在與邪惡作戰，這跟布希的愚蠢談話——他說他發動十字軍東征是要為這世界除掉「邪惡的人」——如出一轍。

跟英國不同，美國軍方的不安被陸軍參謀總長艾瑞克．辛瑟奇將軍（Eric K. Shinseki），公開地表達了出來。二〇〇三年二月二十五日，就在入侵前夕，他在參議院軍事委員會（Armed Services Committee）作證時指出，根據他在巴爾幹半島指揮穩定和平部隊（Peace Stabilization Force）的經驗，戰後伊拉克的兵力需求將高達數十萬名之譜。辛瑟奇在越南失去了一條腿的大半截，曾在波士尼亞領導北約的穩定和平部隊，也曾在歐洲指揮過北約的地面部隊與美國陸軍部隊；這是一位終身都在軍旅中度過的人所做的合理預估。美國的權力分立制度使他得以在國會的聽證會上可以有如此坦白的言論表達。英國的傳統則是，各軍種的領導在國會的特定委員會上，只對部長們做不公開的建言。考慮到在伊拉克問題上所發生的事，英國國會有必要重新考量這個慣例。

布希總統與國家安全顧問萊斯在聽到辛瑟奇的證詞之後，本來應該要讓白宮對計畫投入的兵力規模重新審查一次，但並沒有。幾天之後，辛瑟奇的評估被國防部副部長保羅．佛福維茲駁斥；他對白宮預算委員會說，那個評估「實在太過離譜」。他的解釋是：「維持伊拉克戰後穩定所需的兵力，怎麼可能會比打這場戰爭的人還多？後者已足夠使海珊的安全衛隊與軍隊投降。這真的很難想像。」[47] 但是對戰後衝突有經驗的人來說，在戰後事態中需要比打仗更多的軍隊是一件再容易想像不過的事。英國軍方特別能夠了解這一點，他們在北愛爾蘭有三十年的經驗，在波士尼亞與赫塞哥維納則是從一九九二年起就面對這樣的局面。

在伊拉克問題上為英國政策與布萊爾個人辯護的人，喜歡把這無可爭辯的無能表現通通怪罪在美國人頭上。但這就太低估英國對這個區域的了解程度了。跟美國不同，英國在二十世紀大部分的時間裡都與伊拉克有所牽涉。直至一九一八年為止，大衛．勞合．喬治已經派出超過一百萬人的大英國協部隊進入鄂圖曼帝國的領土，以強行貫徹一項戰後協定。[48]英國曾經受國際聯盟的委任，在一九二〇到一九三二年之間託管伊拉克，雖然不是很成功；但之後也與費瑟國王（King Faisal）以及持續主導伊拉克政局長達二十年之久的首相努利．阿爾薩依德（Nuri al-Said）維持緊密的關係。關於如何處理伊拉克的戰後局勢才是最好，英國的外交部與國防部有足夠的知識與經驗，以及某些能適切表達的觀點，來為此問題做出貢獻，特別是把一九九一年的錯誤納入考慮之後。但是這一整套專業實力布萊爾從來不使用。美國國務院希望英國外交部能提供一份戰略報告（他們自己的報告被五角大廈予以忽略），但是怎樣都等不到。[49]當時的英國駐華盛頓大使曾描述過，首相的人馬「艱鉅地奮鬥」了六個月來讓英國輿論支持戰爭，以至於在十號官邸裡沒有誰還有力氣想到戰後該怎麼做。而既然伊拉克政策是由唐寧街官邸來推動的，外交部任何想讓美國人留意戰後事務的努力也就都徒勞無功。[50]

這就是布萊爾把戰爭準備事項過度攬到自己身上的後果；他把外交部邊緣化，並且忽略軍方與情報單位提出的警告。即便如此，在兩國元首之間任何實質的關係裡，例如在布希與布萊爾之間，我們還是可以合理地期待，所有關鍵的議題都會得到詳細的討論，包括入侵完成之後的問題。但是實際上幾乎沒有證據顯示他們在入侵之前曾經就細節做過任何討論。布希在一月二十日正式指派倫斯斐負責戰後的規畫。但這是華盛頓與白廳在幾個月之前就應該完成的事。

兩位領導人於二〇〇三年一月三十一日在華盛頓見面；這次會議十分重要，一部分外洩的內容被發表在一本書裡。[51]但後來《紐約時報》刊出了更詳細的報導，報導者完整地檢視與評論了大衛．曼寧（David Manning，布萊爾的資深顧問）所做的會議備忘錄。[52]布萊爾被告知，預定開始轟炸的日期是二〇〇三年三月十日。布希在會議一開始就表明，他自己的預期是，伊拉克軍隊「很快就會潰散」；很顯然地，布希與布萊爾似乎都不覺得有必要針對這個想定的結果來預做計畫。事實上，根據《絕對確信》（*Dead Certain*）的作者羅伯特．德拉培（Robert Draper）報導，布希曾說：「原本的策略是要讓伊拉克軍隊維持原來的建制，可是後來發生的卻並非如此。」但布希記不起來當他看到政策被完全翻轉時，自己如何反應。一位新保守派的要員當時曾對我說，伊拉克軍隊不但不會潰散，反而會大批而完整地投奔到聯軍陣營來，以協助維持法律與秩序。布希與布萊爾在會議上，似乎構想著一個快速的勝利，並且就戰後的伊拉克政府交換彼此的意見。布萊爾說：「如果我們把政府交給另一個獨裁者，大家一定會覺得很奇怪。」這是對的。然而兩位領導人也都知道，錢尼、倫斯斐與佛福維茲的核心構想仍然是把政府交給美國選定的伊拉克人。當布萊爾問到戰後的規畫，萊斯說：「我們手上已經有一大堆工作要做。」但是布希仍然說「過渡到文官政府」是個難題；可見這問題仍然未獲解決。布萊爾身邊的人所做的辯護是，首相對於沒有被告知後續計畫「感到焦慮與沮喪」。但是這說法經不起嚴肅的檢視。因為當時的英國駐華盛頓大使克利斯多福．邁爾爵士（Christopher Meyer）給他發了一連串的電報時都有說到這些狀況，如二〇〇七年十月二十八與二十九日 BBC 的電視節目《沒計畫，就沒和平》（*No Plan, No Peace*）所顯示。此外，邁爾在戰爭開始之前返回英國，正是布萊爾決定讓他的位子在這個關鍵的時期裡一直空著。當曼寧離開十號官邸時，大多數的規畫缺失都產生了災難性的效應。所有這些證據都指出一個事實：「無論是在倫敦還是華盛頓，戰後的規畫都沒有被當成優先事項。」53

在這場一月的會議上，布希與布萊爾都沒有讓國防或外交部長參加，而只是分別帶了白宮與十號官邸的私人幕僚來。這也是顯著的狂妄。同樣這一群人，在大西洋兩岸，頻繁地交換與流通著他們政治主子的意見與偏見；雖然運作很順暢，但卻是一個危險的現象，管理學者對此論之甚詳，稱之為「團體迷思」（Groupthink）。這是一種「人格決定的毛病」；《軍事無能的心理學》（*On the Psychology of Military Incompetence*）這本書裡對其症狀有很好的描述。甘迺迪總統在處理豬灣事件的過程裡也出現過這個問題。針對過去的軍事無能進行分析的話，有四個最常出現的症候如下：「浪費人力、過度自信、低估敵人以及忽略情報資料」。[54]

我們現在知道，提姆．克羅斯少將（Tim Cross）早在三月就告知布萊爾，戰後規畫是一團混亂。克羅斯總結了華盛頓方面的看法：「我們的計畫，就是我們不需要一個計畫。」克羅斯在二〇〇七年十月二十一日《星期日泰晤士報》的專訪上揭露了一些情況：「當我們條列與分析種種議題時，布萊爾一面聽一面問，好像全無驚訝之處。事實上我們所說的，似乎只不過強化了他想說的其他事情。」克羅斯記得他告訴布萊爾：「我們要非常地小心，一定要先知道該怎麼結束，才能開始打這場仗。就我而言，我對這場戰爭會怎麼結束，是一點頭緒都還沒有。」克羅斯離開唐寧街官邸時，認為布萊爾「似乎沒有意識到也不理解，入侵之後的事態會達到怎樣的規模與複雜度，以及需要有怎樣的投入。我不認為他了解可能會有怎樣的後果」。克羅斯認為，這是一個領導失敗的案例。「我們弄錯了。我們低估了要完成任務所需的資源。我們也低估了總共所需要的時間。」

我私下聽人如此主張——但沒能找到支持的證據：三月十四日在入侵之前的最後一次會議上，英國軍方曾經要求布萊爾，請他向布希提出一些跟欠缺後續計畫有關的問題，但據說布萊爾完全沒有提。所以布希與布萊爾讓他們的部隊走向戰場，卻一點也不知道他們必須佔領伊拉克多久的時間。如一位匿名的前中情局幹員所說：

> 我們沒有立刻趕到巴格達去的必要。我們最好在去到巴格達之前先計畫一下。但是我們什麼都

沒有，除了四頁投影片檔案簡報以外。這太自以爲是了。我們習慣開佛福維茲、費斯等博士幫的玩笑，他們最知道了……事情搞成這樣，是因爲先決條件都是我們設定的。這個爛攤子是自找的。[55]

這也表示在二〇〇二年七月，季辛吉當著英國大使的面所定義的伊拉克戰爭的三個條件，都沒有被滿足。季辛吉說：「我們到巴格達的時候，一定要有一個明確的接班計畫。如果在推翻海珊之後，才開始爭論該換什麼政府上來，那將會是大災難。」[56]

二〇〇三年一月十七日，道格拉斯．費斯請一位退役中將傑．迦納爾（Jay Garner）接管戰後的伊拉克，並建立「重建與人道救援辦公室」。他的副手是克羅斯少將。迦納爾沒有拿到任何既有的計畫。看起來，費斯希望迦納爾能向夏拉比議長以及他的流亡者團體求助。[57]當布希與布萊爾在二〇〇三年一月三十一日會面時，他們氣派地宣布「失敗不在選項之列」。但是他們在入侵開始之前，就種下了讓兩人一起失敗的種子。勇敢的領導者常常把謹小慎微的建議丟在一旁，但是布希與布萊爾卻過於魯莽，以至於他們不理解那些被提出來的顧慮都是實質而重大的。不採取計畫來防止那些顧慮成真，就是盲動與草率。事實上，這比盲動草率更糟糕，已經是可追究的怠忽職守。布希與布萊爾沒能在事前針對關鍵議題做好計畫，不知道佔領伊拉克之後要做什麼，沒能提供足夠的部隊來維持秩序——這構成了他們狂妄式的無能，給數十萬的人們帶來災厄。責任歸屬十分明白，他們不能推託給屬下或伊拉克人。

在這次事件上，直到入侵成功的士氣消失了以後，布希與萊斯才開始注意政權轉移的細部安排。保羅．布列梅爾（Paul Bremer）於二〇〇三年五月抵達巴格達，出任聯盟駐伊拉克臨時管理當局(Coalition Provisional Authority，簡稱CPA，美國政府為管理與重建伊拉克而成立的臨時機構，戰後伊拉克最高的行政機關）主管（相當於總督的職權）；他堅持直接向布希報告。層峰這時已經決定，迦納爾的公開承諾——在九十天之內舉行選舉以及儘快進行政權轉移——必須延後。布列梅爾的任務之一似乎是把夏拉比邊緣化，並逐漸消滅他的影響力。也就是說，這時布希所選擇的是國家重建的選項，然而他派駐的兵力遠遠不敷所需，使得此一選項無法進行，特別是自從暴動開始之後。布希從未向美國人民說明戰爭的花費。[58]小羅斯福總統曾在一九四二年的國情咨文裡提出警告：「戰爭非常花錢，這意味著舉債與加稅，以及削減奢侈的以及其他非必要的開支。用一句話來說，這是一場全體的戰爭，在這個團結的國家裡，每一個人與每一個家庭都要付出努力。」然而布希在二〇〇三年塑造的印象卻是，美國並沒有在打仗，在打仗的是美國軍隊，其他的人只是在隔海觀戰。

狂妄式無能之二：布萊爾尋求第二個聯合國決議案

在入侵之前七個月，國務卿柯林·鮑威爾勸布希在採取直接的軍事干預之前，先找聯合國。二〇〇二年八月五日，鮑威爾在一次晚餐會談上警告布希，不要繼阿富汗之後，又把伊拉克變成美國單邊干預的國家，而是要尋求聯合國的支持。萊斯是唯一在場的第三人。根據記者鮑勃·伍德沃德（Bob Woodward），鮑威爾說：「你還是可以爭取聯軍或聯合國行動，來做必須做的事。」他也警告別把阿拉伯世界弄成一個「大熱鍋」，免得所有美國在當地的任務都吸不到氧氣，不只反恐戰爭，也包括所有其他外交、國防與情報事務。[59]鮑威爾的主張受到布萊爾強力的支持。九月十二日布希在聯合國大會上發表演說，由於他的演說提示漏了關鍵的一段，他即席表示，美國將會與安全理事會合作研擬出必要的決議案——他本來要說單數，結果說成複數。法國利用這個言詞上的漏洞，要求必須要有兩個決議案。次月，美國國會通過了「授權對伊拉克動武決議」。總統於是得以「依照他認定為必要與適當的方式」採取軍事行動。

安理會於二〇〇二年十一月八日一致通過了一四四一號決議案，這在外交上是一個成果，但在政治上則是一項敷衍。法國、德國與俄羅斯仍然絲毫沒有感覺到有入侵伊拉克的必要。然而這項決議案的用語與措詞，成功地給海珊施加了更多的國際壓力，他如果再不配合的話，遭到軍事制裁的可能性就大為升高。美國在此事上取得的大幅進展，可以從法國的反應上看出。到了十二月九日，「美法兩國發展出看似彼此一致的觀點」。[60] 一位法國將領於十二月二十一日前往華盛頓，向美方表示願意提供介於一萬與一萬五千名之間的部隊與一百架飛機；當二〇〇三年一月二十七日聯合國首席檢查員第一份報告出爐後——法國預計這份報告將不利於海珊——就可以進行部署。一月十三日，希哈克總統派了一位私人特使，與萊斯以及法國大使尚—大衛・李維特（Jean-David Levitte）會談。李維特曾參加過聯合國一四四一號決議文的協商過程。他們說，他們不願意對第二個決議案動用否決權，因此他們覺得比較好的是，如果美國覺得外交的部分已經夠了的話，就依照一四四一號決議文來發動戰爭。

在安理會一致投票通過的餘緒中，以及當布希正享受著國會給予他的壓倒性支持時，布萊爾比較明智的作法應該是讓下議院充分明白，只有當海珊被剷除後，一四四一號決議案對大規模毀滅武器的規定才能被執行。為什麼這麼做會是明智的呢？因為這將使布萊爾可以公開地做出一個非常重要的連結：剷除海珊既然是強制移除大規模毀滅武器的必要途徑，那麼聯合國決議案也就跟「政權更替」有了關聯。光是「政權更替」本身作為目標，在聯合國裡永遠不可能吸引到足夠的支持，但是把這兩者關聯起來，在聯合國裡這樣的支持就有可能，在下議院裡也一定能夠擴大對此案的支持與理解。

對聯合國憲章的詮釋，權責在於安全理事會。它並不是一個依法行事的法庭，而是會員國的集合體，其中每一個會員都有權力依照自己對憲章的詮釋來採取行動。在協商聯合國決議案的條件時，律師的建議只不過是許多可以影響勢力傾斜的因素之一。透過聯合國安理會的決議案，以威脅採取行動的方式來要求一個國家元首辭職，可以在一個條件下被主張為正當，那就是，安理會可以援引憲章第七章的條款，認定這是為了克服對和平的威脅。對和平的威脅可以凌駕憲章禁止干預他國內政的禁令。只有在九一一之後，這類要求，才成為解決伊拉克問題實際的選項，因為美國現在願意採取軍事行動了。一項要求海珊及其侍從交出權力的聯合國決議——目的在於完全除去伊拉克發展大規模武器的可能、以及使一項由聯合國監督的選舉得以進行——本來可以是布希與布萊爾二〇〇二年在外交上的回應。如果這個提案被否決或忽略，再來軍事入侵也不遲。這個提案會比把焦點全部放在大規模毀滅武器上好得多，而且考慮到海珊過去長期違抗聯合國決議案的紀錄，也不難說明其合理性。

主張「要強制執行聯合國決議就必須剷除海珊」，本來可以幫助布萊爾面對工黨，也會帶來更進一步的好處：英國軍方可以公開地被納入入侵與後續的細部規畫。屆時英國將更有立場要求華盛頓派出更多部隊來使當地維持穩定，控制其邊界，以及預防謀反的暴動。（美國與英國在一九九一年第一次波灣戰爭時很早就共同合作，英國軍方從一九九〇年秋天規畫戰爭的一開始起就已經參與。更重要的是，阿拉伯經驗豐富的英國將領比利耶爵士〔Sir Peter de la Billière〕在史瓦茲柯夫將軍〔Norman Schwarzkopf〕之下擔任副指揮官，擁有高度影響力。）然而最大的利益，還是在於國會與英國人民，終於，可以被告知真相。英國投入戰爭的目的於是變成多重的：為了剷除海珊、保證這次——有別於一九九一年——大規模毀滅武器能立即被移除並且永不復返、什葉派穆斯林與庫德族人的人權得以恢復、伊拉克兒童的健康照顧能得到改善。

為什麼布萊爾要尋求第二個決議案？一四四一號決議文本身就提供了戰爭的法律依據，因為有人可以主張，它使第一次波灣戰爭時的六七八與六八七號決議文重新有效，而這兩個決議文都支持使用武力。這是一個帶有爭議的詮釋，有許多人都提出異議。在安理會上，關於一四四一號決議文的語詞一直都有不同的詮釋，就跟一九九〇年代裡關於伊拉克其他聯合國決議文的情況一樣。而且，雖然沒有人爭議的一點是，在任何軍事行動開始之前，安理會必須再開一次會，但是有爭議的是，安理會是否需要明文地確認伊拉克「實質上違反」了先前的決議案，或者需要通過另外一個特別用於批准軍事行動的決議案。對美國來說，以及在較小的程度上對英國而言，各國所承諾的所謂再開一次會，只是「為了考量當前狀況以及遵從聯合國所有相關決議案的需要，以便確保國際的和平與安全」。美國的觀點是，依照一四四一號決議案（加上過去要求伊拉克解除武裝的一系列決議案），安理會並不需要再做一次表決。這個詮釋的歧義性並不是意外狀況，在安理會裡也並非罕見，而是政治現實的一部分，也是使得一四四一號決議案一開始能夠得到一致通過、以便繼續協商的妥協前提。

所以對那些熟悉安理會運作的人來說，不管是在美國或在英國，多少都會感到驚訝（暫且使用最溫和的詞眼），布萊爾竟然如此強力地要求進行第二個決議案。錢尼與倫斯斐不消說是完全反對此一嘗試，甚至連鮑威爾也只因為覺得布萊爾需要一點政治支持所以才站到贊成的一方。布希在一月十三日告知鮑威爾，美國就要發動入侵。一月十九日，布希私下地、也不太情願地接受了布萊爾對第二決議案如此熱切的呼籲。美國對此毫不起勁是容易了解的，因為他們知道法國仍然準備對伊拉克讓步。在一月二十日的一次新聞發布會上，法國外長多明尼克．德維勒班（Dominique de Villepin）用挑釁與誇張的語言宣稱：打這場戰爭「沒有理由！什麼理由都沒有！」這是在他一月十九日與鮑威爾見過面，得知美國已經是箭在弦上之後。二十一日，法國駐美大使尚—大衛．李維特再次正式對美國提出抗議。他似乎想要緩和一點前一天德維勒班過於鮮明的表示。然而駐倫敦的法國大使就沒有採取類似的動作。李維特言下之意表示，法國與美國應該像朋友那樣彼此保持不同意見。如果發生戰爭，法國將會不太情願地坐視在一四四一號決議案框架下所採取的任何軍事行動。法方本身將不會派出部隊，但也不會積極地支持聯合國對這樣行動的任何譴責案，如果法國不需要面對第二個決議案的表決的話。各種跡象顯示，俄羅斯會接受美方的行動，德國會默許，而中國會棄權。在會談中，美國沒有給李維特任何理由或動機，來認為美國會中止第二決議案的推動。

所以情況是，各國並沒有毫無疑義地商定，安理會必須再通過一個決議案，來明白地授權發動此次戰爭，並由此使此戰爭成為合法。布萊爾在二〇〇三年一月三十一日與布希會面時私下所表達的觀點是，第二個決議案可以提供一個「保險措施」。[61]那麼，布萊爾要這個保險措施是為什麼呢？一部分是因為他知道，他並沒有誠實地讓英國大眾知道政權更替的規畫，以及，他誇大了大規模毀滅武器的問題，以便克服工黨內部強大的反對聲浪（工黨質疑僅僅以一四四一號決議案為基礎的戰爭的合法性）。不管哪一位首相打仗，自然都希望能贏得自己政黨的支持，而在政治上，對布萊爾最好的是，國會僅靠工黨的票就足以為他的戰爭決定背書。但是就國會授權本身而言，同黨議員是否贊同並不是關鍵性的。（後來布萊爾在推動重要的教育改革時，以及更重要的，在二〇〇七年三月十四日進行三叉戟核子嚇阻武器的更換時，則滿足於只依靠保守黨在國會裡的贊成票。）在野的保守黨在二〇〇三年時即堅定地支持入侵伊拉克，所以整體來說國會授權從來不是問題；如果布萊爾尋求的話，就算只以一四四一號決議案為基礎，國會也一定會通過戰爭授權的。

但是在嘗試贏得更多工黨議員的支持時，布萊爾所做的是一個毫無勝算的努力；他想讓安理會通過第二決議案的嘗試幾乎是一定會失敗的。更甚者，他如此堅決地推動這件事，反而損害了既有的決議案為戰爭提供適法性的說服力。因為批評他的人一定會說（也真的說過），如果既有決議案能給戰爭提供法律依據的話，布萊爾為什麼還需要做這麼多努力來催生第二決議案呢？

一月三十一日在華盛頓，布希在與布萊爾的會面結束後，兩人一起召開記者會；記者會上布希對第二決議案只做了一個冷淡的認可，那冷淡十分明顯，沒有人會看錯。[62]現在我們了解原因何在了。因為儘管布萊爾一再公開地強調第二決議案的重要性，私下時他卻說那不是關鍵性的。在布萊爾的顧問大衛・曼寧所做的當日會議備忘錄裡（此備忘錄後來外洩），舉行聯合記者會之前，兩人的最後一段討論充滿著嘲弄訕笑的色彩，都是在拿布萊爾仍苦苦追求第二決議案一事說笑話。曼寧引述布希說：「軍事行動是一定會進行的。」就算第二決議案沒通過、聯合國武檢人員找不到大規模毀滅武器也是一樣。布萊爾則回答說：「我堅定地與總統站在一起，只要能解除海珊的武裝，赴湯蹈火都在所不惜。」所以這第二決議案，布萊爾推動它時造成了如此多的傷害，最終對他卻又是個可有可無之事。如果狂妄症的核心元素是一種鄙視的話，那麼我們很難想像比這個更狂妄的行徑了。即便如此，布希在那次會談中也給布萊爾提供一個機會，把一四四一號決議案跟政權更替結合起來。布希說：「在某個時點上，或許當我們通過第二決議案時——如果我們真的這麼做的話——我們應該給海珊一個警告，告訴他，他還有一個星期的時間可以走人。」[63]由於某種原因，這個議題後來沒有被賦予重要性。這會是達成政權更替的一個戲劇性手法，可以在入侵之前就說清楚，大規模毀滅武器與政權更替是彼此牽動的問題。在那次會談中，布希預測「在不同的宗教派別與種族之間，不太可能發生互相殘殺的戰爭事態」，而布萊爾對此表示贊同。

如鮑勃．伍德沃德所報導，華盛頓有些人不很樂意看到法國的提議被打折扣。他們認為跟法國的衝突：「對美國來說將會是一個解放的時刻，對布萊爾首相更是如此……這整個提案程序根本就沒希望。布希與布萊爾等於有了個下台階，他們可以說確實向聯合國提案了，只是被法國擋下來了。」[64]結果這對布萊爾來說並沒有成為解放，反而變成一個恥辱。他一直相信自己能夠為第二決議案取得安全通過的票數，也不考量法國的折衷態度：他表現出極高程度的狂妄。明明沒有足夠的票數，布萊爾早已被告知此事，但他選擇忽略旁人的建議。他顯然不信任席哈克總統；後者在十月就警告過他：「雖然打倒海珊不難，但是接下來的問題會是一場災難。」[65]布萊爾跟席哈克討論伊拉克問題已經有一段很長的時間，他認為席哈克是要保護法國與伊拉克的經濟連繫。看起來，法國表示將在安理會上迴避第二提案之事，從來沒有經過英國內閣或少數幾位部長討論過（雖然我們必須等待更多的文件公布之後才能完全確定）。至少布萊爾應該要動用英國的外交關係，特別是使用運作良好的四方外長機制，以使得法國與德國能夠稍微回頭，與英美兩國達成暫時的一致協議，以及讓安理會認可入侵行動。這應該是一個在四國外交部長之間尋求折衷解決的時刻。如果他們依照法國提議的解決方向，維持在一四四一號決議案上，那就會證明安理會是一個政治平台，而不是一個法庭。（四方外長機制已經有一個很長的運作歷史，曾私下協調過許多非常棘手的問題，比如柏林問題，但也涉及外交與安全政策的其他許多重大領域。然而這個機制逐漸失去影響力。有人認爲走下坡的起點是在一九九六年的柏林協商，當時美國方面覺得歐洲的三方——英國、法國與德國—已經聯手起來與美國對抗，爭執點是歐盟取得北約資產設備的問題。最後在二〇〇二年達成了一個柏林補充協議〔Berlin Plus Agreement〕。儘管如此，四方外長機制是解決對伊拉克問題日漸擴大的歧異的理想平台。應該要使其重新運作才是。）

布萊爾對這種作法之所以感冒，是因為這會把其他人包括進來，特別是他自己的外交部長；這會損及他親手操盤、全力投入的形象。他更希望繼續他高姿態的政治操作，來對法國與其他安理會國家施加壓力。因此他繼續強力要求第二決議案，完全忽略法方給他的警告——法國在安理會上已經確保了九票的必要多數，來反對英國與美國的提案。（英國外交部內的聯合國部門〔UN department，現在稱爲國際組織部（International Organization Department）〕，有別於英國駐聯合國常任代表，通常會就安理會眞正可能的投票結果製作一份書面的專業評估。當時這部門有沒有製作這份報告，或者唐寧街官邸是否讀過，現在並不清楚。設置這個部門的根本目的之一，是在於評估十五個安理會國家對於決議案的看法，以便測試英國駐聯合國常任代表在紐約的觀點，以及給外交大臣與內閣提供建議。如果當時這份專業報告有被製作出來的話，我很難相信它會認可布萊爾的信念——布萊爾相信可以贏得第二決議案。）

不幸的是，布萊爾的想法完全固定住了，他認為需要有明文的第二決議案才能授權發動戰爭。他相信自己能讓這樣一個議案通過時，表現了非比尋常的盲目。誰要是警告他此事不可行，他就擺出排斥與蔑視的態度。他似乎對自己的說服能力產生了不切實際的幻想。還有一點也是令人錯愕的，他全不在乎這個決議案會損害到各國在一四四一號決議案上取得的共識。其他人提供的折衷方案他也棄之不顧。簡單說，他為了這個如幻想獸般的第二決議案所採取的行為，顯示出一種由於狂妄而產生的嚴重無能。

美國人試著在安理會上爭取仍有疑惑的會員國。但是多明尼克．德維勒班走得更遠，他走訪非洲，連哄帶求地讓其他安理會成員國投反對票。布萊爾被片刻的熱情沖昏了頭，沒能在十號官邸裡留意到，遠在紐約的英國提案正在崩解當中。自從安東尼．艾登的蘇伊士危機以來，再沒有第二位英國首相曾經對安理會的氣氛如此判斷失誤過。最後，在三月八日，連十號官邸也明白過來，法國對票數的估算一直才是準確的；六個意見未決的國家：安哥拉、喀麥隆、智利、幾內亞、墨西哥與巴基斯坦，也都不支持第二決議案。支持的票數少得可笑，提案也就被中止了。

史帝芬．沃爾爵士（Sir Stephen Wall）在十號官邸裡負責布萊爾與歐盟的關係。他回憶當布萊爾連同發言人把歐盟劃成兩半的光景：「那時在十號官邸裡，當布萊爾跟阿拉斯泰．甘貝爾從過道走下來，決定要實質上打出反法的牌時，我正好也在走廊上。」[66]他們沒有注意到，雖然席哈克威脅要動用否決權，但也只是為了表決那天晚上才說的，而且他們是在利用英國冒出頭來的反法情緒。這是赤裸裸的政治，卻有助於在國會中贏得支持。

法國的立場也不是死守在一個原則上的。因此有人做出合理的總結：「法國政府爭取的目標並非拯救人權，更重要的還是第一要務——自身的利益」。[67]（一月與二月時，德維勒班在世界輿論的櫥窗面前也是搖擺的。他相信法國只能撐到三月中，然後就不得不支持美國了。他這個立場在二月時被席哈克總統斷然否決，但是總統本人在十二月與一月時也是兩邊都下注的。）

布萊爾爭取第二決議案的失敗，帶來了重大的損害。這個目標從一開始就是徒勞與虛榮的。「入侵的合法性無需倚賴第二決議案」這個主張的可信度被削弱了，爭取的過程也動搖了國際社群在一四四一號決議案上建立的共識。這件事還激化了歐盟國家在安理會中的分裂：法國召集了反對第二決議案的國家，而西班牙與英國露出無能為力的窘態。虧布萊爾還使用過這麼多支持歐盟的修辭。

這次爭取第二決議案的慘敗，絕大程度都是布萊爾一個人的責任。他對自己取得成功的能量顯然充滿幻覺。他對他人的建言與警告都不屑一顧。他拒絕了法國提供的合理的折衷方案。他在整個局勢都反對他時還不斷堅持。而且他對於他所承擔的風險以及可能造成的損害，完全是一副蠻不在乎的態度。

布萊爾操弄國際法與情報單位

二〇〇三年三月七日，檢察總長顧爾茲密斯勛爵（Lord Peter Goldsmith），作為憲法上英國政府的獨立法律顧問，給布萊爾寄了一份備忘錄，標題是「在沒有進一步的安理會決議的情況下，對伊拉克軍事行動的適法性建議」。[68] 這是一份有相當篇幅、觀點均衡的評斷報告，但某些地方顯然模稜兩可。報告稱，合理說來，一四四一號決議案「原則上可以」重新啟動攻擊伊拉克的授權，但也承認這樣的主張在法庭上可以被挑戰。（依照慣例，檢察總長的建言並未向大眾公開，但麻煩的是，也沒有讓內閣閱讀。國防部參謀長海軍上將麥可．波伊斯爵士對戰爭的合法性顯然十分關切，他要求顧爾茲密斯重新就行動的合法性做一個不容誤解的確認，因爲那是他將交付給部隊去執行的行動。不過事實上國際刑事法庭並不能就非法的戰爭——法律上稱爲侵略罪——做出起訴，因爲國際刑事法庭的「司法管轄權只限於戰爭的執行，而不包括進行戰爭的決定」。見 Philippe Sands, *Lawless World: Making and Breaking Global Rules*, rev. ed., London: Penguin, 2006, p. 59。入侵部隊的運作，則是受國際法的武裝衝突法的規範。）

三月十七日顧爾茲密斯完成了一份簡短許多但意旨也明確許多的報告，其中稱「對六八七號決議的實質違犯，重啟了六七八號決議裡使用武力的授權」。這份報告被口頭提交給內閣，又在下議院中重述一次。布萊爾主張，第二份報告僅僅是第一份報告的節縮本；所以不管各方再怎麼嘗試，他一直拒絕公布第一份報告。這件事持續受到爭議；二〇〇五年三月九日，在大選之前，布萊爾說：「有人說檢察總長的法律見解跟檢察總長對國會的陳述不一樣，這種說法擺明就是荒謬。」然而資訊委員李查・湯馬斯（Richard Thomas）於二〇〇六年對檢察總長發出一份強制執行通知書，要求他公開第一份報告，理由是他在二〇〇三年三月七日所做的建議「顯著地比他三月十七日的第二次報告模稜兩可得多」。這份報告於是在二〇〇六年五月二十六日被公開。檢察總長第一次的法律見解，對任何能公平判斷的人來說，是冗長、偶爾模稜兩可但卻平衡的。第二份報告則是簡短而且有明確判斷的。毫無疑問，內閣原本應該要被提醒，未來可能有遭到法律挑戰的風險。布萊爾等於是在這個重要的法律議題上，自二〇〇三年到二〇〇六年操弄了內閣與國家。布萊爾的行為——即決定不公開第一份報告——是令人全然不可接受的。資訊委員形容「這個決定的嚴重性與影響程度，跟令國家採取軍事行動的決定是同一等級」。

一個普遍得到採信的說法是，布萊爾曾經給由他政治任命的檢察總長施加壓力，要他改變他的建言，雖然顧爾茲密斯否認這個傳聞。外交部一位資深律師在戰爭開始之後，以辭職表達抗議。無論布萊爾是否真的操弄了他的檢察總長，有一件事是無法懷疑的：布萊爾違背了「部長行為守則」（Ministerial Code of Conduct），因為他拒絕讓他的內閣取得完整的第一份書面報告，如守則所要求的那樣。但是布萊爾操弄內閣並不是新聞。在長達十年的期間裡，無論是在內政還是國際事務上，這個情況一直都在發生。

比這個更狂妄的，是布希與布萊爾在戰爭之前操弄情報資料的方式，以便符合他們興戰的目的。在大規模毀滅武器的訊息上，兩位領導人常把話說得斬釘截鐵，然而事實上那些情報常常有細微的差別，或者不具結論性。布萊爾個人有一次就犯下顯著的錯誤：義大利方面通報，尼日共和國準備把氧化鈾（俗稱「黃餅」）船運到伊拉克，布萊爾便大力強調，但事實上這是連中情局都無法確認的消息。關於伊拉克的飛彈攻擊只有四十五分鐘預警時間的說法，布萊爾也將之誇大，把英國的軍事目標也納入攻擊範圍內。實際上這些飛彈已知都是短程的，並無法打到英國的目標，然而十號官邸還是將這種說法提供給小報，而這些報紙就聳動地報導，伊拉克幾乎可以無預警地打到英國部署在賽普勒斯與中東的軍力。當布萊爾向國會報告或私下對同事解釋時，他省略掉太多英國祕密情報局由於固有的審慎態度而加上的限定說明。赫頓勛爵（Lord John Hutton）的報告發現，相關情報並沒有被「添脂抹粉」，算是對布萊爾的辯護。雖說如此，必須強調的一點是，許多人研究了赫頓調查的程序，讀過完全相同的事證之後，卻得到相反的結論。（譯按：二〇〇三年五月二十九日，BBC記者安卓·吉列根〔Andrew Gilligan〕在廣播節目中指出，一位匿名的英國資深官員向他透露，英國政府公布的伊拉克武器情報被「添脂抹粉」，特別是關於飛彈只有四十五分鐘預警時間這個部分。報導引起輿論界很大的爭議。這位匿名官員是英國的化武專家、聯合國伊拉克武檢人員大衛·凱利〔David Kelly〕；七月十五日他被召喚到國會的外交事務委員會去接受調查〔調查他是否私自向媒體洩漏機密情報〕，但是兩天之後忽然死在自己家中。由於事涉敏感，死因也頗有疑點，布萊爾便委託工黨議員約翰·赫頓針對凱利的死因進行調查，結果就是這裡說的赫頓報告。）

有史以來，政治人物對於他們主張的事情，都是從最好的一面來呈現，正面的被聚焦，負面的被省略。這種所謂的政治化妝術，並不始於布希與布萊爾。但他們的新把戲是，他們連情報資料都能化妝。他們的「化妝師傅」——也就是白宮副幕僚長卡爾·羅夫（Karl Rove）與唐寧街官邸發言人阿拉斯泰．甘貝爾——不只比過去擔任類似職務的人更有權力，他們甚且深入地參與國內關於伊拉克的爭論，也會親自聽取情報事務的簡報：這些都是空前的。在布萊爾這邊，甘貝爾參與了兩份檔案的出版，其目的在於描摹出海珊所造成的威脅。其中被稱為「不實檔案」的那一份，遭到外交大臣傑克．史卓批為「一團麵糊」並且拒絕接受，官邸後來也自行撤回；另外一份則被廣泛認為使用了尚未完成的情報評估，以便製造出一個有說服力的宣傳活動來支持戰爭。內閣成員前外交大臣羅賓．庫克（Robin Cook）質疑報告裡對情報資訊的詮釋效力，於是明智地要求祕密情報局給他個人做一次簡報。聽過之後，他就辭去內閣職務，並且對伊拉克戰爭投下反對票。他在下議院裡說，他不相信那些情報能夠合理化一場戰爭。此外，自由民主黨的領袖查爾斯．甘迺迪（Charles Kennedy）也出面反對這整個冒進的行動。後來國會投票的結果支持了政府，而工黨議員投給自家首相的票給了布萊爾一個絕對多數。但這個勝利是用慘痛的代價換來的。

到這個時點為止，布萊爾享有國會裡所有政治光譜的全面信賴，但是他當日對事實的操弄，事後回顧，已嚴重地損害了這個信賴感，也可能損害了兩黨政治針對外交與安全政策進行攻防以尋求共識的精神。當實情漸漸為外界知悉，布萊爾（Blair）的名字就開始被醜化為「白賊爾」（Bliar）。傳統上在戰爭期間，一位英國首相會自動獲得國會與民眾的支持，但現在布萊爾再也不能仰賴這種支持了。特別是《泰晤士報》的一位記者，一位敏銳的政治評論者，早在二〇〇三年三月二十九日評論布萊爾的心智狀態時，就用「精神錯亂」一詞來形容；他引述了布萊爾在國會上不經意脫口而出的一句話：安理會的否決他將不予理會，那些都是「反覆無常」或「毫無理性的」。69

布希在入侵之後的狂妄症

美國有一本談論伊拉克戰爭的書，書名就叫作《狂妄》（*Hubris*）70：這很能說明問題核心。在二〇〇三年五月一日，布希總統像一個好萊塢演員一樣穿上飛行裝，飛到停泊在加州近海的亞伯拉罕・林肯號航空母艦，站在飛行甲板上慶祝伊拉克戰事的勝利，而船艦的指揮塔則醒目地裝飾著「任務完成」的標語。這是程度極其嚴重的狂妄行徑。這對戰場上的部隊同時也是一個輕蔑的侮辱（即便也許不是有意的），因為他們知道那「任務完成」的標語有多麼荒謬。倫斯斐知道狀況，他勸布希不要在演說裡真的用上這兩個字，但即便如此，布希還是說：「在伊拉克的戰場上，美國與盟友們已經獲勝。」布萊爾從來沒說到這個程度，但是他在一開始時的用詞也還是太得意洋洋了。

倫斯斐也有不少毛病，但他的個性太喜歡冷嘲熱諷，所以對狂妄症免疫。當巴格達的法律與秩序迅速崩潰，各處都發生搶劫時——這很大程度是布希聽從了他的建議，以至於沒有派遣足夠的地面部隊來控制佔領區所導致的結果——這位國防部長只簡單地說：「總會有事情發生。」（Stuff happens.）劇作家大衛・海爾（David Hare）後來寫了一齣關於出兵伊拉克的舞台劇，把這句話的深層意含用戲劇的方式表達了出來。71

美國入侵伊拉克之後的無能程度，將會讓歷史家們許久都百思不得其解。華盛頓，特別是五角大廈，怎麼會在政治與軍事的組織水平上都如此低能呢？其中一個答案，就是在細節問題上打高空與不在乎——兩者都是狂妄的特徵；許多見證了布希行為的人都能證實這一點。前財政部長保羅・歐尼爾（Paul O'Neill）曾於二〇〇〇到二〇〇二年之間在布希政府裡工作過，他對布希在位時的行為特徵做了一個直言不諱的評斷：「布希從一開始就採取了一個有鮮明意識型態的立場，卻沒有把事情徹底地考慮過。但是，當然，意識型態就是這麼回事。把事情徹頭徹尾地想清楚，這是一個意識型態強烈的人最做不到的事。」歐尼爾接著敘述某次會議：「就跟那兩年期間我出席過的許許多多會議一樣。對那些會議，好吧，我只能用一種方式來描述：總統像一個瞎子，其他人都是聾子，你無法察覺他們之間有任何溝通。」[72]

另外一個例子牽涉到大衛・凱伊（David Kay），聯合國的伊拉克武器檢查員。他從二〇〇三年六月五日開始負責在伊拉克境內尋找大規模毀滅武器的工作。七月二十九日他在布希的晨間會議上進行簡報（他前一天才從巴格達飛回來）：「我們犯的最大錯誤，就是讓巴格達陷入到處劫掠與法律失序的狀態。」他並且警告，他們還沒找到任何大規模毀滅武器，而且可能永遠都找不到。劫掠者這時候已經搶走了兩噸未經處理的鈾（即前述的「黃餅」）、一百九十四噸高熔點炸藥以及一百四十一噸高爆性炸藥[73]。在會議上，布希對大規模毀滅武器的狀況彷彿不感興趣，什麼問題都沒提，讓凱伊感到震驚，尤其是跟錢尼詳細的詢問相比較時。

布希跟他的戰爭內閣在入侵之前的三月十日討論了解散復興黨（de-Ba'athification，譯按：阿拉伯社會主義復興黨〔Baath〕，是一個泛阿拉伯的民族主義政黨，在許多阿拉伯國家都有影響力。伊拉克的復興黨從一九六八年起成為執政黨，直到被布希政府解散並宣布為非法組織）的問題。[74]雖然沒有獲致明確的結論，但是會議上有一個人說：「要點是清楚的：我們要寬待這些黨人，要試著跟他們合作。」然而據稱，是聯盟駐伊拉克臨時管理當局負責人保羅・布列梅爾所簽署的一份文件最終強制進行了復興黨的解散，而這份文件事先並未呈給萊斯或鮑威爾過目——鮑威爾並不認為道格拉斯・費斯辦公室草擬的政策就能代表戰爭內閣協議出來的折衷意見。這是職掌國家安全會議的萊斯一項重大的錯誤，她不應該讓這種文件直接從五角大廈發出，而沒經過她辦公室的確認。二〇〇七年五月，英國國防部長吉奧夫·何恩（Geoff Hoon）說，解散復興黨是一個錯誤：「我想，當時我們認為，絕大多數的復興黨人主要是地方政府的人員，也就是說，他們主要是公務人員——不是海珊政府的狂熱支持者。」[75]

布列梅爾的行事風格像總督一樣，一個例子是他抵達伊拉克的第十一天時發布的CPA命令第二號：這道命令解散了伊拉克陸軍、空軍、海軍、國防部以及情報部門。然而在三月十二日時，布希跟他的戰爭內閣曾經達成決議要解散共和衛隊，但是保留正規陸軍的編制。顯然布列梅爾下達命令時，並未就命令細節諮詢國務院、中情局或萊斯，也沒有知會伊拉克的政治人物（更別說聽取他們的意見）。這或許是個致命的錯誤[76]，而且布列梅爾拒絕改變成命。

美國在巴格達的專家也沒有被徵詢意見。中情局駐巴格達的主任曾經警告布列梅爾：「到了晚上，你就已經把三萬到五萬名的復興黨人逼到地下去了。」[77]用一位伊拉克老兵的話來說：「他們現在全成了叛軍。布列梅爾喪失了他本來有的機會。」在前述的訪談中，何恩輕鬆地說，他反對把員額高達三十五萬人的伊拉克陸軍全面解散，並且跟倫斯斐爭論過這件事：「但是我承認，這是屬於那種沒有先例或定理可循、必須全憑判斷力來做的決定。是我的話，我會做出相反的決定。」布萊爾在比何恩訪談稍早的一次訪問中——用一種有點怪異的說法——說，在他們一向的構想裡，伊拉克的部隊將要「從零開始」[78]。根據政治評論家安東尼·塞爾頓（Anthony Seldon）：

> 布萊爾在解散復興黨以及遣散軍隊的工作上並沒有直接的涉入，而是滿足於讓曼寧以及邵爾斯（Robert John Sawers）來代表他。一位官員說：「他的心不在這裡。他並沒有跟上這裡正在發生

的事情。」另一位官員說：「我想，首相並不覺得需要爲穩定伊拉克再做任何個人的投入。他把事情全部交給美國人處理。」[79]

在處置復興黨人以及伊拉克部隊的問題上，不只英國內部的意見分歧，美國這邊的看法也很混亂。

根據鮑威爾的前任幕僚長勞倫斯・威爾克森（Lawrence Wilkerson）上校的說法，在處理伊拉克問題時，布希的態度「太冷淡、對戰後規畫的細節保持太大的距離。下面的人於是濫用了他這種疏離的態度」。[80]但布希從來不是被擺布的小卒；關鍵的棋子還是由他來下，只是有時候他不清楚棋盤上總共還有哪些棋子。他太少採納鮑威爾的意見，倫斯斐與錢尼的主張他又聽從太多，然而他拿定的還是自己的主意。布希的問題是，用萊斯在二〇〇三年八月的一個說法，他製造出「一個功能失調的美國政府」。[81]如新聞人鮑勃・伍德沃德所做的總結：「布希身邊的整個氣氛太像是一個國王的朝廷，有錢尼與萊斯慇勤隨侍，而朝廷上下一起分享著令人振奮的故事、被誇大的好消息以及一段快樂的時光。」[82]然而真相是，功能失調的並不只是布希政府，還要再加上布希這位三軍統帥本人。

布希政府的功能失調所呈現的一個反諷就是：內閣委員會的結構仍能運作，但只限於某幾個區塊——通常是那些與倫斯斐責任範圍無關的地方。正常情況下，能夠節制倫斯斐的只有國家安全會議，或者是萊斯為了解決爭議而召開的首長特別會議。在伊拉克問題上，有一個領域的部會間合作得非常好，那就是財政。在這裡，美國財政部扮演了領導的角色，一開始的主導者是財政部長歐尼爾與他的次長約翰・泰勒（John Taylor，他在這個職位上一直做到二〇〇五年）。所以在伊拉克並不是什麼都失敗。在某些領域裡，事先的計畫與內閣閣員的合作都頗有成效。如果布希能夠強迫五角大廈與國務院之間達成同樣程度的合作就好了；他功能失調的政府，就是在戰後的安全規畫這個核心項目上出了大問題。（布希從海珊在美國的銀行帳户裡取得了十七億美金的資金。二〇〇三年三月二十日，他授權將重達兩百三十七點五噸、面額介於一到二十元的美鈔運往巴格達。這些錢被用來在佔領初期支付給伊拉克人，以協助提升他們的士氣。財政部動用了一整個波音七四七的機隊把錢運到巴格達，然後再由武裝的護衛車隊在伊拉克境內的兩百四十個地點發放——這可不是輕而易舉的小事。這些錢換回舊的第納爾〔dinar〕，舊鈔接著被染色處理，用卡車運走，然後被銷毀。新的通貨受到歡迎，甚至到了二〇〇六年年末時都還在升值。見 'We did get the money to Iraq – dollars to donars', *International Herald Tribune*, 27 February 2007.。）

看起來，最受布希信任、也最直接與他共事的人，是阿富汗與伊拉克地區司令湯米．法蘭克斯。這位德州佬身材高大，脾氣火爆，曾公開詆毀參謀聯席會議。[83] 在《大慘敗》（*Fiasco*）一書裡，湯馬斯．瑞克斯（Thomas Ricks，前《華爾街日報》駐五角大廈資深特派員，現在為《華盛頓郵報》做同樣的工作）如此描述法蘭克斯：「他是他的部隊的產物，他的毛病也反映出部隊的毛病。這支軍隊開往伊拉克時，表現出來的狂妄不是普通的嚴重。」[84]

這樣的狂妄也擴散到布希身上。說話的語氣活像西部牛仔電影裡趾高氣昂的鄉下警長，他向美國人民保證，在打倒阿富汗的塔里班政權之後，一定會捉到賓拉登，「死活不論」。他的妻子常常拿這事開他玩笑——這是一個好現象，這表示布希身邊並非每個人對他說的每句話都完全贊同。

話說完七年多以後，這位蓋達組織的首腦仍未被捉到（譯按：二〇一一年五月二日，賓拉登遭美軍海豹特種部隊與中情局幹員聯手在巴基斯坦的藏匿處擊斃），而塔里班在重組之後又開始反擊。當伊拉克的局勢逐漸明朗：海珊已經準備對成功的入侵進行有組織的抵抗，叛軍將給佔領軍帶來重大困擾，布希對此的反應卻只是：「那就來啊！」在這早期階段，他似乎不太思考如何爭取影響力舉足輕重的伊斯蘭遜尼派的支持，或是如何讓伊朗影響什葉派的多數。忽略對伊朗使用外交手腕來確保伊拉克行動的成功，是非常短視的。

二〇〇三年五月，伊朗向美國國務院祕密提議，要與美方「完全透明地達成一項重大協議」，目標是向美國確保，伊朗不會發展核武，以及伊朗將終止「對巴勒斯坦反抗團體的任何物資支援」，使哈馬斯與真主黨都退化為「普通的政治組織」。會談預定在日內瓦進行，卻被布希取消了。布希不知道他自己政府的資深官員一直以來是多麼艱苦地尋求這樣的會談機會嗎？[85] 五月裡伊朗陷入史上最艱困的狀況，中情局此時認知到他們已經放棄了核武計畫。然而此時已有足夠的跡象指出，伊拉克有發展出叛亂暴動的趨勢，這時是美國與伊朗達成協議的最佳時機。美方深知，一旦伊拉克成為一個穩定的民主國家，要讓伊朗收手不碰核武以及繼續民主化進程就更為容易。

入侵伊拉克之前，美方本來在二〇〇二年有非常好的理由可以跟伊朗發展一段對話關係。但人們很容易就忘記，伊朗人曾在美國入侵阿富汗時提供不少援助，曾經協助動員北方聯盟，也曾在蓋達組織的幹部於二〇〇二年跨入伊朗國境時，把他們從聖城馬什哈德（Mashhad）給趕出去。海珊被推翻後，在伊拉克佔多數的什葉派必定會掌握權力，在這個基本情勢下，同屬什葉派的伊朗從旁作亂的可能性是顯而易見的。然而布希與布萊爾卻判斷，就算不擴大與伊朗對話，他們也能夠應付伊拉克的什葉派。我們很難判斷布希如此決策背後有哪些考量，但是過度自信一定是因素之一。他決定拒絕與敘利亞進行任何對話也造成負面影響，因為敘利亞人可以影響伊拉克的伊斯蘭遜尼派。遜尼派與什葉派的關係注定會充滿不安，因為在任何發展中的民主體制，佔少數的遜尼派將不得不習慣自己再也無法掌握優勢權力的事實。聯軍如果不與周邊國家協調，而是決定單幹下去，就會發現伊拉克境內的叛軍能夠經由邊界，從敘利亞與伊朗得到支持與補給。

戰爭開始時，布希開會的焦點都在軍事上，也對軍方與中情局充滿信心，但是到後來，他卻開始責備他們。他說，湯米．法蘭克斯跟他的將軍曾經看著他的眼睛對他保證，入侵伊拉克的行動計畫沒有問題，投入軍力的規模也正確無誤。法蘭克斯說這話時（在他退休之前）大概自己真是相信的，但是就算在當時，五角大廈的軍方大老對此也有爭論。到了二〇〇三年夏天，叛亂與暴動蔓延開來時，法蘭克斯的說法顯然根本無法成立。布希也稱中情局局長喬治．提納特當時極為頑固與蠻橫；根據布希的回憶，提納特說伊拉克的大規模毀滅武器是一個「強力扣籃的案子」，意思是一扣就中，保證成功。[86]然而提納特在二〇〇七年出版的說法裡卻宣稱，當時他對總統說的其實是：「強化媒體的呈現要像『強力扣籃』那樣。」然而這個措詞後來卻被嚴重地斷章取義。這個詞自從被伍德沃德在書中引述之後[87]，他就沒有過過一天安穩的日子。到了二〇〇七年，這種「指責遊戲」成了伊拉克慘敗事件的一個特殊現象。勞倫斯．威爾克森在一次BBC的廣播訪問中說，他真希望自己在二〇〇四年就為了關塔那摩而辭職了；他還說，在閱讀過提納特的書、也聽過提納特的訪談之後，他相信中情局裡有人在二〇〇三年二月五日那場國家安全會議之前，對鮑威爾「說了謊話」。[88]

二〇〇三年九月二十四日，布希夫婦與保羅．布列梅爾夫婦在華盛頓有一次私下的餐聚。在看到布列梅爾的組織圖上顯示有二十個人直接向他報告之後，布希說：「你看，我知道你讀過商學院，但我也讀過商學院。你讓太多人直接對你負責了。」[89]十月二十七日，當布希與布列梅爾一起在白宮健身房鍛鍊時，布希問起倫斯斐的事：「他真的直接控管這麼多細節？」布列梅爾說對，布希則露出一副非常驚訝的模樣。白宮裡只有極少數人不知道這是倫斯斐改不掉的惡習，布希就是其中之一。這也顯示出，布希這位最高統帥並不真正地掌握狀況。

布希並沒有能力控制伊拉克的叛軍暴動，先前的預測也樂觀到幾近荒謬。從政治的角度來看，二○○四年十一月十二日，他總統連任成功後的第十日，應該是他重新考量一切的良機。當鮑威爾在白宮見到布希與布萊爾的同時，美軍正第二次嘗試奪下法盧佳（Fallujah）。鮑威爾說：「我們沒有足夠的部隊……我們並未控制地面。」[90]這也是布列梅爾此時的觀點。次月中情局駐巴格達主任給布希傳來電報：「我們面臨猛烈的反抗暴動，估計將有兩千人陣亡。」數日之後，十二月十七日，一位美國軍方情報專家當面告訴布希：「反抗暴動非常強大，後援充足，地點分散。如果沒有某種形式的和解，這種情況將繼續下去，我們有陷入內戰的風險。他們的資源夠讓他們長期這樣打下去。」[91]

布希與布萊爾需要認清，他們必須改變既定策略，並且部署更多的部隊。這件事做不好會帶來深遠的損害與影響，但他們的眼光卻不及於此，也沒有面對這個現實。狂妄的領導人有一個特徵，就是他們不會改變立場，因為這意味著他們必須承認先前的錯誤。布萊爾對工黨大會吹噓說他「沒有倒車檔」；要想像比這個更荒謬的主張還真困難。明智的民主體制領導人會隨著事實的改變或因為發現自己的錯誤而做出修正。伊拉克的局勢如今明顯有陷入內戰的態勢，但是布希由於他的僵硬與愚笨，對於增派部隊的要求一律打回票，並且堅持發表狂妄的「勝利」談話。一直要等到二○○六年期中選舉敗選之後，他才決定「猛增」兩萬一千名部隊到巴格達。這時布萊爾已經被趕出唐寧街官邸了，而且他甚至從來不曾試著提升英國部隊規模，或把部隊部署到巴斯拉（Basra）之外。

在法律方面，布希的作法開始反映出其法律顧問阿貝托・剛查列斯（Alberto Gonzales，後來出任司法部長）的觀點：「蓋達組織的威脅使日內瓦公約對於審問戰俘的嚴格規定失去效力。」[92]在軍事入侵之後，他想辦法規避國際法對於審問與拘押的限制。布希相信，「反恐戰爭開啟了一個全新的模式」，日內瓦公約不適用於蓋達組織，以及塔里班俘虜是「非法戰鬥人員」，認為他們失去戰俘的地位。[93]這些決定受到非常嚴厲的批判。[94]布希似乎很享受採取單邊行動，而不太諮詢朋友與盟國的意見或根本不理會。他實質上撕碎了國際間長期遵行的條約，也等於宣布美國愛怎麼幹就怎麼幹。這讓布萊爾在英國國內的信譽徹底破產，更使美國在國際社會的聲譽不堪聞問。在阿富汗的俘虜與在關塔那摩的囚犯所遭受的對待方式，以及在伊拉克阿布．格萊柏監獄（Abu Ghreib prison）裡所發生的美軍虐待穆斯林囚犯事件，讓對美國懷抱善意的人們無比震驚。英國士兵也犯下類似的情事，對英國來說是雙重打擊。美國採取一種政策，將被懷疑為恐怖分子的人祕密「遣送」到允許刑求審問的國家去接受調查，這招來國際間的批判。布希宣稱美國譴責一切的刑求，對許多人來說，等同於對明顯的事實睜眼說瞎話。幸運的是，經過一段期間之後，由於一些人做了正式訴求，美國的司法體系在二〇〇六年開始就關塔那摩與其他地區的囚犯政策向總統的觀點提出挑戰——布希的認定是，在戰爭期間，總統的權力高過國會法律與憲法。現在在美國國內，關於總統在戰時享有何等權力，一場重要的爭論正方興未艾。

布萊爾在入侵之後的狂妄症

接下來看東尼．布萊爾的例子。就在布希總統做了「任務完成」的公關表演十天之後，二〇〇三年五月十一日，約翰．邵爾斯——英國駐埃及大使，曾在十號官邸裡工作過，被布萊爾派到巴格達擔任特別代表——給首相寄去了一紙短箋，標題是「伊拉克：出了哪些錯」[95]，給他明白指出了入侵之後所發生的以及缺乏後續計畫所造成的現實；對這些事情他先前是如何地欠缺嚴肅的考量。邵爾斯對美國的後續處理小組（由傑·迦納爾〔Jay Garner〕將軍所領導）做了總結的描述：「沒有領導、沒有策略、沒有協同、沒有結構，完全聽不見一般伊拉克人的聲音。」邵爾斯的看法是必須增派更多的部隊，他並且建議：「在巴格達部署一個能夠作業的英國部隊是值得考慮的，儘管有顯而易見的政治問題……命令一個營的兵力到街上採取戰鬥位置仍然有其效果。」邵爾斯增派部隊的建議得到艾柏特·懷特利少將（Albert Whitley）的支持；他是被派在美國地面部隊裡最資深的英國軍官，在大衛·麥克基爾南中將（David McKiernan）所領導的美軍指揮總部裡工作。一個相關議題是，正在伊拉克的第十六空中突擊旅表定將返回英國，現在要不要把這支部隊派到巴格達去。邵爾斯的短箋對首相來說，是一個再重要也不過的訊息通報：因為影響到巴格達的事很快一定也會影響到巴斯拉，將給數千名刻正駐紮在該地的英軍帶來風險。然而邵爾斯的通報到了唐寧街官邸之後遇到什麼情況呢？

根據安東尼·塞爾頓，「當布萊爾聽到這件事，他給予全力的支持。但是結果卻什麼也沒發生，因為遭到新任國防部參謀總長麥可·沃爾克（Michael Walker）毫無轉圜餘地的抵制」（沃爾克是接替海軍上將麥可·波伊斯爵士的位子）。[96]戰爭內閣原本可以決定再度部署這些部隊，而且如果他們這麼做的話，將使布希無法拒絕跟著照做，倫斯斐也將不被允許讓第一騎兵師的一萬六千名部隊在「場邊待命」（offramp，譯按：倫斯斐本來應該將第一騎兵師派往伊拉克，卻遲遲不讓他們上路。他多次用 offramp 這個字來稱呼他的這種調度，因此成了一個爭議的字眼。這字本義是高速公路上的出口匝道。）。

為什麼在伊拉克與阿富汗的戰爭後續事態裡只有這麼少的士兵，跟入侵時的大軍壓境完全不同？這個最為關鍵的問題，至今仍然籠罩在軍事機密以及許多事後打造的解釋當中。在英美兩國裡，這一方面跟預算編列的程序，以及對未來軍力投入的爭辯有關，但另一方面也牽涉到專業的軍事判斷，到底什麼才是需要的。二〇〇六年十二月，在伊拉克停留的美軍人員有十四萬一千名，其餘二十七個聯盟國派出的總人數大約在一萬六千五百名，當中人數最多的是英國的七千兩百名。到了二〇〇七年八月，在增派之後，美國軍力達到了總數十六萬人，遠低於辛瑟奇建議的二十萬人。就在增派部隊的那個星期裡，美國政府主計處（US Government Accountability Office）揭露了一個消息，五角大廈無法交代據稱提供給伊拉克安全部隊的一萬一千支ＡＫ－47衝鋒槍與八萬把手槍到哪裡去了。大多數人毫不懷疑，這些美國供應的武器實際上都落到叛軍手裡了。叛軍裡壓倒性的多數是伊拉克的伊斯蘭遜尼派，外籍的戰士主要來自以遜尼派為主的沙烏地阿拉伯，而非來自以什葉派為主的伊朗；路邊的炸彈主要是由伊拉克陸軍訓練出來的工程師所製造，所使用的炸藥都是搶來的，而非自伊朗進口。[97]

二〇〇三年的入侵行動結束時，英國把派到伊拉克的三萬名軍力縮減為一萬八千名。一年之內這個數字再度降到八千六百名，而二〇〇七年八月時更只剩下五千五百名，駐紮在巴斯拉宮與機場之間。英國從來沒有增派部隊，所以早在布萊爾下台之前許久，英國就一直在撤退，而同時美國卻在增兵。布萊爾先前承諾英國將「陪美國走到最後」，原來是只動用想像上的「掩護」部隊。

二〇〇七年時，阿富汗的情勢也明朗了起來，派在該地的部隊數量不足。要讓阿富汗穩定下來從來就不比讓伊拉克穩定要容易，而一旦達成穩定，要維持下去是個更困難許多的任務。然而，即便在北約也涉入之後，阿富汗政府仍然未能從西方民主國家獲得足夠的支援，無論是發展協助或者維安措施。二〇〇六年年初，塔里班在南部暴動，當時英國確實增強了英軍在北約裡的武力，但是英國人民並沒有被警示可能的後果。確實，布萊爾的國防大臣約翰・萊德（John Reid）曾暗示這支部隊在三年後就可以撤出，期間不會蒙受傷亡也不必扣一次扳機，真是完全沒有說服力。

英國介入阿富汗有悠久的歷史，曾經在帝國國力的高峰時在那兒被擊敗。我在一九五九年當學生時曾經騎馬越過阿富汗中部的山丘，早在那個時候，蘇聯就已經將勢力深入當地，有部隊在禁區裡演習。但是當蘇聯在一九七九年入侵阿富汗後，卻變得非常脆弱，到了一九八〇年代，美國與英國協助阿富汗人成功地把蘇維埃趕了出去。時間來到二〇〇六年，在南部經過整個夏天的慘酷戰鬥之後，很明顯地，北約需要更多的部隊、直昇機與機動後援火力，而當地現有的遠遠不足。於是二〇〇六年十一月底北約在里加（Riga）開會，但是所提供的額外援助，距離真實所需仍是天差地遠。十分精彩的《聖戰：伊斯蘭民兵在中亞的崛起》（*Jihad: The Rise of Militant Islam in Central Asia*）一書作者寫道：「阿富汗的情勢不只是嚴重，簡直是絕望。與伊斯蘭極端主義的鬥爭將會失敗，不是敗在伊拉克、伊朗或甚至巴勒斯坦境內，而是敗在阿富汗。」[98] 到了二〇〇七年十月二十五日，情況還是一樣——美國強烈要求北約向駐阿富汗國際維和部隊增派兵力，遭到北約嚴詞拒絕。這支部隊當時只有四萬一千名軍力，責任範圍卻包括阿富汗所有區域。同一天泰晤士報的頭條總結了這個狀況：「北約面臨的難題：會雪地戰的不願打，願打的不會雪地戰」。

哲瑞米・格林史托克爵士（Sir Jeremy Greenstock，前任英國駐聯合國大使）在二〇〇三年從紐約被派往巴格達去跟隨邵爾斯工作。他在入侵勝利之後的幾天裡所說的話，後來凸顯了邵爾斯觀點的重要性。他說：

依我所見，沒有誰被指派把伊拉克的安全放在第一位，把街道上的法律與秩序放在第一位。到處都沒有警力。除了贏得勝利的入侵者外，也沒有建制的軍隊。而且我無法連繫任何一位美國將軍來負起責任，來弄清楚任何政府——我們現在就是政府——的首要職責，就是維繫街上的法律與秩序。這一塊從一開始就是一片眞空，只見掠奪者、破壞者、犯罪者與暴動者快速地來去。99

二〇〇三年八月二十九日是另外一個轉捩點。這一天位於納傑夫（Najaf）的伊瑪目阿里清真寺（Imam Ali Mosque）遭到炸彈攻擊，阿亞圖拉．巴吉爾．哈基姆（Ayatollah Baqir al-Hakim）——深具影響力、路線溫和的什葉派領導人——在事件中喪生。到了年底，連布萊爾狂妄的自信心也開始離他而去。十月十九日，布萊爾由於心臟問題被緊急送進醫院，在門診部接受心臟復律。（心臟復律〔Cardioversion〕或去顫〔Defibrillation〕的進行，是使用去顫器〔Defibrillator〕在胸壁上施以算準時間的直流電電擊。如果病人意識清醒，在實施電擊前會用麻醉藥讓他入睡。電擊之後，病人的心律通常會回復正常。）

當首相在〇三年年底到〇四年年初之間顯得疲倦與緊繃時，白廳內外知情的人，都認為這是由於病情而來的額外壓力。但是布萊爾在伊拉克問題上的自信心也已經動搖了。二〇〇三年十一月四日，在白金漢宮的年度外交官接待會上，我跟布萊爾做了一次較短但是頗有意思的談話。話題圍繞在伊拉克上。他堅持我們暫時拋開四周的外交使節，到舞廳坐下來做一次嚴肅的討論。跟二〇〇二年七月在餐聚上和我談話的那位救世主般的領導人相較，眼前這位又是一個非常不一樣的布萊爾。他遠沒有當時那樣自信了，也顯得多少被發生的事件所壓抑：一直找不到伊拉克的大規模毀滅武器顯然令他感到困擾。我很為他感到難過，也試著要他振作一點。但是我那時已經很害怕會有個慘敗的結局，也為他的無能感到氣惱。

二〇〇四年一月時，我確信布萊爾已經永遠失去了威望與公眾的信賴，應該早早選一個時機下台，去做別的工作。我在一月四日的《星期日泰晤士報》上發表了一篇文章，標題是〈布萊爾的自行其是給他帶來一場蘇伊士危機〉。文中我仍相信推翻海珊是合理的政策，但是建議布萊爾應該在二〇〇五年大選到來之前就辭去首相職務。我寫道：

> 布萊爾的威望已經受到嚴重的損害，或許已經一去不可恢復。不只在他的黨內是如此，在全國範圍也是一樣……如果辭職辭得漂亮，布萊爾的首相時代較有可能受到史家的正面看待。還是有其他機會在前方等待布萊爾，例如世界銀行總裁一職就有不小的希望。

在這以後我跟他就再沒有實質的討論了。

雖然這個職務後來是由保羅．佛福維茲出任，但是美國有段時間是對國際貨幣基金主席有興趣，希望由一位歐洲人來運作世界銀行。布萊爾從來沒有完全恢復他的威望以及英國人民與國會對他的信賴，這是當英國士兵在戰爭中喪生時，任何首相都不可缺少的東西。

我們現在知道，從二〇〇四年的復活節起，布萊爾就為某件事承受相當大的壓力，但這是一件跟伊拉克戰爭或他的首相職責無關的事情，媒體對此集體地表現出極大的自制，認為那是首相真正私人的家務事，因而未予報導。布萊爾事實上在二〇〇四年的五月與六月間決定要辭去首相。不論這是因為他直接了當地認知到，他的政策失敗意味著應該辭職，或者因為他陷入憂鬱症，或者因為他為那件事承受太大壓力，我們不得而知，也許三者都是原因。有些朋友說他變得沮喪消沉，這解釋了他的信心動搖。他也突然在復活節後，未經過內閣的諮商，宣布將對歐盟條約進行公投，只因為傑克・史卓要求他這麼做。布萊爾辭職的打算被他內閣裡幾位忠實的朋友擋了下來。這跟詹森總統在一九六五年萌生辭意頗有些相似之處；當時詹森手術後陷入憂鬱症，而且越南的戰事成為噩夢。財政大臣戈登・布朗心裡，很合理地，是希望布萊爾下台以便自己可以接任首相，但他顯然也出力勸阻了布萊爾，認為對布萊爾與對工黨來說，等到秋天的工黨年度大會時，才是較好的辭職時機。（譯按：這裡說的私事是指二〇〇四年五月十三日，布萊爾十六歲的女兒凱瑟琳自殺，但被緊急送醫救回一命。布萊爾辦公室通令英國媒體不得報導此事，在媒體大亨梅鐸的鼎力支持下，此事並未見報，本書作者歐文也為友人隱諱不提。）

布萊爾的心臟毛病是在二〇〇三年十月開始的。二〇〇四年夏天，當他偕妻子到義大利總理西爾維奧・貝魯斯科尼（Silvio Berlusconi）在薩丁尼亞的住宅訪問時，可能復發了一次，不過並沒有得到證實。與布萊爾家庭親近的一位朋友，梅爾文・柏拉格勛爵（Lord Melvyn Bragg，《南岸秀》〔The South Bank Show〕的製作人與主持人），後來在二〇〇四年九月，公開確認布萊爾在夏天時承受了極端的壓力：「以我的觀點，他真正的壓力是來自私人與家庭方面的事務，一件對他至關重要的事情。」[100]他的傳記作者安東尼・塞爾頓在《不受羈絆的布萊爾》（*Blair Unbounded*）中引述布萊爾的朋友說：「二〇〇四年他大致上都過得不好。」顯然他的心悸讓他感到「怪異與驚慌」。二〇〇四年他在兩次首相答問時間裡遇到心悸發作。（從一開始，官邸方面就試著把布萊爾的心律不整呈現為一種相對上良性的狀況。即便如此，許多醫生相信他患有心房撲動；英國有五萬人患此疾病。這病發作時，心房跳動可以高達每分鐘兩百五十到三百五十下；等心跳恢復正常後，病人會感到疲倦與不適，但不會持續很久。在布萊爾二〇〇三年那次病發的前後，他應該接受過一次例行的檢查，以確認是否爲心房撲動的常見原因：甲狀腺中毒症，方法是檢驗血液中的甲狀腺素。至於他體重明顯的下降，可能是運動與飲食規範造成的，而非來自甲狀腺中毒症。由於父親的病史，布萊爾應該接受過先天的心臟疾病或任何特定的心臟異常檢查，可能會用到超音波心動圖與其他檢測方式。任何遺傳性的傳導缺損如沃夫—巴金森—懷特症候群〔Wolff-Parkinson-White syndrome〕會需要接受藥物治療，以使得心臟一個被稱爲肯特氏束〔bundle of Kent〕的特別部位降低傳導的速度。酒精濫用或任何興奮劑如安非他命的濫用，應該都已經被排除在布萊爾心房撲動的可能病因之外。）

快到工黨大會的時候，布萊爾告訴他的內閣同僚，他不但已經改變了辭職的想法，甚至還打算留下來帶領他們投入下一次大選。他在二〇〇四年九月三十日公布了這個決定。但是他又說，這次大選將會是最後一次。這並不是一個考慮得很透徹的聲明，特別是因為他已經在倫敦買下了一棟退休用的房屋，但是他這麼做又是為了抑制大眾對他的健康胡亂猜想。第二天他進醫院門診，做了一次心導管電燒手術，以治療他的不規則心跳。這次，醫院承認了他有心房撲動症。於是，當伊拉克危機需要新的政策與嶄新思考的時刻，英國再度有一位在職的首相隱瞞他的疾病，否認事實，還假裝身體完全沒問題。我們越得知布萊爾的醫療狀況，就越了解為何他考慮辭去首相。但是那些染上狂妄症的人總相信他們是無可取代的，並且開始鄙視任何有可能接任他們職位的人。（心導管電燒手術是使用一條心導管先導入血管，再經過血管伸入心臟；導管的前端可以送出射頻進行電燒，在定位之後，將心臟裡特定位置上的細胞加以摧毀；通常是在靠近三尖瓣之處，因爲異常心跳是由三尖瓣引發的。布萊爾的手術是由聖瑪莉醫院的韋恩·達維斯〔Wyn Davies〕醫師進行的；他的報告指出手術是爲了心室顫動而做，並稱手術十分成功。布萊爾當晚就回到唐寧街官邸。首相本人的心臟科醫生普尼特·蘭姆拉卡〔Punit Ramrakha〕發表了一份兩百六十字的聲明，聲明中仍然避免提到任何特定的心臟疾病。這種手術在百分之九十的狀況下會有療效，在英國，每年有三千五百人爲了各種不同的心律不整而接受這樣的燒灼手術。心房撲動若不加以治療，將會在心臟裡造成血塊；血塊可能擴散或者形成血栓，將腿部、腎臟、腸或腦部的血管塞住。所以病人若不是立刻，就是在數週之內接受治療；像布萊爾這樣延遲十一個月的情況並不尋常。）

二〇〇四年七月十四日，所謂的巴特勒報告（Butler report）正式公布，內容是檢討入侵之前的情報錯誤的問題。[101]布萊爾顯然驚訝於報告的結果對他傷害沒有比想像中的大，但是事先故意將調查範圍多所限定的人也是他。當前內閣祕書長巴特勒勛爵（Lord Robin Butler）受命領導這個委員會進行調查時，布萊爾首相也指派了一位忠誠的前內閣同僚參加；於是，首相知道他們的批判必須很靈巧地措詞才能得到共識，因此一定不會強烈到達要求他辭職的地步。儘管如此，巴特勒報告仍然超出了受委託的調查範圍（即戰前的情報失誤），也評論了布萊爾的決策過程，特別點名他個人化、坐在沙發上下關鍵決定的風格來加以批判：「令我們關切的是，政府施政程序的不夠正式與小圈子性格……帶來一種風險，縮減了掌握充分資訊、集體性的政治判斷實現的空間。」這確實是靈巧的措詞，而且以白廳的語言來說，是深深地打中布萊爾的要害。但是布萊爾的說謊機器仍然緩解了巴特勒報告可能帶來的政治後座力。

二〇〇三年二月五日在聯合國安理會上，當鮑威爾發表那篇思慮欠周的演說時，他播放了一段美方截聽到的伊拉克共和衛隊指揮官間的通訊，當中一人叫另外一人不要用「神經毒劑」這樣的字眼；鮑威爾基於伊拉克過去的惡劣信用，錯誤地把這段話當成是伊拉克再度想要遮掩他們持有違禁武器的證據。然而後來卻被證明，實際上那是伊拉克試著要遵守聯合國禁令的措施之一。[102]值得肯定的是，鮑威爾後來為他在聯合國上的錯誤呈現做出道歉。然而他所說的一部分仍然是正確的：「海珊研究了十餘種生物毒劑，分別能夠引起氣性壞疽、鼠疫、傷寒、破傷風、霍亂、駱駝痘（Camel Pox）以及出血熱等病症。他也擁有必要的資金來發展天花毒劑」。

泰勒．卓姆海勒（Tyler Drummheller，前任中情局歐洲行動部主任）在他的《戰爭邊緣》（*On the Brink*）一書裡，比巴特勒報告更鮮明地質疑了一點：無論是英國的祕密情報局或他所屬的美國政府，都過於仰賴一位為德國工作的伊拉克間諜。他是一位伊拉克的化學工程師，德國情報單位給他的代號是「曲線球」（Curveball）。他指控，伊拉克的科學家使用機動性的實驗室，正在進行一個生化武器計畫；鮑威爾的聯合國發言就引述了此一指控。根據喬治．提納特，鮑威爾是在良好信念下使用此一情報的；他本人在鮑威爾發表演說之前，也沒有得到不管是卓姆海勒還是其他任何人的警告，說這情報可能有問題。然而德國方面與中情局對「曲線球」是有疑慮的。[103] 德國情報單位曾告訴英國MI6與美國中情局，「曲線球」是個酗酒的人，還喜歡編造故事，他的指控是不能當真的。[104] 另外，關於布萊爾的關鍵主張——海珊可能在「一到兩年之間」完成核武發展，以及，此一主張是建立在英美情報界的判斷之上——在有人依據資訊自由法案（Freedom of Information Act）提出訴願之後，內閣辦公室公開承認，所謂英美情報界的判斷只是子虛烏有。[105]

在二〇〇七年二月二十二日上議院一次激烈的院會中，巴特勒首度不以調查委員會主席而是以個人的身分說話。他指責布萊爾在情報問題上「不真誠」（Disingenuous）；他用這個詞，只是因為國會慣例不容許指稱他人說謊。巴特勒說：

> 問題就在這裡：無論英國還是美國，都沒有取得決定性的情報證明伊拉克有那些武器。首相在這一點上卻不真誠。英國情報圈在二〇〇二年八月二十三日告訴他：「我們對於一九八八年年底之

後的伊拉克生化武器發展，所知非常有限。」這句話首相卻沒有告訴我們。事實上，就在一個多月後，他對國會說，我們的情報單位所描繪的圖像是「廣泛、深入與權威性的」。從情報界所提供給他的材料看來，這幾個詞根本就沒有根據。[106]

在大選的準備階段，布萊爾一開始試著靠自己競選，而把戈登·布朗的選戰角色與重要性壓低。這個策略顯然不受到公眾輿論的支持，特別是工黨支持者看不下去，所以布朗很快就被放回選戰的核心位置上。工黨贏得了大選，然而勝差大幅衰退了，只得到百分之三十六的選票。工黨得以繼續執政，只得到九百六十萬票，比起二〇〇一年的一千零七十萬票與一九九七年的一千三百五十萬票，是走了下坡。[107]有一個全面性的弊害，那就是想從十號官邸裡以中央集權的方式掌控所有的政府職能；但這些政府職能應該由各專門部會分門負責，一如世界上其他任何主要國家的作法。（令我非常驚訝的是，投票日前兩天，一位當時非常接近布萊爾的人士打電話給我，請我公開支持工黨。他們一定是非常擔心自由民主黨選民的意向，認為我的公開相挺或許可以扭轉頹勢。次日，七月四日星期三，在伯羅奔尼撒參觀過阿波羅神廟之後〔狂妄概念在這裡有深遠的根源〕，我回電告訴他們，我拒絕為工黨背書。我並不希望保守黨執政，但是希望自由民主黨能好好表現，讓工黨的勝差大幅萎縮。我也希望這樣的結果或者能夠說服布萊爾在選後很快就辭去首相，如有必要的話，就使用健康的因素當政治藉口，解釋為何他在選後這麼快就走人。就在當天稍晚，在投票日前夕，我發現太陽報刊出了一份關於布萊爾夫婦的低俗訪談，當中雪莉誇讚東尼的性能力：「我的東尼身體好得很……而且很夠力」〔《太陽報》，二〇〇五年五月四日〕。性慾的增強跟躁狂行為有關聯，但是在這個例子上，這個訪談怎麼看都是精心安排與算準時間要在選前最後一天發表的，毫不顧慮負面的觀感。布萊爾在這個大位上的表現，現在已經遠遠夠不上可以接受的水平。布萊爾私底下認識到，這實質上是個失敗的選舉，並且說這是他把伊拉克問題搞砸的結果。但是他仍然戀棧首相的職位，而且，雖然選票與國會席次掉得很厲害，他的自信心還是很快就回來了。他從來沒能了解，爲什麼這個國家「跨不過」伊拉克問題。他的狂妄症在二〇〇五年又出現了，雖然再也不如二〇〇一至二〇〇三年那樣顯著。他承諾要辭職；在決定辭職日期的過程中，他滿腦子關注的都是自己的歷史定位。他向外界傳達一個印象：好像他以一人之力，帶領著十號官邸裡的一個小組，就實現了他的政府所啓動的教育與醫療的種種改革。然而在軍事方面，他的持續干預以及「現在主義」已經損及了政績，澆滅了專業幕僚的熱情；資金的支出雖然大幅增加，其效益卻實質上被減低了。布萊爾發展出來的所謂「遞交學」〔Deliverology，譯按：布萊爾用以指稱其施政理念的一個新詞，定義爲「一個系統步驟，以促進政府與公部門的進步，並將其成果遞交到民眾手上」〕。見 Michael Barber, *Deliverology 101*, London: Corwin Press, 2010, vii.。顯然與布萊爾治國如企業總裁的想像有關）。

在二〇〇一年大選後的幾年裡，許多官員注意到，布萊爾常常在會議開始不久、有時甚至在會議一開始時就宣布他的決定為何，而不是在會議結束時。他的前內閣祕書長在二〇〇四年清楚地陳述了一個普遍性的問題：

> 這個政府在所有階層上，都太強調賣點，有太多的中央控管，卻太少那種我願稱之爲理性討論的元素……內閣現在已經不做決策了（我想這完全不是祕密了吧）……所有這些，都是這個國家的政府之所以糟糕的原因。[108]

二〇〇六年九月十二日《金融時報》的一篇文章提到「一位極不稱職首相的七個習性」，計有：不懂得領導合議制的管理；不知道要經營各方期待並且依照理念堅持到底；採行「英雄式總裁」的模式；由上而下的獨斷風格；聽不進建設性與善意的批評；熱衷於任意性的目標與評量標準；不懂得安排一個穩定有序的接班過程。所有這些習性，都是狂妄症候群的徵候。

沒有一位英國首相曾經像布萊爾這樣，以如此個人的方式為戰爭敲定策略，而沒有讓資深的內閣同僚有系統地做出貢獻；無論是阿斯奎斯、勞合．喬治或邱吉爾，甚至是艾登，都不曾這麼做。一個重要的保護機制是這樣的：在事前的文件傳遞過程中，決策小組的部長們得以獲知軍事將領以及當地現役外交官的觀點，然後這個小組的部長們再定期向全體內閣報告。這就是瑪格麗特．柴契爾於一九八二年主導福克蘭戰爭的方式，也是約翰．梅傑於一九九一年就波灣戰爭作種種決策的程序。然而布萊爾打伊拉克戰爭卻全不按照這種作法。全體內閣基本上被當成橡皮圖章，而布萊爾跟十號官邸裡一些幕僚與顧問構成的小圈圈才是決定外交政策的人。更不尋常的是，財長戈登．布朗也使用了一個與此類似的程序來研擬經濟政策。這兩道特殊安排，英國內閣都柔順地接受了。這表示內閣全面地被晾在一邊。

在科索沃問題上，柯林頓總統使布萊爾有所節制。但是到了阿富汗與伊拉克問題上，布希與布萊爾似乎互相點燃了對方；兩人同樣都在非常小而且緊密的顧問圈子裡工作。

布萊爾習於自我矇蔽；他那種堅定地相信一切都會轉危為安的能耐，在他其餘領域的施政與決策上，常常都有人提到。他的律師訓練使他慣於迅速地吸收簡報，並能馬上信心十足地敘述並討論議題。然而他對於政策與執行面的認知，非常容易陷於浮面，稍經考驗，就露出對細節無知的窘狀。他處理伊拉克之所以如此失敗，問題就出在這裡。一位退休的將領麥可．羅斯爵士（Michael Rose）——曾任英國陸軍副參謀長以及聯合國駐波士尼亞維安部隊指揮官——甚至打算呼籲將首相予以罷免，因為他「在無比重大的戰略問題上鑄下大錯」。[109] 其他資深將領公開發言時較為謹慎，但私底下也十分激烈。

彈劾權在美國仍屬於國會的職權，但是在英國，這個選項已經行不通了。從前的國會能夠對任何官員以「重罪與劣行」之名起訴。華倫．哈斯丁斯（Warren Hastings）就是一個著名的案例：一七九五年，經過七年的審判之後，上議院就所有的指控做出了無罪的判決。一八四八年對帕梅斯頓勛爵（Lord Palmerston）的彈劾案也未成功。彈劾權作為一種威脅，可以制衡美國總統的權力，如尼克森案所顯示。柯林頓的彈劾案指控的是他作偽證而非他的性醜聞；雖然充滿爭議，但這項訴求是正確的，只是國會很務實地不願意真的彈劾他。彈劾權的存在是為了一個有用的目的：讓在位的美國總統不要忘記，他們並非無法被挑戰，有一種權力更在他們之上，能夠讓他們在下次大選到來之前就下台。在英國，這種權力是經由國會投票來實踐，或者由首相所屬政黨明白終止對首相的支持。然而當首相比他的政黨更受民眾歡迎的時候，這種狀況幾乎不會發生。

二〇〇六年六月二十九日在上議院的一場爭論裡，我支持對阿富汗與伊拉克戰爭進行獨立調查，並且呼籲成立一個類似達達尼爾委員會的小組（Dardanelles Commission，於一九一六年成立，爲了調查前一年二月發生的軍事災難。譯按：一戰期間英法聯軍對鄂圖曼土耳其帝國作戰，以五十萬軍力在達達尼爾海峽強行登陸，造成陣亡十三萬人，傷兵二十六萬人的慘劇）。[110] 二〇〇六年十月，英國陸軍參謀長李查．達納特爵士（Richard Dannatt）公開批評政府的政策；這是自一次世界大戰以來再沒有發生過的事。布萊爾此時氣勢極弱，不敢因此動他。前任國防部幕僚長查爾斯．古特里將軍也在二〇〇六年公開稱呼英國與北約在阿富汗部署的軍力「像一隻啄木鳥」。二〇〇六年十月三十一日，英國政府勉力擋住外界調查伊拉克戰爭的要求，然而同時承認，這個調查早晚大概還是得進行。二〇〇七年二月二十二日在上議院的辯論中，出現了更多要求進行調查的呼聲。

對於同僚的建議，布萊爾的態度一直是輕蔑與忽略。從他一上任開始，他的內閣閣員當中就有許多人遭到這樣的對待，連他的外交與國防兩位部長都不能倖免。他這種傲慢的行徑，讓他的權力基礎早在二〇〇三年時就開始崩潰；這一點從他爭取聯合國第二決議案失利，就可以明顯看出來。據稱，當布萊爾首相於二〇〇三年三月十六日從亞速群島高峰會返回後，外長傑克．史卓曾經私下找他進行簡短的晤談。在此戰爭前夕，史卓建議他，應該在打下巴格達之後，才提供部隊以進行維持和平的任務；對於美方的入侵行動，則先只在政治與道德層次上給予完整的支持。[111]倫斯斐已經極為明白地公開表示過，即便沒有英軍加入，美國也很樂意以自己的力量進入伊拉克。但是史卓的建議跟布萊爾自己想要獲得的東西完全是衝突的，布萊爾便加以拒絕。史卓如果在這個節骨眼上辭職，將不只給布萊爾帶來重大打擊（內閣可能也會跟他劃清界線），也將給英國在美國的聲譽造成嚴重損害，因為在危機中本該維持政治的穩定性。

布萊爾如果宣稱他別無選擇，也不能算是恰當的辯護。因為英國並沒有非出兵伊拉克不可的理由。布萊爾迫於史卓方面施加的壓力，超乎慣例地，將此事提交給下議院做正式表決，結果得到下議院的背書。四十年前，哈洛德．威爾遜（英國一九六四至七〇年以及一九七四至七六年的首相）曾經面臨與此類似的選擇，是否要派英國部隊加入越戰。他的選擇是不加入，因為他認為，考慮到詹森總統的性格，英國對戰爭進行的方式將不會有足夠的影響力。一九六四年十二月，詹森要求威爾遜把黑衛士兵團（Black Watch，一支蘇格蘭特種部隊）派到越南去，主要的目的只是對外製造出英國也有參與的樣子。他透露這個背後的用意時十分露骨，甚至說，哪怕是只派幾個蘇格蘭風笛手也比完全不派好！但威爾遜仍不為所動。儘管如此，除了一九六八年二月在白宮的演講裡做過一些溫和的批評以外，威爾遜在政治上是支持美國在越南的行動的，雖然他知道有些人會嘲笑他是「美國轟炸機機尾的機槍手」[112]。根據錄音，在一通撥給第三方的電話裡，詹森說過「威爾遜那個討厭鬼」這種話。有一次甚至在電話裡大聲訓斥他：「我們不會教導你們該怎麼經營馬來西亞，所以你們也不要來指點我們越南該怎麼搞」。另外有一次，詹森威脅威爾遜，如果他再不派兵參加的話，就要抽掉對英鎊的支持；威爾遜回答他，如果英國把部隊從馬來西亞與香港撤走的話，那麼英鎊有沒有支持都無所謂。[113]英國不涉入越戰是個正確的決定，大西洋兩岸的政治人物與歷史家中很少有人懷疑這一點。

布萊爾對史卓表現出怎樣的輕蔑（這常常跟狂妄一起出現），可以從下面這個例子看出來：根據一份外洩的訊息，在法國公投否決接受歐盟憲法之後，兩人在唐寧街官邸商談此事；史卓曾在一九七五年英國就是否留在歐洲經濟共同體內的公投力主投反對票，因此很歡迎法國的決定。兩人會談結束後，據說布萊爾找另一位顧問談及此事時，很不屑地說了「妓女！」（Tart）這句出自最接近布萊爾小圈子的罵人的話，引起了公眾極大的關注；雖然官方予以否認，但從來沒能平息這個故事引起的風波。[114]史卓的表現多少也有問題：在伊朗問題上他說，任何對伊朗核子設施做先發的軍事攻擊都是「瘋子」。史卓說這話顯得頗有用意，彷彿他擔心的是，布希與布萊爾可能利用任何現有的威脅，來合理化他們的先發攻擊（作為針對伊朗核濃縮計畫進行談判的籌碼之一）。史卓在二〇〇六年五月被布萊爾降職，遺缺由沒有外交經驗的瑪格麗特・貝契特（Margaret Beckett）接任。布萊爾也指派一位新的國防部長。伊拉克戰爭期間的國防部長吉奧夫・何恩雖然自始至終都對首相十分忠誠，卻還是逐漸被他排斥在外。

到了二〇〇六年七月至八月的黎巴嫩危機時（以色列對黎巴嫩境內的真主黨目標進行空中攻擊），在外交部與國防部裡的兩位新任部長都經驗不足，內閣裡也就沒人有足夠份量來挑戰布萊爾的決定：他決定追隨布希，拒絕公開呼籲以色列停火。這是一個情節重大的不履行責任。即便在以色列內部，無論是在攻擊當時或在終於停火之後，都一直有聲音對這次的攻擊做詳盡的批判。以色列不只大範圍地摧毀了黎巴嫩的民生基礎設施，更糟糕的是，幾乎沒有打擊到真主黨發動飛彈攻擊的能力。判斷準確的聖彼得堡八大工業國高峰會呼籲盡速部署一支多國部隊；布希與布萊爾都是與會人。如果他們立即做出貢獻，將一支快速反應部隊部署到黎巴嫩的話，應該就能早早達成停火。然而七月二十八日在華盛頓的新聞發布會上，他們兩人擺足了身段，都拒絕用他們的外交份量來促成停火。看起來，世界上幾乎只有他們兩位領導人才以為，靠以色列不斷地從空中攻擊黎巴嫩就能摧毀真主黨。以色列國內對以色列策略的批評，讓他們兩位關於價值的崇高修辭聽起來完全像在冷嘲熱諷。一開始曾經受命職掌官邸祕書處的兩位資深外交官，史帝芬・沃爾爵士以及大衛・曼寧爵士，此時都與布萊爾的政策劃清界線，其中已退休的沃爾是公開地說，擔任駐華盛頓大使的曼寧則是私下表示。布萊爾的立場在道德上十分可議，在軍事上也是注定失敗的。隨後在洛杉磯，布萊爾說「一道極端主義的拱橋如今橫跨了整個中東」（譯按：意指從西端的黎巴嫩到東端的伊朗），完全忽略一件關鍵事實：讓這個區域陷入烽火連天的最重大事件，就是他自己與布希搞砸了的伊拉克入侵。奇怪的是，不是伊拉克，而是黎巴嫩才終於讓走溫和中間路線的工黨議員說出：「夠了，到此為止吧。」二〇〇六年九月，他們強迫布萊爾公開宣布，這次的工黨大會將是他的最後一次。

伊拉克事件究竟給布萊爾造成多大的損害，在二〇〇六年的一篇研究出現之後變得十分明白：

這一年《刺胳針》（*Lancet*）醫學期刊十月號刊出了約翰・霍普金斯大學的一份研究，當中估計自從二〇〇三年三月入侵以後，伊拉克的平民死亡人數達到六十五萬人之譜。布萊爾的發言人不令人意外地駁斥了這份研究報告，稱：「我們認為這個數字距離準確太過遙遠。」布希也說：「我不認為這是一份可信的報告。」然而我們現在知道在英國政府內部，國防部的首席科學顧問認為這個研究是「紮實的」，十分接近「完美作品」，也是「觀點平衡的」；他並且建議「公開批評這份研究時要小心」。一位外交部官員也總結地說，英國政府「不應該把《刺胳針》當成垃圾」。[115]

布萊爾與布希甚至連可能的平民傷亡人數都不肯公開承認，難怪他們的聲望在這時候跌到史上的谷底。在我的觀點裡，最最起碼，兩位領導人必須公開表示犯了錯誤，後悔沒能採用其他的策略，但仍將協助新選出的伊拉克民主政府結束暴亂。我到現在還是這個看法：伊拉克的人道災難是可以也應該被避免的（入侵行動本身造成的傷亡是微乎其微），而且入侵後的後續事態也沒有注定變成內戰的道理。二〇〇六年年底海珊的被捕、受審以及其粗魯笨拙的絞刑，在伊拉克人民的眼中從來不能證明英美的正義，因為伊拉克為此而生靈塗炭了。

在二〇〇六年十一月，共和黨於參眾兩院都輸掉多數席次之後，布希終於對他一直頑固堅持的伊拉克政策做出部分改變。他將倫斯斐調職，任命了明理的羅伯特・蓋茨（Robert Gates）來接任國防部長。副總統錢尼的影響力被降低了，國務卿萊斯則更受倚重。她說服布希接受與敘利亞做一個非常有限的對話，而且只在由民選的伊拉克首相努利・阿瑪利奇（Nouri al-Maliki）所召開的區域會議的架構下進行。二〇〇七年四月，布希終於提升了巴格達的美軍規模，同時間英國裁減了在巴斯拉周邊的軍力。一位聰明的美軍伊拉克指揮官大衛・佩特烏斯將軍（David Petraeus）被換了上來，關於如何對付暴亂以及鞏固伊拉克軍隊的策略也得到改換與修正。這些措施大部分都是貝克與漢彌爾頓的跨黨派報告（Baker-Hamilton Report，譯按：二〇〇六年三月美國國會組成跨黨派的伊拉克研究小組，以研究伊拉克現況與相關問題。研究結果於十二月公布，就是這裡所說的貝克與漢彌爾頓報告）所建議的。此時美國終於試著爭取讓伊斯蘭遜尼派的反抗運動回心轉意，並且試著孤立蓋達組織的暴亂分子以及其他跳進來利用這個局面以摧毀入侵部隊的人。[116]然而布希已經失去了許多於二〇〇四年投票給他的人的尊敬，他的歡迎度直線下降，而民主黨此時在參眾兩院都取得多數，正準備影響選民，以找出從伊拉克撤軍的適當時機。到了二〇〇七年的秋天，巴格達的狀況有改善的跡象，美軍的傷亡也稍有減緩的趨勢，公眾的意見開始傾向較慢的撤軍，這個議題本身也漸漸失去選民的關注。只要伊拉克還有機會團結起來恢復秩序與重建國家，佩特烏斯將軍都值得繼續給他支持。

同時間，布萊爾的天罰再也閃不掉了。這位曾於一九九七年贏得壓倒性的一百七十九席次勝差的首相，此時於二〇〇七年在給他的政黨留下了駭人的選舉結果之後（五月在蘇格蘭與威爾斯的全國選舉以及在英格蘭的地方選舉），就打包離去了。雖然英國這類期中選舉的結果常常都會逆轉，但是布萊爾自我耽溺的冗長告別以及拼命尋求歷史定位，損害了他身邊所有的人。從來沒有一位英國首相像他這樣從上台時如此風光，下台時如此狼狽。布萊爾最後於二〇〇七年六月二十七日步下舞臺。他的繼任者戈登·布朗新上任時受到盛大歡迎，使他幾乎考慮在九月提前大選。這個國家現在看起來比以前更願意「跨過」伊拉克問題，這是布萊爾在位時選民們不願意做的事。在伊拉克，英國部隊從巴斯拉撤出。當民意調查很快地倒向保守黨時，布朗放棄了提前選舉。然而在英國，跟在美國一樣，伊拉克已逐漸失去選民的關注。二〇〇七年年底時，巴斯拉已經重回伊拉克的掌握。

為何布希與布萊爾容易染上狂妄症候群

在一本關於伊拉克戰爭的書《統治者的狂妄》（*Imperial Hubris*）裡，作者麥可．修爾（Michael Scheuer，前中情局賓拉登專案小組組長）說：「美國在伊拉克強力推行立即民主時雖然傲慢，但傲慢並不是最糟糕的事。這個頭銜只有狂妄才當之無愧，尤其當這狂妄是由無知撐架起來的時候。」[117] 甚至連布萊爾最不離不棄的支持者，新聞人菲利浦．史蒂汶斯（Philip Stephens），也在《金融時報》（二〇〇六年七月十四日）上發表一篇文章，標題為〈狂妄是一條串起布萊爾許多困境的連接線〉。我個人的經驗是，布萊爾的狂妄心態是從一九九九年的科索沃危機開始的，經過獅子山共和國事件以及二〇〇一年大選漸次發展，一直到九一一攻擊事件。布希總統的狂妄症，表面上看起來應該是在九一一事件後才快速發展起來的。在首次競選時，他的外交政策目標看起來較為謙虛，給人一種更像是孤立主義者而非干預主義者的印象。

這裡導出了一個問題：為什麼有些國家領袖有狂妄症，有些卻不會？我相信答案在於特殊的外在情境以及個人的內在人格兩方面。布希與布萊爾的例子說明了這兩個因素都有影響。

關於外在因素，社會學家丹尼爾．貝爾（Daniel Bell）提出過一個理論，認為狂妄症是一種時代病。「現代的狂妄是一種對限制的否認，是一種不斷要向外拓展的堅持。現代世界提出一種『永遠跨越』的命運：跨越道德，跨越悲劇，跨越文化。」[118] 如果這就是盛行的時代精神，那麼一位領導人將很難抗拒狂妄。但是我認為貝爾的普遍化陳述比較適用於美國，而不適用於英國。確實，這種跨越精神深深吸引著美國人，最早要追溯到當美國的邊界在大陸上不斷地向西方推進的時代。一旦美國領土的擴張階段完成了，那麼美國以外的世界就成為新的邊疆，一個新的要被跨越的地方。

一個很有說服力的看法是，這種「辦得到」的精神不應該被批判，反而是值得慶賀的；這對美國文化至關重要，特別是美國的大眾文化。好萊塢電影跟美國許多電視影集的主要元素之一，就是描述一個英雄打算除盡世界上所有邪惡，並且為此願意動用所有需要的火力。美國青少年的次文化也與這個範式音調一致。但是當這種豐沛的表現發展成為狂妄時，問題就來了。

作為美國文化的輸入國，英國也吸納了某些跨越精神，但或許不像在美國那樣是一股無所不在的力量。英國的文化較古老，較屬於歐洲；其帝國野心很大程度已是歷史的陳跡。但是有一個更特定一點的因素也許更能夠滋養狂妄的傾向，那就是在英美兩國裡都有一個潛在的信念，認為自己從前與現在都是世界上為善的力量。這個信念在許多面向上是可以成立的，因此一個有狂妄潛力的領導者就更可能受到趨使，並因此化身為這個悲慘世界裡的十字軍東征者。

對美國而言，冷戰的結束無疑創造了一種較容易讓領導人發展出狂妄的氛圍，因為美國勝出了，成為世界單一的超級強權。失去了能夠同台較量的對手之後，美國產生了一種大頭症的幻覺，以為自己是「無可取代的」國家，而世界擺在眼前供其掌控。這種心態在布希提出的新國家安全策略裡表露無遺。策略於二〇〇二年啟動，其中美國保留採取先發軍事行動的權利，只要美國認為適當，以阻止「潛在的敵對力量追求軍武的發展，並使其放棄勝過或趕上美國國力的期望」。二〇〇〇年總統大選中以些微差距敗選的高爾日後如此描述：

> 布希總統現在主張，他將採取先發行動，即使我們所察覺的威脅尚未逼近……這個新論述未被明說的部分似乎是，我們主張擁有這種權利——而且唯獨我們有……這個論述形同摧毀了國際社會的一個目標：希望世界上每個國家都認爲自己從屬於法律之下，特別是關係到彼此以暴力相對待時

應依循怎樣的標準。但是這個法治世界的概念，如今被布希替換成下面這一個：世界上沒有法律，唯一的規則是美利堅合眾國總統想怎麼幹就怎麼幹。119

英國在後冷戰世界裡的戰略位置，不消說遠比美國弱小許多，所以也就不太容易引發其領導人任何潛在的狂妄症。然而，英國過往的歷史使英國在世界上扮演一個特別的角色，也使英國傾向於與美國密切合作；這會促成一種狂妄的姿態，因為我們就像是「越級比賽的拳擊手」。「特別的關係」這組辭彙在某些年間被使用地太不經大腦了，以至於滋長了一種自我欺瞞的印象，好像英國跟其他國家相較起來真是個特別重要的國家。但是話說回來，這兩個國家有共通的語言與歷史，美國總統與英國首相間建立的私人友誼也跟與絕大多數其他國家元首的關係不同。所以加總起來，一位英國首相還是比任何其他國家元首更容易被美國外交政策的動向所感染，而當美國的外交政策染上狂妄的品質時，就很容易跨過大西洋、傳染到英國來。對俄羅斯以及對以色列的政策就是很好的例子，這個「特別的關係」在其中歷歷可見。

在可能讓國家領袖傾向狂妄的個人特質方面，布萊爾身上有好幾項十分突出。首先，如所有為他寫傳記的作者一致指出，最早他熱衷的並不是政治，而是表演。在中學時期，以及在牛津讀書的時候，他的興趣都是在舞台上，要麼在話劇裡演一個角色，要麼當搖滾樂團的一名成員。種種跡象顯示，他走入政治並不是出於意識型態的確信——學生時代他支持的是保守黨，但是他總是努力陳述一套會讓他落腳在工黨裡的政治哲學。他走入政治，是因為政治提供一個非常大的舞台讓他表演。作為一位政治人物，布萊爾表演的劇碼範圍之寬廣以及演出之精湛，已經得到多方矚目。政治人物，特別是當他們對細節沒興趣時，似乎很容易自戀，但是骨子裡是演員的政治人物會傾向特別嚴重的自戀。在他們的政治圖像裡，他們自己站在舞台中央，所有人的眼光都不得不落在他們身上。布萊爾喜歡所有的訊息都放在一張或最多兩張紙上；背景資料他常常並不閱讀。對他這樣的政治人物來說，表現與編謊話會變得如此重要，也就不令人驚訝。這類骨子裡是演員的政治人物的自戀心態，使他對扮演英雄角色幾乎沒有抵抗能力。因此，這樣的人本來就很有潛力發展出狂妄症。

布萊爾的第二個人格特質關涉到他對自我的認知：他老是覺得自己很好。記者兼作家喬福瑞·惠特克羅夫（Geoffrey Wheatcroft）曾論說過[120]，這個特質在布萊爾身上是如此強烈，讓他簡直成了一個現代版的唯信仰論信徒（Antinomian，十六世紀的基督教異端信徒）；他們相信「對純潔的人來說一切都是純潔的」，意思是，無論他們做什麼事，從定義上來說都是純潔的。（譯按：宗教改革時期出現的一種基督教教條或信條，認爲福音書使基督徒們免於遵守任何律法，不論經文、民法還是道德準則，只有通過信仰和上帝的恩惠才能得到拯救。）一個人如果相信自己不可能做出糟糕的事，行為時也就不會有那種害怕自己可能做出壞事的人會有的自我節制。特別是他們相信自己不可能撒謊，所以對真相作各種調色於他們很容易就成為一種習慣。再者，這與狂妄症的連結是顯而易見的：老以為自己很好，行為狂妄時也就不覺得顧忌。二〇〇三年時，布萊爾虛浮地誇稱他「個人已經在科索沃、獅子山共和國、阿富汗以及伊拉克一共解決了四位獨裁者」。[121]但是一九九九年的科索沃行動是北約進行的，並且得力於俄羅斯的外交協助。二〇〇〇年在獅子山共和國，布萊爾確實取得個人的成功；英國當時掌控著自己的部隊，同時密切與聯合國維和部隊合作。阿富汗戰爭一開始在二〇〇一年是中情局與美國特種部隊的行動。在伊拉克，美國有獨佔性的主導地位；雖然英國是最大的聯軍伙伴，但布萊爾並不與布希對抗，而是雖然說話強硬，但總是退讓。很少人比柯林·鮑威爾更多方見到布萊爾與布希的關係，但是他對安東尼·塞爾頓（正面評價布萊爾的傳記作者）說：

最後布萊爾總是支持我們總統。這一點非常令人驚訝。我從來不能眞正了解，爲什麼布萊爾看上去跟布希是這麼地融洽。我想，這麼說吧，英國人又沒有遭受到九一一攻擊，他怎麼會把海珊視爲重大威脅？他是怎樣達成這個觀點的呢？的確他也會表達某些關切，但從來不會堅決到像臥軌抗議那樣。經過傑克．史卓跟我的提醒，他也能對一些議題氣勢嚴正起來，好像打算對總統說：「看到沒有，喬治，這裡有問題！」但是當眞正見到總統時，他的氣燄立刻就無影無蹤。122

這可以用軟弱來解釋，但更可能的解釋是，這表現出他們兩人傳教般的滿腔熱血；一個大計畫將他們兩人緊緊綁在一起，使他們高估了自己的重要性，也對此計畫的複雜程度視而不見。

與此相關的是布萊爾的宗教信仰，以及他看待自己與上帝之間關係的特殊角度。布萊爾是一位非常虔信的基督徒，他的英國國教高教會派（Anglo-Catholic）信仰對他至為重要。公開對外時他選擇降低虔誠信徒的色彩，因為在英國，一個政治人物展示宗教信仰對選票絕對不會有好處，跟在美國這麼做有時似乎能贏得支持的情況並不相同。然而在二〇〇六年三月四日的一次電視訪問上，或許是由於已經承諾將在下次大選到來之前辭去首相的緣故，布萊爾放下了談論自己信仰的矜持。在被問到伊拉克問題時，他說：「如果你有信念，就會知道，關於這些事是別人來下判斷。如果你信上帝，那這些事上帝也會判斷。」這裡隱含的是，布萊爾覺得他真正對之負責的不是選民全體，而是上帝。然而，如果他已經確信自己是好與善的，那麼這種負責之感將不會太束縛他；只有意識到自己有犯罪能耐的人，才會由於負責感而自我約束。對上帝的信仰，因此，成了促使他走向狂妄而非約束他的因素。

在布希的例子，關於他易於成癮的人格我們稍後還會討論到，但是他的宗教人格也十分重要。使他如獲新生的基督徒信仰之路，是從一九八六年與佈道家比利・葛拉翰（Billy Graham）見面時開始的，地點是在緬因州布希家族的渡假別墅，當時他父親是副總統。他在自傳《職責所在》（*A Charge to Keep*）裡形容，經歷過那個週末後，有一種改變在他心裡被燃起了：「葛拉翰牧師在我的靈魂裡種下了一顆芥菜子，往後的一年裡那種子不斷生長。他引導我到道路上，而我開始邁出腳步。那是我的人生一次重大改變的開端。」布希眼中的上帝不是一種制約他的力量，而是一股激勵他向前的動力。因此不令人訝異地，有位劇作家嘗試凸顯布希當上總統之前所可能有的想法，如下：「我感覺到上帝要我競選總統。我無法解釋，但我感受到我的國家將會需要我。有某件事就要發生了，到那時候我的國家會需要我的。」[123]我毫不懷疑九一一對布希來說就是那「某件事」。他有一次對巴勒斯坦的外交部長說：「我所作所為，都是為了上帝交付的使命。他一次對我說：『喬治，去吧，去跟阿富汗那些恐怖分子戰鬥吧！』而我做了。然後他又對我說：『喬治，去結束伊拉克的暴政吧！』而這我也做了。』[124]對此傑符瑞・培瑞特（Geoffrey Perret）——為多位美國總統寫過傳記的作家，包括格蘭特、林肯以及艾森豪——寫道：「美國歷史上再沒有第二位三軍統帥使用過這種語言。」[125]從詹姆士・麥迪遜到喬治・布希之前的美國歷任總統，總共發出過三百二十二份附加於國會法案的「簽署聲明」（Signing Statement），以確保總統的權力與特權，平均每位總統做過八次。但是布希確信他擔任總統是一個更高力量的旨意，結果是在他任內的前六年裡，就發出將近八百次這類聲明，以捍衛他對單一行政權理論的堅信，以及在緊急事態中可以以法令統治（rule by decree）的主張。（Unitary Executive Thoery，譯按：單一行政權理論是極端的行政權統一論主張，包括國會與最高法院都不得對總統的施政進行干預，特別是在國家安全事務上。法令統治即總統頒布法令即成法律，無需經過國會與人民同意。）

在布希與布萊爾的世界裡，上帝是一股驅使英雄向現實挑戰的動力；狂妄不是需要憂慮的事，天罰只不過是英雄的壞運氣，所有英雄在他們穿過眼淚深谷的十字軍征途上或遲或早都會遇上的。他們相信在天上會得到回饋。凱文．菲利浦斯（Kevin Philips，一位深刻了解布希的共和黨美國歷史學家）說：「對二十一世紀的美國來說，沒有多少問題比這個更重要的了：復興的宗教及其所挾帶而來的政治狂妄，在這個國家的帳本上，將會被列在資產還是負債的項目下？」[126]

健康狀況

在健康問題上，布萊爾與布希都誤導大眾的認知。表面上，在任期內的絕大部分時間裡，他們都看似非常健康。然而我們無法確認他們在任內是否使用藥物或者接受治療，有的話又各是什麼內容。所以我們無法知道是否有任何藥物或治療使他們傾向狂妄症。兩人都沒有躁鬱症的病史。所以如果他們有狂妄症，最可能是以其純粹形式出現，在他們身居大位時彰顯出來。他們的健康狀況我們已經略微提過，但現在需要更仔細一點的檢視，以確認其中是否有可循的線索，可以指出他們為何發展出狂妄症來。

布萊爾的健康

二〇〇三年十月十九日星期日，媒體從外洩的消息得知，布萊爾到首相的鄉間官邸「西洋棋」附近的史多克・曼德維爾醫院（Stoke Mandeville Hospital）去看病。事後唐寧街十號才正式證實這條新聞。布萊爾當時被轉診到倫敦的漢默史密斯醫院（Hammersmith Hospital），據說，是為了他的心跳有一般程度的加快而接受治療。當天稍晚，當布萊爾於晚上回到十號官邸後，官邸稱他在這之前心臟從未有過毛病。但是官方也公布，在漢默史密斯醫院裡，他接受了心臟電擊治療，或稱心臟復律術。由於畢竟提到了病情，官方便使用了「上心室心搏過速」（Supra-ventricular Tachycardia）這個名稱，但在此脈絡中其含意是不明確的。它或者指較為良性的心律不整，即心跳的不規律；但也可以指稱並不如此良性的其他心律不整類型，例如心房顫動與心房撲動，這些是由心室以上部位的問題而造成的心律不整。

有些心臟科醫生感到驚訝，首相既然僅僅是上心室心搏過速，為什麼會用到心臟復律術？因此覺得他真正的狀況很可能是心房撲動。這項懷疑——布萊爾的病情實際上可能糟得多——的可信度，被柯林頓脫口而出的一些話增強了，他說：「我一聽到發生了這件事，就打電話過去確認他還好。我們談了一點話，他聽起來情況還不錯……我很久以前就聽說他有這種問題。好幾年前他跟我提到過。」[127]後來在一輯電視紀錄片裡，《星期日鏡報》的總編輯提娜・威佛（Tina Weaver）如此描述：「上個月（十月）首相心臟出問題之後過了好幾天，我在巴塞隆納的一間餐廳裡」與柯林頓會面。她說：

> 我告訴他我是誰，並且問他，他是否聽說過首相曾有過心臟病。他一點也不緊張，而且說，對，首相確實曾經跟他提過。然後他繼續說，他並不感到意外，那是一個他事先知道的狀況，事實

上好幾年前首相就告訴過他，自己有這方面的問題，還說那是由於太少睡眠與太多咖啡因加起來所造成的。[128]

十月二十七日，十號官邸發出一份聲明，以回應柯林頓的說法：「首相過去沒有，而且從來沒有心臟問題，這次的疾病是他從未有過的。」[129]布萊爾也在BBC廣播第二台直接了當地反駁了柯林頓的聲稱。布萊爾說：「不，這是我第一次遇到這個問題。醫生告訴我，這是一個相對上常見的疾病，我所接受的也是一個相對上簡單的治療。」[130]但是從資深內閣官員大衛·布朗柯（David Blunker）的日記，我們現在知道，在布萊爾接受治療兩天之後，「當我跟他通電話時，東尼告訴我，他這個心臟問題起起伏伏，已經有十五年了，但這次他非得進醫院不可，所以才被大眾知悉」。[131]

十一月四日我跟布萊爾在一個外交接見的場合上談話。我事後寫下註記：他顯然非常憂慮，也老化非常多，臉上有深深的皺紋，臉的輪廓似乎也變了。另外他的體重也似乎降低了。我當時想，他的心臟問題會不會是由甲狀腺亢進所造成的。那樣的話，就可以解釋他體重的減輕以及躁動的問題。但是並沒有證據顯示他被診斷出甲狀腺中毒症。

二〇〇三年十二月有報導稱，一位專科醫生騎機車火速趕到十號官邸給布萊爾看診，原因是布萊爾突然有劇烈的腹痛。媒體上猜測這次急診的原因是盲腸炎，但是心臟專科醫生更擔心這也可能是心房撲動一個可怕的、但很幸運並不常見的併發症——心房中形成一個血塊，其碎片落腳在供應腸道的血管裡，阻斷了氧氣的供應。這會造成劇烈的腹部疼痛。很幸運地，這件事最後只是虛驚一場。

還有一件事也增加了外界對於布萊爾遮掩長期心臟毛病的疑慮：一位以應徵男僕的方式潛入白金漢宮工作的記者，二〇〇三年十一月二十日在《每日鏡報》上寫道，女王要求服務員延後送上晚餐，直到她聽到首相的治療成功為止。臥底記者說，女王對服務員說：「他跟我說過，他以前就有類似的毛病。」這增加了柯林頓說法的可信度。唐寧街對此的回答是：「首相現在沒有，過去也從來沒有心臟問題」。[132] 但是有一本書宣稱，早在一九九七年就有一次心臟病發作的訊息洩漏出來。[133] 這指的可能是《衛報》二〇〇三年十一月二十一日的報導：「來自塞奇菲爾德（Sedgefield）選區的一項可靠消息說，工黨領袖在一九九七年大選之前就患有心悸或類似症狀，而且當工黨仍然在野時，他就曾在英格蘭東北地區因為心臟不適而就醫，雖然當時他覺得問題不嚴重。」

然後二〇〇四年十月一日，官邸突然公布布萊爾到漢默史密斯醫院做了心導管燒灼手術，當日完成，並未住院。布萊爾的醫生描述他的狀況是「心跳不規律」，但醫院方面稱手術原因是心房撲動。所謂燒灼，是將心臟裡經過定位的部分用心導管尖端的射頻加以燒去，手術結果似乎很成功。

好些年來一直有人臆測，布萊爾服用乙型阻斷劑來治療他的心律不整。（臨床醫學上，乙型腎上腺受體阻斷劑〔beta-adrenergic blocking drugs〕已經有很廣泛的運用，主要是用在影響到心臟的症狀，特別是爲了心跳的異常情況，例如心律不整與心悸。在處理藝術以及運動領域裡的表現焦慮上，乙型阻斷劑在降低自主神經症狀如心悸與顫抖上很有成效，這也造成減輕焦慮的附帶效果。某些乙型阻斷劑，例如愛平諾〔Atenolol〕會跨過血液與腦的分界，進而對中樞神經系統造成影響，以至於有些報告指出，這種藥對社交恐懼症有良好的效果。見 J. M. Gorman et al., 'Treatment of social phobia with atenolol', *Journal of Clinical Psychopharmacology*, 1985, vol. 5, pp. 669-77; M. R. Liebowitz et al., 'Phenelzine vs Atenolol in Social Phobia: A Placebo-Controlled Comparison', *Archives of*

General Psychiatry, 1992, vol. 49, pp. 290-300.。然而後來的研究只顯示出有限的療效。所以乙型阻斷劑是否能使承受壓力者的制約之感變得較輕，使他不至於發生自主神經症狀或使中樞神經系統減少壓力表現，頗值得商榷。大多數人在遭遇重大壓力時，能夠認知身體所產生的張力警訊，因此會避免承受更多壓力，直到警訊減少。不過在對這種現象所進行的任何系統研究中，沒有多少證據證明乙型阻斷劑有這種功效。）我問一位有多年研究經驗的科學家，由於這種藥會鈍化正常人感受緊張與壓力的機制，若長期服用，是否有可能使布萊爾產生易於狂妄的體質？他說，這個問題外交部也曾經問過他，但詢問的對象卻是薩達姆．海珊！他的回答是，他找不到任何關於乙型阻斷劑長期心理效果的研究，關於其短期急性心理效應的也沒有，不過軼聞倒是頗有一些。他最常提到的是一位職業鋼琴演奏家的例子。鋼琴家告訴他，在開始服用乙型阻斷劑之前，他的演奏在情感上是極不平衡的。上半場他習慣以澎湃的熱情演奏，以至於到了中間休息時，情感上已經覺得疲憊與枯竭。做過淋浴、很快換過衣服之後，進入下半場的演奏，他的情緒常常變得平板呆滯。但是在開始服用乙型阻斷劑之後，他發現上半場時自己在智性上能控制得更好，而不再覺得情緒過度消耗，所以下半場也能做出較令他滿意的演出。整體上他能做出智性上較均衡的表演。然而他並不確定兩者哪一種較好，也不知道他的聽眾是否注意到這種差別。（關於乙型阻斷劑的另一個軼聞要追溯到一九六二年，當第一個乙型阻斷劑 pronethanol 首度被實驗性地用在志願者身上。一位年輕的企管顧問志願在靜脈注射 pronethanol 之前與之後，再靜脈注射一次異丙腎上腺素。在注射異丙腎上腺素時，志願者們一如預期地紀錄到心跳變快、脈搏增強、呼吸頻率與吸氣量升高，上臂血液循環也加快。實驗者注意到受試者非常不舒服，身體扭曲、轉動，臉部露出痛苦的表情。但是在注射 pronethanol 之後，這些身體反應，包括肢體動作的改變，就都消失了。實驗結束後，這位企管

顧問被問到為什麼那樣扭動。他說，第一針打下去時，他幾乎要死掉了！之後他就用一種簡單的解釋來讓自己舒服一點：所有我們周邊的器官所送出的傳導訊息，都被集中在佔身體核心地位的「腦幹」裡。在這個例子上，從心臟傳來的訊息是「快全速逃走！」但是從骨骼肌肉傳來的訊號卻是「身體舒服地休息著」。顯然地，呼吸專科醫生也指出，需要靜脈注射異丙腎上腺素的氣喘病人也可能產生類似的可怕反應。所以，也許當決策者在面對危機時，有可能在不知情的狀況下由於乙型阻斷劑而獲得平靜。（不過這個說法未經證實，只是一個徵候，還需要更多的研究才能成立。）

一位醫生寫信給我，告訴我他對布萊爾可能服用的藥物的猜測。在電視上看到他的許多年裡，他注意到布萊爾原本後退的髮線又向前移動了，然後在他宣布因為心搏過速而接受治療之後，髮線又向後退了。醫生猜測，布萊爾或許服用落健（Regaine）健髮再生劑讓頭髮多長一些。但是這種藥有一種已知的副作用，會引發心搏過速。所以他推測，當醫生們發現他使用倍健後，就禁止他繼續使用。不管真相如何，較可能助長布萊爾發展出狂妄症候群的，並非他心臟的狀況，而是他的人格。

我們越來越能確定，布萊爾遮掩了他疾病的真實狀況，也故意讓選民誤以為那只是小毛病。一位有調查精神的記者稱這種作法為欺騙。[134]布萊爾不是史上第一位政府首長這麼做，大概也不會是最後一位。然而這是他在十號官邸裡任職時期的代表性象徵，也與他的狂妄症候群符節相合。

布希的健康

在布希第一次總統選戰的最後一星期裡，媒體發現他在三十歲時曾經因為酒後駕車而遭到逮捕。為了預防這個情節洩漏出去，布希陣營老早從一九九九年起就透過難以追溯源頭的許多管道散布消息，稱候選人年輕時曾經非常愛喝酒，但是為時不久，是無傷大雅的事。然而現在我們知道，有一段時間布希遠遠不止是一位偶一為之的飲酒者，而其實是酗酒者。酗酒的習慣一旦被發現，就是一個需要持續注意的狀況，因為酗酒者可能私下繼續濫用酒精，表面上卻予以否認。

布希宣稱他從一九八七年起就不再飲酒，但是媒體上傳的小道消息卻與此相反。二〇〇二年一月十三日，當他在白宮裡坐在沙發上看足球賽時，忽然失去了意識。他的頭撞到地板，給他的左邊顴骨留下一道刮傷。白宮方面稱，這起意外是由於總統多天以來身體不適，正好吃一個椒鹽捲餅時又吞嚥不當所造成的。一位剛拜訪過約翰．霍普金斯大學的英國醫生告訴我，他在那兒與一群年輕的醫生談話時，他們告訴他，雖然總統被送進陸軍醫學中心瓦爾特．利德醫院，但是他的一份血液樣本被送到約翰．霍普金斯來；樣本裡顯示的血液酒精濃度達到兩百毫克之譜。然而所有這類傳言都遭到白宮嚴正的駁斥，也沒有其他徵象顯示布希恢復了他喝酒的習慣。

一度人們相信，人格在酗酒問題裡扮演了一個重要的角色，雖然今天大家已經覺得，作為酒精成癮的形成因素，人格扮演的角色已經不那麼突出。然而有時候還是非常明顯，有些人的人格就是他們離不開酒的根本原因之一，也會決定他們是否能成功戒酒。[135]布希從來不隱瞞他很少讀書的事實，也並不以知識分子自居。但那並不代表（雖然有人這麼主張）他智商低下。雖然他中學時代的成績只達到C，也就是說，他必須仰賴他家族人脈的支持才得以進入耶魯，但是他還是從耶魯法學院跟哈佛商學院畢業了，沒有相當好的智力這是不可能辦到的。有些與布希一對一談話過的人說，他的聰明敏銳讓他們倍感驚訝。因此，關於布希腦袋的問號不是在智力上，而是針對他的注意力不佳、缺乏好奇心的性格以及言詞的笨拙。簡單說，這些訊號透露出，他頭腦工作的方式不太尋常。他的選戰訴求，特別是在二〇〇四年的勝選裡，有一部分是投射出「跟你我一樣平凡人」的形象。一次有人問他會不會說法文，他說：「不，我不會。我說英文已經夠吃力的了。」幽默讓布希度過幾次失言帶來的難關，也幫助他在二〇〇四年大選裡留住了選民的支持。

從擔任總統以來，布希的醫生團隊每年都定時公布他的醫療狀況，只有一次有些許延遲。這次報告沒有引人注意之處，只除了他的脈搏低得很不正常。然而好幾年來布希一直犯下滑稽的語言失誤（Malapropism），使他成為許多笑話的笑柄，因此醫生開始認真考慮他是否患有某種形式的失讀症（Dyslexia，失讀症是一種閱讀或學習閱讀的障礙，有時被稱爲「字盲」。失讀症會影響介於百分之四到八之間在其他方面完全正常的兒童。男孩罹患的比例是女孩的三倍。常有家族病史。作家米勒在《布希的誤語詞典：對一項國家失常的觀察》〔Mark Crispin Miller, *The Bush Dyslexicon: Oberservations on a National Disorder*, New York: W. W. Norton, 2002〕中論說，布希的語言之所以值得注意，「不僅是因爲他語言的形式錯誤，而更因爲其實質內涵的缺乏理性」。）也有人猜測布希是否患有「注意力不足過動症」（Attention Deficit Hyperactivity Disorder, ADHD），這是一種終身的失常，特色為行為過動，注意力長度不足以及專注力低落。注意力不足過動症也是常常伴隨藥物濫用（例如酗酒）出現的四種精神疾病當中的一種。其他三種分別是憂鬱症、創傷後壓力症候群與精神分裂。[136]（注意力不足過動症在美國通常在兒童階段被診斷出來，某些州普遍程度到達十分之一，但是通常在達到成年階段之前就逐漸消逝。若躁動症狀嚴重，可用派醋甲酯〔Methylphenidate，俗稱利他能〕治療。這是一種類安非他命的藥物，可以讓腦部主管專心與專注做事的部分加強工作。注意力不足過動症常與學習障礙如失讀症同時出現。但是跟包括酗酒在內的藥物濫用也關係緊密，因此是布希的案例引人往這方向進一步猜想的原因。晚近對於帶有閱讀失能的注意力不足過動症的基因研究指出，腦部的去甲腎上腺素機制〔Noradrenergic Mechanism〕可能受到損害。見 Bruce F. Pennington, 'From Single to Multiple Models of Developmental Disorders', *Cognition*, 2006, vol. 101 pp. 390-3; J. Stevenson et al., 'Attention Deficit Hyperactivity Disorder with Reading Disabilities: Preliminary Genetic Findings on the Involvement of the ADRA2A Gene', *Journal of Child Psychology and Psychiatry*, 2005, vol. 46, pp. 1080-8.）

根據一份美國雜誌[137]，一些空談的精神治療師論證布希患有典型的自戀人格異常（Narcissistic Personality Disorder, NPD）。這是一種高度複雜的心理與行為症候群。自戀人格異常的診斷直至一九九〇年才被美國心理學會所接受。與之相關的是一種全面型態的偉大姿態（在幻想中或在行為上），渴望被崇拜，也缺乏同理心。這種症候群在成年的早期開始，患者常常不理性地期待他人對自己特別禮遇，或認為他人會自動配合自己所期待的事。他們也能表現出人際剝削的行為，意思是說，他們能夠犧牲他人來達成自己的目的。對布希的精神分析研究提供了更多的洞察。精神分析師常為他們沒有親自治療的領導人寫分析文章，例如佛洛伊德就寫了一本關於伍德羅・威爾遜的書，使用的證據都來自威爾遜的同事。前工黨議員李奧・亞博斯（Leo Abse）則針對布萊爾寫了一本分析性的研究。[138]

賈斯汀・法蘭克醫生（Justin Frank）也寫了一本分析布希的書。他相信布希的人格特徵跟一種他定義為誇大妄想的狀態，兩者間有有意義的重疊：

> 布希在童年早期遭受的困擾，可能使得誇大妄想成爲一個吸引他採用的解決方案，以便對付，甚至戰勝他周圍的環境。誇大妄想與躁狂症兩者明顯相似之處，在於都表現出三種防衛性的特徵：

控制、蔑視與凱旋。單純的躁狂症牽涉到愛；對於一位所愛的人，患者需要否認自己依賴他或失去他。誇大妄想症牽涉到恨；患者需要戰勝自己妄想出來的恐懼。一個躁狂的人，一旦他認識到自己造成了損害，會想要進行彌補；他會有罪惡感。誇大妄想者則對他所造成的任何損害都無動於衷，因為他自認有行動的理由；他沒有罪惡感也沒有同理心，甚至沒有能力思考該怎麼補償別人。139

這種誇大妄想的性情與狂妄症之間的關係至為明顯，幾乎不需我們明白點出。

究竟是什麼因素趨使布希與布萊爾發展出狂妄症候群，並不容易界定。他們的性格中有一些先天的因素，也許有一點醫療的線索，但是這些都不是絕對確定的。我相信人們應該研究這種症狀，以便找出為何有些政府（或其他領域的）領導人會受到影響，有些卻又不會。這並不全是人格本身的症狀。有這種症狀的領導人，通常在上任之前並沒有這個毛病，而是在當他掌握大權相當一段時間之後，這問題才漸漸發展出來。

8 針對政府領導人生病的防護措施

如何才能制約權力，向來是政府的核心問題……權力是危險的。你餵什麼給它，它就照那樣長大。掌權者的用意再良好，一旦被孤立在那一團自己創造出來的冰冷光環裡，以爲自己英明的判斷永不失誤，他的認知就要遲鈍，視野遭到遮蔽，受害者將被囚禁——這就成了民主原則的反面。

——雷蒙．莫萊（Raymond Moley，莫萊是來自克里夫蘭的政治學教授；當小羅斯福於一九二八年決定競選紐約州州長時，曾請他擔任演說稿撰寫人。一九三六年六月二十四日，莫萊在《今日》雜誌上批評總統，羅斯福跟他起了嚴重的爭執，兩人的友誼於是到此結束。）

政府領導人生個病有那麼重要嗎？畢竟，就像人們常說的，什麼程度的人民就會得到什麼水準的政治人物。這種懷疑論的一個延伸，就是主張：我們真正應該在乎的，並非三不五時就影響到個別政府領導人的疾病，而是影響到整個政治系統的弊病。（譯按：「政府領導人」這個詞需要一些釐清。在台灣語境裡，政府領導人與國家元首很容易被認爲是同一回事。這是因爲現行的制度難以明確被界定爲內閣制或總統制，政府領導人一詞在架構上像是指行政院長，實踐上卻是同時爲國家元首的總統。但是在本書作者的語境裡，政府領導人跟國家元首是兩個概念，比如英國國家元首是英國女王，政府領導人是首相。政府領導人才是實質執政並爲政策負責的人，也才是本章檢討的對象；實際上這是一個通稱，在總統制國家等於總統，在內閣制國家等於總理或首相，在台灣，目前實質上應該是總統。）

代議民主制

問題在於，這兩種「病」彼此是有關聯的。壞的決策與能力不足的執行，就代表代議民主（Representative Democracy）的精髓——一位政治領袖領導國家的能力與意願——被腐蝕了。取而代之的是諮詢式民主（Consultative Democracy），在其中領導者滿足於讓民意調查與焦點團體（Focus Groups）來發號施令，因為這樣領導者日子會很好過。一個諮詢式民主的降級版就是所謂的三角策略（Triangulation），可以被展示為一個較容易贏得與保持政權的途徑。（譯按：三角策略一詞很難望文生義，最早是出自柯林頓總統的幕僚迪克．摩利斯〔Dick Morris〕一九九四年的構想，「就是在民主、共和兩黨傳統立場這兩點之上尋求一個新的制高點，確立新的政治路線，融合對手的訴求，卻用自己的語言來表述，用自己的方式來實行。用摩利斯的話說就是：『製造出第三個立場，不是在兩黨的立場之間折衷，而是超越其上，找出一個新的方向，既能容納共和黨的訴求，但又能以你獨特的方式去做。』好比伸出兩隻手，兩根拇指在下面連接成底邊，兩根食指則在頂上會合，一起構成一個三角形。見《南方人物周刊》二〇一〇年十一月十二日〈三角策略〉一文。）

在伊拉克大挫敗之後，對代議民主的批判看起來似乎很符合潮流，但是我們必須小心，不能隨便擁抱諮詢式民主。五十年前瓦爾特．利普曼（Walter Lippmann）——美國著名的專欄作家，有自由主義色彩——就注意到，政治人物越來越把民氣當成施政的基礎。這對他構成一個警訊，因為他覺得以他這輩子所經驗，大眾的意見在許多重大議題上都是錯誤的。他寫道：

> 當戰爭與和平、安全與財政健全、革命與秩序等重大議題有待決定時，如果行政與司法部門，連同其從政公僕與技術官僚，都失去了決策能力的話，那麼對於美國這個自由社會的生存就會是一個致命的打擊。[1]

他的結論是：「政府失去活力，是民主國家的惡疾。」

由於評估民眾意見的問卷測驗越來越細密精巧，政治人物已經學會在不同的觀點之間採取三角策略。在今天，贏得選舉的政治人物中越來越少人曾提出一種可界定的關於公共事務的理念；他們不靠這種理念打選戰，選民也無從據此信任他們的執政。我們已經發展出戴上更多腳銬的民主政治，被隨議題逐流的大眾意見所框限，然而這些意見本身並非總是穩定的，而是能夠輕易地移轉，甚至轉個一百八十度。在這樣一個政治氣氛裡，尋求權力的政治人物太容易就全憑大眾意見來採取他的立場。相較之下，對政治領導人而言，更容易發生狀況的路線是發展出堅強的信念，並為之辯護，也準備為了堅守下去與輿論對抗。到現在為止，仍然還沒有誰比埃德蒙·伯克（Edmund Burke）把代議民主的概念表達的更好。他在一七七四年十一月三日對布里斯托的選民說：「民意代表虧欠於你們的，不僅只是他的勤勞奔走，還包括他的判斷能力。如果他為了順從你們的意見而犧牲他的判斷力，那他就不是為你們服務，而是背叛你們。」要重建代議民主政治的聲譽，要靠更多成功的決策。能力不足的決策，會給這整個概念帶來重傷害。上個世紀已經顯示，那些希望施展獨立判斷力的領導人，當他們生病時，所達成的決策是非常糟糕的。結果使代議民主本身也受到損害了。

本書核心的論題是，在過去百年間，政府首長由於患病而造成的不決策或錯誤決策，一直是產生拙劣政府的因素之一。針對這些政府首長，以及他們的疾病與拙劣決策之間的關係，系統的研究一直都太過稀少。

醫療評估

一項最近的一般性研究顯示，所有的醫生都嚴重低估一件事：病人的決策能力受到疾病影響的程度。[2]在英國，二〇〇五年通過的一項法規，將心智能力的喪失定義為「腦或心智功能遭受損害或干擾」，並列舉這類病人的診斷症狀包括：無法理解與決策相關的資訊；記不住這相關資訊；無法使用這相關資訊來完成決策過程；無法藉由溝通來傳達決策。

這項研究顯示，喪失決策能力的情況在住院病人間頗為常見，但是這種失能卻很少被臨床醫師或病人家屬發現，即便他們時常見到病人。醫生總是習慣假設病人有這個能力，除非有強烈的證據否證這一點。回顧歷史讓我們看到，照顧政府首長的私人醫生——比起當他們照顧其他一般病人時——把這道門檻拉的更高，不到最後關頭都不會宣告其決策機能已經損壞。

當我們的壽命越來越長，癌症與動脈硬化取代了肺結核與肺炎成為主要死亡原因。但是前兩者一開始能夠以其他形式顯現出來，如輕微的憂鬱症或精力與動機的衰退；這能夠損害政治領導人的決策品質，對任何其他人也是一樣。世界衛生組織現在將憂鬱症列入成熟市場經濟體中疾病負擔（Disease Burden，譯按：估算疾病對經濟影響的一種量化指標）最高的兩種之一。一篇二〇〇六年發表的期刊文章發現，有百分之二十九的美國總統在在職期間罹患精神疾病，百分之四十九則在一生當中的某個階段出現過疑似精神疾病的徵兆。拿來跟人口平均相比，這個比例較一般的預期要高的多。介於一九〇六與二〇〇六年之間，有七位美國總統被判定為在職時有精神疾病，分別是老羅斯福（躁鬱症），塔虎脫（呼吸相關的睡眠障礙），威爾遜（重度憂鬱症），柯立芝（重度憂鬱症），胡佛（重度憂鬱症），詹森（躁鬱症）以及尼克森（酒精濫用）。[3]精神疾病也影響其他國家的許多政府首長。當中有些人成功地隱藏了他們的憂鬱症，使身邊的人以及人民都不得而知。每一位政治領導人，當他們決定要競選最高公職時，應該要認清一件事：他們有義務公開真正的健康狀況。明知自己患有會損害領導能力的疾病卻仍舊參選，就代表這個人缺乏誠實的品質——這是一個國家有權期待其領導人應該具有的品質。如果選民能從獨立的來源獲知候選人的健康狀況，那麼他們就能自己決定，候選人的特定疾病應不應該使他喪失任職的資格。

但是自動使其喪失資格的機制是無法被合理化的。當面對疾病時，一個人的人格可能有所改變，這一點沒人質疑。但有時候這種改變是往好的方向。小羅斯福的小兒麻痺就是一個典例：他的疾病鍛鍊了他的人格。約翰・甘迺迪的愛迪生氏病說明了一點：為什麼我們不可以認定一種特定的疾病先天就使一個人不得擔任總統。在這本書中我反覆著重描寫，政治領導人如何克服了他們所患的疾病，如何被這疾病所鍛鍊，以及如何雖然在病中仍然明智地統治著。比如說，老羅斯福與邱吉爾在擔任政府首長時，似乎較不受憂鬱症影響，情緒動盪較容易面對，比他們下台之後的情況好的多。也許他們所承擔的為他人謀福祉的巨大責任，使他們超脫了自己的問題。

儘管如此，即便疾病與治理能力的關係並非可以單純換算的，但這是一個民主社會需要更注意之處。民主國家的政治人物如伍德羅・威爾遜、小羅斯福、邱吉爾、甘迺迪、詹森、尼克森、龐畢度與密特朗等各有各的面貌，但他們都沒有把真實的健康訊息交付給他們的選民們。有幾位一連數年都將疾病視為機密。

機密

第五章裡我論說，如果英國、美國與法國於一九七七或七八年得知伊朗沙阿的疾病的話，他們就會勸說或者施壓讓他離開伊朗，到瑞士接受治療，並由此創造出一個機會，讓得到真實授權的攝政議會來開啟一個民主改革的進程。這可以預先阻擋阿亞圖拉·柯梅尼的返國，伊朗許多後續事件也就無從發生，因為並沒有證據顯示伊朗的主流民意是希望建立一個伊斯蘭統治的國家。沙阿將疾病保持機密的案例，跟巴基斯坦領導人穆罕默德·阿里·真納（Muhammad Ali Jinnah）的情況有些類似性。真納在一九四六年被診斷出患有肺結核末期，這是在印度分裂與獨立的前一年。他將自己的病情完全保密，此事造成了非常重大的後果，影響了印度半島上數以百萬計人民的生活。

英國海軍上將蒙巴頓勛爵（維多利亞女王的曾孫）於一九四六年被首相克理門特·阿特烈任命為印度總督，並被交付一個任務，將英國在印度的主權，於一九四八年六月三十日，移交給一個單一與獨立的大英國協國家。如果他無法居間促成一個協議，那麼英國方面就希望他自己拿主意完成任務。印度國大黨領袖尼赫魯告訴蒙巴頓，他與他的黨會盡一切努力以避免分裂（國大黨在架構上雖然代表印度所有種族，但是被視為得到佔多數印度教信徒的效忠）。真納，穆斯林聯盟的領袖，則用一明二白的措詞告訴蒙巴頓，非得有一個獨立的、可行的穆斯林國家不可。

蒙巴頓與英國情報單位所不知道的是，在一九四六年巴特爾（J. A. L. Patel），一位孟買的醫生以及這位穆斯林領袖的好友，給真納做了肺部的X光檢查。真納在過去十年裡，根據巴特爾的說法，是靠「權力意志、威士忌跟香菸」過日子的。驗查結果顯示，他患了肺結核，而且已是末期。（肺結核是一種被肺結核分支桿菌〔Mycobacterium Tuberculosis〕感染而造成的疾病。這種病通常影響到肺部，但它也能影響淋巴結、腎臟、骨骼、皮膚、消化道以及包覆腦部的腦膜。肺結核在二十世紀上半葉仍是尋常的疾病，之後逐漸減少。但是從二十一世紀一開始，肺結核又捲土重來，大多數的案例是因爲結核桿菌發展出抗藥性，以及愛滋感染的增加〔愛滋病患對尋常結核病也沒有抵抗力〕）。眞納的肺有兩個大空洞，醫生告訴他，如果不改變生活習慣的話，壽命就只在一兩年之內。眞納知道，如果他任何一位反對者發現此事——不論是在自己黨內，或印度教信徒領袖隨便一位，或在英國政府裡——他們一定會想辦法把關於印度獨立的協商往後拖延，等他死後再談。因此他堅持醫生必須將此事保持最高度的機密。眞納拒絕減少他的政治活動，也不願意戒菸。他催促蒙巴頓盡速做成決議，從未露出絲毫妥協的意願。）

一九四七年八月十五日，英國將政權移轉給兩個獨立的國家，英國與巴基斯坦。然而，如果蒙巴頓遵照阿特烈原本的時間表，讓政權移轉在一九四八年六月三十日才進行，那麼各方在該年上半年時就會看到眞納病得多麼嚴重，尼赫魯與國大黨很可能會被英國說服，轉而支持英國內閣使節團一九四六年五月十六日的提案。（這份提案是建議成立一個聯邦國家，分成A、B、C三個區塊，每個區塊都包括數個省份。這給穆斯林在區塊B與C裡幾乎是百分之百的自治，因爲他們在這些區塊裡佔壓倒性的多數。提案還包括，十年之後每一個省的立法局得進行一次重大投票，並依據投票結果要求聯邦，重新考量該省在被指定區塊裡的地位。同時，中央政府可以控制國防、外交與通訊。見Victoria Schofield, Wavell: Soldier and Statesman, pp. 351-8.。穆斯林聯盟已經於一九四六年六月六日接受了提案，但是國大黨在六月二十四日只做了有條件的接受，因爲聖雄甘地堅持中央政府裡要有一位由國會提名的穆斯林。內閣使節團原先承諾就算國大黨拒絕加入，臨時政府也一定會運作下去，現在卻沒能堅持自己的承諾，這讓眞納感到非常的憤怒，獨立協商於是陷入僵局。回到一九四六或一九四七年較早的妥協提案，如果外界知道眞納大去之日已經不遠，或許可能提供一個非常小的機會，讓印度免於分裂。眞納於一九四七年成爲巴基斯坦的第一任總統，於一九四八年九月十一日過世。）

印度分裂之後，立刻發生大規模的動亂與屠殺，死傷慘重，兩國之間也進行了猛烈的戰爭。後來巴基斯坦也分裂了，東巴基斯坦於一九七一年成為孟加拉。今天，喀什米爾仍是情勢緊張地區，印度與巴基斯坦兩國為了領土爭議仍然軍事對峙。這個局面特別引人憂慮，因為兩國現在都擁有核子武器。如果蒙巴頓、尼赫魯與甘地知道真納的病情，也許就不會出現今天我們所見到的三個國家：兩個主要為穆斯林的巴基斯坦與孟加拉，以及印度教徒佔多數但也有相當數量的穆斯林少數的印度。如果印度沒有分裂，幾乎整個印度半島都會被包括在民主政治的結構裡。

另一個有趣的例子是使用現代科技祕密地維持政治領袖的生命。西班牙大元帥佛朗哥曾靠生命維持機器而存活。他是少數幾位促成了民主轉型的獨裁者。在他長年的統治期間，疾病向來不是議題，除了他末期的疾病差一點就損害到權力的順利移轉。佛朗哥的親信使用維生技術與設備祕密地延續他的生命，一直到有媒體打破同謀，不再保持緘默：一九七五年十一月裡，佛朗哥悲慘的狀況以及維持他生命種種詭異駭人的細節，被完全公開了。（合眾國際社報導了佛朗哥的生命如何靠四部機器維持下去：「一部連接到他的胸口，當心跳減慢或力道減弱時，就用電擊強迫心臟回到正常範圍；一部類似幫浦的機器協助推動血液，讓血液在身體裡流通；一具呼吸器幫助他呼吸，另外還有一部腎臟機器清洗他的血液。在佛朗哥將軍這二十五天的緊急狀態中，在不同時候他的身上插滿了管子：插進喉管以送空氣進去，插入鼻子好輸送營養，插入腹部以清理累積的液體，插入消化道以減輕胃部的壓力，以及插入左大腿以降低血塊的壓力。維生小組在這段期間的勞動是相當可觀的；佛朗哥光是嚴重的心臟病就發作了三次。他接受了兩次緊急手術：一次是爲了修補一條爆開的動脈，以防止他因流血過多而死；另一次是拿掉潰爛不堪與流血不止的胃的大部分，也是爲了防止流血過多。他總共接受了一萬五千西西的輸血。他的肺部充血……腎臟瀕臨衰竭，肝臟非常虛弱。他的腸子每隔一段時間就癱瘓一次……直腸偶爾會出血。腹水在他的腹腔裡累積。左大腿裡有血塊形成與擴散。在這緊急狀況開始時，他的體重是四十九公斤，結束時掉了九點九公斤。」見 Roy Porter, The Greatest Benefit to Mankind: A Medical History of Humanity, pb ed, New York: W. W. Norton, 1999), p. 700.。）然而佛朗哥的親信無論如何也不願讓這位八十二歲的政府首腦死去，他的家人於是介入。佛朗哥從一九六三年起就患有糖尿病，這種疾病會干擾碳水化合物的代謝，使血液中累積糖分。他也有帕金森氏病。這些病史本來應該使他以及支持者及早規畫權力的接班。事實上，當佛朗哥陷入昏迷時，這些安排在許多細節上還沒有完全就緒。親信們維持佛朗哥生命的理由之一是，這樣他們才能確保佛朗哥死後，新任的國王胡安．卡洛斯（Juan Carlos）所任命的部長議會主席（President of the Council of Ministers，譯按：即政府領袖，相當於英國的首相）是可靠的。[4] 佛朗哥的任期到十一月二十六日為止，他必須在那之前重新指派下任議會主席。然而佛朗哥的女兒堅持應該允許她的父親無需等到那時候才死去。所以，生命維持機器於一九七五年十一月十九日被移除，第二天佛朗哥就死於尿毒症。（尿毒症是血液中有尿素的累積。這是腎衰竭所造成的臨床結果。這個症狀常常是酸中毒影響到血液後形成的，而這又是腎功能損害的結果。成因可能是腎臟的疾病，或者腎動脈變狹窄或被阻塞。其他的成因包括背部壓力升高，或者輸尿管被阻塞。表現症狀包括頭痛，以及日間的昏睡感，也可能導致意識喪失與痙攣，是一個非常危險的狀況，通常透過腎透析來治療。）

費迪南・馬可仕（Ferdinand Marcos）於一九六五年當上菲律賓總統，當時他四十七歲。早在一九七一年他就被診斷出患有紅斑性狼瘡，這是一種自體免疫疾病，會襲擊動脈，特別是心臟與腎臟的動脈[5]，但這個病頭幾年並未影響他的施政。（紅斑性狼瘡是一種自體免疫疾病，會襲擊供應皮膚或內臟的動脈。有時也可以影響人體的全部，這時則稱爲系統性的紅斑性狼瘡。這是一種嚴重的疾病，潛在地可能致命，患者絕大多數都是女性。病人天生的免疫系統向內倒戈，攻擊結締組織並造成嚴重的發炎。最新的研究認爲，患者是缺乏一種稱爲 D Nase 1 的酵素，這會降解 DNA，即去氧核糖核酸。若是這種情況，治療也要從 D Nase 1 著手。其他的療法使用到非類固醇的抗發炎藥，可以減輕關節疼痛；抗瘧疾的藥物可以減輕皮膚上的紅疹；柯體松類固醇可以緩解肋膜炎與神經症狀。會出現的症狀有關節炎、肋膜炎、腎臟炎或腎感染，因而導致腎衰竭，有時必須進行腎透析。神經學的或精神病理的症狀也會出現。這種疾病在全世界出現，但是在華人與加勒比黑人〔Afro-Caribbean〕間較爲常見。）馬可仕要求他的親信與醫生們將他的狀況做全面的保密。一九七八年時他已經嚴重地失能了，臉部變得浮腫（幾乎一定是使用類固醇治療的結果），並且開始間歇地洗腎。到一九八〇年時，他的腎臟都衰竭了。他做過一次失敗的腎臟移植，從那以後就固定洗腎。很快他就得靠他的洗腎機器才能活命，但是直到一九八四年十二月，官方才正式承認總統患有嚴重的疾病。一九八六年敗選之後，他必須逃離菲律賓，最後於一九八九年死於檀香山。

精神疾病

精神疾病很容易讓政治人物選擇保密的態度，因為即便是在今天，一般民眾對精神疾病的恐懼還是大過對身體疾病。以至於有些醫生認為，對大眾發布精神醫療的訊息有必要特別處理，將當中部分資訊保密是合理的。但是選擇性的揭露是不可接受的，政治人物必須教育大眾認知此事，並且信賴他們的判斷。政治人物長期以來都害怕揭露或公布他們任何的精神疾病，因為害怕這會損及選情。他們記得湯馬斯・伊果頓（Thomas Eagleton）參議員的經驗：伊果頓在一九七二年與喬治・麥戈文（George McGovern）搭檔，作為他的副總統候選人參與大選，但是當他曾有三次憂鬱症發作的消息洩漏出來時，就不得不在選前退出選舉。從二十一世紀起，大眾對精神疾病的偏見有減少的趨勢。但是任何總統候選人在決定副手人選時，要挑戰一般對精神疾病仍然存在的偏見，特別是當這位人選還接受過電痙攣治療時，還是一定會感到猶豫，儘管副總統這個職位曾被一位在職者形容為「還值不得一桶熱口水」。（參議員伊果頓在一九七二年被喬治・麥戈文提名爲總統大選的競選搭檔。在這之前他在密蘇里州的政治生涯非常成功：一九六〇年，三十一歲時，他成爲州檢察長；一九六四年時當上副州長。之後在一九六七年他選上參議員，轉往華盛頓。就在他被麥戈文提名爲副總統候選人之後不久，由於流言滿天飛，他召開了一場新聞發布會，公開表示他曾經三度由於「神經耗竭與疲憊」住進醫院：第一次於一九六〇年，在州議員選戰結束後，他接受了電痙攣療法；第二次在一九六四年十二月，獲選爲副州長之後，這次沒有接受電療，而是好好休息了一陣子，並治療胃痛；第三次在一九六六年，他在梅約診所從九月住到十月，以電療治療憂鬱症。）

在過去一百年裡，只有兩位政府首腦曾經正式被確認為精神失常。一位是第一章提到的法國總統保羅·德沙內爾，他在一九二〇年自願辭職，今天的神經學者相信他生的病是額顳葉失智症。[6]另一位是約旦國王塔拉爾（Talal I bin Abdullah），他於一九五二年由於精神分裂症被迫下台。

如果希望大眾對精神疾病有更開明的態度，就有賴於政府首長在處理自己的健康議題時能夠誠實以對。政府首長有公開健康狀況的義務；如果他們加以遮掩，則媒體有責任予以暴露。今天美國不太可能再發生像伍德羅·威爾遜所做的事，遮掩如此重大的疾病；今天的媒體也不再像甘迺迪時代那樣容易跟政府同謀。然而第六章中所述的故事，法蘭索瓦·密特朗竟能夠掩蓋他罹患嚴重的前列腺癌長達十一年之久，應該被視為一個警訊。雖然已經有龐畢度總統於一九七四年死於任內、法國人民對他的疾病卻不知情的前例，這樣的遮掩仍然再度發生了——即便這是受到法國隱私權法的保護。我原先以為，老布希總統處理他的甲狀腺中毒（呈現為心房顫動）的坦誠態度，代表著在二十一世紀裡，我們可以期待其他元首也誠實處理健康問題，但是這個期待並未實現，因為布萊爾、小布希、席哈克與夏隆全都遮掩他們的疾病。

私人醫生的角色

那麼在民主社會裡，要如何確保公眾能夠取得政治領導人的健康資訊？在從前，大眾常常必須完全仰賴政府首長的私人醫生所做的陳述。但是一位私人醫生主要是向他的病人負責，你不能期待他會在病人的最佳利益與國家利益之間做平衡的取捨。期待私人醫生試著結合這兩種角色於一身，是不可行的。如果他們這麼做，通常會造成反效果。以邱吉爾的私人醫生默蘭勳爵——一位傑出的醫生，英國皇家內科醫學院（Royal College of Physicians）院長——為例，他嘗試的結果就是失敗的。他曾為了國家的利益而誤導公眾對於溫斯頓．邱吉爾的健康狀況的認知，特別是在一九三五年時；為此他遭受了應得的批判。密特朗總統的私人醫生克勞德．古博勒是另外一個例子，他嘗試同時擔任私人醫生與獨立評估者兩個角色，但也是失敗的。一九九六年在一場醫學倫理調查會上，古博勒承認，他在密特朗死後這麼短的時間就公布了他的病情，是違犯了醫生的保密守則。但是他聲稱自己在兩種榮譽準則之間進退維谷，也要求調查會確認，他曾在遮掩病人病情的健康報告上簽署負責。要求一位私人醫生結合這兩種角色，會使他連病人的最佳利益都無法照顧，更不用說能給民主社會帶來什麼益處。私人醫生受限於必須保密以及其他政治條件，常常使得政府首腦所得到的治療達不到最好的水平。雖然一位政府領導人很容易取得最佳的醫療資源，但是由於擔心媒體與大眾可能發現他疾病的真相，常常根本就不去使用。約翰．甘迺迪剛上任的期間，就是一個顯著的例子。

對保密原則持絕對看法的人認為，醫生對於病人的病情做任何公開聲明，都算是違背希波克拉提斯誓言（Hippocratic Oath，這個誓言有兩個版本，古典的版本是：「那些我在治療時——或甚至不在治療時——所見到或所聽到的與人們私生活有關的，也就是那些在任何時候都不應說出去的事情，我將三緘其口，因爲我認爲這類事情是提不得的。」現代的版本是：「我將尊重我的病人的隱私，因爲他們之所以向我揭露他們的問題，並不是爲了讓全世界都知道。」）他們的看法是，醫生應該把病人的祕密帶進墳墓，而不能留下關於病人病情的任何書面紀錄。但是也有另外一種看法，而且這是我認同的一種：有時候私人醫生的觀察可以為歷史帶來教益，以及，在一段時間以後（或者等到家人近親表示同意或過世之後）把病歷的私人資訊除掉，而只公布醫療細節，這樣的作法是很寶貴的。三位最接近沙阿的醫生，薩發衛楊、柏納德以及佛蘭德林，揭露了部分資訊，但是沒有到達失德與破壞品味的地步，而且他們一直保有沙阿遺族的信賴。相較之下，默蘭就走過頭了，他在一九六六年，在邱吉爾死後如此短暫的時間裡，就出版了一本書，裡面大量引用了一本據他說是他擔任邱吉爾私人醫生期間的日誌，然而那並不是一本一般意義下的醫生日誌。[7]為此默蘭——正確地——受到了指責。私人醫生公布病人的訊息，要怎麼做才對？著名的神經科醫師布萊恩勛爵（Russell Brain, Lord Brain）的例子可以作為典範：他的兒子在經過邱吉爾家族的同意之後，於二〇〇〇年出版了他父親治療邱吉爾的紀錄。[8]然而在許多方面上，有別於默蘭，古博勒想要在密特朗死後立刻揭露他的醫療祕密是對的。他這麼做，促成了一場公共辯論；他的揭露對法國是有益的，也將使法國以及其他國家在這個議題上有更高的開放性。若要為古博勒辯護，我們可以說，他有必要以鮮明的方式把他的苦衷展現出來：由於密特朗的要求，他曾經處在多麼困難的境地裡，也無法阻止這難堪的事態繼續發展。[9]也許古博勒犯錯之處，是他一開始沒有選擇在一份醫學期刊上發表，也揭露了過多密特朗的個人訊息，比如密特朗對他的前列腺癌的私人反應。相較之下，默蘭揭露的邱吉爾的病情，跟公共政策沒有多少直接的關聯性，雖然中長期來看，這些資料對歷史家是有用的。

根據英國的一項規定，部分政府資訊有三十年的保密期，之後才能公開（不過拜信息自由法案之賜，大多數政府政策檔案的保密期都可以被忽略）。我以為保密期縮減成二十年較好，因為歷史紀錄經過太長的時間，有可能遭到不可恢復的扭曲。在經過這法定的等待時間以及在當事人過世之後，再揭露全部的醫療細節，以我的判斷，就跟希波克拉提斯誓言並無衝突。一位政府領導人的私人醫生，當他揭露時，有可能在非醫療的資訊方面不夠謹慎，因此應該要小心地選擇他的語言。最好是能發表在一份醫學期刊上，因為同行審查可以確保足夠水平的客觀性，也不會衍生私人醫生靠揭露牟利的問題。

關於政府首長的私人醫生，當他們的病人仍然在世時，我們對他們可以有怎樣的期待呢？一個指導性的原則是：私人醫生如果針對病人的健康發表公開聲明，他們至少不應該說謊或有意地誤導視聽。這種行徑會破壞大眾對醫療專業的信賴，會使民眾懷疑其正直與獨立性。病人如果不同意，一位私人醫生沒有代他洩露的餘地，但是私人醫生仍然擁有一種權力，這也是過去許多醫生使用過的，那就是，如果病人要求他有意誤導，那他可以保持沉默。醫學界如果能認清這一點，並且建議私人醫生不要為關於病人的任何公開醫療報告背書，會是明智的事。這件事應該讓病人本人或者他的辦公室去做，或者讓病人另請高明。

就任之前的獨立醫療評估

如果社會大眾不能倚賴政府首長的私人醫生來獲知首長的健康狀況，那還有什麼選擇呢？在這個問題上尋找指引有一種方式，就是參考商業公司的董事會所發展出來的辦法。世界上所有公開上市的公司，都有責任保護他們的股東，以免因為執行長生病而損及他們的投資。這樣的公司會聘請獨立董事加入董事會，並且採取良好的治理規則。他們對於公司領導人每月進行的審慎檢視，遠比政治領域裡的內閣對政府領導人所實行的更為詳細與有效。公開上市公司的董事長在任用一位可能的執行長之前，常常會堅持要看到健康檢查報告，在許多公司這份報告每年還得更新一次。有些董事會會堅持給執行長指派一位指導者，協助他克服領導風格裡的個人問題。部分美國公司現在規定，新任執行長必須符合健康狀況揭露方面的要求，而且已經跨過一直以來被援引為「不作為理由」（reasons for inaction）的立法障礙。（在美國商業界，有一些法律與倫理的顧慮禁止執行長做更大程度的正式揭露。這些包括健康保險可攜性與責任法案〔Health Insurance Portability and Accountability Act, HIPAA〕以及美國殘障法案〔Americans with Disabilities Act, ADA〕。健康保險可攜性與責任法案，在一般情況下，並不允許保險業者或僱主提供的健康團險把特定僱員的健康資訊透露給僱主或者任何其他第三方，除非經過當事人的同意或授權。不只如此，在僱主健康團險的例行管理過程中所取得的個人申請理賠紀錄，不得被用於任何其他僱用目的。美國殘障法案一般來說禁止對殘障者有僱用歧視，也限制僱主不得要求受僱者接受僱用後的身體檢查，除非這種檢查是所有僱員都必須接受的。這類案例也可以援引州法律的保護。關鍵的倫理議題是，執行長是否有責任提供一切擔任公司領導者的必要資訊，因爲他或她的健康對公司的穩定經營來說可以是一個非常敏感的問題。即便一位執行長同意，也有人爭論過，任何揭露健康資訊的合約都能算是違犯了美國殘障法案。）

然而在絕大多數的情況下，董事會並非依法當然取得這些結果。少數董事會會堅持，執行長接受任何醫療檢查評估時，至少要有一名董事參與醫生人選的決定。有些公司則要求被選上的醫生必須具有獨立性，他們相信如果這位醫生跟執行長有業務關係的話，獨立的評估將無法被保證。最為苛求、效力也最強的約定是，要執行長事先同意，一旦他執行這份工作的能力出了問題，一位獨立的醫生可以把與此相關的資訊透露給董事會的資深領導者或者公司總裁（如果他沒有兼任執行長的話），而且為此只需要知會他，而無需特別徵求他的同意。在少數幾間公司裡，這種約定實際上成為一個三方合約，由執行長、董事會與獨立醫生共同簽訂。總裁或者董事會領導者透過獨立醫生，將能夠充分掌握執行長的健康狀況，也能決定這些資訊多大程度應該與其他董事分享。如果這套制度逐漸成為公司任用執行長的最佳措施，那為什麼不把類似的作法套用到政府領導人身上呢？

一九六〇年時，加利福尼亞州決定成立一個法官資格委員會來處理那些可能不適任的法官。前十個結果為退休的案例，其中有三個的原因是嚴重的精神耗損、不穩定、怪異與變態行為、記憶力衰退以及無法專心於或理解他人說的話。[10]法官決定同儕的去留，並成為一種模式，讓專業內部試著建立一種機制，來檢查那些會影響社會大眾的決策者。二〇〇七年一月聯邦調查局公布了已逝的最高法院法官威廉·倫奎斯特（William Rehnquist）的檔案，其中顯示他在一九八一年十二月時已經對止痛藥乙氯維諾（Placidyl）成癮；而這件事之所以被發現，是因為他在一次背痛住院期間出現戒斷症狀。他之後逐漸戒除使用這種藥，而且負責評估的醫生判斷這件插曲不至於影響他的法官職能（聯邦調查局對這些醫生做過訪談），於是一九八六年倫奎斯特被晉升為最高法院的首席法官。這起事件告訴我們，一個人可以在外界無甚察覺的情況下藥物成癮，但這個狀態也可以逆轉。定期且獨立的醫療評估雖然不保證能篩出所有病癥，但這是現存最好的保護機制；此外也很重要的是，患病的政府領導人心態要更開放。

一個重要的問題是——而且這個問題沒有明白單純的答案——在民主政治裡競選政府領導人一職，無論直接或間接選舉，如果候選人在選前接受獨立的醫療評估，選民是否有權知道這些檢查的結果？我的答案是：「有。」我相信這是必要的。光靠打探消息的媒體是不夠的。所有候選人在黨內初選之前，或者在任何爭取政黨領導權的選舉之前，都應該接受一個獨立與公開的醫療評估——這是良好治理的前提，更是公眾監督與責任政治的基礎。漸漸開始有人這麼做，但都是隨自己的喜好；大多數企望掌握大位的政治人物都不會接受這種規定。他們會想選擇特定醫生來為他們做醫療評估，也會想要控制發布給政壇同事與媒體的內容。事實上，許多資深的政治人物表面上開放，實際上卻樂見更嚴格的立法來保護他們的隱私。候選人的私人醫生仍然扮演了過於重要的角色；所謂的公開評估通常都是由他們執行，所揭露的訊息幾乎一定是選擇性與有傾向性的，尤其是有潛在殺傷力的訊息。所以選民大眾在這個議題上要有警覺性。

醫學界，無論是在國內或在國際間，如果能建立一套行為準則，來規範醫生如何為名人發布公開醫療報告，會是一件很有幫助的事情。一個指導原則是：私人醫生的建議應該保持本來的性質，也就是應該一直是私下的。健康問題的公開聲明不應該由私人醫生來做。另一個指導原則是：每當需要醫學評估，最好請獨立醫生來執行。公開聲明仍然可以由當事人自己發表，或由他的幕僚代為發布。

民主國家應該有更大的動機來制定法律，強制那些競選政府領導人職務的人，在選舉登記之前，接受公開與獨立的醫療評估，無論他是參加直接選舉，或是以間接選舉的方式在黨內角逐候選的資格。立法者應該同意，在這類醫療評估被公布的過程裡，應該要確保醫生的觀點不會遭到審查。如此一來，選民在走進投票所之前，便能掌握候選人健康的關鍵事實。這種獨立醫療評估的法定要求，可能使某些政治人物根本就不參加選舉了。另外一些政治人物，則可能搶先公布他們先前從未公開的病史，以免被獨立醫療評估揭發時受到傷害。要阻止政治人物為他們的病史編造說法是不可能的。但是大多數在計算之後，應該會覺得事先好好解釋是較佳的選擇，以免被意外揭穿時喪失了潛在選民的支持。

獨立的醫療檢查最好是在一般內科醫師或神經科醫師的監督下進行，但是他們必須有徵召任何其他專科醫生或外科醫師的權責，特別是那些有心理醫學專長的醫師，以進行任何專門的檢查，包括認知功能檢查（這類檢查在過去幾十年中有長足的發展，現在也仍在進步當中）。[11]

在英國，選舉委員會（Electoral Commission，譯按：英國規範選舉的機構，類似台灣的中央選舉委員會，但是功能較多，還包括規範政黨財務。架構也不同，英國的選舉委員會是獨立於政府的機構，只對國會負責。）可以批准一個由皇家內科醫學院薦舉的獨立醫生小組，讓首相候選人從中挑選。這些醫生可以協議出要用何種形式進行醫療評估，以及還需要其他哪些專科醫生來執行哪些專門檢測。然後選舉委員會可以引導這些醫生，依照適當的方式將結果向大眾公布。在其他國家裡，類似的獨立醫生團體可以被賦予同樣的職責。很重要的一點是：無論是候選人或是現職的政府首腦，當他們接受獨立醫療檢查時，最好是保密的。如此一來，如果這檢查結果是不利的，他們就可以選擇退出選舉或辭職下台，以換取報告結果不被公布。

如果過去的政府首長也面臨這種強制性的公開獨立醫療評估的話，會產生什麼效果呢？我們只能憑空猜想，但是這麼做很能幫助我們澄清議題。如果邱吉爾的時代就有獨立醫療評估制度，那麼在一九四五年時，他無疑會對任何不利的評估嗤之以鼻，拍一張一手持雪茄一手拿白蘭地的照片，拿自己的健康說笑話；在一九五一年，如果健康評估是負面的話，他或還有可能說服大眾忽略這個問題。然而到了一九五五年，他就不可能過關了。公開的醫療評估應該會揭露他在兩年之前有過非常嚴重的心臟病，也會讓大眾明白見到，這場病如何使年老自恃的邱吉爾變成一個跟不上時代的悲哀角色。

另外一位可能因為公開揭露健康狀況而影響到政治生涯的偉大領導人，是小羅斯福。在新任競選伙伴杜魯門於一九四四年八月十八日在白宮裡見過他之後，杜魯門對媒體說，羅斯福「犀利地跟荊棘一樣」。然而私下時，杜魯門對他的助手說：

總統的健康令我擔心。我沒想到他的身體這樣虛弱……他兩手顫抖，說話有顯著的困難……心智方面雖然似乎沒有任何缺損，但是身體方面他簡直快垮掉了。我非常非常的擔心他。12

如果在一九四四年十一月，當羅斯福第四度競選總統時，選民們能夠讀到一份獨立的醫療評估仔細地說明了他嚴重的心臟病情的話，那他們還會繼續支持他嗎？羅斯福是堅決要競選連任的，而且他跟邱吉爾同樣可能對任何獨立評估嗤之以鼻。他可能會提醒大家，從前當他染上小兒麻痺時，醫生給他的預估是永遠無法站立，更別提能像他現在這樣走上幾步。然而，若是他必須面對這樣的獨立評估，他有可能會傾向步下舞台放棄競選。在一九四四年的選戰裡，羅斯福還能夠動用潛藏的體力，就在投票日前夕他彷彿恢復了往日的力氣，在敞篷的競選車隊裡，一連好幾個小時在紐約街道上淋雨拜票，很大程度展現了他往日的熱情。所以，即便在一九四四年夏天，美國民眾透過一份獨立的醫療評估了解到羅斯福的健康狀況，頗有可能他們還是會在該年十一月選他為總統。他是一位當之無愧的美國英雄。

一九四四年的總統大選拋出了一個問題：在戰爭期間公布羅斯福的獨立醫療評估，會不會洩露太多這個民主國家最高統帥的健康狀況？同樣的問題也適用在邱吉爾一九四五年的競選上，因為這時對日戰爭仍在進行中。這類現實顯示出，要為在任的政府首長制定出嚴格的規定是非常困難的事。有些人據此主張，戰爭期間對政府首長任何的醫療揭露，都應該例外處理。這類豁免的規定我是反對的，而且儘管困難重重，我仍然相信，規範候選人在競選政府領導人職務前公布健康報告，是民主政治一項非常關鍵的保護機制，而這一點在戰爭期間甚至比在承平時期還要重要。

接著，對於略次於以上兩位的其他大人物，獨立醫療評估會造成什麼影響呢？如果安東尼·艾登在一九五五年大選之前接受過公開獨立醫療評估，他大概會得到一份相對上漂亮的健康報告。他在剛當上首相不久就提前大選，選民們很可能不會把他失敗的手術及其後遺症——間歇性膽道炎與其他病痛——當成不適任首相的理由。

如果約翰·甘迺迪知道在一九六〇年的總統大選之前，他要面臨一次公開獨立的醫療評估，那他大概會決定在更早的時間點揭露更多自己的健康狀況，很有可能緊接在阿德萊·史帝文森於一九五六年競選失敗以後就公布，好讓美國民眾有時間消化這件事實。他幾乎一定會說他的愛迪生氏病是從二戰服役期間就開始的。若他做了這樣的交代，我不相信這個病會阻礙他四年之後贏得總統大選。這麼做也可能改變他的態度，讓他認清，作為一位必須定期接受公開獨立醫療評估的人物，他必須停止肆無忌憚的藥物濫用；那些藥物給他帶來情緒的動盪。他可能也會更早改變作法，轉而接受一個更有紀律的治療方式，來處理他的愛迪生氏病以及他的背部疼痛。

如果詹森在一九六四年大選前面臨一次獨立的醫療評估，因為當時他享有極高的受歡迎度，應該能夠度過心臟病被揭露造成的影響。此外，以他的性情，他大概會想辦法掩蓋他的憂鬱症與妄想症狀，確保所有相關醫療紀錄都不存在，以及讓他的私人醫生做最少的揭露。尼克森的情況應該跟詹森也差不多；尼克森在一九七二年競選連任時的支持度非常高。

在英國，哈洛德·威爾遜自從一九七〇年被擊敗之後，就決心捲土重來，要把愛德華·希思從唐寧街十號官邸給趕出去，即便他私下對自己的健康並非全無憂慮。然而在一九七四年的大選之前，公開獨立的醫療評估大約會顯示他仍然足夠健康，仍能領導他的政黨取得勝利。所以，獨立評估制度如果放在過去，也不會造成戲劇性的改變。這類獨立醫療評估能夠發揮最大影響的地方，是在於說服那些已經生病的政治人物不要遮掩他們的健康狀況，以免有被獨立檢查揭發出來的風險。

如果東尼．布萊爾在贏得的三次大選之前都做過公開獨立的健康檢查的話，就得交出他心律不整問題的所有細節。而且，如果他知道這些檢查是強制性的話，很可能在大選之前許久就會自己公布。更公開地面對自己的健康狀況對他沒有壞處，反而使得以後的發病不會帶來太多政治損害。

就任之後的獨立醫療評估

在位的政府首腦如果生病，又該如何呢？這個情況比較困難，需要另外一個更為私人的制度。民主社會應該有更大的動機來制定一種法律，規定他們的政府領導人每年接受獨立的健康檢查，而且檢查將是私下進行。透過私下檢查，一位獨立醫生可以監視在位的政府首長的健康，而不至於引發公眾關切或點燃政治爭議。為了維持醫療措施的一貫性，在選前為該名政府首長執行獨立醫療檢查的醫生，最好也能夠被選為執行就職後檢查的醫生。這位獨立醫生如果發現任何值得注意的狀況，就要依法向一位事先被指定的資深政壇人物報告。實際說來，心智能力很可能是最敏感也最難以評估的面向，如果出現這方面的狀況的話，獨立醫生將依照授權，徵召心理學專家進行評估，而且這也將在不公開的狀況下進行。如果最後這位政府首長沒有值得擔心之處，此事將不被報告，也不會在年度的評估報告中揭露。只有當評估結果顯示這位政府首長行使權力與履行職務的能力發生問題時，才會需要採取行動，而且屆時就不是醫生的事，而必須由政治人物來處理。

政府首腦在任內生病，能掀起非常敏感的問題，有時候這些問題影響深遠。在一個民主體制裡，獨立醫療評估再怎麼權威性，再怎麼有名的一群醫生達成了一致結論，都不能直接勒令病人非自願性的去職。獨立的醫療建議，在第一時間下，應該由當事的政治人物本人與他的家人私下考慮。如果他們選擇不理睬這項評估，就應該交由一位資深、可被信賴的政治人物接手處理這項醫療發現，並且將所有相關因素一併納入考量。實務上一個無法避免的現實是，在絕大多數的情況下，這樣一位資深的政治人物一開始一定是跟當事的政府首腦來自相同的政黨，所以一定多少會感到不知如何是好。這位大老可能會需要非正式地向醫學界的領導人物徵詢意見，並將他們的祕密建議放在其他許多因素當中綜合考量。然後他就必須決定，是否有必要將這個狀況知會內閣裡的其他同僚。

如果內閣裡多數成員感覺到他們的政府領導者已經無法行使權力與履行職務，那麼這位資深政治家，若在美國，將向國會報告；在法國，向國民議會與參議院報告；在英國，向上議院與下議院報告；若在德國，則向聯邦議院與聯邦參議院報告。如果這些機構經過多數決，決定該名政府首腦已經無法行使權力與履行職務，那麼就該引用該國的憲法條款，以選出一位繼任者。前述的資深政治家也應該被賦予一項職權，即在兩次年度例行的醫療評估之間，得以堅持進行一次特別與私下的醫療評估，如果他對政府首腦的健康開始感到憂慮。跟候選人的情況一樣，這個獨立醫療評估制度的存在，在大多數的狀況下將足以使現職的政府首腦——若他生病的話——決定自願下台。

由於憲法第二十五修正案，美國比絕大多數國家擁有一個更完備的制度，來處理政府首腦的疾病問題。（修正案第四款如下：「凡當副總統和行政各部長官的多數或國會以法律設立的其他機構成員的多數，向參議院臨時議長和眾議院議長提交書面聲明，聲稱總統不能夠履行總統職務的權力和責任時，副總統應立即作爲代理總統承擔總統職務的權力和責任。此後，當總統向參議院臨時議長和眾議院議長提交書面聲明，聲稱喪失能力的情況不存在時，他應恢復總統職務的權力和責任，除非副總統和行政各部長官的多數或國會以法律設立的其他機構成員的多數在四天之內向參議院臨時議長和眾議院議長提交書面聲明，聲稱總統不能夠履行總統職務的權力和責任。在這種情況下，國會應決定這一問題，在休會期間，應該爲此目的在四十八小時以內集會。如果國會是在收到聲稱總統喪失能力的書面聲明後的二十一天以內，或如果適逢休會期間，則國會必須在集會以後的二十一天以內，以兩院的三分之二的票數決定總統不能夠履行總統職務的權力和責任，副總統應繼續作爲代理總統履行總統職務的權力和責任；否則總統應恢復履行總統職務的權力和責任。」一個無可避免的弱點是，副總統既然由總統任命，在這種情況下有可能拒絕扮演如此重大的角色。副總統湯馬士·馬歇爾在一九一九年就不願意出面反對伍德羅·威爾遜總統，而且就算當年已有憲法第二十五修正案，也沒有理由讓人相信他會改變主意。反過來說，有時副總統會與總統競逐權力，或者過度熱切地想要取代他。儘管如此，我們不難理解爲何在美國的體制裡，眾議院議長不應該出面扮演這個角色，因爲他有可能來自另一個政黨。同樣道理，發動這項程序的人，在英國應該是副首相，在法國體制裡應該是總理，在德國制度裡應該是副總理。他們的任務是必須在參考過獨立的醫療報告之後，決定是否要把他們對政府領導人的健康狀況的憂慮提交給內閣。然後，如果領導人拒絕下台，就輪到內閣來決定，並且在得到相關的立法機構背書支持之後，才做出將領導人免職的最終決定。）我們有強烈的理由相信，應該要有人發動這項憲法條款，讓尼克森總統更早一點下台。羅伯特·達列克相信：

因爲尼克森在處理一九七三年的中東危機與一九七四年的和平協議時，如此明顯地受到水門事件的損害，季辛吉當時至少應該跟其他內閣成員進行諮詢，援引憲法第二十五修正案將總統予以停職。雖然這類諮詢大概不能促成具體的行動，也可能破壞季辛吉與尼克森的關係，但是這至少能讓大家看見，季辛吉對國家福祉的關切，勝過了對尼克森政治生命的關心。[13]

尼克森此時的表現糟糕到什麼程度，可以從下面這個例子看出來。一九七三年十月十一日晚上，國務卿兼國家安全會議主席季辛吉接到通知，英國首相愛德華・希思希望在接下來半小時之內與尼克森總統討論他對於中東問題的顧慮。季辛吉在會議上對他的國安會副主席勃蘭特・史科克羅夫說：「當我跟總統提這件事時，他已經喝翻了。」他們於是協議把希思的電話延到次日。但是關於尼克森的狀況，令人驚訝的是季辛吉與史科克羅夫說話的方式，「彷彿尼克森的飲酒過量已經成為日常運作的一部分，他們幕僚除了接受也別無他法」。幾天以後，在十月二十四日，當布里茲涅夫在熱線上警告，如果美國不同意參與軍事介入，莫斯科可能會獨自行動，電話這一端的尼克森幾乎確定是在酒醉當中。此事在第二章裡已有討論。季辛吉協助散布了一個虛構的版本，稱尼克森親自化解了這個處境。但是美國這個最強大也最複雜的民主國家，在危機期間處理國家大事根本不該是這個方式。

儘管如此，過去的歷史顯示，有時候在決定領導人的去留問題時，讓他的健康狀況作為整個政治考量光譜的一部分，對民主政治而言是不無益處的。這就是為什麼讓所有候選人在競選政府首長之職以前接受法定的醫療檢查，是一件如此重要的預防性措施。這也是為什麼對現任的政府首腦的健康控管程序，必須非常注意特殊處境下良好治理的複雜性與彈性。要綜合所有因素需要一個均衡的判斷力；特別必須考慮到疾病與決策能力之間的不確定關係。

衰老

疾病並不是唯一讓政府首腦似乎無法繼續執政的因素。衰老本身就可以造成這樣的結果。老年是一個風險因素，常常伴隨著憂鬱與其他許多疾病。我們也應該記住，年老的領導人，特別當他們生病時，更傾向於接受現況，變得更優柔寡斷，常常較無法接受各方意見，也更容易放任政治局勢偏移與動搖。這幾個特徵在兩次世界大戰之間歐洲的許多年老領導人身上非常明顯，特別是德國的興登堡總統。貝當與邱吉爾的前例顯然讓戴高樂總統頗為警惕，他不希望在一種肉體與心智都走下坡的悲慘狀態中死抱著位子不放。貝當元帥在一九四〇年曾是維琪法國的政府首長，當時他八十四歲，腦袋已經有點不清楚，甚至前言不接後語，偶爾認不得人。他也患有輕微、晚發的帕金森氏病。好幾位接近戴高樂的人都聽他說過一個願望——雖然他表達的方式非常含蓄——他希望當那個時刻到來、當他不再擁有全部的能力時，能有個人警告他一下。

然而在七十八歲時，當戴高樂應該考慮下台的時刻真的到來的時候，他仍然為了留在艾麗榭宮裡掌握權力給自己找理由。他的侍從官尚・德斯奇安（Jean d'Escrienne）描述，有一天天色將晚時，他走進戴高樂的辦公室，看到他坐在辦公桌前，手裡拿著一張寫字紙。德斯奇安向總統問好之後，戴高樂就把那張紙拿給他，讓他把內容讀出來：

你知道索弗克利斯（Sophocles）寫《伊底帕斯在柯隆諾山》（*Oedipus at Colonus*）的時候已經

九十歲了嗎？米開朗基羅年過八十歲時，還在西斯汀小教堂以及聖彼得教堂的圓頂上創造美妙的作品。提香九十五歲時畫了《勒班陀戰役》（The Battle of Lepanto），在九十七歲時畫了《基督降架圖》（Descent from the Cross）。歌德完成《浮士德》第二部分時八十三歲，這部分不比第一部分遜色。雨果寫《篤爾克瑪達》（*Torquemada*）時八十二歲，八十三歲時竟又寫了《歷代傳說》（*La Légende des siècles*）！此外還有伏爾泰，今天我們有莫里亞克（François Mauriac）！[14]

戴高樂也開始自我欺騙。年老的政府首腦所做的影響到百萬計公民的決策，以及這份名單上年老的藝術家與作家的創造能量，兩者之間的差異是極其巨大的。戴高樂——以及其他許多年邁的政府領導人——的自欺之處在於，他們相信自己比任何人都更不受消逝的年歲影響，而信奉一句格言「心不老人就不老」。政府首腦常常在位子上眷戀太久，常常輕易忘記許多政府都規定其關鍵的決策者到了一定年紀就要退休，而他們自己已經遠比這樣的年紀還要老了，卻仍期待把權力握在手裡。這是一種危險的虛榮與自大，會讓政府首腦戀棧不去，遠超過一般人退休的年紀。為什麼許多國家的政府仍然不願放寬年限，而規定某些關鍵決策者要早早退休？在英國，海陸空三軍將領常常在六十歲前後的年紀退伍，警察首長退的更早，外科與內科的顧問醫師（Consultant Physician，譯按：顧問醫師是英國醫院裡較高的醫師階級，指資深與有專精領域的醫生）常常得在六十五歲就退休。在英國一般的開業醫生，作為獨立的服務提供者，也有退休年齡的限制，跟地方法官與部分法庭法官一樣。無論是在私人或國有的企業裡，任命超過六十歲的執行長的例子非常罕見，也很少有人超過六十五歲以後還在當執行長。不過許多國家的立法者仍然想確保自己免於任何這類退休限制，以便能一直做下去，有時甚至到八十幾歲；部分政府首腦也是如此。

儘管如此，許多政府開始針對退休年限作更有彈性的立法，而這也是對的。由於給付退休年金的開支上揚，國民整體健康的進步使得人們想要繼續工作，這都使得死板的退休年限勢必需要調整。但是工作生涯被延長了，有一點也必須伴隨而來：當疾病無預警地上身時，要更願意退休。這代表人們必須更願意接受醫療建議，而關鍵決策者則必須定期接受獨立評估。

要阻止領導者在任內染上狂妄症候群，最簡單也最好的一個防禦措施，就是任期限制：最好有更多的民主國家制定法律，確保沒有一位政府領導人能夠在職位上超過一個固定的年限。在佛蘭克林．羅斯福第四次被選為總統之後，美國人廣泛地感覺到，總統的任期是應該透過立法加以限制了。接著通過了一項法律，限制總統最多只能兩任，也就是最久能當八年。從那時起再沒有一位美國總統在職位上總共超過八年；這個條款給美國帶來了利益。跟杜魯門一樣，詹森首次入主白宮是當副總統時完成總統剩餘的任期；他們兩人本來可以，但是都沒有試著選第二次，以便擔任總統超過八年。艾森豪、雷根與柯林頓都當滿八年；選民似乎很樂意他們能當更久。身為廣受歡迎的總統，在八年任期結束後，如果被允許的話，他們本來可以繼續贏得第三次的總統選舉。然而如果他們真的做到第三任，在這一任開始沒多久就會遭遇嚴重的健康問題。只能擔任兩任的限制，除了使疾病出現的機率降低之外，也大大地減少了領導者權力中毒的可能性。政府領導人在位越久，就越容易發展出狂妄症來。

在英國，並沒有法律規定首相可以在位多久。國會也沒有固定的任期，雖然最多五年就必須進行一次大選，除非下議院與上議院授權予以延長。英國應該立法限制首相可以服務的年限，最長總共不得超過八年，無論是連續或中斷。哈洛德．威爾遜的任期中斷，但是總共做了八年。柴契爾夫人如果在擔任首相八年之後於一九八七年五月下台，將能夠保持非常高的聲望，歷史定位也會遠比後來的發展好的多：一九九〇年保守黨的國會議員把她趕下台了。如果有八年的任期限制，東尼・布萊爾就必須在二〇〇五年五月之前下台。然而實際上他在這時候贏得了第三次大選，儘管勝差大幅降低了，他卻似乎為自己的威望沒有再創新高而感到訝異。十六個月後他被工黨的國會議員告知，年底之前他就必須下台。

在法國，總統連任的次數並沒有限制，但是兩次大選之間的任期長度被席哈克從七年降為五年。所以如果有兩任十年的限制，席哈克總統就必須在二〇〇五年五月下台，而不是二〇〇七年。俄羅斯聯邦共和國總統從一開始，在葉爾欽的時代，就有兩任八年的限制。非洲許多的殖民地國家獨立時，一開始憲法裡都設有最多兩任的限制，大多情況下都是八年。然而悲劇的是，當這些總統個人的權力坐大之後，有太多人修改了憲法來延長自己的任期，有些幾乎變成終身制。這造成了災難性的結果。但願這種趨勢已經開始有所逆轉。

孤立

絕大多數的政府首腦都過著被權力包圍的生活；即便他的人格再怎麼堅強穩定，也一定會受到相當的影響。他們有執行政策的行政部門可供驅策，有為數可觀的政治顧問，配備有專屬司機的座車與前導警力，也有私人飛機。他們時時從一個機場的貴賓室飛往另一個，住在首都裡國有的宏美宅邸裡，也常常在鄉間另有別墅。所有這些，給政府領導人提供了一個世界上只有極少數富豪才能夠匹敵的生活水平。但更重要的是，這給政府領導人創造了一個孤立的環境，而比一般富豪更嚴密許多的人身安全機制，更強化了這種孤立。一九八六年瑞典首相奧洛夫・帕爾梅（Olof Palme）與夫人從電影院散步回家在路上遇刺身亡的事件，使即便是瑞典也改變了保安程序。由於恐怖分子的威脅，絕大多數國家對其政府首長的人身安全措施，在規模與範圍上都做了很大的提升。

當我於一九六六年首度成為國會的一員時，我可以沿著唐寧街散步而不必出示任何證件，可以對官邸門口的警察點個頭、走進十號官邸，直接遇到招待人員。在那個時候，有人身保護措施的閣員只有三個人：首相，外交大臣與內政大臣，而且不管在任何公開場合，通常只配有一名安全官員，偶爾增為兩名。現在有人身維安措施的政治人物非常之多，為此所動用的警力也巨幅地增長了。今天整條唐寧街都不對大眾開放，要打開柵欄汽車才能通過，通過後又關起來。看美國總統走訪十號官邸，簡直就是在觀賞一項軍事行動。而首相本人的進進出出，也都是相當可觀的警力、武器與車輛裝備的展示。一九四五年薇奧莉特．阿特烈（Violet Attlee）開自家的車載她的先生到白金漢宮，讓阿特烈從喬治六世手上接下首相官防——今天我們離這樣的時代已經非常遙遠了；許多改變都令人悲傷，但就多數而言也都是必得如此的。

還有一個更難提防的孤立因素，那就是政府的階層結構。這種政府內部的上下差異，讓領導人感覺良好，讓他們輕易認為自己跟隨便其他的男性或女性不可同日而語。因此今天我們對於政府領導人，比從前更需要有力的控制與制衡，以控管他們所能得到的特殊待遇，讓他們不致被包裹在太深太厚的繭裡。民選政府必須定期重新被選民認可，做的不好就會失敗下台，這是民主制度最健康的體驗之一。過去在選戰中，領導人常常放低身段，貼近一般民眾的生活，可惜這種有益的作法沒有持續很久。權力的外在標誌，特別是大群的安全人員，隨時伴隨著競選中的政府首長，這表示他們已經被隔絕起來，不再勤跑基層。需要買票入場、充斥政黨活躍支持者的會面場合，取代了舊日以演說說服選民的競選活動。約翰．梅傑以首相之尊，在一九九二年大選期間站在他的「肥皂箱」

上競選的事，似乎已經是遙遠的記憶。

四十多年來，我在許多國家近身觀察過許多政治人物成為政府首長的變形記。政府首腦把我們的生活與生命握在他們的手裡。但是那些手，以及那些控制這些手的腦袋們，常常喪失了做出最佳決策的能力。在商業界、企業體與軍事組織裡，我們擁有一定的程序，來確保關鍵決策者在最佳狀態裡發揮他的功能。現在輪到所有民主國家採取行動，來看管他們的政府首腦的能力了。

暴君與政權移轉

民主社會該如何制定原則，來處理生病、太老或太過狂妄以至於不能好好履行職務的政府領導人，是一回事，但是要處置那些執政已經危及民眾的暴君，就完全是另一件事。

許多暴君的行徑，常常讓外界以為他們得了某種特定的精神疾病。然而實際上很少是這麼回事。如我先前所討論，希特勒或史達林兩人，就醫學專業而言，都一點也稱不上「瘋了」。而墨索里尼則有精神疾病，因為在他最後幾年裡得了憂鬱症。在我自己的政治生涯裡，有好幾個暴君——其中幾位我親自交涉過——被大眾的觀點視為「發瘋」。如果這些政府首腦真的上國際刑事法庭受審，我不相信他們會訴求精神失常這個理由來為自己辯護。米洛塞維奇沒這麼做，海珊同樣也沒有。這些領導人對自己的人民、有時候甚至對周遭的世界構成了威脅；如果我們要處理他們，問題點不在於他們是否有精神疾病，而是在於這個世界要不要出手干預。正如同民主社會有必要建立新的措施，以面對自己政府領導人的疾病問題，同樣地，當和平受到威脅的時候，聯合國也需要有更大的意願，來介入並推翻這樣的領導人，或者促成政權的移轉。

在過去四十年裡，除了薩達姆・海珊以外，有三名暴君特別彰顯了介入的需要：波帕（Pol Pot）、伊迪・阿敏（Idi Amin）與羅伯特・穆加貝（Robert Mugabe）。當我於一九七七年成為外交大臣時，波帕已經成為柬埔寨的紅色高棉（Khmer Rouge）領導人兩年。波帕原名為桑洛沙（Saloth Sar），於一九七〇年才使用這個假名。他留學巴黎時是個激進的馬克思信徒，也加入地下共產黨，並在一九六二年成為該組織的總書記。他對俄國無政府主義者彼得・克魯泡特金（Petr Kropotkin）十分傾慕。他冷靜的舉止之間帶有一種近似史達林、特別是毛澤東的殘酷無情。他同樣攻擊知識分子，光只是帶眼鏡或者說外語就可能引來他的殺機。他相信不斷革命論。他一登台，「貨幣、法庭、報紙、郵政體系以及對外通訊，甚至連都市這個概念，都被直接了當地廢除了」。他在一九七五年四月淨空了首都金邊，不管兩百萬居民的死活，而把他們通通趕到郊區去。「為了集體的緣故，個人的權利並非只是遭到縮限，而是徹底地被消滅了。個人的創造力、主動性與獨特性本身被宣告廢止。個別的意識被系統性地剷除了。」[15]在三年多的時間裡，原本七百萬人口的柬埔寨，有一百五十萬人喪失了生命。

沒有明顯的疾病範疇可以解釋他的瘋狂行徑。理解波帕人格的關鍵似乎是，他小時候在一所佛教學校裡學習了壓制他的個體性，然後他把小乘佛教的虛空論與超越論跟高棉的迷信融合了起來。如菲利浦・薛爾特（Philip Short）為他寫的傳記中所述：「這一場難以形容的悲劇有許多的原因。這個國家新的領導者們過度的自信，特別是那位更名為波帕的主要領導人，只是原因之一……所有的暴君政治裡最常見的罪惡，就是狂妄。」[16]

但是我們不能允許西方世界的良心忘記這一點：我們做的太少了。直到越南於一九七八年十二月二十五日派遣十萬名部隊跨過邊界進入柬埔寨，殺戮才終於停止。一種誤入歧途的現實政治思維趨使著美國與其他許多國家，包括英國在內，使他們實際上忽略了波帕的罪行，只因為他抵制著控制越南的共產黨。但是柬埔寨的種族屠殺行為，就此成了美國涉入東南亞的一個恐怖遺產，其黑暗程度更勝過越戰。

在非洲，烏干達總統伊迪．阿敏時常被形容為一個精神不正常的小丑，但實際上他是一個惡性重大的虐待狂。經由二〇〇六年的電影《蘇格蘭最後的國王》，這個世界才更了解到這一點。一九七一年一月，時年四十五歲的阿敏發動政變推翻米爾頓．奧博特（Milton Obote），掌握了烏干達的政權。一開始他處決的範圍只限於那些他認為不忠誠的士兵，但是很快他就完全失去控制，下令殺掉的人數達數十萬之譜，以一種詭異而恐怖的方式犯了危害人類罪（Crime against Humanity）。他的行為既古怪又難以預測。有些醫生大膽猜測，他可能患有末期梅毒，一般稱為麻痺性痴呆（general paralysis of the insane）。（梅毒是一種經由性行爲傳染的疾病，但在很少的情況下是天生的。這種病是由梅毒螺旋體，一種螺旋狀的細菌，所引起的，用顯微鏡觀察患者的血液抹片就能看到。梅毒可用盤尼西林治療。臨床治療上，這種病的病程被區分爲三個階段：第一期、第二期與第三期。第三期通常在染病之後數年才出現，雖然有時候只需要幾個月的時間。第三期的症狀有神經缺損、脊髓癆〔Tabes Dorsalis〕或者麻痺性痴呆，偶爾會表現出浮誇妄想的特徵。麻痺性痴呆的病患不可能像阿敏那樣壽終正寢。）不過這個診斷從未得到證據的支持，而且最後被證明是錯誤的，因為梅毒是致命性疾病，但是阿敏一直活到二〇〇三年，才在沙烏地阿拉伯（他在這裡獲得政治庇護）壽終正寢。

我在外交大臣任內，由於無力阻止阿敏的大屠殺，在感到徹底挫折之餘，曾經動腦筋想要暗殺他（承認這件事我並不覺得羞愧），並且跟英國祕密情報局討論此事的可行性。但是在二戰之後的年代裡，在英國情報單位裡面，反對這類暗殺的文化變得根深蒂固，而這也是出於良好的原因的。如果在和平時期把暗殺視為一個選項，即便是針對屠殺人民的領導人，負面影響幾乎總是能蓋過正面成效。最後，在一九七九年，阿敏被坦尚尼亞政府的軍事介入推翻了，原因是阿敏跨過邊界的攻擊以及持續的挑釁行為。在坦尚尼亞總統朱利葉斯·尼雷爾（Julius Nyerere）的請求之下，我授權英國以紆迴的方式提供財務援助，為坦尚尼亞部隊作戰所需的彈藥買單。「阿敏的統治使烏干達如受浩劫，法律斷喪，財政破產，死亡人數根據估算達到二十五萬人。」但是在這個案例裡，我們很難主張一九七九年外國的軍事介入給烏干達帶來了和平與穩定。在英國的堅持之下，奧博特沒有復職為總統，而是另外一位可被接受的烏干達政治人物被任命。然而奧博特很快就回來當上總統，之後，一直到他於一九八五年再度被推翻之前，「他對國內的鎮壓跟阿敏先前所做的是一樣的血腥」，死亡的平民在三十萬上下。[17]現在烏干達在狂妄總統約韋里·穆塞韋尼（Yoweri Museveni）將軍的統治之下仍然稱不上穩定；一九九四年駭人的種族屠殺事件裡，烏干達的不穩定擴散到盧安達，也進入薩伊共和國（今天稱為剛果民主共和國）。在美國柯林頓總統的主導下，聯合國安理會不顧駐派當地的加拿大籍聯合國將領的呼籲，拒絕派遣擴大編制的快速反應部隊介入盧安達。毫無疑問地，如果當初在一九七五至七六年時，在烏干達鄰國的支持之下，阿敏是被聯合國強力的制裁行動給推翻的，那會遠比事實上發生的坦尚尼亞軍事入侵要好的多，而整個區域的歷史也將獲得大幅的改善。

在一九七七到七九年的期間裡，當我就羅德西亞（Rhodesia，譯按：辛巴威的舊稱，原先是英國南非公司所管理的一塊區域，獨立之後成爲辛巴威）的獨立問題與羅伯特·穆加貝協商時，就見識到他的殘忍無情。[18]但是在我跟他交涉的範圍內，他沒有明顯的撒謊行為，我也沒有看到任何精神不穩定的徵兆。然而他是一個意識型態狂熱分子，永不和解也永不讓步。他宣稱自己是一位毛澤東主義的政治領導者，雖然英國祕密情報局在我的要求之下，發現他在莫三比克的首都馬普托（Maputo）參加彌撒；早年他曾在羅德西亞一間耶穌會辦的學校受過教育。一九七八年我的基本想法是，「領導人寧可不太正直，千萬不要極端狂熱」，所以我判斷約書亞．恩科莫（Joshua Nkomo）比穆加貝更適合出任轉為民主的辛巴威的第一任領袖。為了實踐這個構想，好一段時間我協助與恩科莫進行祕密協商，最後促成了伊恩．史密斯與恩科莫的會談。（Ian Smith，譯按：伊恩．史密斯是英屬羅德西亞的白人總理，努力爭取羅德西亞從英國獨立，以成爲大英國協的一國。但是英國方面堅持獨立之後的國家〔即辛巴威〕應直接交由非洲本土政治人物來執政，而史密斯認爲應該在白人的參與下漸進轉移。在多次嘗試挫敗後，史密斯於一九六五年十一月十一日單邊宣布羅德西亞獨立。此事沒有獲得英國與聯合國的認可，因此成爲非法的，羅德西亞因此受到聯合國經濟制裁。）這場會談在完全保密的狀況下在尚比亞的首都路沙卡（Lusaka）進行，與會者包括奈及利亞外交部長約瑟夫．加爾巴（Joseph Garba），在奈吉利亞總統奧盧塞貢．奧巴桑喬將軍（Olusegun Obasanjo）的指導下，由尚比亞總統肯尼特．考恩達（Kenneth Kaunda）做東道主。會議本來的目標是讓恩科莫直接飛回羅德西亞，讓羅德西亞的軍方領袖彼得．沃爾斯將軍（Peter Walls）站在飛機客梯下歡迎他出任首相，以便結束伊恩．史密斯的非法獨立。原本的計畫包括在英國的支援之下，派出一支聯合國與大英國協的部隊，連同一個觀察團，以監督一次公平與自由的選舉在一年之內進行。但是計畫注定無法成功：這次會談決議在路沙卡再談一次，但是在那之前，這項規畫的消息就走漏了，以致於第二次會談從來沒能進行。坦尚尼亞總統尼雷爾與穆加貝對這整個規畫是徹底地反對。

我曾經做過的這場祕密外交在一九八〇年代初期讓我有點困窘，因為與我預期的相反，穆加貝在當上新任首相之後，顯然主導了一段時期令人印象深刻的和解運動。考慮到他以及其他黑人領袖在伊恩·史密斯的非法宣告獨立之後所必須忍受的種種待遇，穆加貝與辛巴威境內白人叛軍的和解看起來是既寬大又開明。但是令人難過的是，穆加貝的和解與安撫時期非常短暫，在一九八〇年十月，辛巴威獨立僅僅六個月之後，他就祕密地與北韓簽署了一項協議，由北韓為他訓練一支幾乎完全說紹那語（Shona）的前游擊隊隊員組成的新第五旅，以便對付國內的反對勢力。與辛巴威軍隊比較起來，第五旅穿不同的制服，有較佳的裝備與武器，命令系統也不一樣。穆加貝接著在一九八三年一月授權第五旅對馬塔貝勒人（Matabele，譯按：即恩德貝勒人〔Ndebele〕，在辛巴威有一百五十萬人。辛巴威境內說紹那語的〔班圖語族〕佔百分之七十六，馬塔貝勒人〔祖魯語族〕只佔百分之十八）使用大範圍無差別武力，包括鞭打、縱火與大量屠殺。令我同樣訝異的是，曾經在我面前如此怒罵過資本主義腐敗的穆加貝，自己竟也慢慢開始腐敗起來了。他一步一步摧毀了國會民主，其他非洲領袖以諂媚與哄騙勸他下台，他也完全不買帳。

在二十一世紀開始這段時期，辛巴威被一位狂熱主義者牢牢握在手裡。穆加貝的施政，已經大幅毀掉了這個國家一度豐饒的農業生產，嚴重地損害了經濟的穩定，也削弱了一九八〇年憲法的民主基礎。在二〇〇五年時，有一千兩百萬人口的辛巴威，超過三分之一需要仰賴捐贈的食物才能免於營養不良。兩年之後，這個國家掉進一個螺旋下墜的態勢，超級通貨膨脹據估計來到駭人聽聞的百分之一萬一千，而高齡八十三歲的穆加貝宣布，他將尋求在位子上再待六年。這個世界面臨了一個道德的兩難：如果繼續提供食物，等於幫助掌權者繼續留在位子上，但是繼續讓他留在位子上，又會惡化救援工作原本想要減輕的人道災難。不只在辛巴威，救援組織在世界上其他地區也常必須與這種難題搏鬥。

穆加貝在英國與美國的媒體上有好些年都被貼上「瘋狂」的標籤，但這是一個過於膚淺的診斷，根本不適用於他。三十多年來我一直拒絕這樣描述他，因為我相信，穆加貝的所作所為，反映的是毛派共產主義的殘酷與毀滅性的本質；對毛澤東他是衷心傾慕的。在二〇〇六年，我觀賞了一齣十分精彩的話劇《與穆加貝共進早餐》（Breakfast with Mugabe，作者是符瑞澤．葛雷斯〔Fraser Grace〕，首度由皇家莎士比亞劇團〔Royal Shakespeare Company〕於二〇〇三年，於莎士比亞故鄉亞芬河畔的史特拉福〔Stratford upon Avon〕公演。劇中設定的時空是二〇〇一年穆加貝在哈拉雷〔Harare，辛巴威的首都〕的官邸，只有四個角色：穆加貝本人，他的妻子葛蕾斯，一位被葛蕾斯找來幫先生看病的精神科醫生，第四位是一個保鏢，也是一位祕密警察。）。這齣話劇提供了一個很特別的非洲的觀察角度，探究了穆加貝困擾的根源為何。這個根源某種角度來說，跟迷信在波帕的性格中所扮演的角色頗有可類比之處。話劇的歷史細節都是準確的，部分而言，這齣劇演示了奧登（W. H. Auden）著名的觀察：「那些遭受惡行的人，會以惡行回報。」劇中強調了穆加貝對伊恩．史密斯不可化解的仇恨，因為一九六六年在迦納首都阿卡拉（Accra），史密斯曾經拒絕以人道理由釋放穆加貝，使他無法在三歲的兒子因瘧疾性腦炎死去之前見兒子一面；這也是在該地廣為人知的事情。然而這齣劇接著描繪了一個死靈（斯瓦希里文稱為 ngozi），一個慘死者的靈魂在痛苦地離去之後，以約希亞．東戈加拉（Josiah Tongogara）同志的形象回來了，並依照紹那人的傳統糾纏著穆加貝，讓他飽受恐懼。穆加貝對白人精神科醫師說話；這齣劇讓人禁不住揣想，是哪些更深層的傳統力量在趨使著穆加貝。（東戈加拉是游擊隊組織 ZANLA 的魅力型領袖；而 ZANLA 則是穆加貝的政黨 ZANU 的武裝部門。東戈加拉在一九七八年參加了在馬爾他由英美支持的協商，也參加了一九七九年在倫敦蘭徹斯特宮〔Lancaster House〕的會議〔譯按：決定辛巴威正式獨立的會議〕。許多人期待他能在獨立的辛巴威裡成爲一位關鍵角色。悲劇的是，在獨立之前，東戈加拉在一場車禍中喪生了。有些人相信，東戈加拉之死是穆加貝下的毒手。但是在劇中，穆加貝相信他的死是倫敦方面動的手腳，試圖讓辛巴威在邁向自由的前夕陷入不穩定。穆加貝說：「作爲我黨同志，我們原本應該更努力爲東戈加拉的死復仇。也許，這個死靈想傳達的訊息，是我們答應要還他的東西都還沒有還清。」之後，在一場關鍵的對話裡，精神科醫生對穆加貝說：「羅伯特，不是任何事都跟權力有關。」穆加貝回答：「啊，但這件事是。」再度地，一位劇作家能夠比政治人物、外交官與醫生們表現出更深刻的體會，來描摹一名政治領導人內心的眞實狀態。）

在一九九〇年代初期，結束了種族隔離政策之後的南非共和國，不願意與聯合國安理會聯手在辛巴威把穆加貝趕下台。這件事可能在兩個國家身上，乃至整個區域，都留下了持久不癒的疤痕。如果某些悲觀論者的看法正確的話，這件事甚至可能侵蝕到南非本身的民主體制。多麼反諷的歷史啊！一九六五年一個勝差微小的工黨政府，加上一個反對動用武力的在野保守黨，感覺到無法採取軍事行動來恢復羅德西亞的合法地位，只因為南非的白人種族主義少數政府支持了非法獨立的白人伊恩·史密斯並且拒絕透過軍事介入來讓他倒台。然而從一九九七年起，一個在國會中享有巨大勝差的工黨政府，加上一個希望對穆加貝採取更嚴厲行動的在野保守黨，卻仍然感覺到無法進行軍事干預，只因為這次一個民主的南非黑人政府再度拒絕幫忙推翻穆加貝。

聯合國介入的權利

波帕、阿敏與穆加貝這幾個簡短的例子，說明了人道干預政策有很大的限制，常常被現實政治所決定。這並不是新鮮事：軍事介入一直以來都會由於種種計算與衡量——軍事力量、政治意志以及意識型態的許諾等等——而受到縮限。蘇維埃在一九五六年入侵匈牙利、一九六八年入侵捷克時，北約都不願意出手干預或抵抗，就是最好的例證。聯合國安理會對發生在盧安達的種族屠殺漠不關心，然後同樣的劇碼在蘇丹又重演一次，背後的邏輯也都是現實政治。科菲．安南擔任聯合國祕書長時，提倡「保護之職責」的原則，以為人道干預建立合理的基礎。這項原則在二〇〇五年的聯合國大會上得到認可。（聯合國憲章的修正案，也就隱然代表此事可以在既有的憲章框架下實踐。因此我們可以合理假定，他們認可的所謂保護之職責，位階是高於憲章中對國家主權的尊重。安理會對憲章的詮釋，國際法庭不能予以否決或進行「司法審議」。這給了安理會會員國一些詮釋憲章的彈性。安理會若做成決議，要求一名國家首長下台，並且援引聯合國憲章第七章威脅他，如果不下台就軍事介入——而這項決議案得到必需的九票多數且沒有會員國投下反對票，那就是合法的。同樣地，如果一名政府首長不保護他的平民大眾、不遵照憲章與世界人權宣言的要求，那麼威脅他聯合國將援引「保護之職責」的條款，一樣也將是合法的。對和平造成威脅（這是一個政治判斷，而非法律判決），跟憲章中不得干預他國國內主權的禁令兩相衡量，可以有更高的優先性。在處理二〇〇八年在蘇丹達富爾（Darfur）發生的種族屠殺時，聯合國安理會如何詮釋「保護之職責」，將會決定二十一世紀聯合國的面貌。安理會五個常任理事國面臨一個極端困難的挑戰，因爲非洲聯盟的實力仍然太弱，而且在達富爾問題上還意見分歧。蘇丹政府的幾位領導人所展現出來的殘酷野蠻，以及對聯合國的蔑視與違抗，讓這整個國家壟罩在不祥的徵兆之下。然而在這個案例上，蘇丹境內種種問題並不能歸咎於單一一位暴虐的領導者。安南當了十年的聯合國祕書長之後，於二〇〇六年年底離職。由於他兒子的行為受到指控，他在二〇〇三年復活節期間陷入憂鬱，又在二〇〇四年春天與夏天裡復發。譯按：安南的獨子科佑・安南〔Kojo Annan〕於一九九五至九七年在一間瑞士籍的檢驗服務公司工作，而該公司於一九九八年在聯合國主導的伊拉克以油換糧計畫中獲得價值四百八十萬美金的合約，有嚴重的利益衝突之虞。）

安南在聯合國祕書長任內，顯著而堅決地倡議「有條件的主權至上論」，也挑戰一國的內政不容外力干預的觀點。他在一九九九年九月對大會說，考慮到聯合國在科索沃事件上被完全繞過，「就廣泛的理解而言，國家是人民的僕人，而非主人」。安南接著宣稱，聯合國的會員國必須把「國家利益定義地更開闊，構想地更寬泛」。安全理事會再也不可以把一個正在有系統地毀滅其住民的國家，只因為這個國家在戰略上無足輕重，就視為無關緊要。他留意到，在科索沃之後，「如果人類的集體良知……發現聯合國不是他們最大的保護者，那麼就存在一項重大的危險，人們將往別處尋求和平與正義」。

但是一個政府跟一名政府領導人一樣，都可以成為制裁的對象。如果他們體現了國家之內的恐怖與弊害，那麼他們的統治就必須被取代。為了能夠強制一名政府領導人下台或者一個政府結束，我越來越確信，聯合國必須在一個更開放的憲章詮釋框架下，就「對和平造成威脅」這個概念做出更寬鬆的定義，並且願意公開為此背書。這代表，無論是實施一個短期但嚴厲的經濟與政治制裁，或者進行一項並非空言恫嚇的軍事介入威脅時，都可以把政權移轉的要求包括在內。這也表示將聯合國憲章詮釋為：如果安理會決定某位特定領導人的繼續執政對和平造成威脅，就有權力堅持把他除掉。一九七七年秋天，南非反種族隔離政策的行動人士史帝夫·畢科（Steve Biko，譯按：畢科是南非著名且頗具影響力的反歧視運動者，於一九七七年八月十八日被南非白人政府的警察在路障檢查時以恐怖主義的名義逮捕，經過酷刑審問與虐待之後，於九月十二日死去。年僅三十歲。與他的死相關的五名警察都沒有受到司法追究）於慘酷的狀況下死去，公眾的驚恐久久未能平息；這時我擔任外交大臣，英國此時追隨美國吉米·卡特政府，支持安理會宣布南非的種族隔離政策是一項「對和平的威脅」，以及有必要對南非實施強制性的武器禁運。這是安理會第一次使用「對和平的威脅」這項指控。

軍事介入不應該是第一選項，但卻必須隨時待命，不能等上好幾年才能出動。很重要的一點是，我們不能讓伊拉克的入侵災難阻卻了未來的軍事介入。誘因的使用，也就是「胡蘿蔔與棍子」策略，同樣也很重要。這個策略在對付利比亞的格達費上校（Muammar Gaddafi）時顯然發生作用。幾十年來格達費一直是被貼上「瘋狂」標籤的政府領導人之一。即便外界從來沒有能確認過他患有任何已知的疾病。已故的史帝芬·伊格頓（Stephen Egerton）對他曾經做過極好的描述（當伊格頓還是一位年輕的外交官，在利比亞革命發生後不久的一九七〇年代）：

> 格達費自己有幾條絕不更改的原則；一旦你同意這些，那麼在他說話與行事當中，自有某種瘋狂的邏輯存在。但是他那種邏輯當然跟我們的不是同一回事，在此間的辦事處裡我們也不相信那是大多數阿拉伯平民或領袖的邏輯……我認爲他眞切地相信自己是「受到召喚」的。對一般的凡人來說，要預測他在召喚之下會如何行動，是超乎想像的困難。

事實上也是非常困難。格達費多年以來都獲得有力人士的支持，包括尼爾遜．曼德拉（Nelson Mandela）在內。曼德拉對於格達費長年支持非洲國民議會非常感激。讓許多國家困擾的，是格達費與恐怖主義的連繫。在英國，一九八〇年初期愛爾蘭共和軍使用的塞姆汀塑膠炸藥（Semtex）就是格達費政府供應的。利比亞涉入的其他恐怖攻擊還有：一九八六年柏林一所美國軍人光顧的「美人」（La Belle）迪斯可舞廳被放置炸彈，造成三人死亡、二百二十九人受傷；以及一九八八年一架泛美航空的飛機在洛克比（Lockerbie）上空遭炸彈炸毀。利比亞因為支持這些恐怖行動而受到制裁。雷根總統在一九八六年對利比亞進行報復性轟炸，特別還炸了格達費自家的住宅，一名親密的家庭成員喪生。這無疑是使他開始改變策略的諸多因素之一。雷根用了「報復」這個字眼，依照聯合國憲章這是不可接受的，但是讓格達費清楚認知了美國空軍的長程攻擊能力。（一九八六年四月十五日當雷根轟炸利比亞時，英國首相柴契爾夫人特意完全避開雷根所使用的「報復」一詞，也從未認可此事。她准許美國F—111攻擊轟炸機使用英國的飛機場時，所持的理由是，雷根政府的行動是防衛性質，雖然她知道的非常清楚，雷根是為了柏林的炸彈攻擊進行報復。雷根舉出了「無可辯白」的證據，指控格達費策動了柏林的炸彈攻擊，並在十天之後空襲利比亞。二〇〇一年柏林法院判決，這項攻擊是由利比亞的祕密情報單位所組織的，並且得到當時駐東德的利比亞大使館的協助。該法院判決四名執行炸彈攻擊的人有罪，而且聯邦法院於二〇〇四年支持了這項判決。這個迪斯可舞廳爆炸案是在一九九〇年兩德統一、東德的祕密警察檔案被開放之後，案情才逐漸清楚。這些國家安全部的檔案讓檢察官在一九九六年找到一個利比亞人願意跟他們合作。作案的證據之一是，東德國安部截聽到一段從的黎波里〔Tripoli〕傳給東柏林利比亞大使館的無線通訊，要求攻擊要「儘可能造成最大傷亡」。）

左岸文化與您的讀書計畫

◎您的建議就是左岸文化創新的原動力。這是一張讀書卡，屬於左岸文化與您的閱讀計畫，請您費心填寫，並寄回給我們(免貼郵票)，即可成為左岸文化的貴賓讀者，享有優惠禮遇，及定期「左岸文化」書訊。

姓　名：＿＿＿＿＿＿＿＿ □男□女　生　日：　年　月　日

身分證字號：＿＿＿＿＿＿＿＿　E-Mail：＿＿＿＿＿＿＿＿

學　歷：□國中（含以下）□高中・職　□大學・大專　□研究所以上

職　業：□學生　□生產・製造　□金融・商業　□傳播・廣告　□軍人・公務　□教育・文化　□旅遊・運輸　□醫藥・保健　□仲介・服務　□自由・家管　□其他

電　話：＿＿＿＿＿＿＿＿（手機）＿＿＿＿＿＿＿＿傳真＿＿＿＿＿＿＿＿

◆購買書名：＿＿＿＿＿＿＿＿

◆您如何購得本書：□郵購　□書店＿＿＿＿縣（市）＿＿＿＿書店
□業務員推銷　□其他＿＿＿＿＿＿＿＿

◆您從何處知道本書：□書店　□左岸書訊　□廣告 DM　□媒體新聞介紹
□親友介紹　□業務員推薦　□其他＿＿＿＿＿＿＿＿

◆您通常以何種方式購書（可複選）：□逛書店　□郵購　□信用卡傳真　□網路
□其他＿＿＿＿＿＿＿＿

◆您對本書的評價（請填代號 1.非常滿意 2.滿意 3.尚可 4.待改進）：
□定價　□內容　□版面編排　□印刷　□整體評價

◆您的閱讀習慣：□百科　□圖鑑　□文學　□藝術　□歷史　□傳記
□地理、地圖　□建築　□戲劇舞蹈　□民俗采風　□社會科學
□自然科學　□宗教哲學　□休閒旅遊　□生活品味　□其他

◆每年出國旅遊次數：□不曾　□1次　□2次　□3次　□4次　□5次以上

◆請推薦親友，共同加入我們的讀書計畫：

1.姓名＿＿＿＿＿＿＿＿地址＿＿＿＿＿＿＿＿

2.姓名＿＿＿＿＿＿＿＿地址＿＿＿＿＿＿＿＿

◆您對本書或本公司的建議：＿＿＿＿＿＿＿＿

＿＿＿＿＿＿＿＿

231

台北縣新店市中正路506號4樓

左岸文化事業有限公司　收

縣市

市區鄉鎮

路街　段　巷　弄　號　樓

□□□

新讀者□　老讀者□（編號　　）

廣告回信
臺灣北區郵政管理局登記證
第 1 5 5 1 2 號
請直接投郵，郵資由本公司負擔

多方壓力似乎讓格達費改變了他對恐怖主義的態度，也開始願意中止利比亞的核武計畫。毫無疑問地，雷根的軍事行動是產生這個結果的因素之一。美國展現了一件事：無論是在何處，只要有人支持恐怖行動，美國在對付這樣的政府時，絕不會受到對聯合國憲章措詞的特定法律詮釋的阻礙。然而除了武力恫嚇之外，仍然欠缺的是吸引格達費改變的正面誘因。

柯林頓總統，以及之後的布希總統，與首相布萊爾協同合作，決定把正面誘因納入他們對付格達費的手段之一。雖然此事從未被公開證實，但是，作為一項對他個人的誘因，他們對格達費保證：如果他改弦易轍，就不會有來自外國的軍事干預把他趕下台。此外，如果利比亞放棄一切對恐怖行動的支援，並且不再嘗試建造核子武器，那麼他們就會停止所有的制裁項目。現實政治獲得了大勝。利比亞於二〇〇四年同意對洛克比空難的受害者支付三千五百萬美元的賠償金，美國則於二〇〇六年把利比亞從他們的恐怖主義國家名單中除名。然而不管這種誘因外交多麼有效，獨裁統治者因為並不像正常民主國家那樣有來自國民的壓力，因此通常不受外在誘因左右，除非同時有可信的威脅存在。

近年來有一種新的威脅，即國際法律訴訟，逐漸發展了出來。對名聲顯赫的政府領導人所進行的審判都還是太接近的往事，以至於我們無法評估這些審判會有怎樣的預防性效果。法律訴訟這個途徑是有展望的，但是絕對的正義不可能藉以實現；我們必須願意同時衡量正義與和解這兩個面向。（在和解與正義之間總是存在衝突，要化解這樣的衝突，往往構成眞正的兩難。現在政府領袖會由於危害人類罪而遭到起訴，是非常重要的一件事。但有的時候，仍然有必要給予某些政府領袖一個安全港。沙烏地阿拉伯就不動聲色地庇護了阿敏。法國也曾經接納了幾個法屬非洲殖民地的領導人。有人論說，穆加貝雖然原本就拒絕下台，但是此事之所以會越來越困難，是因爲他看到尚比亞前總統弗雷德里克・齊盧巴〔Frederick Chiluba〕的遭遇：他被以貪污的罪名起訴；以及賴比瑞亞總統查爾斯・泰勒（Charles Taylor〕在二〇〇六年被移送到海牙的國際刑事法庭——原先爲了解決賴比瑞亞的危機，有關方面曾經保證會讓他脱身，以作爲交換條件之一。見 Tony Hawkings and Alec Russell, 'Zimbabwe's defiant dictator', *Finacial Times*, 23 February 2007.。）擁護絕對正義的人，對任何躲避審判的行動，都會大聲譴責，而且他們常常是正確的。米洛塞維奇的受審是值得歡迎的，雖然由於他死在獄中，所以最後的宣判從來沒有完成。這個案子在海牙延宕如此之久，一部分也是因為起訴名單與起訴事項的列舉實在太長了。把初步起訴的範圍縮小，如同海珊的案例那樣，會是比較明智的方式。

這個存在於和解與正義之間的衝突，在已故的智利強人奧古斯托・皮諾契特總統（Augusto Pinochet）身上得到清楚的演示。皮諾契特曾讓非常多的智利人遭到酷刑與「消失」，但是在他一九九八年在倫敦被捕之後，現實政治發揮了作用：由於皮諾契特曾在福克蘭戰爭期間給英國軍方提供過關鍵的援助，所以英國政府似乎「找了一群醫生」給皮諾契特出具診斷證明，讓他不得被遞解到西班牙接受審判。（許多年來這是一個受到嚴格保護的機密。一九八二年阿根廷人入侵福克蘭群島之後，不到一星期的時間，皮諾契特領導的智利就同意英國可以非正式地使用智利最接近福克蘭群島的空軍與陸軍基地。英國方面提供智利一批坎培拉〔Canberra〕超高空偵察機，機上配有高階的照相偵察設備。這些飛機先是飛到中美洲小國貝理斯，在那裡改成智利空軍的塗裝，然後在智利首都聖地牙哥加滿油後，再飛到南端的蓬塔阿雷納〔Punta Arena〕。英國皇家空軍的組員留在飛機上，爲英國的特遣部隊指揮官提供了非常寶貴的資訊，一直到戰爭結束。見 Andy Beckett, *Pinochet in Piccadilly: Britain and Chile's Hidden History*, London: Faber & Faber, 2002, p. 208.。）然而這種詮釋遭到英國內政大臣傑克・史卓的強烈否認，稱他是在確實的醫療證據的基礎上，才做出皮諾契特並不適合受審的決定。皮諾契特於是被遣送回智利，讓他自己的政府與人民來決定要不要審判他，或者讓他上國際法庭去接受審訊。這等於讓智利人不得不決定，要多大程度堅持執行過去的協商解決方案。關於皮諾契特的病情，英國提供的診斷證明大多數似乎都經不起嚴格的審查；而且多少令人尷尬的是，皮諾契特一回到智利，他的健康看似就得到顯著的恢復，而且在死前的好幾年裡一直都很好。當然，英國政府可以宣稱，英國的法律體系當時是非常嚴謹地遵循了國際法架構下一些新的也非常重要的條款。有史以來第一次，一個實施了酷刑的主權國家領袖無法免於被起訴，並且在新的國際司法體系下接受審判。

安全理事會未來應該採用一種行動基準：任何對人權的重大傷害，但是嚴格說來又不到種族屠殺的程度時（這種情況必須立即採取行動），可以在憲章的架構之下援引「對和平造成威脅」的條款。根據「有條件的主權至上論」，這是一件可行之事。這可以給安理會的箭筒添一支箭，使安理會多一個籌碼來授權經濟與政治制裁的強制執行，然後如果對方不予理會的話，再進行軍事干預。

過去的年代裡，就算安理會中有必要的九張贊同票，蘇聯與中國也會自動動用否決權來加以反對。在二十一世紀裡，這樣的狀況有可能改變；在某些具有重大人道考量的案子上，安理會可能更容易獲得多數同意，來強制一個政府領導人或政府交出權力。但是此事若要成為可能，我們所有人都必須從伊拉克事件的錯誤中汲取教訓。在這類軍事干預之後，安理會將不會無條件地堅持，取而代之的政府從一開始就必須是一個民主體制。由於對相當部分的世界輿論來說，束手旁觀的選項是無法接受的，也不見容於世界秩序，所以民主國家們偶爾必須有折衷的心理準備，必須接受替代政府一開始可以不是民主體制，如果他們至少是代表制的話。出於類似的務實理由，聯合國憲章從來不要求會員國是民主體制。

在二十一世紀一開始，我們所擁有的國際法與國際慣例，是一個正在興起但是仍不完美的文明世界的產物。這是一個自一九四五年起，透過聯合國，不斷試著變得更彼此相連的世界。這是一個選擇將自己的根源深植於種種道德與文化之中的世界，而這些包含了幾乎所有種族、宗教與信條在內。這也是一個，即便有許多失敗，一直試著鍛造對聯合國憲章尊重的世界。這樣一個世界，身上蓋滿了「美國製造」的印記，每個印記都連結到特定美國總統的名字：羅斯福、杜魯門、艾森豪、甘迺迪、卡特與老布希。從一九四五年起的民意調查一再顯示，美國人民相信，美國政府在聯合國上橫行霸道並不符合美國的利益；他們意識到，聯合國很大程度是美國自己的創造。如今這項挑戰落在歐巴馬總統身上。

聯合國亟需改革，而改革需要重新啟動所有會員國對聯合國的承諾。二十一世紀的安理會若沒有印度、日本、巴西、德國和一個非洲國家加入成為常任理事國，就算沒有人動用否決權，也顯然不具有代表性和權威性。這個安理會若不要求其較大的成員國提供援助以組織一個設備精良的快速反應部隊，那麼一九九四年發生在盧安達、二〇〇九年發生在達富爾的種族屠殺悲劇，將持續發生下去。這個安理會若繼續縱容像辛巴威的穆加比或緬甸的軍政府這樣的獨裁政權，那麼它的道德權威勢將殞落，它堅守聯國憲章的能力勢將衰頹。

9 結論

關於政府領導人的疾病（無論是上任前就有的還是任職期間發生的）以及這疾病對政府運作所造成的結果，在這本書中已有某種程度的詳細討論。但是除此之外還有一種有趣的、相當不尋常的現象，如前面已經討論到的，那就是：握有領導大權的經驗本身，似乎會讓政府領導人染上一種我稱之為「狂妄症候群」的東西。

醫學專業在談到精神疾病時，很正確地避免使用如「瘋狂」（Madness）與「古怪」（Lunacy）等語彙。但是許多世紀以來，人們一再觀察到，有些人一旦掌權，精神的穩定性就出問題，而且，在掌握權力以及那種像是精神不穩定的反常行為之間，存在一種因果關係——哲學家羅素有一個詞把這回事掌握得很準確，那就是「權力中毒」，我在導論裡也已經提過。權力是一種效力很強的藥，並非每一位政治人物都具有那種不可或缺與根深蒂固的性格來抵禦它的影響：這樣的性格要包括常人思維、幽默感、不做醜惡的事、有懷疑精神，以及甚至包括一點喜歡譏嘲的習性，因為這樣的心態會把權力實然地只當成權力來看待，那不過是一個特權的機會，可以服務公眾以及影響（有時也決定）事態的發展。

狂妄症幾乎一定是政府領袖的職業風險，對其他如軍隊與企業等領域的領導者也是一樣，因為在這類人士的周遭，總是會築起一道隔離之牆，而狂妄症在這種環境中最會滋長。有趣的是，通用汽車公司有一份研究報告在描述自我欺騙與拒絕面對現實的企業領導人時，特別討論到狂妄症。報告論證，這種問題常發展到一個局面，即領導人完全脫離了他們領導的企業所生存的世界；報告的結論描述了當這些手握大權的凡人宣稱自己不只是凡人時，會產生怎樣的恐怖情境。「希臘人稱這種事為狂妄（Hybris），而且他們知道諸神（我們或可稱為現實）並不允許此事。他們要求的是謙卑。」[1]

狂妄的政府領導人所能帶來的浩劫，通常都是他所代表的人民來忍受。代議民主制的長處在於，被選出的領導人得到空間來遂行真正意義下的領導，並且在最大多數選民選擇猶豫、疑惑與舉棋不定的時候展現出堅決的意志。但是要遂行這種領導，前提是選民的信賴；而當領導者的決策跨過了適任的界線，而進入不適任的狂妄狀態裡時，信賴通常也就消失了。

精神疾病的醫療程序，常常必須在病人沒有任何身體症狀或病徵的狀況下進行：因為病人讓醫生警覺到的，不是身體的毛病，而是某種異常的行為。一個非常常見的狀況是，醫學專業可能無法找出這異常行為背後的原因，但仍然會認為這構成了一種精神的病態。一個很好的例子（雖然醫界花了很長的時間才承認這種病），是創傷後壓力症候群。這種症狀只會發生在創傷事件之後。一組訊號與症狀，例如經驗重現、過度警戒、圍繞在創傷事件的噩夢等。在經過許多辯論與爭議之後，現在被承認為一種醫學上的病症。

二〇〇九年二月，我與大衛森（Jonathan Davidson）教授合著一篇關於狂妄症候群的論文，發表在神經醫學期刊《腦》之上。[2]大衛森是北卡杜克大學精神醫學名譽教授，曾經主持一項研究名為「一七七八年至一九七四年美國總統的精神疾病：由傳記找尋線索」（Mental Illness in US Presidents between 1778 and 1974: A Review of Biographical Sources），這項研究曾在導論提到過，而和他合作讓我獲益匪淺。

我們在論文中描述狂妄症候群只有在掌握權力一段時日之後才會開始發展，在這層意義下，狂妄症候群的罹患與發展將會遵循一種病態人格改變的路徑，例如《國際疾病傷害及死因分類標準第十版》（*The International Statistical Classification of Diseases and Related Health Problems 10th Revision*）所標示的四種類型：創傷後維持一段長時間的人格改變、精神疾病、長期疼痛與無以名之的狀況。[3]罹患了狂妄症候群的政治領袖在本質上是拒絕承認自己可能會生病的，因為生病是一種缺陷的徵兆。他們也是人群當中最有可能率先服用認知增強劑（cognition enhancers）的一種人。根據科學期刊《自然》一項針對其主要科學讀者的非正式調查發現，一千四百名受訪者當中有五分之一的人會在非關醫療用途的情況下服用興奮劑或促醒劑（wake-promoting agents），例如派醋甲酯（methylphenidate）、普衛醒（Modafinil）或β阻斷劑。[4]

一個重要的問題是，狂妄症候群是否在本質上與自戀型人格失調（narcissistic personality disorder, NPD）相同，它是自戀型人格失調的一種亞型，還是另一種失調。我們刊登在《腦》上面的論文所指出的十四種狂妄症候群的病徵當中，有七種符合《精神疾病診斷與統計手冊第四版》（*The Diagnostic and Statistical Manual of Mental Disorders*）當中描述自戀型人格失調的標準，有兩種則符合反社會型人格失調與歇斯底里型人格失調的標準。[5]餘下的五種被視為獨特的病徵，從來沒有在別處被分類過：（五）把自己跟國家或組織等同起來；（六）喜歡使用王室的口氣說話，例如「吾人」；（十）堅信一個更高的法庭（無論是歷史的或上帝的）將會證明自己是對的；（十一）不知休息、輕率魯莽以及衝動；（十三）道德行為凌駕於可行性、成本與後果。在診斷是否罹患狂妄症候群時，我們建議十四種病徵當中至少要出現三種或三種以上，而且當中至少要有一種屬於前述五種被視為獨特的病徵。

我們在《腦》上面的論文指出，狂妄症候群與自戀型人格失調之間的確切關係不明。然而，有一項研究結果顯示，自戀型人格失調本身是非常變動不拘的，只有百分之四十六到五十之間的案例經過三年的追蹤期之後仍然維持原先的診斷結果。[6]這項結果有助於說明狂妄症候群屬於一種後天失調，而且該項研究發現，在二十名原先並沒有出現失調病徵的患者當中，會有四名在追蹤期期間發展出失調病徵。

根據一項大型的流行病學研究顯示，有百分之六點二的受試者產生出終身的自戀型人格失調，這個數據是較高罹患率的男性（百分之七點七）與較低罹患率的女性（百分之四點八）的平均值。[7]在自戀型人格失調患者之間所顯示的高比例躁鬱症現象，提醒我們在診斷狂妄症候群時，應該要持續注意那些有憂鬱症病史的案例。

在狂妄症候群與自戀型人格失調和反社會型人格失調所共通的這些元素中，例如不良的決策、差勁的情緒控制、無法克制的侵略性、缺乏適當的同理心等，所發現的多巴胺、去甲腎上腺素、血清氨酸功能的改變，彼此之間有可能是相關的。額葉紋狀體系統與邊緣系統的多巴胺路徑已經被證實為衝動與／或嚴謹行為的重要控制中心[8]，而這可以反映出人在動機上或認知上的控制是否有缺陷。其他神經傳導物質，例如正腎上腺素或血清素，所扮演的角色，則有待驗證。病態的賭博行為，由於把冒險視為功業，似乎顯示出某些狂妄症候群的病徵。從神經生物學的觀點來看，病態的賭博行為被視為不正常的行為上與神經內分泌上的反應[9]，以及，至少在男性之間，是一種特定的基因。[10]病態的賭博行為經發現與多巴胺受體D2、D4這兩個基因、多巴胺運轉子、色胺酸水解酶、α2c腎上腺素受體之間有關連，其中多巴胺基因、血清素基因與正腎上腺素基因各擔負不到百分之二的責任。[11]而當決策的管控以及與處罰有關的訊息處理受到損害時，就有可能出現狂妄症候群的病徵。[12]

主宰正確的風險評估與決策制定的大腦腹內側額葉與島葉區域若發生病變[13]，則傾向於做出高風險的決策，而且對自己所做決策的正確性有著錯誤的自信心。[14]這些發現對我們來說似乎與狂妄症候群的神經學有關，其中不適當的信心導致（一）以冒險為尚；（二）無能預見不樂見的後果；（三）做出危險的決策以及造成對他人的傷害。這些發現同時暗示了自戀型人格失調可能在成年生活中來來又去去。因此，假定狂妄症候群既是後天養成的、但又會隨著權力的脈絡產生改變而趨緩，一點也不牽強。

要抑制政治人物的狂妄行為，得依靠國內民主的審查與制衡。這些機制多年來已經在美國與英國裡建立了起來。最重要的是內閣的警醒與審議，因為內閣成員是最完整地看到在職的政府領導人行事真相的人。內閣部長願意為原則問題而辭職，是非常重要的。美國司法部長艾略特．李查森（Elliot Richardson）沒有聽從尼克森的命令裁撤特別檢察官阿奇鮑德．考克斯（Archibald Cox），而是選擇辭職。當卡特總統不顧國務卿塞魯斯．凡斯的建議，硬是派直昇機進入伊朗，笨手笨腳地嘗試解救美國人質時，凡斯也是辭職走人。二〇〇三年時，下議院議長羅賓．庫克為了入侵伊拉克問題而辭去職務。如果柯林．鮑威爾或傑克．史卓在伊拉克戰爭開始之前辭職，很可能會產生可觀的效果。然而與部長辭職同樣重要的，是選民分別在二〇〇四與二〇〇五年獲得了開除布希與布萊爾的機會，但是兩人再度贏得了選舉。即便如此，在二〇〇六與二〇〇七年的期中選舉時，對兩位領導人的不滿都相當高漲。

在伊拉克戰爭之前以及之後好一陣子，英美兩國媒體的批判聲音都閉上了嘴，要嘛是因為報紙們同意了興戰的決策，要嘛則是因為他們感到難為情，軍事入侵的進展比他們事先所預估的要順利與容易太多。此外，因為不知道後續規畫的稀鬆程度，他們也難以預判會演變成暴亂的局面。在大西洋兩岸的新聞界，實在應該有更多的調查報導，美國國會與英國議院也應該對後續規畫有更詳盡的審查。

在一個民主政體裡，我們必須對親手選出的政府領導人有更多的認識，不能對他的本性與性格一無所知；沒有其他的設計可以代替這一點。媒體在這件事上有責任扮演關鍵的角色。性格的重要性，在榮格學派分析家詹姆斯．希爾曼（James Hillman）的作品中有清楚的闡述。他在《性格的力量》（*The Force of Character*）一書中寫道：「一個人內在的自我形象有一種框限的效果，能夠防杜那種膨脹、踰越或狂妄——也就是古典世界認為人類所能犯下的那種最糟糕的錯誤」。[15]至於為什麼有些領導人在大位上會發展出狂妄症，我們需要更多的線索或警報訊息。在一個民主政體裡，人民若有良好的判斷力，也就更可能確保那些他們所選出來的人在性格中擁有適當的特質，使他們更有可能抵禦權力的中毒。

最有機會躲開狂妄症候群的領導者，通常是那些懂得小心的人：他們保持了個人的謙遜，在可能範圍內維持原先的生活方式，會聆聽靠近他們的人，如配偶、家人與朋友說的話，以及知道要迴避權力的陷阱。這些領導人會試著做細心的諮詢，即便那過程不一定會改變他們的意見。他們的判斷也可能錯誤，但是這些錯誤常常不是由於無知，或來自對他人觀點的蔑視。尤其是，在民主政治中，他們認同體制內建的審查與制衡應該得到一絲不苟的尊重，他們也極少或根本不試著繞過這些制度，無論是在內閣裡或是在國會中。

有些領導人自己的人格，就是他整體行事方式的關鍵。當代最好的史家之一，大衛．萊諾德（David Reynolds）在描述這樣的領導人的狂妄症時，做了一個引人注目的結論：

這樣一個領導人，他動機良善，確信自己的正直，對自己說服他人的能力充滿信心，幾乎到達狂妄的地步。他排擠專業的建議，從內部的小圈子控制政策與訊息，在會議桌上過早做成結論。他的演說修辭日漸誇張與欺瞞，然而他表面上看似的單純質樸，卻可能是深知自己已經走得太遠，無法再回頭的偽裝。所有這些描述讓我們想到誰呢？即便仍有不少差別，東尼．布萊爾處理高峰會的方式，跟納維爾．張伯倫的手段有很多共通之處。[16]

其他染上狂妄症的民主國家領袖，在上個世紀裡，除了張伯倫與布萊爾之外，還有大衛．勞合．喬治、柴契爾夫人與小布希總統。老羅斯福與詹森的狂妄症跟他們的躁鬱症有關。[17]伍德羅．威爾遜也有狂妄的表現，但是他罹患動脈硬化、多次腦溢血與失智症。小羅斯福於一九三七年在法院改組計畫案（Judicial Branch Reorganization Plan）與國會對上時，看起來像是掉入了狂妄症的魔掌（此案關係到最高法院法官的提名）。（譯按：羅斯福為了拯救經濟大蕭條而實行新政，但是在一九三五到三七年間，新政的許多項目卻被最高法院判決違憲。羅斯福於是想更改最高法院法官的提名與組成，背後的目的自然是為新政護航。保守派自始就非常反對。一九三七年三月九日他在談話中提出構想，經過許多遊說、運作與激烈的爭論，最高法院也就部分違憲裁判做了讓步，此案最後在七月二十二日被參議院以壓倒性的票數否決。這是美國史上重要的憲政爭議。）但是幸運的是，他有幽默感，一定程度也習於譏嘲，這使他在民主體制裡從來不會忘記自己該站在哪裡。雷蒙．莫萊（Raymond Moley）在一九二八到一九三六年間與羅斯福非常接近，他分析了長期而孤立地行使統治大權會讓人「心智中毒」的問題：

一直到跟羅斯福總統的連繫結束之前，我一直都希望他的務實心態能使他的內心保持幾個敞開的窗口。但最後我發現……是他自己大力地把窗户砰然甩上了。他發展出一種非常特別的辦法，來讓自己對預先的構想更加確信……到了最後，一個透過各項手段以自絕於自由意見與忠告的人，無可避免地要染上某種類型的心智中毒。他活在一個理念的世界裡，而那些理念全都是他自己創造出來的，那是一個虛幻構想的世界。[18]

相對於這個評估，我們必須了解到，其他許多在羅斯福身邊與他共事的人，對他都極為尊敬。他個人的堅強決心、永不鬆懈、精於謀略與樂觀主義，使沉陷在經濟大蕭條裡的美國能夠克服經濟的困難；如他說過的一句話：「我們唯一需要害怕的事情，就是害怕本身。」從一九四一到一九四五年，他的這些特質（某種程度是他的疾病的產物）給了他足夠的政治威望來動員他的國家，以走向戰爭，並且贏得了那場戰爭，為全世界帶來了福祉。我不相信羅斯福有狂妄症候群。邱吉爾同樣也沒有。

在獨裁者裡，希特勒有狂妄症候群。墨索里尼有憂鬱症，也可能有躁鬱症，毛澤東可能也是。他們本質上都是狂妄的。赫魯雪夫有輕度躁狂症，跟其他許多獨裁者一樣。

在世界政治史上，上個世紀既可以說是最壞的，但也可以說是最好的世紀。說是最壞的，是因為世界各地發生了許多種族滅絕與大規模屠殺平民的事件。但是民主體制的拓展，是一個關鍵的進步指標，而在一九〇六與二〇〇六年之間的這一百年裡，民主政治得到最大的拓展。根據自由之家（House of Freedom，一個對民主政治做系統性觀察的組織，位於紐約）的資料，一九〇〇年時，還沒有一個完全成熟的民主國家，在一九五〇年時也只有二十二個。但是到了二〇〇〇年時，這個數字來到了一百二十。

在二十世紀中葉，這二十二個民主國家佔世界人口比例百分之三十一。然而到二十世紀結束時，一百二十個民主國家（全世界有一百九十二個國家）構成了世界人口的百分之六十二點五。在二十一世紀裡，我們需要把焦點放在深化這些民主實踐上。二十世紀後半葉民主政治爆炸性的成長，代表了普選權的普及，蘇聯的解體以及多黨競爭選舉的成長。更為爭議性的是——但是我相信這是正確的行動方向——我們需要積極地推廣民主。在關係到阿拉伯人與穆斯林的民主問題上，這是特別具有挑戰性的。這些國家中的大多數，史上從未有過任何形式的民主政府，因此特別需要時間。阿富汗、巴基斯坦、伊拉克、伊朗、敘利亞、約旦與埃及注定將成為這種民主改革策略的試煉場。如果要成功推行民主化，必須用上一切的外交交涉技巧，包括耐心、持久與理解——而這是我們在這些區域裡最欠缺的東西。在伊拉克挫敗事件之後，人們很容易背棄民主化，怪罪美國的「新保守主義者」，然後試著在懷疑主義與嘲諷的論調裡逃避問題，一如那些在過去三十年裡默許伊拉克暴政的人所做的那樣。但是這麼做，是悲劇性地對這次事件做了錯誤的解讀。真正的挑戰，是從我們在伊拉克的許多錯誤中汲取教訓，並且發展出新的技巧，以便繼續耐心地拓展民主的事業。

在這本書裡，透過案例分析，我試著呈現，當政府領導人生病時會給世界造成什麼問題，以及，為何我們需要重新定義疾病，以便把狂妄症候群包括進來。我也建議了一些程序，以減低政府領導人在任內患病的機率，或者當他們患病時，縮限他們戀棧不去的空間。這樣的程序在二〇〇八年美國總統大選的過程中得到全世界的注意，因為共和黨總統候選人，參議員麥肯（John McCain）

曾經在二〇〇〇年八月動手術除掉他左臉上的黑色素瘤，根據摘除下來的癌細胞組織顯示是第二期。當麥肯在一九九九年挑戰布希角逐共和黨總統候選人提名時，針對他自己的健康，給了美國大眾驚人的豐富訊息，多達一千五百頁醫療與精神醫學的紀錄來自一項美國海軍為戰時俘虜所進行的計畫。身為越戰英雄的麥肯，承諾將在美國民眾投票決定他是否能夠擔任下屆美國總統之前，公開他四個黑色素瘤的所有訊息，不過這件事最後沒有完成。

參議員歐巴馬在二〇〇九年繼任為美國總統，然而根據二〇〇八年十月二十一日《紐約時報》的社論指出，他所公布「（關於他身體健康）的訊息如此稀少，以至於選民只能相信他的競選文宣所說的，他的健康情況良好。」至於副總統拜登，二十年前曾因可能危及生命的腦動脈瘤而動過手術，則是公布了四十九頁的健康報告。

我所提出的這些程序是為了促進良好治理與尊重人權，不只在民主國家裡，而是在全世界範圍內。聯合國安理會（包括那些還會是會員國的非民主國家）需要認真面對暴君問題：當有些暴君——無論患病與否——造成廣大的苦難與國內的動盪、並損及自己與鄰近國家的國民時，安理會作為國際社群的一員，準備採取怎麼樣的行動來對付他們？這意味著必須在政治上、經濟上或許也在軍事上進行干預。干預的目標在於保護人民免於受到一個政府或政權首腦的荼害，以及隨後的協助國家重建。這類干預在二十一世紀裡，將仍然是聯合國與其他國際社會成員的一個崇高任務。

過去二十年來的人道干預問題重重，而堅持不干預主義的信念也只是帶來失望與挫折。這個世界需要的，是更有智慧也更健康的領導者。

注釋

導論

1 David Owen, *Time to Declare* (London: Michael Joseph, 1991), pp.5-18.
2 David Owen, *In Sickness and in Health:The Politics of Medicine* (London: Quartet, 1976).
3 David Owen, *The Politics of Defence* (London: Jonathan Cape, 1972).
4 Written on 5 April 1887 to Mandell Creighton, the author of *A History of the Papacy during the Period of the Reformation.*
5 Barbara W. Tuchman, *The March of Folly: From Troy to Vietnam* (New York: Ballantine, 1985), pp. 32, 33.
6 Ibid., pp. 7, 33.
7 Bertrand Russell, *History of Western Philosophy*, 2nd ed. (London: George Allen and Unwin, 1961), p. 782.
8 Doris Kearns Goodwin, *Team of Rivals: The Political Genius of Abraham Lincoln* (New York: Simon & Schuster, 2005), p. xvii.
9 Joshua Wolf Shenk, *Lincoln's Melancholy: How Depression Challenged a President and Fuelled his Greatness* (Boston: Houghton Mifflin, 2005).
10 Source: MedicineNet website.
11 Jonathan R. T. Davidson, Kathryn M. Connor and Marvin Swartz, 'Mental Illness in US Presidents between 1776 and 1974: A Review of Biographical Sources', *Journal of Nervous and Mental Disease* (2006), vol. 194, pp. 47-51.
12 Owen, *Time to Declare*, p. 732.
13 Plato, *Phaedrus*, 238a, in Euthyphro/Apology/Crito/Phaedo/Phaedrus, tr. H. N. Fowler, Loeb Classical Library

(Cambridge, MA: Harvard University Press, 1914); the Ancient Greek original has been added in italics by the author of this book.

14 Aristotle, *Art of Rhetoric*. tr. J. H. Freese, Loeb Classical Library (Cambridge, MA: Harvard University Press, 1926), 1378b.

15 David E. Cooper, *The Measure of Things: Humanism, Humility, and Mystery* (Oxford: Clarendon Press, 2002), p. 163.

16 Margaret Canovan, 'Hannah Arendt as a Conservative Thinker', in Larry May and Jerome Kohn (eds.), *Hannah Arendt: Twenty Years On* (Cambridge, MA: MIT Press, 1996), p. 29.

17 Ian Kershaw, *Hitler 1889-1936: Hubris* (London: Allen Lane, 1998); Ian Kershaw, *Hitler 1936-1945: Nemesis* (London: Allen Lane, 2000).

18 David Owen, *The Hubris Syndrome: Bush, Blair and the Intoxication of Power* (London: Politico's, 2007).

19 David Owen, 'Hubris and Nemesis in Heads of Government', *Journal of the Royal Society of Medicine* (2006), vol. 99, pp. 548-51.

第一章 一九〇一至一九五三年

1 Margaret MacMillan, *Paris 1919: Six Months That Changed the World* (New York: Random House, 2002), p. 494.

2 John R. Bumgarner, *The Health of the Presidents: The 41 United States Presidents to 1993 from a Physician's Point of View* (Jefferson, NC: McFarland, 1994).

3 J. J. Brooks, H. T. Enterline and G. E. Aponte, 'The Final Diagnosis of President Cleveland's Lesion', in *Transactions and Studies of the College of Physicians of Philadelphia* (1980), vol. 2, pp. 1-25.

4 Edmund Morris, *Theodore Rex* (New York: Random House, 2001), pp. 425-6.

5 Jonathan R. T. Davidson, Kathryn M. Connor and Marvin Swartz, 'Mental Illness in US Presidents between 1776 and 1974: A Review of Biographical Sources', *Journal of Nervous and Mental Disease* (2006), vol. 194, pp. 47-51.

6 David McCullough devotes a whole chapter to Roosevelt's asthma in his book *Mornings on Horseback: The Story of an Extraordinary Family, a Vanished Way of Life, and the Unique Child Who Became Theodore Roosevelt* (New York: Simon & Schuster, 2001).
7 Candice Millard, *The River of Doubt: Into the Unknown Amazon* (London: Little, Brown, 2005), p. 17.
8 Ibid.
9 Edmund Morris, *The Rise of Theodore Roosevelt*, rev. ed. (New York: Modern Library, 2001), p. 297.
10 Ibid., p. 736.
11 Morris, *Theodore Rex*, p. 16.
12 McCullough, *Mornings on Horseback*, p. 367.
13 Ronald R. Fieve, *Moodswing: Dr Fieve on Depression*, rev. ed. (New York: William Morrow, 1989), pp. 132-3.
14 'Mr Pulitzer's reply', *New York Times*, 16 December 1908.
15 Millard, *River of Doubt*, p. 13.
16 Ibid., p. 14.
17 Ibid., pp. 335-6.
18 Lucille D'Oyen Iremonger, *The Fiery Chariot: A Study of British Prime Ministers and the Search for Love* (London: Secker & Warburg, 1970), p. 228.
19 Dick Leonard, *A Century of Premiers: Salisbury to Blair* (Basingstoke: Palgrave Macmillan, 2005).
20 'The Impact of Wilson's Neurologic Disease During the Paris Peace Conference', in Arthur S. Link (ed.), *The Papers of Woodrow Wilson, vol. 58: April 23-May 9, 1919* (Princeton, NJ: Princeton University Press,1988), pp. 612-13.
21 Ibid., pp. 629-63.
22 Edwin A Weinstein, 'Woodrow Wilson's Neuropsychological Impairment and the Paris Peace Conference', in Link , *Papers of Woodrow Wilson, vol. 58*, pp. 630-1.
23 George Walden, *God Won't Save America: Psychosis of a Nation* (London: Gibson Square, 2007), p. 226.

24 Bert E. Park, *The Impact of Illness on World Leaders* (Philadelphia: University of Pennsylvania Press, 1986), pp. 3-73.
25 Colin Clifford, *The Asquiths* (London: John Murray, 2002), pp. 192, 193.
26 Roy Jenkins, *Portraits and Miniatures* (London: Macmillan, 1993), pp. 126-7.
27 John Grigg, *Lloyd George: War Leader 1916-1918* (London: Allen Lane, 2002), pp. 11-13.
28 Hugh Purcell, *Lloyd George* (London: Haus, 2006), p. 142.
29 Lord Beaverbrook, *The Decline and Fall of Lloyd George: And Great Was the Fall Thereof* (London: Collins, 1963), p. 141.
30 Ibid., pp. 10-11.
31 Kenneth O. Morgan, *Consensus and Disunity: The Lloyd George Coalition Government 1918-1922* (Oxford: Clarendon Press, 1979), p. 375.
32 Ibid., p. 147.
33 Ibid., pp. 259-60.
34 MacMillan, *Paris 1919*, p. 188.
35 Robert Lloyd George, *David and Winston* (London: John Murray, 2005), p. 164.
36 C. P. Snow, *Variety of Men* (London: Macmillan, 1967), pp. 97-8.
37 Purcell, *Lloyd George*, pp. 94, 93.
38 Beaverbrook, *Decline and Fall of Lloyd George*, p. 233.
39 Jacques Delamare (ed.), *Garnier Delamare: Dictionnaire des termes de médecine,* 26th ed. (Paris: Maloine, 2000), p. 259.
40 François Boller, Annie Ganansia-Ganem, Florence Lebert and Florence Pasquier, 'Neuropsychiatric Afflictions of Modern French Presidents: Maréchal Henri- Philippe Pétain and Paul Channel', *European Journal of Neurology* (1999), vol. 6, pp. 133-6.
41 Robert H. Ferrell, *The Presidency of Calvin Coolidge* (Lawrence: University Press of Kansas, 1998), p. 193.

42 Stephen Graubard, *The Presidents: The Transformation of the American Presidency from Theodore Roosevelt to George W. Bush* (London: Allen Lane, 2004), p. 453, note 5.

43 Davidson et al., 'Mental Illness in US Presidents between 1776 and 1974'.

44 Graubard, *Presidents*, pp. 214-27.

45 Donald R. McCoy, *Calvin Coolidge: The Quiet President* (Lawrence: University Press of Kansas, 1988), pp. 8, 30-31, 145, 159-63, 290, 389-91.

46 Hugh L'Etang, *Ailing Leaders in Power 1914-1994* (London: Royal Society of Medicine Press, 1995).

47 David Marquand, *Ramsay MacDonald* (London: Jonathan Cape, 1997), p. 640.

48 Robert Self, *Neville Chamberlain: A Biography* (Aldershot: Ashgate, 2006), p. 256.

49 David Reynolds, *Summits: Six Meetings That Shaped the Twentieth Century* (London: Allen Lane, 2007), p. 91.

50 Ibid.

51 William Manchester, *The Caged Lion: Winston Spencer Churchill 1932-1940* (London: Michael Joseph, 1988), p. 421.

52 Alan Bullock, *Hitler: A Study in Tyranny* (London: Odhams Press, 1952), p. 143.

53 Ian Kershaw, *Fateful Choices: Ten Decisions That Changed the World 1940-1941* (London: Allen Lane, 2007), p. 65.

54 Ibid., p. 85.

55 Ibid., p. 409.

56 Ibid., pp. 409-10.

57 Rodric Braithwaite, *Moscow 1941: A City and Its People at War* (London: Profile, 2006), pp. 304-20.

58 Diary of Walther Hewel, 8 December 1941, Institut für Zeitgeschichte, Munich, ED 100.

59 Braithwaite, *Moscow 1941*, p. 307.

60 Kershaw, *Fateful Choices*, p. 423.

61 Dr Henry A. Murray, *Analysis of the Personality of Adolph Hitler* (1943), available from the Cornell University Law Library Website (http://library.lawschool.cornell.edu).

62 Walter C. Langer, *The Mind of Adolf Hitler: The Secret Wartime Report* (New York: Basic, 1972).
63 Ibid., p. 126.
64 *New York Times*, 31 May 2005.
65 Langer, *Mind of Adolf Hitler*, p. 168.
66 Erich Fromm, *The Anatomy of Human Destructiveness* (New York: Owl, 1992), p. 546.
67 Ian Kershaw, *Hitler 1936-1945: Nemesis* (London: Allen Lane, 2000), pp. 726-8.
68 Laurence Rees, *Auschwitz: The Nazis and the Final Solution* (London: BBC, 2005), p. 21.
69 Kershaw, *Hitler 1889-1936: Hubris* (London: Allen Lane, 1998), p. 607.
70 Ibid., pp. 590-1.
71 Ibid., p. 841.
72 John Lukacs, *Five Days in London* (New Haven, CT: Yale University Press, 1999).
73 Kershaw, *Fateful Choices*, pp. 153, 155.
74 David Reynolds, *In Command of History: Churchill Fighting and Writing the Second World War* (London: Penguin,2005), pp. 169-74.
75 Winston S. Churchill, *The Second World War, vol. 2: Their Finest Hour* (London: Reprint Society, 1951), p. 156.
76 David Bercuson and Holger H. Herwig, *One Christmas in Washington: The Secret Meeting between Roosevelt and Churchill That Changed the World*, pb ed. (Woodstock, NY: Overlook Press, 2006), p. 129.
77 Lord Moran, *Winston Churchill: The Struggle for Survival 1940-1965* (London: Constable, 1966), pp. 16-17, 644.
78 Field Marshal Lord Alanbrooke, *War Diaries 1939-1945* (London: Weidenfeld & Nicolson, 2001).
79 Anthony Storr, *Churchill's Black Dog, Kafka's Mice, and Other Phenomena of the Human Mind* (New York: Grove Press, 1965), p. 15.
80 Mary Soames, *Clementine Churchill by Her Daughter* (London: Cassell, 1979), p. 253.
81 John Colville, *Fringes of Power: Downing Street Diaries 1939-1955*, rev. ed. (London: Weidenfeld & Nicolson, 2004), p.

454.

82 Oliver Harvey, *The War Diaries of Oliver Harvey* (London: Collins, 1978).

83 John Connell, *Auchinleck* (London, Cassell, 1959).

84 Roy Jenkins, *Churchill: A Biography* (New York: Farrar, Straus & Giroux, 2001), p. 737.

85 Robert H. Ferrell, *The Dying President: Franklin D. Roosevelt 1944-1945* (Columbia: University of Missouri Press, 1998), pp. 35-42.

86 John C. Culver and John Hyde, *American Dreamer: The Life and Times of Henry A. Wallace* (New York: W. W. Norton, 2000), pp. 346-9.

87 Alanbrooke, *War Diaries 1939-1945*, p. 679.

88 John and Anna Boettiger, November 1943-February 1945 Papers, Presidential Archive, Hyde Park, New York.

89 Moran, *Winston Churchill*, p. 226.

90 Alen J. Salerian and Gregory H. Salerian, 'A Review of FDR's Mental Capacity During His Fourth Term and Its Impact on History', *Forensic Examiner*, Spring 2005, pp. 31-38.

91 Charles E. Bohlen, *The Transformation of American Foreign Policy* (New York: W. W. Norton, 1969), p. 44.

92 Arthur M. Schlesinger Jr, Foreword, in Susan Butler (ed.), *My Dear Mr Stalin: The Complete Correspondence between Franklin D. Roosevelt and Joseph V. Stalin* (New Haven, CT: Yale University Press, 2005).

93 Ibid., p. xi.

94 Jeremy Isaacs and Taylor Downing, *Cold War: For 45 Years The World Held Its Breath* (London: Bantam Press, 1998), p. 12.

95 Butler, *My Dear Mr Stalin*, pp. xv, 29.

96 Roy Jenkins, *Franklin Delano Roosevelt* (London: Pan, 2005), pp. 165-6.

97 Geoffrey C. Ward (ed.), *Closest Companion: The Unknown Story of the Intimate Friendship between Franklin Roosevelt and Margaret Suckley* (Boston: Houghton Mifflin, 1995).

98 Doris Kearns Goodwin, *No Ordinary Time: Franklin and Eleanor Roosevelt – The Home Front the World War II* (New York: Touchstone, 1995), pp. 115-21.
99 Alan Bullock, *Hitler and Stalin: Parallel Lives*, rev. ed. (London: Fontana, 1993), p. 446.
100 Simon Sebag Montefiore, *Stalin: The Court of the Red Tsar* (London: Weidenfeld & Nicolson, 2003), p. 139.
101 Ibid., pp. 541-3, 550, 552.
102 Robert S. Robins and Jerrold M. Post, *Political Paranoia: The Psychopolitics of Hatred* (New Haven, CT: Yale University Press, 1997), pp. 5, 291.
103 Simon Sebag Montefiore, *Young Stalin* (London: Weidenfeld & Nicolson, 2007), p. 4.
104 Kershaw, *Fateful Choices*, p. 173.
105 Romano Mussolini, *My Father, Il Duce: A Memoir by Mussolini' Son* (Carlsbad, CA: Kales Press, 2006), p. 8.
106 Bullock, *Hitler and Stalin*, p. 996.
107 Sir John Colville, Speaking on *Case History: Anthony Eden*, BBC Radio 4, 1998.
108 Jenkins, *Churchill*, p. 863.
109 As Revealed in the BBC2 documentary *The Downing Street Patient*, 29 February 2004.
110 Lord Moran, *Churchill: The Struggle for Survival 1945-60*, rev. ed. (London: Robinson, 2006), pp. 366-7.
111 Soames, *Clementine Churchill by Her Daughter*, p. 508.
112 Colville, *Fringes of Power*, p. 662.

第二章　一九五〇至二〇〇七年

1 Robert P. Watson and Dale Berger, *Reconsidering Ike's Health and Legacy: A Surprising Lesson in Duty at the Little White House Residential Retreat* (Gettysburg, PA: Eisenhower Institute, 2006). www.eisenhowerinstitute.org/commantary/WastonHealthIkeArticle.htm.

2 Clarence G. Lasby, *Eisenhower's Heart Attack: How Ike Beat Heart Disease and Held On to the Presidency* (Lawrence: University Press of Kansas, 1996), pp. 97-102.

3 Jerrold M. Post and Robert S. Robins, *When Illness Strikes the Leader: The Dilemma of the Captive King* (New Haven, CT: Yale University Press, 1993), p. 15.

4 Franz H. Messerli, Adrian W. Messerli and Thomas F. Lüscher, 'Eisenhower's Billion-Dollar Heart Attack – 50 Years Later', *New England Journal of Medicine*(2005), vol. 353, pp. 1205-7.

5 Geoffrey Perret, 'Lifesaver', in *Eisenhower* (New York: Random House, 1999).

6 Post and Robins, *When Illness Strikes the Leader*, p. 17.

7 Herbert L. Abrams, *The President Has Been Shot: Confusion, Disability, and the 25th Amendment in the Aftermath of the Attempted Assassination of Ronald Reagan* (New York: W. W. Norton, 1992), p. 173.

8 Robert A. Caro, *The Path to Power* (New York: Alfred A. Knopf, 1982), pp. 743-53.

9 Robert A. Caro, *The Years of Lyndon Johnson, vol. 3: Master of the Senate:* (London: Vintage, 2003), pp. 620-36.

10 Clark Clifford and Richard Holbrooke, *Counsel to the President: A Memoir* (New York: Random House, 1991), pp. 385-6.

11 Jeff Shesol, *Mutual Contempt: Lyndon Johnson, Robert Kennedy, and the Feud that Defined a Decade* (New York: W. W. Norton, 1997), p. 35.

12 Ibid., p. 361.

13 Robert Dallek, *Lone Star Rising: Lyndon Johnson and His Times 1908-1960* (Oxford: Oxford University Press, 1991), p. 556.

14 Liz Carpenter, *Ruffles and Flourishes: The Warm and Tender Story of a Simple Girl Who Found Adventure in the White House* (New York: Pocket, 1971), p. 261.

15 Richard N. Goodwin, *Remembering America: A Voice from the Sixties* (Boston: Little, Brown, 1988), p. 398.

16 Ibid., p. 403.

17 Ibid., p. 390.

18 Robert Dallek, *Lyndon B. Johnson: Portrait of a President* (London: Penguin, 2005), pp. 376-7.

19 Vaughn Davis Bornet, *The Presidency of Lyndon B. Johnson* (Lawrence: University Press of Kansas, 1984), p. 294.

20 Barbara W. Tuchman, *March of Folly: From Troy to Vietnam* (New York: Ballantine, 1985), pp. 374-6.

21 Charles Williams, *The Last Great Frenchman: A Life of Charles de Gaulle* (London: Little, Brown, 1993), pp. 133, 180-1.

22 Jean Lacouture, *De Gaulle: The Ruler 1945-1970* (London: Harvill Press, 1991), pp. 502-3. The constitution laid down that 'by virtue of a specific delegation of authority and for a specific agenda, the Prime Minister may chair the Council of Ministers in the place of the President of the Republic.'

23 Williams, *Last Great Frenchman*, p. 465.

24 Lacouture, *De Gaulle*, p. 553.

25 Georges Pompidou, *Pour rétablir une vérité* (Paris: Flammarion, 1982), p. 201.

26 Tony Judt, *Postwar: A History of Europe since 1945* (London: Heinemann, 2005), p. 541.

27 Willy Brandt, *My Life in Politics* (London: Hamish Hamilton, 1992), p. 200.

28 Peter Merseburger, *Willy Brandt 1913-1992: Visionär und Realist* (Munich: DVA, 2002).

29 Brandt, *My Life in Politics*, pp. 286-97.

30 John Gambill, 'Potential Problems of Detecting and Treating Psychosis in the White House', *International Journal of Social Psychiatry* (1980), vol. 26, pp. 255-62.

31 James Reston, 'Let the voters beware', *International Herald Tribune*, 8 May 1975, quoted in William Safire, *Before the Fall: An Inside View of the Pre-Watergate White House* (Garden City, NY: Doubleday, 1975).

32 Anthony Summers, *The Arrogance of Power: The Secret World of Richard Nixon* (London: Victor Gollancz, 2000), pp. 363-4.

33 Ibid., pp. 333, 372.

34 David G. Winter, 'Things I've Learned about Personality from Studying Political Leaders at a Distance', *Journal of Personality* (2005), vol. 73, pp. 557-84.

35 Peter Morgan, *Frost/Nixon* (London: Faber & Faber, 2006), p. 4.

36 Jonathan R. T. Davidson, Kathryn M. Connor and Marvin Swartz, 'Mental Illness in US Presidents between 1776 and 1974: A Review of Biographical Sources', *Journal of Nervous and Mental Disease* (2006), vol. 194, pp. 47-51.

37 Quoted in Robert Dallek, *Nixon and Kissinger: Partners in Power* (New York: HarperCollins, 2007), p. 546.

38 Ibid.

39 Summers, *Arrogance of Power*, p. 537.

40 Zbigniew Brzezinski, *The Grand Failure: The Birth and Death of Communism in the Twentieth Century* (New York: Collier, 1990), pp. 154-5.

41 Jung Chang and Jon Halliday, *Mao: The Unknown Story* (London: Jonathan Cape, 2005), p. 42.

42 Zhisui Li, *The Private Life of Chairman Mao: The Memoirs of Mao's Personal Physician*, tr. Tai Hung-chao (London: Chatto & Windus, 1994).

43 Philip Short, *Mao: A Life*, pb ed. (London: John Murray,2004), p. 315.

44 Ibid., pp. 603, 615.

45 Margaret MacMillan, *Nixon and Mao: The Week That Changed the World* (New York: Random House, 2007), p. 65.

46 Philip Ziegler, *Wilson: The Authorised Life of Lord Wilson of Rievaulx* (London: Weidenfeld & Nicolson, 1993), p. 487.

47 Ibid., p. 511.

48 Lawrence K. Altman MD, 'Reagan and Alzheimer's: a doctor notes', *New York Times*, 17 June 2004.

49 Richard Reeves, *President Reagan: The Triumph of Imagination*, pb ed. (New York: Simon & Schuster, 2006), p. 381.

50 The diaries have now been edited and published in one volume (Ronald Reagan, *The Reagan Diaries*, ed. Douglas Brinkley (New York: HarperCollins, 2007)).

51 Edmund Morris, *Dutch: A Memoir of Ronald Reagan* (New York: Random House, 1999), p. 622.

52 Hugh L'Etang, *Ailing Leaders in Power 1914-1994* (London: Royal Society of Medicine Press, 1995), pp. 55-6.
53 Altman, 'Reagan and Alzheimer's'.
54 Morris, *Dutch* , pp. 656, 664.
55 Lawrence K. Altman MD, 'Reagan's twilight', *New York Times*, 5 October 1997.
56 Reeves, *President Reagan*, p. 490.
57 Jorma Palo, 'The cover up of President Urho Kekkonen's dementia and its impact on the political life of Finland', *European Journal of Neurology* (1999), vol. 6, pp. 137-40.
58 Abrams, *The President Has Been Shot*, p. 179.
59 Ibid., pp. 181-2.
60 Ibid., pp. 162-3.
61 Ibid., p. 257.
62 Lawrence K. Altman MD, 'Reagan and Alzheimer's: Following path his mother traveled', *New York Times*, 8 November 1994.
63 George Bush and Brent Scowcroft, *A World Transformed* (New York: Alfred A. Knopf, 1998), p. 249.
64 Quoted in Philip Stephens, 'Blairism will outlive the departure of a battered Blair', *Financial Times*, 9 February 2007.
65 Hugo Young, *This Blessed Plot: Britain and Europe from Churchill to Blair* (London: Macmillan, 1998), p. 368.
66 David Owen, *Time to Declare* (London: Michael Joseph, 1991), p. 777.
67 General Sir John Hackett et al., *The Third World War: A Future History* (London: Sidgwick & Jackson, 1978).
68 Christopher Andrew and Vasili Mitrokhin, *The Mitrokhin Archive, vol. 2: The KGB and the World* (London: Allen Lane, 2005), p. 269.
69 John Lewis Gaddis, *The Cold War* (London: Allen Lane, 2006), pp. 243-6.
70 Strobe Talbott, *The Russia Hand: A Memoir of Presidential Diplomacy* (New York: Random House, 2002), p. 206.
71 Leon Aron, *Yeltsin: A Revolutionary Life* (New York: St Martin's Press, 2000), p. 590.

72 Aluf Benn, *Haaretz*, 5 January 2007.

73 Elinor Burket, *Golda Meir: The Iron Lady of the Middle East* (London: Gibson Square, 2008), pp. 223, 310, 313, 325.

第三章 艾登首相的疾病與蘇伊士運河

1 Quoted in Anthony Montague Browne, *Long Sunset: Memoirs of Winston Churchill's Last Private Secretary* (London: Cassell, 1995), p. 213.

2 Lord Owen, Lord Henry Cohen History of Medicine Lecture, February 2005, subsequently published as 'The Effect of Prime Minister Anthony Eden's Illness on His Decision-Making during the Suez Crisis', QJM (2005), vol. 98, pp. 387-402.

3 Gabriel Kune, 'Anthony Eden's Bile Duct: Portrait of an Ailing Leader', *ANZ Journal of Surgery* (2003), vol. 73, pp. 341-5.

4 D. R. Thorpe, *Eden: The Life and Times of Anthony Eden, First Earl of Avon 1897-1977* (London: Chatto & Windus, 2003), pp. 384-6.

5 Robert Rhodes James, *Anthony Eden* (London: Weidenfeld & Nicolson, 1986), pp. 362-4.

6 Sir Christopher Booth, speaking on *Case History: Anthony Eden*, BBC Radio 4, 1998.

7 Thorpe, *Eden*, p. 385.

8 W. Russell Brain, 'Encounters with Winston Churchill', *Medical History* (2000), vol. 44, pp. 12-13.

9 Clarissa Eden, *Clarissa Eden: A Memoir – From Churchill to Eden*, ed. Cate Haste (London: Weidenfeld & Nicolson, 2007), p. 183.

10 Ibid., p. 225.

11 James, *Anthony Eden*, p. 432.

12 Eden, *Clarissa Eden*, p. 228.

13 Anthony Nutting, *No End of a Lesson: The Story of Suez* (London: Constable, 1967), pp. 34-5.

14 Eden, *Clarissa Eden*, pp. 186.

15 Thorpe, *Eden*, pp. 475-81.

16 Memorandum from Sir W. Churchill, 6 August 1956. Avon Papers, PM Personal Correspondence, ref. AP20/33/24, Special Collections, University of Birmingham. Also Quoted in Martin Gilbert, *Winston S. Churchill, vol. 8: 'Never Despair' 1945-1965* (Oxford: Heinemann, 1988), pp. 1203-4.

17 Eden, *Clarissa Eden*, p. 237.

18 Guy Millard, 'Memorandum on Relations between the United Kingdom, the United States and France in the Months Following Egyptian Nationalisation of the Suez Canal Company in 1956.' (Paper written in August 1957 and published by the Cabinet Office for UK Eyes Only on 21 October 1957). National Archives CAB 21/3314. This document does not spell out the detail of the collusion between France, Israel and the UK but is not exactly as originally written by Millard; that original version has disappeared.

19 David Dutton, *Anthony Eden: A Life and Reputation*, pb ed. (London: Arnold, 1997), p. 423.

20 Lord Deedes speaking on *The Downing Street Patient*, BBC2, 29 February 2004.

21 Hugh Thomas, *The Suez Affair*, rev. ed. (London: Weidenfeld & Nicolson, 1986), pp. 43-4.

22 Countess of Avon speaking on *Case History: Anthony Eden*, BBC Radio 4, 1998.

23 Avon Papers, ref. AP39/4/2.

24 Interview with Professor Malcolm Lader, *The Sunday Programme*, GMTV, 5 November 2006.

25 Eden, *Clarissa Eden*, p. 260.

26 Hugh L'Etang, *Ailing Leaders in Power 1914-1994* (London: Royal Society of Medicine Press, 1995), p. 10.

27 James, *Anthony Eden*, p. 597.

28 Ibid., p. 366.

29 Nutting, *No End of a Lesson*.

30 William Roger Louis, *Ends of British Imperialism: The Scramble for Empire, Suez and Decolonisation* (London: I. B. Tauris, 2006), pp. 653-6.

31 Geoffrey Marston, 'Armed Intervention in the 1956 Suez Canal Crisis: The Legal Advice Tendered to the British Government', *International and Comparative Law Quarterly* (1988), vol. 37, pp. 773-817.

32 Selwyn Lloyd personal papers, National Archives, ref. FO800/728, 52-3.

33 Ibid., 58.

34 Eden, *Clarissa Eden*, p. 248.

35 *A Canal Too Far*, BBC Radio 3, 31 January 1987.

36 Transcript of interview with Sir Richard Powell, papers of the Suez Oral History Project 1989-91, Liddell Hart Centre for Military Archives, King's College, London, ref. SUEZOHP 16.

37 John Colville, *Fringes of Power: Downing Street Diaries 1939-1955*, rev. ed. (London: Weidenfeld & Nicolson, 2004), pp. 671-2.

38 Eden, *Clarissa Eden*, p. 250.

39 Thorpe, *Eden*, p. 519.

40 Diary of Sir Evelyn Shuckburgh, Shuckburgh papers, ref. MS 191, Special Collections, University of Birmingham. Also published in edited form as Evelyn Shuckburgh, *Descent to Suez: Diaries 1951-56*, ed. John Charmley (London: Weidenfeld & Nicolson, 1986).

41 Professor David Dutton speaking on *Case History: Anthony Eden*, BBC Radio 4, 1998.

42 Peter Hennessy, *The Prime Minister: The Office and Its Holders since 1945* (London: Allen Lane, 2000), p. 235.

43 Eden, *Clarissa Eden*, p. 250.

44 Thorpe, *Eden*, pp. 520-1.

45 Alistair Horne, *Macmillan 1894-1956: Volume I of the Official Biography* (London: Macmillan, 1998), pp. 420-3.

46 Dutton, *Anthony Eden*, p. 442.

47 Horne, *Macmillan 1894-1956*, p. 447.
48 James, *Anthony Eden*, p. 331.
49 Thorpe, *Eden, pp*. 515-19.
50 Louis, *Ends of British Imperialism*, p. 658.
51 Coulson to Lloyd, 30 October 1956, FO 800/741.
52 Lord Sherfield, speaking on *A Canal Too Far*, BBC Radio 3, 31 January 1987.
53 Lord Home, speaking on *A Canal Too Far*.
54 James, *Anthony Eden*, p, 617.
55 Hansard, HC Deb, 20 December 1956, vol. col. 1518.
56 Eden, *Clarissa Eden*, p. 261.
57 Avon Papers, ref. AP20/33/12A.
58 James, *Anthony Eden*, p. 532.
59 Bob Pierson Dixon's report of discussion with Sir Anthony Eden at Government House, Ottawa, 25-26 May 1957, Collection of Steve Forbes, New York.
60 Percy Cradock, *Know Your Enemy: How the Joint Intelligence Committee Saw the World* (London: John Murray, 2002).
61 Dutton, *Anthony Eden*, p. 424.
62 John W. Braasch, 'Anthony Eden's (Lord Avon) Biliary Tract Sags', *Annals of Surgery* (2003), vol. 238, pp. 772-5; Professor Gabriel Kune, speaking on GMTV, 5 November 2006.
63 Lord Butler, *The Art of the Possible: The Memoirs of Lord Butler, KG, CH* (London: Hamish Hamilton, 1971), p. 194.
64 Victor Sebestyen, *Twelve Days: Revolution 1956 – How the Hungarians Tried to Topple Their Soviet Masters* (London: Weidenfeld & Nicolson, 2006), p. 251.
65 Guy Millard, *A Canal Too Far*, BBC Radio 3, 31 January 1987.

第四章　總統甘迺迪的健康

1 Gretchen Rubin, *Forty Ways to Look at JFK* (New York: Ballantine, 2005), p. 125.

2 Robert McNamara, 'Apocalypse Soon', *Foreign Policy*, May/June 2005.

3 Aleksandr Fursenko and Timothy Naftali, *'One Hell of a Gamble': The Secret History of the Cuban Missile Crisis* (London: John Murray, 1997), pp. 240-3.

4 Trumbull Higgins, *The Perfect Failure: Kennedy, Eisenhower, and the CIA at the Bay of Pigs* (New York: W. W. Norton, 1987), pp. 58-60.

5 Robert Dallek, *An Unfinished Life: John F. Kennedy 1917-1963* (Boston: Little, Brown / London: Allen Lane, 2003), p. 362.

6 Arthur M. Schlesinger Jr, *A Thousand Days: John F. Kennedy in the White House* (Boston: Houghton Mifflin, 1965), p. 253.

7 Ibid.

8 Michael R. Beschloss, *Kennedy v. Khrushchev: The Crisis Years 1960-1963* (London: Faber & Faber, 1991), p. 114.

9 Arthur M. Schlesinger Jr, *Robert Kennedy and His Times* (London: Andre Deutsch, 1987), p. 454.

10 Schlesinger, *A Thousand Days*, pp. 246-7.

11 Richard Reeves, *President Kennedy: Profile of Power* (New York: Simon & Schuster, 1993), p. 77.

12 Richard N Goodwin, *Remembering America: A Voice from the Sixties* (Boston: Little, Brown, 1988), p. 173.

13 *Operation Zapata: The 'Ultrasensitive' Report and Testimony of the Board of Inquiry on the Bay of Pigs* (Washington: DC: Aletheia, 1981), p. 202.

14 Ibid., p. 39.

15 Irving L. Janis, *Victims of Groupthink: A Psychological Study of Foreign-Policy Decisions and Fiascoes* (Boston:

Houghton Mifflin, 1972), p. 48.
16 Hugh Sidey, *John F. Kennedy, President*, new ed. (New York: Athenaeum, 1964), p. 126.
17 Dallek, *Unfinished Life*, pp. 369-70.
18 Janis, *Victims of Groupthink*, p. 165.
19 Medical records, John F. Kennedy Library, boxes 45, 48.
20 Robert Dallek, 'The Medical Ordeals of JFK', *Atlantic Monthly*, December 2002.
21 Dallek, *Unfinished Life*, Preface & p. 105.
22 James A. Nichols MD et al., 'Management of Adrenocortical Insufficiency During Surgery', *Archives of Surgery* (1995), vol. 71, pp. 737-40.
23 John F. Kennedy, *Profiles in Courage* (New York: Harper, 1956).
24 Janet Travell, *Office Hours: Day and Night – The Autobiography of Janet Travell, M. D.* (New York: World, 1968), p. 330.
25 Extract from oral interview of Pierre Salinger by Theodore White, John F. Kennedy Library, boxes 70-3.
26 William Alwyn Lishman, *Organic Psychiatry: The Psychological Consequences of Cerebral Disorder*, 3rd ed. (Oxford: Blackwell Science, 1998), p. 519.
27 Ernest Barcella, 'Health Profile of Our New President', *Today's Health*, February 1961. Also Featured in the *New York Times*, 17 January 1961.
28 Dallek, *Unfinished Life*, p. 398.
29 Seymour M. Hersh, *The Dark Side of Camelot* (Boston: Little, Brown, 1997), pp. 231-2.
30 Beschloss, *Kennedy v. Khrushchev*, pp. 23-4.
31 *Foreign Relations of the United States 1961-1963, vol. 10: Cuba 1961-1962* (Washington, DC: Department of State, 1997), p. 305.
32 McGeorge Bundy, memo to Kennedy, 16 May 1961, National Security Files, John F. Kennedy Library, boxes 287-90.

33 Report of the Committee on Discipline, Regents of the University of the State of New York, 25 February 1975.

34 *New York Times*, Monday 4 December 1972, based on reporting by Boyce Reusberger and the paper's medical correspondent, Lawrence K. Altman, amongst others.

35 Dallek, *Unfinished Life*, p. 398.

36 Hersh, *Dark Side of Camelot*, pp. 235-6.

37 Lishman, *Organic Psychiatry*.

38 Reports of the Committee on Discipline, Regents of the University of the State of New York, 22 March 1973-25 February 1975.

39 Hersh, *Dark Side of Camelot*, pp. 234-5.

40 Dallek, *Unfinished Life*, p. 582.

41 Reeves, *President Kennedy*, p. 147.

42 Dallek, *Unfinished Life*, pp. 369-70.

43 Michael Beschloss, *The Crisis Years: Kennedy and Khrushchev 1960-1963* (New York: Edward Burlingame, 1991), pp. 189-91.

44 H. P. Rang, M. M. Dale and R. M. Ritter, *Pharmacology*, 3rd ed. (Edinburgh: Churchill Livingstone, 1995), p. 639.

45 Reeves, *President Kennedy*, p. 147.

46 Ibid., pp. 149, 154.

47 William Taubman, *Khrushchev: The Man and His Era*, pb ed. (London: Simon and Schuster, 2005), pp. xviii-xx.

48 Dr Bryant Wedge, 'Khrushchev at a Distance: A Study of Public Personality', Trans-Action, October 1968, pp. 24-8.

49 Nancy McWilliams, *Psychoanalytic Diagnosis: Understanding Personality Structure in the Clinical Process* (New York: Guilford Press, 1994), p. 248.

50 Taubman, *Khrushchev* , p. 577.

51 Ibid., p. xix.

52 Reeves, *President Kennedy*, p. 162.
53 Ibid., p. 166.
54 David Reynolds, *Summits: Six Meetings That Shaped the Twentieth Century* (London: Allen Lane, 2007), p. 204.
55 Reeves, *President Kennedy*, p. 172.
56 Reynolds, *Summits*, p. 202.
57 Alistair Horne, *Macmillan 1957-1986: Volume II of the Official Biography* (London: Macmillan, 1989), pp. 290, 303-4.
58 Reeves, *President Kennedy*, p. 181.
59 Dallek, *Unfinished Life*, p. 471.
60 Reeves, *President Kennedy*, pp. 242-3.
61 Dallek, *Unfinished Life*, p. 472.
62 Interview, 17 October 1967, Oral History, John F. Kennedy Library.
63 Susan E. B. Schwartz, *Into the Unknown: The Remarkable Life of Hans Kraus* (London, NE: iUniverse [*sic*], 2005), pp. 178-9.
64 Examination report by Hans Kraus MD written on 19 October 1961, in Dr George Burkley's medical notes for Patient X, John F. Kennedy Library.
65 Reeves, *President Kennedy*, p. 273.
66 Dallek, *Unfinished Life*, p. 473.
67 Laurence Learner, 'The Kennedy Men 1901-1963', *Boston Globe*, 11 November 2002.
68 Quoted in Dallek, *Unfinished Life*, p. 581.
69 Herbert S. Parmet, *JFK: The Presidency of John F. Kennedy* (New York: Penguin, 1983), p. 121.
70 Theodore C. Sorensen, *Kennedy*, pb ed. (London: Pan, 1966), p. 343.
71 Goodwin, *Remembering America*, p. 184.
72 David Owen, *The Politics of Defence* (London: Jonathan Cape, 1972).

73 Sorensen, *Kennedy*, p. 757.
74 John Lewis Gaddis, *The Cold War* (London: Allen Lane, 2006), pp. 75-8.
75 Robert McNamara, speech at the fortieth anniversary of the Cuban missile crisis, Havana, 11-12 October 2002.
76 Fursenko and Naftali, *'One Hell of a Gamble'*, pp. 281-3.
77 Beschloss, *Crisis Years*, p. 531.
78 Fursenko and Naftali, *'One Hell of a Gamble'*, p. 284.
79 Jeff Shesol, *Mutual Contempt: Lyndon Johnson, Robert Kennedy, and the Feud That Defined a Decade* (New York: W. W. Norton, 1997), p. 97.
80 Dallek, *Unfinished Life*, p. 576.
81 Anthony Summers and Robbyn Swann, *Sinatra: The Life* (New York: Alfred A. Knopf, 2005), p. 476.
82 Dallek, *Unfinished Life*, pp. 636-8.
83 Sidney Blumenthal, *The Clinton Wars* (New York: Farrar, Straus & Giroux, 2003), p. 786.
84 Dallek, *Unfinished Life*, p. 582.
85 Schwartz, *Into the Unknown*, p. 204.
86 'The J.F.K. file', *New York Times*, 19 November 2002.
87 Dallek, *Unfinished Life*, p. 705.

第五章　沙阿的祕密疾病

1 Robert Fisk, *The Great War for Civilisation: The Conquest of the Middle East* (London: Fourth Estate, 2005), p. 1281.
2 Alinaghi Alikhani, 'Introduction', in Assadollah Alam, *The Shah and I: The Confidential Diary of Iran's Royal Court 1969-1977* (London: I. B. Taurus, 1991), pp.1-25.
3 Farah Pahlavi, *An Enduring Love: My Life with the Shah* (New York: Miramax, 2004), p. 261.

4 B. H. Kean, *M.D.: One Doctor's Adventures among the Famous and Infamous from the Jungles of Panama to a Park Avenue Practice* (New York: Ballantine, 1990), p. 230.

5 Quoted in Pahlavi, *Enduring Love*, pp. 266-7.

6 Ibid., p. 268.

7 Zbigniew Brzezinski, *Power and Principle: Memoirs of the National Security Adviser 1977-1981* (New York: Farrar, Straus & Giroux, 1983), p. 370.

8 Ibid., p. 396.

9 Mohammed Reza Pahlavi, *The Shah's Story* (London: Michael Joseph, 1980), p.182.

10 William Shawcross, *The Shah's Last Ride: The Story of the Exile, Misadventures and Death of the Emperor* (London: Chatto and Windus, 1989).

11 Edward Mortimer, 'Iran: the greatest revolution since 1917', *Spectator*, 17 February 1979.

12 Pahlavi, *Shah's Story*, p. 215.

13 M. Bloom, 'The Pahlavi Problem: A Superficial Diagnosis Brought the Shah into the United States', *Science* (1980), vol. 207, pp. 282-4.

14 Cyrus Vance, *Hard Choices, Critical Years in America's Foreign Policy* (New York: Simon and Schuster, 1983), pp. 389-91.

15 Shawcross, *Shah's Last Ride*, p. 416.

第六章　密特朗總統的前列腺癌

1 Ronald Tiersky, *François Mitterrand: The Last French President* (New York: St Martin's Press, 2000), p. 321.

2 Claude Gubler, *Le Grand Secret*. Available in an English translation as *The Big Secret* at www.kantor.com. All subsequent references to Gubler refer to this text.

3 Jonathan Fenby, *On the Brink: The Trouble with France* (London: Little, Brown, 1998), p. 381.
4 Jacques Attali, *Verbatim, tome 1: Chronique des années 1981-1986* (Paris: Fayard, 1993).
5 Quoted in Richard J. Golsan, *Vichy's Afterlife: History and Counterhistory in Postwar France* (Lincoln: University of Nebraska Press, 2000), pp. 152-3.
6 Alistair Cole, *François Mitterrand: A Study in Political Leadership* (London: Routledge, 1994), pp. 11-12, 19-20.
7 David S. Bell, *François Mitterrand* (Cambridge: Polity Press, 2005), pp. 171-81.
8 Thierry Pfister, *Lettre ouverte aux gardiens du mensonge* (Paris: Albin Michel, 1999).
9 Tiersky, *François Mitterrand*, p. 133.
10 David Owen, *Balkan Odyssey* (London: Victor Gollancz, 1995), pp. 14-17.
11 Edouard Balladur, *Deux ans à Matignon* (Paris: Plon, 1995).
12 Quoted in Tiersky, *François Mitterrand*, pp. 228-43.
13 Hubert Védrine, *Les Mondes de François Mitterrand: À l'Élysée 1981-1995* (Paris: Fayard, 1996), pp. 56-7.
14 Owen, *Balkan Odyssey*, pp. 123-5.
15 Lieutenant-General Romeo A. Dallaire, 'Foreword', in Scott R. Feil, *Preventing Genocide: How the Early Use of Force Might Have Succeeded in Rwanda* (Carnegie Corporation of New York, 1998).
16 Adam Lebor, *'Complicity with Evil': The United Nations in the Age of Modern Genocide* (New Haven, CT: Yale University Press, 2006), p, 167,
17 Elaine Sciolino, *'Dead 10 years, Mitterrand, "the last King", lives on in French esteem'*, *International Herald Tribune*, 14/15 January, 2006.

第七章　布希、布萊爾與伊拉克戰爭

1 Stephen Graubard, *The Presidents: The Transformation of the American Presidency from Theodore Roosevelt to George W.*

Bush (London: Allen Lane, 2006), p. 39.

2 Lord Morgan, 'The Judgement of History', *Parliamentary Monitor* (2007), vol. 149, pp. 16-17.

3 Jonathan C. Randal, *Kurdistan: After Such Knowledge, What Forgiveness?* (London: Bloomsbury, 1988), p. 73.

4 John Kampfner, *Blair's Wars* (London: Free Press, 2003), p. 32.

5 Michael Gordon and Bernard Trainor, *Cobra II: The Inside Story of the Invasion and Occupation of Iraq* (New York: Pantheon / London: Atlantic, 2006), p. 13.

6 Charles Guthrie, 'The war of the generals', *Sunday Times*, 28 March 1999.

7 Bob Woodward, *State of Denial: Bush at War, Part III* (New York: Simon & Schuster, 2006), pp. 60-1.

8 Kampfner, *Blair's Wars*, p. 57.

9 Andrew Rawnsley, *Servants of the People: The Inside Story of New Labour* (London: Hamish Hamilton, 2000), p. 272.

10 Kampfner, *Blair's Wars*, p. 49.

11 S. Schachter and J. Singer, 'Cognitive, Social and Physiological Determinants of Emotional State', *Psychological Review* (1962), vol. 69, pp. 379-99.

12 Francis Beckett, 'Blair's Way', *Management Today*, 1 March 2005.

13 David Owen, 'Two-Man Government', *Prospect*, December 2003; David Owen, 'The Ever-Growing Dominance of No. 10 in British Foreign Policy since 5 April 1982', in Graham Ziegner (ed.), *British Diplomacy: Foreign Secretaries Reflect* (London: Politico's, 2007).

14 General Sir Rupert Smith, *The Utility of Force: The Art of War in the Modern World* (London: Allen Lane, 2005).

15 Louise Richardson, *What Terrorists Want: Understanding the Enemy, Containing the Threat* (New York: Random House, 2006), p. 96.

16 Christian Alfonsi, *Circle in the Sand: Why We Went Back to Iraq* (New York: Doubleday, 2006), p. 354.

17 Ibid., pp. 368-9.

18 George Tenet, *At the Center of the Storm: My Years at the CIA* (New York: HarperCollins, 2007), pp. 160, 255.

19 Bruce Riedel, 'Al-Qaeda Strikes Back', *Foreign Affairs*, May/June 2007.
20 Kampfner, *Blair's Wars*, p. 263.
21 Leaked memorandum of 29 April 2000 from Tony Blair to staff, reported in the *Times*, 18 July 2000.
22 David Marquand, 'A man without history', *New Statesman*, 7 May 2007.
23 Paul Scott, *Tony & Cherie: A Special Relationship* (London: Sidgwick & Jackson, 2005).
24 Quoted in Anthony Seldon, *Blair Unbound* (London: Simon & Schuster, 2007), p.87.
25 Christopher Meyer, *DC Confidential: The Controversial Memoirs of Britain's Ambassador to the U.S. at the Time of 9/11 and the Iraq War* (London: Weidenfeld & Nicolson, 2006), p. 190.
26 Thomas E. Ricks, *Fiasco: The American Military Adventure in Iraq* (London: Allen Lane, 2006), p. 31, quoting the National Security Council summary of the conversation reported by the 9/11 Commission.
27 Jerrold M. Post (ed.), *The Psychological Assessment of Political Leaders: With Profiles of Saddam Hussein and Bill Clinton* (Ann Arbor: University of Michigan Press, 2003), p. 344.
28 Pierre Rentchnick, *Médecine et Hygiène*, 6 March 1991, p. 662.
29 Hugh L'Etang, *Ailing Leaders in Power 1914-1994* (London: Royal Society of Medicine, 1995), p. 66.
30 Robert Fisk, *The Great War for Civilisation: The Conquest of the Middle East* (London: Fourth Estate, 2005), p. 262.
31 Eliot A. Cohen, *Supreme Command: Soldiers, Statesmen, and Leadership in Wartime* (New York: Anchor, 2003), p. 208.
32 Tenet, *At the Center of the Storm*, p. 321.
33 H. D. S. Greenway, 'Fatal combination of hubris and incompetence', *Boston Globe*, 11 July 2003; J Freedland, 'The blind prophet', *Guardian*, 3 September 2003; Arthur Schlesinger Jr, 'Opportunity knocks', *American Prospect*, 21 November 2004; Charles A. Kupchan and Ray Takeyh, 'Middle East: reaping what Bush sowed', *International Herald Tribune*, 19 July 2006; Ricks, *Fiasco*.
34 Alfonsi, *Circle in the Sand*, p. 68.

35 Gordon and Trainor, *Cobra II*, pp. 500-1.

36 George Packer, *The Assassin's Gate: America in Iraq* (New York: Farrar, Straus & Giroux, 2005), p. 147.

37 Mark Danner, *The Secret Way to War: The Downing Street Memo and the Iraq War's Buried History* (New York: New York Review, 2006).

38 Ibid., p. 140.

39 David Owen, 'Next stop Iraq', *Wall Street Journal*, 15 November 2001.

40 'Fall of a Vulcan', *Time*, 7 November 2005.

41 Danner, *Secret Way to War*, pp. 148-9.

42 Ibid., pp. 152-3 & 161.

43 Ibid., pp. 88-89.

44 Tenet, *At the Center of the Storm*, p. 310.

45 Danner, *Secret Way to War*, p. 91.

46 Charles Tripp, 'Militias, vigilantes, death squads', *London Review of Books*, 25 January 2007.

47 George Packer, *Assassins' Gate*, pp. 114-15.

48 David Fromkin, *A Peace to End All Peace: The Fall of the Ottoman Empire and the Creation of the Modern Middle East* (New York: Avon, 1990).

49 John Newhouse, *Imperial America: The Bush Assault on the World Order* (New York: Albert A. Knopf, 2003), p. 43.

50 Meyer, *DC Confidential*, pp. 8, 223-4.

51 Philippe Sands, *Lawless World: Making and Breaking Global Rules*, rev. ed. (London: Penguin, 2006), pp. 272-3.

52 Don Van Natta Jr, 'Bush was set on path to war, memo by British adviser', *New York Times*, 27 March 2006.

53 John Ware, 'Revealed: Blair was warned of looming disaster in Iraq', *Sunday Telegraph*, 28 October 2007.

54 Norman Dixon, *On the Psychology of Military Incompetence* (London: Jonathan Cape, 1976), pp. 399-400.

55 Michael Isikoff and David Corn, *Hubris: The Inside Story of Spin, Scandal, and the Selling of the Iraq War* (New York:

Crown, 2006), pp. 417-19.

56 Meyer, *DC Confidential*, pp. 190, 224, 282.

57 Rajiv Chandrasekaran, *Imperial Life in the Emerald City: Inside Baghdad's Green Zone* (London: Bloomsbury, 2007), p. 33.

58 Robert D. Hormats, *The Price of Liberty: Paying for America's Wars* (New York: Times, 2007).

59 Bob Woodward, *Bush at War* (New York: Simon & Schuster, 2002), pp. 333 & 334.

60 Charles Cogan, *French Negotiating Behaviour: Dealing with La Grande Nation* (Washington, DC: United State Institute of Peace Press, 2003), pp. 205-9.

61 Sands, *Lawless World*, p. 273.

62 'Blair's Mission Impossible: the doomed effort to win a second UN Resolution', *Financial Times*, 29 May 2003.

63 Van Natta, 'Bush was set on path to war'.

64 Bob Woodward, *Bush at War* (New York: Simon & Schuster, 2004), p. 285.

65 Ned Temko, 'Blair "ignored Chirac on Iraq"', *Observer*, 25 February 2007, reporting on Sir Stephen Wall's interview in a BBC2 three-part documentary on Tony Blair by Michael Cockerell.

66 Ibid.

67 John Vicour, 'A very different take on France's role in Iraq', *International Herald Tribune*, 20 March 2007.

68 Sands, *Lawless World*, Appendix X, pp. 328-42.

69 Matthew Parris, 'Are we witnessing the madness of Tony Blair?', *Times*, 29 March 2003.

70 Isikoff and Corn, *Hubris*.

71 David Hare, *Stuff Happens* (London: Faber & Faber, 2004).

72 Ron Suskind, *The Price of Loyalty: George W. Bush, The White House, and the Education of Paul O'Neill*, pb ed. (New York: Simon & Schuster, 2004), pp. 127, 149.

73 Peter W. Galbraith, *The End of Iraq: How American Incompetence Created a War without End* (New York: Simon &

Schuster, 2006), p. 102.
74 Chandrasekaran, *Imperial Life in the Emerald City*, p. 77.
75 *Guardian*, 2 May 2007.
76 Chandrasekaran, *Imperial Life in the Emerald City*, p. 84.
77 Ricks, *Fiasco*, p. 158.
78 Tony Blair, *Today*, BBC Radio 4, 22 February 2007.
79 Seldon, *Blair Unbound*, p. 191.
80 Quoted in Joseph S. Nye Jr, 'Transformational Leadership and US Broad Strategy', *Foreign Affairs*, July/August 2006, p. 148.
81 Woodward, *State of Denial*, p. 241.
82 Ibid., p. 226.
83 Ibid., p. 82.
84 Ricks, *Fiasco*, p. 129.
85 On the Ground, Nicholas D. Kristof's *New York Times* blog.
86 Woodward, *Plan of Attack*, p. 249.
87 Tenet, *At the Center of the Storm*, p. 362.
88 Lawrence Wilkerson, *PM*, BBC Radio 4, 11 May 2007.
89 Woodward, *State of Denial*, p. 249.
90 Ricks, *Fiasco*, p. 407.
91 Ibid., p. 408
92 John Yoo, *War by Other Means: An Insider's Account of the War on Terror* (New York: Atlantic Monthly Press, 2006), p. 39.
93 Ibid., p. 41.

94 Brian Urquhart, 'The outlaw world', *New York Review of Books*, 11 May 2006.
95 Gordon and Trainor, *Cobra II*, pp. 471-3. The same authors also describe how there were signs that an insurgency was already being planned in the reports coming from army field commanders in the early stages of the invasion (pp. 500-1).
96 Seldon, *Blair Unbound*, pp. 189-90.
97 David Gardner, 'Lost in Iraq: the illusion of an American strategy', *Financial Times*, 10 August 2007.
98 Ahmed Rashid, 'NATO's failure portends a wider war', *International Herald Tribune*, 1 December 2006.
99 Quoted in Andrew Pierce and Thomas Harding, 'Top aide's damning attack on Blair's Iraq war', *Daily Telegraph*, 22 February 2007.
100 Scott, *Tony & Cherie*, p. 227.
101 Review of Intelligence on Weapons of Mass Destruction, HC 898, 14 July 2004.
102 Kevin Woods, James Lacey and Williamson Murray, 'Saddam's Delusions: The View from Inside', *Foreign Affairs*, May/June 2006, pp. 6-8.
103 Tenet, *At the Center of the Storm*, pp. 375-83.
104 Tom Bower, 'Blair's defence of Iraq is crumbling', *Times*, 3 February 2007.
105 Christopher Ames, 'Revealed: the Iraq nuclear deceit', *New Statesman*, 7 May 2007.
106 Hansard, HL Deb, 22 February 2007, vol. 689, col. 1231.
107 Michael Barber, *Instruction to Deliver: Tony Blair, Public Services and the Challenge of Achieving Targets* (London: Politico's, 2007).
108 'How not to run a country', interview of Lord Butler, *Spectator*, 9 December 2004.
109 General Sir Michael Rose, 'Enough of his excuses: Blair must be impeached over Iraq', *Guardian*, 10 January 2006.
110 Hansard, HL Deb, 29 June 2006, vol. 683, col. 1350.
111 Kampfner, Blair's Wars, pp. 302-3.

112 Philip Ziegler, *Wilson: The Authorised Life of Lord Wilson of Rievaulx* (London: Weidenfeld & Nicolson, 1993), pp. 222-3.

113 Mark Lawson, 'The truth about a special relationship: warmth can be riskier than distance', *Guardian*, 8 April 2006.

114 Peter Oborne, 'Now Blair silences the Tories with his Euroscepticism. What a genius!', *Spectator*, 25 June 2005.

115 Richard Horton, 'A monstrous war crime', *Guardian*, 28 March 2007.

116 Roger Cohen, 'Why Iraq's resistance differs from insurgency', *International Herald Tribune*, 14-15 January 2006.

117 Michael Scheuer, *Imperial Hubris: Why the West Is Losing the War on Terror* (Washington DC: Potomac, 2005), p. 203.

118 Daniel Bell, *The Cultural Contradictions of Capitalism*, 20th anniversary ed. (New York: Basic, 1996), pp. 48-9.

119 Al Gore, speech at the Commonwealth Club of California, San Francisco, 23 September 2002.

120 Geoffrey Wheatcroft, 'The tragedy of Tony Blair', *Atlantic Monthly*, June 2004.

121 Tony Blair speaking to Steve Richards, chief political commentator for the *Independent* and presenter of GMTV's *Sunday Programme*, October 2003.

122 Seldon, *Blair Unbound*, p. 102.

123 Hare, *Stuff Happens*, p. 10.

124 Norma Percy, 'An almighty splash', *Guardian*, 24 October 2005.

125 Geoffrey Perret, *Commander-in-Chief: How Truman, Johnson, and Bush Turned a Presidential Power into a Threat to America's Future* (New York: Farrar, Straus & Giroux, 2007), pp. 375, 392.

126 Kevin Phillips, *American Theocracy: The Perils and Politics of Radical Religion, Oil, and Borrowed Money in the 21st Century* (New York: Viking Penguin, 2006), p. 99.

127 James Saville and Dan Evans, 'Blair kept his heart problem a secret for 5 years', *Sunday Mirror*, 26 October 2003.

128 Paul Waugh, 'Clinton reveals Blair hear scare details', *Independent*, 26 February 2004.

129 Peter Oborne, *The Rise of Political Lying* (London: Free Press, 2005), p. 97.

130 Waugh, 'Clinton reveals Blair heart scare details'.

131 David Blunkett, *The Blunkett Tapes: My Life in the Bear Pit* (London: Bloomsbury, 2006, p. 550.

132 *Evening Standard*, 20 November 2003. See also 3.45 p.m. lobby briefing by Prime Minister's official spokesman on the same day.

133 Scott, *Tony & Cherie*, p. 219.

134 Oborne, *Rise of Political Lying*, pp. 276-7.

135 Stanton Peele, 'Personality and Alcoholism: Establishing the Link', in David A. Ward (ed.), *Alcoholism: Introduction to Theory and Treatment*, 3rd ed. (Dubuque, IA: Kendall/Hunt, 1990), pp. 147-56.

136 Kathleen T. Brady and Rajita Sinha, 'Co-Occuring Mental and Substance Use Disorders: The Neurobiological Effects of Chronic Stress', *American Journal of Psychiatry* (2005), vol. 162, pp. 1483-93.

137 John Heilemann, 'What's going on in George Bush's mind? A psychopolitical survey', *New York Magazine*, 5 February 2007.

138 Leo Abse, *Tony Blair: The Man behind the Smile* (London: Robson, 2001).

139 Justin A. Frank, *Bush on the Couch: Inside the Mind of the US President* (London: Politico's, 2006), p. 202.

第八章　預防政府領導人生病

1 Walter Lippmann, *The Public Philosophy: On the Decline and Revival of the Western Society* (London: Hamish Hamilton, 1955), p. 31.

2 Vanessa Raymont, William Bingley, Alec Buchanan, Anthony S. David, Peter Hayward, Simon Wessely and Matthew Hotopf, 'Prevalence of Mental Incapacity in Medical Inpatients and Associated Risk Factors: Cross-Sectional Study', *Lancet* (2004), vol. 364, pp. 1421-7.

3 Jonathan R. T. Davidson, Kathryn M. Connor and Marvin Swartz, 'Mental Illness in US Presidents between 1776 and

1974: A Review of Biographical Sources', *Journal of Nervous and Mental Disease* (2006), vol. 194, pp. 47-51.
4 Paul Preston, *Franco: A Biography* (London: HarperCollins, 1993), p. 778.
5 Jerrold M. Post and Robert S. Robins, *When Illness Strikes the Leader: The Dilemma of the Captive King* (New Haven, CT: Yale University Press, 1993), pp. 124-8.
6 François Boller, Annie Ganansia-Ganem, Florence Lebert and Florence Pasquier, 'Neuropsychiatric Afflictions of Modern French Presidents: Maréchal Henri-Philippe Pétain and Paul Deschanel' *European Journal of Neurology* (1999), vol. 6, pp. 124-8.
7 Lord Moran, *Winston Churchill: The Struggle for Survival 1940-1965* (London: Constable, 1966).
8 W. Russell Brain, 'Encounters with Winston Churchill', *Medical History* (2000), vol. 44, pp. 3-20.
9 Ronald Tiersky, François *Mitterrand: The Last French President* (New York: St Martin's Press, 2000), p. 337.
10 Ronald R. Fieve, *Moodswing: Dr Fieve on Depression*, rev. ed. (New York: William Morrow, 1989), p. 146.
11 Marshal F. Folstein, Susan E. Folstein and Paul R. McHugh, '"Mini-Mental State: A Practical Method for Grading the Cognitive State of Patients for the Clinician', *Journal of Psychiatric Research* (1975), vol. 12, pp. 189-98.
12 Quoted in interview with Harry H. Vaughan, Oral History, Presidential Archive, Harry S. Truman Library, Independence, MO.
13 Robert Dallek, *Nixon and Kissinger: Partners in Power* (New York: HarperCollins, 2007), pp. 524, 530-1, 622.
14 Jean Lacouture, *De Gaulle: The Ruler 1945-1970* (London: Harvill, 1991), p. 573.
15 Philip Short, *Pol Pot: Anatomy of a Nightmare* (New York: Henry Holt, 2005), p. 63.
16 Ibid, p. 4.
17 Martin Meredith, *The State of Africa: A History of Fifty Years of Independence*, pb ed. (London: Free Press, 2006), p. 238.
18 David Owen, 'Africa', in *Time to Declare* (London: Michael Joseph, 1991), pp. 291-318.

第九章　結論

1 Howard S. Schwartz, 'Narcissism Project and Corporate Decay: The Case of General Motors', *Business Ethics Quarterly* (1991), vol. 1, no. 3.

2 David Owen and Jonathan Davidson, 'Hubris Syndrome: An Acquired Personality Disorder? A Study of US Presidents and UK Prime Ministers over the Last 100 Years', *Brain* (forthcoming).

3 *Pocket Guide to the ICD-10 Classification of Mental and Behavioral Disorders* (Arlington, VA: American Psychiatric Press, 1994), pp. 235-41.

4 Brendan Maher, 'Poll Results: Look Who's Doping', *Nature* (2008), vol. 452, pp. 674-5.

5 *Diagnostic and Statistical Manual of Mental Disorders*, 4th ed., text revision (Washington, DC: American Psychiatric Association, 2000).

6 E. Ronningstam, J. Gunderson and M. Lyons, 'Changes in Pathological Narcissism', *American Journal of Psychiatry* (1995), vol. 152, pp. 253-7.

7 Frederick S. Stinson et al., 'Prevalence, Correlates, Disability, and Comorbidity of DSM-IV Narcissistic Personality Disorder: Results from the Wave 2 National Epidemiologic Survey on Alcohol and Related Conditions', *Journal of Clinical Psychiatry* (2008), vol. 69, pp. 1033-45.

8 Roshan Cools, 'Role of Dopamine in the Motivational and Cognitive Control of Behavior', *Neuroscientist* (2008), vol. 14, pp. 381-95.

9 Stefano Pallanti et al., 'Serotonin Dysfunction in Pathological Gamblers: Increased Prolactin Response to Oral m-CPP versus Placebo', *CNS Spectrums* (2006), vol. 11, pp. 956-64.

10 I. Pérez de Castro et al., 'Concurrent Positive Association between Pathological Gambling and Functional DNA Polymorphisms at the MAO-A and the 5-HT Transporter Genes', *Molecular Psychiatry* (2002), vol. 7, pp. 927-8.

11 D. E. Comings et al., 'The Additive Effects of Neurotransmitter Genes in Pathological Gambling', *Clinical Genetics* (2001), vol. 60, pp. 107-116.

12 K. S. Blair et al., 'The Role of 5-HTTLPR in Choosing the Lesser of Two Evils, the Better of Two Goods: Examining the Impact of 5-HTTLPR Genotype and Tryptophan Depletion in Object Choice', *Psychopharmacology* (2008), vol. 196, pp. 29-38.

13 Martin P. Paulus and Murray B. Stein, 'An Insular View of Anxiety', *Biological Psychiatry* (2006), vol. 60, pp. 383-7.

14 L. Clark et al., 'Differential Effects of Insular and Ventromedial Prefrontal Cortex Lesions on Risky Decision-making', *Brain* (2008), vol. 131, pp. 1311-22.

15 James Hillman, *The Force of Character: And the Lasting Life* (Ballantine, 1999), p. 178.

16 David Reynolds, *Summits: Six Meetings That Shaped the Twentieth Century* (London: Allen Lane, 2007), p. 393.

17 Davidson et al., 'Mental Illness in US Presidents between 1776 and 1974'.

18 Raymond Moley, quoted in Bert E. Park, *The Impact of Illness on World Leaders* (Philadelphia: University of Pennsylvania Press, 1986), pp. 280-1.

左岸|歷史157
疾病與權力：診斷百年來各國領袖的疾病、抑鬱與狂妄
In Sickness and in Power: Illness in Heads of Government During the Last 100 Years

作　　者　大衛・歐文（David Owen）
譯　　者　區立遠
總 編 輯　黃秀如
責任編輯　許越智
編輯協力　王湘瑋
封面設計　Bert. Design
電腦排版　宸遠彩藝

社　　長　郭重興
發行人暨出版總監　曾大福
出　　版　左岸文化事業有限公司
發　　行　遠足文化事業股份有限公司
231 新北市新店區民權路108-3號6樓
電　　話　02−2218−1417
傳　　真　02−2218−1142
客服專線　0800−221−029
E-Mail　service@bookrep.com.tw
左岸文化部落格：http://blog.roodo.com/rivegauche

法律顧問　華洋國際專利商標事務所　蘇文生 律師
印　　刷　成陽印刷股份有限公司
初　　版　2011年10月

定　　價　550元
I S B N　978-986-6723-56-8

國家圖書館出版品預行編目資料

疾病與權力：診斷百年來各國領袖的疾病、抑鬱與狂妄

大衛・歐文（David Owen）著；區立遠譯.
-- 初版. -- 新北市：左岸文化出版：遠足文化發行, 2011.08
面；　公分. (左岸歷史；157)

譯自：In Sickness and in Power: Illness in Heads of Government During the Last 100 Years

ISBN 978-986-6723-56-8 (平裝)

1. 身心疾病　2. 個案研究　3. 政治人物傳記　4. 西洋現代史

445.907　　100013866